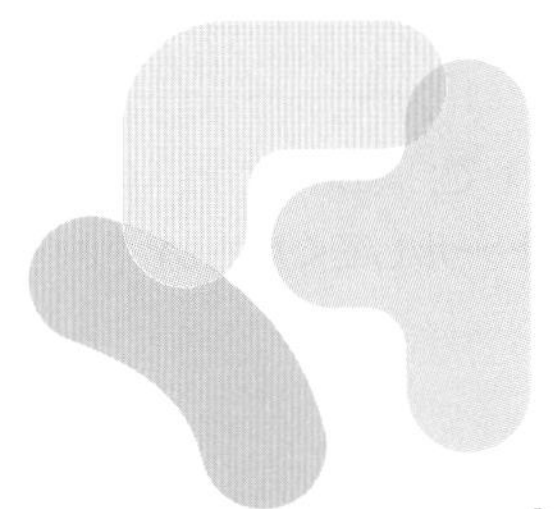

NURSINGRAPHICUS **EX**

ナーシング・グラフィカEX

疾患と看護 ⑦

運動器

MC メディカ出版

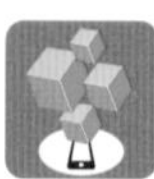

「メディカAR」の使い方

「メディカ AR」アプリを起動し，マークのある図をスマートフォンやタブレット端末で映すと，飛び出す画像や動画，アニメーションを見ることができます．

アプリのインストール方法

メディカ AR で検索

お手元のスマートフォンやタブレットで，App Store（iOS）もしくは Google Play（Android）から，「メディカ AR」を検索し，インストールしてください（アプリは無料です）．

アプリの使い方

①「メディカAR」アプリを起動する

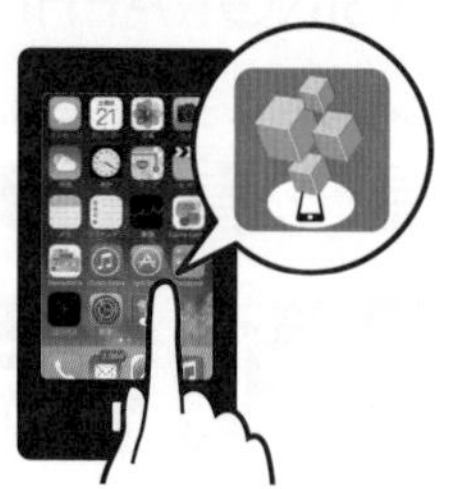

※カメラへのアクセスを求められたら，「許可」または「OK」を選択してください．

②カメラモードで，マークがついている **図** を映す

↓

コンテンツが表示される

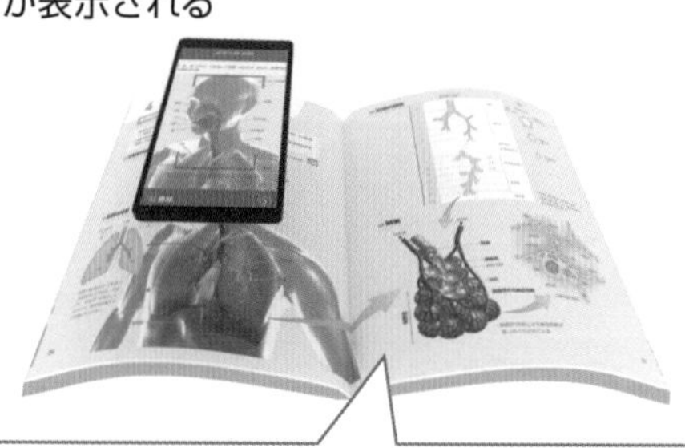

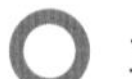 正しい例　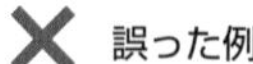 誤った例

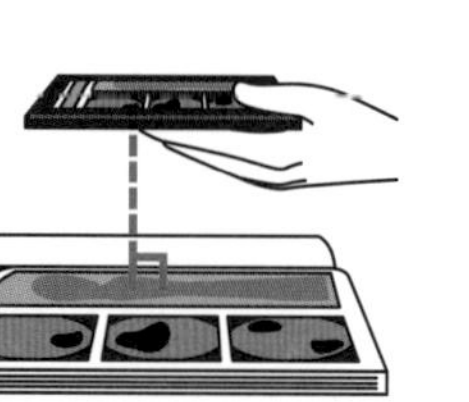

ページが平らになるように本を置き，マークのついた図とカメラが平行になるようにしてください．

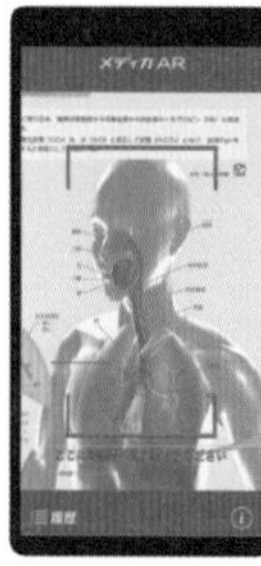

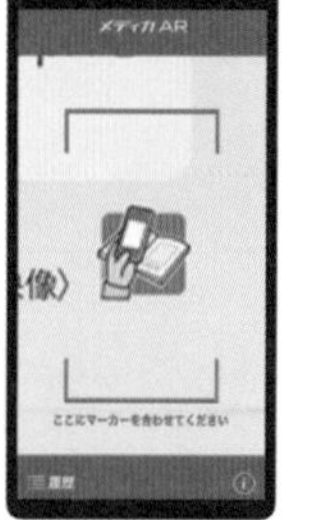

マークのついた図を画面に収めてください．マークだけを映しても正しく再生されません．

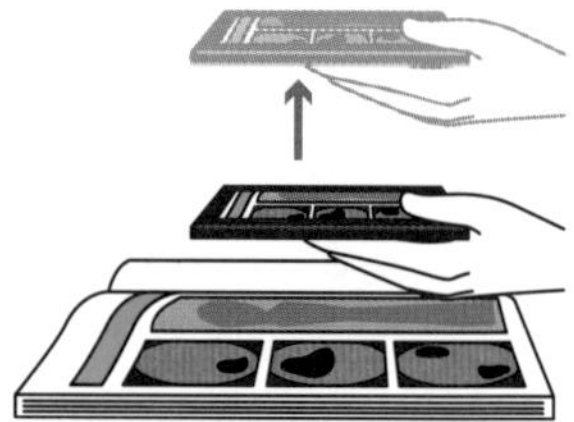

読み取りにくいときは，カメラをマークのついた図に近づけてからゆっくり遠ざけてください．

正しく再生されないときは

・連続してARコンテンツを再生しようとすると，正常に読み取れないことがあります．
・不具合が生じた場合は，一旦アプリを終了してください．
・アプリを終了しても不具合が解消されない場合は，端末を再起動してください．

※アプリを使用する際は，Wi-Fi等，通信環境の整った場所でご利用ください．
※iOS，Android の機種が対象です．動作確認済みのバージョンについては，下記サイトでご確認ください．
※AR コンテンツの提供期間は，奥付にある最新の発行年月日から４年間です．

マークのついた図を読み取れないときや，関連情報・お問い合わせ先等は，下記 URL または右記の二次元バーコードからサイトをご確認ください．
https://www.medica.co.jp/topcontents/ng_ar/

●AR コンテンツおよび動画の視聴は無料ですが，通信料金はご利用される方のご負担となります．パケット定額サービスに加入されていない方は，高額になる可能性がありますのでご注意ください．●アプリケーションダウンロードに際して，万一お客様に損害が生じたとしても，当社は何ら責任を負うものではありません．●当アプリケーションのコンテンツ等を予告なく変更もしくは削除することがあります．●通信状況，機種，OS のバージョンなどによっては正常に作動しない場合があります．ご了承ください．

はじめに

自分の意思で動かせる唯一の器官，それが“運動器”といわれています．その運動器に疾患が生じたとき，思い通りに動かせない身体を抱えた患者に，私たちは何ができるでしょうか．動くことは人が生きている限り24時間365日，休まず必要になる機能です．また，運動器疾患は完治する疾患もあれば，障害が残る，ひいては死に至る疾患もあります．一つの疾患がQOLに大きく影響するといえます．こうした運動器疾患とその看護を皆さんにわかりやすく伝えるためにはどうすればいいか．編集会議，教員・臨床の方や学生たちの意見も踏まえて，本書が完成しました．

本書のコンセプトとしては，“見てわかる運動器”を目指しました．自分の意思で動かせる器官なのに，言葉では伝わりにくい部分がある骨，筋肉，関節，神経の構造や動きを図やイラストを用いて表現しました．時には，あえて簡素化したイラストにすることで，より私たちの日常の動きや構造がイメージあるいは理解しやすくなるように工夫をしています．また，医師と看護師が協働で執筆することで，医師には「なぜ動かないのか」「どうすれば動くようになるのか」という視点で，疾患の原因・病態・検査・治療・予後について解説していただいています．看護師には「思うように動かせない不自由を抱える患者をどう支援するか」という視点で，発症から退院後まで，治療状況に応じた心身の変化とその看護について解説していただきました．医学と看護の両面から解説することで，根拠に基づく理解につながると考えています．

思うように動けない患者を対象に看護するため，検査の段階から検査体位がとれないなどの困りごとが生じます．さらに，治療や処置でも同様です．障害が残る疾患では，精神的にも動揺することから，心身ともに支え，家族を含めた包括的な支援の必要性についても述べています．

超高齢多死社会の中で，重要視されているフレイルやサルコペニアについても取り上げており，運動器疾患との深いかかわりが理解できると思います．巻末には，急性期と回復期から在宅支援まで，事例を通して解説し，各疾患の章末には実際の臨床場面とのつながりを考えられる設問を掲載することで，より身近に運動器疾患をとらえやすいように工夫しました．皆さんの看護の一助になることを願うとともに，今後，本書をより充実したものにするため，読者の皆さんからのご意見をいただければ幸いです．

編者を代表して　山本恵子

NURSINGRAPHICUS EX

疾患と看護⑦
運動器

CONTENTS

ARコンテンツ

■本書で使用する単位について
本書では，国際単位系（SI 単位系）を表記の基本としています．
本書に出てくる主な単位記号と単位の名称は次のとおりです．
m：メートル　L：リットル
kg：キログラム　kcal：キロカロリー

■用字について
「頚」の字には，（頚）と（頸），「彎」の字には（弯）と（彎）の表記がありますが，本書ではそれぞれ（頚）（弯）を採用しました．

編集・執筆

編 集

萩野　浩　はぎの ひろし
山陰労災病院院長

山本　恵子　やまもと けいこ
九州看護福祉大学看護福祉学部看護学科教授

執 筆（掲載順）

山本　恵子　やまもと けいこ
九州看護福祉大学看護福祉学部看護学科教授
序，3章5節，4章1・2・7・8節，9章1節，10章1～4節

谷島　伸二　たにしま しんじ
鳥取大学医学部整形外科講師　2章1節，13章3・4節

萩野　浩　はぎの ひろし
山陰労災病院院長
2章2・4・5節，5章7節，9章1節，18章1～4節

和田　崇　わだ たかし
鳥取大学医学部附属病院リハビリテーション部理学療法士
2章3・6～9節，4章3・8節

武田　知加子　たけだ ちかこ
鳥取大学医学部整形外科助教　3章1～4節

石川　ふみよ　いしかわ ふみよ
上智大学総合人間科学部看護学科教授　3章2～4節

園本　秀樹　そのもと ひでき
吉備高原医療リハビリテーションセンター中央放射線部長
3章5節

藤井　進也　ふじい しんや
鳥取大学医学部画像診断治療学分野（放射線科）教授
3章6・7節

島村　美香　しまむら みか
令和健康科学大学看護学部看護学科講師
3章6～10・14・18節，14章1～4節

築谷　康人　つくたに やすと
山陰労災病院関節鏡整形外科部長　3章8・11・14節

石橋　愛　いしばし まな
広島大学原爆放射線医科学研究所放射線災害・医科学研究機構特任講師　3章9節

岸本　勇二　きしもと ゆうじ
鳥取赤十字病院リウマチ科部長　3章10節

土肥　眞奈　どい まな
東京医療保健大学千葉看護学部准教授
3章11～13・15～17節

石垣　宏之　いしがき ひろゆき
山陰労災病院中央検査部主任検査技師　3章12・13節

岡野　徹　おかの とおる
山陰労災病院副院長・整形外科部長
3章15・16節，5章11節，12章1節

楠見　公義　くすみ まさよし
山陰労災病院脳神経内科部長　3章17節

山家　健作　やまが けんさく
鳥取大学医学部整形外科講師
3章18節，14章1～4節

榎田　誠　えのきだ まこと
鳥取大学医学部整形外科准教授，鳥取大学医学部附属病院スポーツ医科学センターセンター長
4章2節，7章1・2節

尾﨑　まり　おさき まり
鳥取大学医学部附属病院リハビリテーション科科長・准教授　4章4～7節

横尾　賢　よこお すぐる
福山市民病院整形外科　5章1～4・6・8～10節

野田　知之　のだ ともゆき
川崎医科大学運動器外傷・再建整形外科学教室教授，
川崎医科大学総合医療センター整形外科部長
5章1～4・6・8～10節

久木原　博子　くきはら ひろこ
国際医療福祉大学福岡保健医療学部看護学科教授
5章1～5節

澤口　毅　さわぐち たけし
福島県立医科大学医学部外傷学講座教授　5章5節

藤田　君支　ふじた きみえ
九州大学大学院医学研究院保健学部門看護学分野教授
5章6節，11章1・2節

瀬尾　昌枝　せお まさえ
順天堂大学医療看護学部助教　5章7～10節

田村　南海子　たむら なみこ
上智大学総合人間科学部看護学科助教
5章11節，15章1節

林　育太　はやし いくた
鳥取大学医学部整形外科院内講師
6章1～4節，8章3節，10章4節

粟生田　友子　あおうだ ともこ
埼玉医科大学保健医療学部看護学科教授
6章1～4節，8章3節

吉田　澄恵　よしだ すみえ
東京医療保健大学千葉看護学部教授　7章1・2節

永島　英樹　ながしま ひでき
鳥取大学医学部整形外科教授
8章1節，13章8節

小林　優子　こばやし ゆうこ
駒沢女子大学看護学部教授　8章1・2節

髙田　逸朗　たかだ いつろう
倉敷平成病院整形外科部長　8章2節

門脇　俊　かどわき まさる
島根大学医学部整形外科助教　10章1節

柳樂　慶太　なぎら けいた
鳥取大学医学部整形外科講師　10章2節

藤田　章啓　ふじた あきひろ
鳥取県立厚生病院整形外科部長　10章3節

梅原　憲史　うめはら のりふみ
岡山医療センター整形外科　11章1節

三谷　茂　みたに しげる
川崎医科大学医学部骨・関節整形外科学教授　11章1節

内尾　祐司　うちお ゆうじ
島根大学医学部整形外科教授　11章2節

藤巻　郁朗　ふじまき いくろう
東京医療保健大学千葉看護学部講師　12章1節

土海　敏幸　どかい としゆき
山陰労災病院脊椎整形外科部長　13章1節

原　三紀子　はら みきこ
東邦大学看護学部教授　13章1・2・5～8節

山田　清貴　やまだ きよたか
アマノリハビリテーション病院脊椎脊髄外科　13章2節

三原　徳満　みはら とくみつ
鳥取大学医学部整形外科助教　13章5・7節

河野　通快　こうの みちはや
函館中央病院脊椎内視鏡センター長　13章6節

山上　信生　やまがみ のぶお
島根大学医学部整形外科講師　15章1節

阪田　良一　さかた りょういち
鳥取県立厚生病院脳神経内科医長
16章1・2節

岡田　純也　おかだ じゅんや
周南公立大学人間健康科学部看護学科教授
16章1・2節，17章1～3節

林原　雅子　はやしばら まさこ
米子医療センターリハビリテーション科医長
17章1～3節

中山　栄純　なかやま えいじゅん
北里大学看護学部准教授　19章

北原　崇靖　きたはら たかやす
九州看護福祉大学看護福祉学部看護学科助教　20章

序

運動器看護を学ぶ上で大切な視点

1 思い通りに“動く”

運動器とは，身体運動に関わる骨，筋肉，関節，神経などの総称[1]であり，自分の意思で動かせる唯一の器官であるといわれている．“動きたい”という意思が脳神経を通り，筋肉・関節・骨を動かし，人は動くことができる．そのいずれかに支障を来すと思い通りに動けなくなり，ADL や QOL，時には人生そのものに大きな影響を与える．人が“動ける”ことは人の「意思の表現」であり，その「尊厳」と「自立」が基盤である[2]とされ，運動器の健康維持・予防的介入が重要視されている．

2 運動器疾患と障害

運動器の疾患は程度の差はあるが，思うように動かせないという運動器の障害を伴う．思い通りに動かせないという現実は，低活動のみならず精神的にもショックを受け，活動意欲の低下や障害への不適応を招く(図1)．活動制限は社会参加や人的交流範囲を狭め，長期化するとロコモティブシンドロームやサルコペニアへと発展する．サルコペニアの原因は，一次性の加齢以外にも，二次性にも起こるため，若年者でも身体的・精神心理的・社会的フレイルの悪循環に陥ることもある．このような医学モデル（ICIDH，国際障害分類）から，たとえ手足がなくても義肢を着ければ，あるいは他者支援があれば社会参加ができるというような **ICF**（**国際生活機能分類** ➡ p.99 図4-16 参照）の社会モデルへ転換した．社会モデルであっても，その人に合った生涯にわたる支援が重要となる．

➡サルコペニアについては，18章2節 p.302参照．

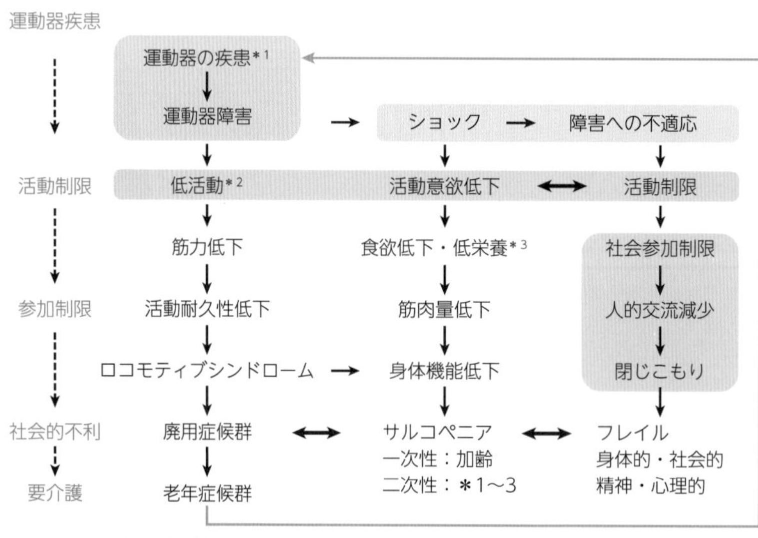

図1 運動器疾患と障害

表 1 ■ ICF で考える運動器疾患をもつ人への生涯にわたる支援の必要性

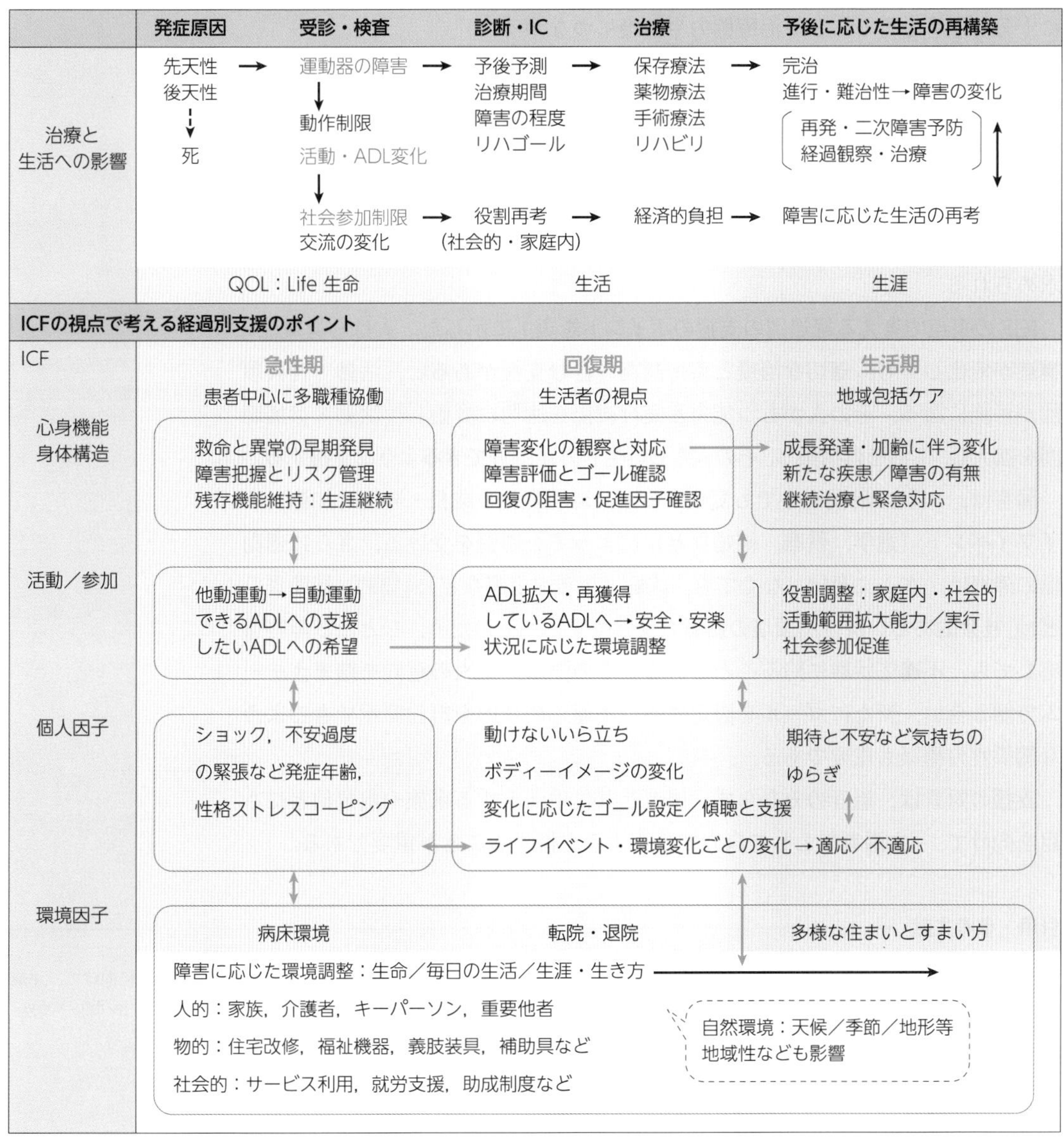

3 オーダーメードの運動器看護

運動器疾患の原因は，先天性と後天性の両方があり，その経過もさまざまである．事故などは突然起こり，時に死に至ることもある(表1)．発症すれば早期に検査・診断・治療となるが，治療計画と予後を患者に十分説明し，同意を得てから行うことが重要である．なぜなら，完治する疾患がある一方で，義肢あるいは補装具が必要な状態になるなど，生涯にわたって運動器の障害が残ったり，進行性の疾患などがあるためである．動けないこと以外にも，検査や治療の過程で，禁忌動作や局所の安静が強いられるなど，思い通りに動かせない，動かしてはいけない場合もあり，大きなストレスとなる．したがって，治療前に十分な理解を得ることが治療協力や予後につながる．

治療は，表1 に示すように保存・薬物・手術・リハビリを組み合わせて行われる．発症原因や年齢，そのときの運動機能，動きたいという意欲も予後に影響するため，治療も看護もその人独自の**オーダーメード**となる．生活への影響においても，最初は QOL（quality of life）の「life」は救命に始まり，生活・生涯とその人の状態に応じてさまざまな影響があるため，個別性の高い看護が求められる．

ICF の視点で考える経過別の支援のポイントを表1 に示した．人は心身機能・構造が変化しても，適切な治療と環境調整を含む支援があると，活動・社会参加が可能になる．その人がもつ能力と実行機能を適切に評価し，活動・参加範囲を拡大し, 生活を再構築し, その人らしい生き方が生涯できるように支援する.

障害は，1 日 24 時間の中でも変化するが，環境変化や成長・発達，加齢，ライフイベント（進学，就職，結婚など）によっても影響を受ける．さらに運動器の障害は，本人に変化はなくても，人的（ケア提供者など），物的（補助具など），社会的あるいは自然環境の影響も受けやすい．そのため，ひとたび障害適応しても，不適応状態に陥ることもある．その際は，本人の意向を踏まえチームで話し合い，新たにゴールを設定する．不適応の状態を自己開示できるような関係性の構築も重要である．

支援の対象は，患者のみならず，患者と共に生活をする家族や重要他者にも目を向けて，「**生活者**」として自立できるよう支援することが重要である．

引用・参考文献

1）公益社団法人日本整形外科学会．https://www.joa.or.jp/public/about/locomotorium.html，（参照 2024-05-02）．
2）日本学術会議臨床医学委員会運動器分科会．提言 超高齢社会における運動器の健康：健康寿命延伸に向けて．平成26年（2014年）9月1日．http://www.scj.go.jp/ja/info/kohyo/pdf/kohyo-22-t195-5.pdf，（参照 2024-05-02）．

1

運動器疾患を学ぶための基礎知識

1　運動器の構造と機能

ページ全体に端末を
かざしてください

1　骨の構造と機能

骨は，骨格を形作る大切な働きをしている．家造りでいえば，柱と梁の部分に相当し，最初に作らなければならない部分でもある．また，体を支えているだけではなく，造血作用をはじめとしたさまざまな働きをしている．生きている骨細胞が形成する骨格は，変化の少ない外観とは逆に，骨形成と骨吸収という新陳代謝を繰り返しながら成長し，老化へと向かっていく．

全身の骨格と骨の名称

骨は，形状によって長管骨，短骨，扁平骨，種子骨などの種類に分けられる．
長管骨は上腕骨・大腿骨などの四肢の骨，短骨は手根骨・足根骨など，扁平骨は肩甲骨や腸骨など，種子骨は膝蓋骨などである．

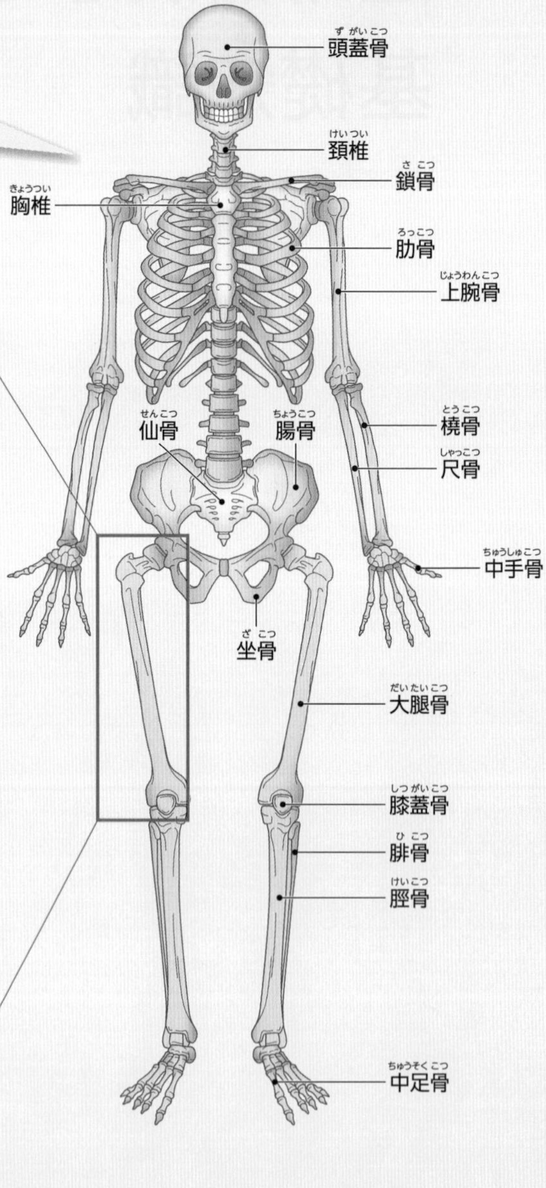

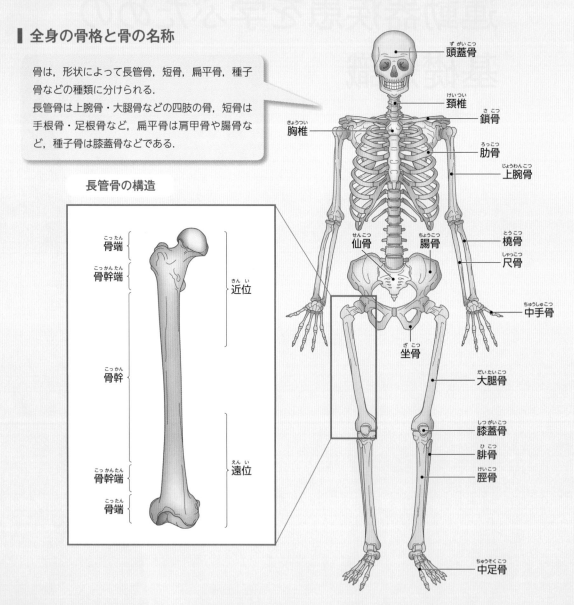

長管骨の構造

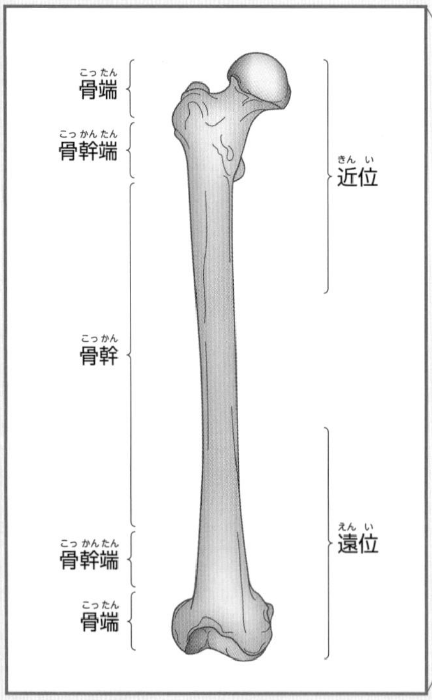

骨端
骨幹端
骨幹
骨幹端
骨端
近位
遠位

頭蓋骨
頚椎
鎖骨
胸椎
肋骨
上腕骨
仙骨
腸骨
橈骨
尺骨
中手骨
坐骨
大腿骨
膝蓋骨
腓骨
脛骨
中足骨

骨の働き

骨には，支持，保護，造血，カルシウム代謝の四つの役割がある．

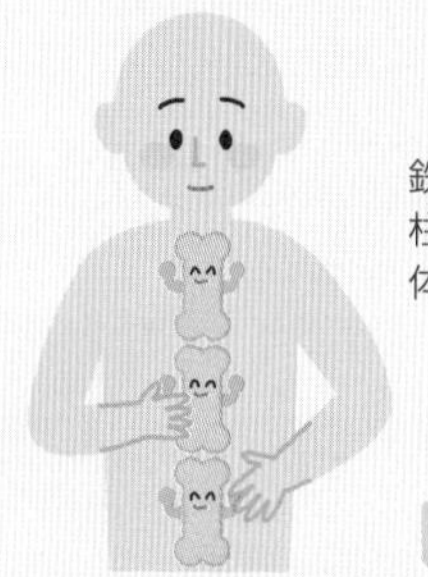

鉄筋コンクリートの支柱のように軟らかな身体を支えている

支持（体を支える）

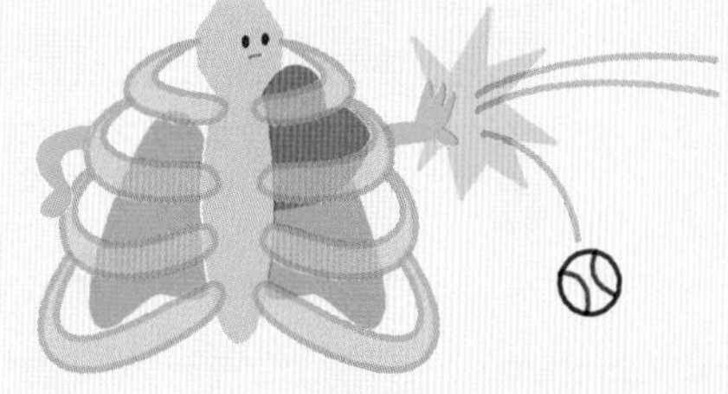

保護

軟らかい内部を取り囲み，外部の衝撃から守る

骨髄にて，赤血球，白血球，血小板などの形成を行う

造血

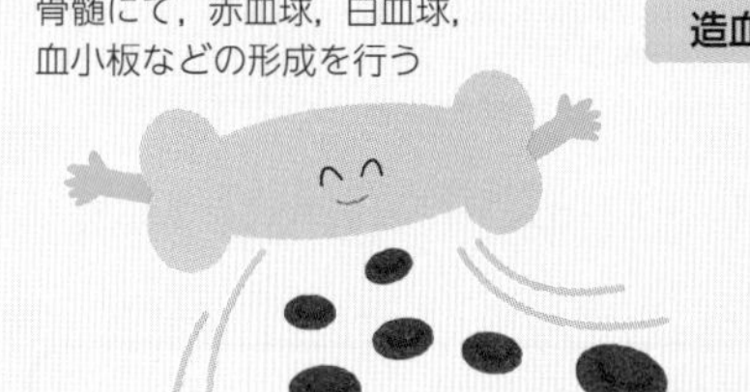

カルシウム代謝

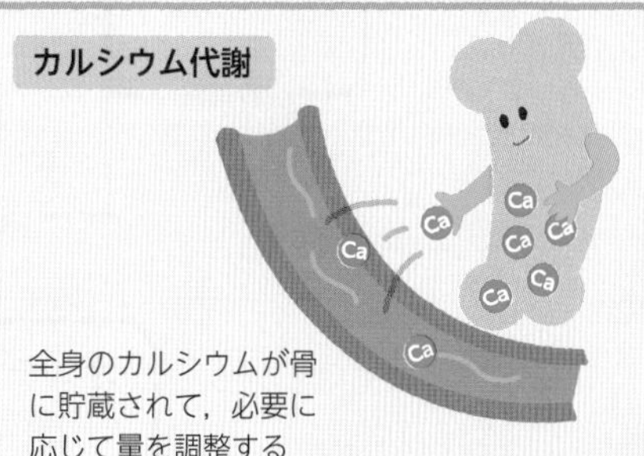

全身のカルシウムが骨に貯蔵されて，必要に応じて量を調整する

骨の新陳代謝（骨代謝）→リモデリング

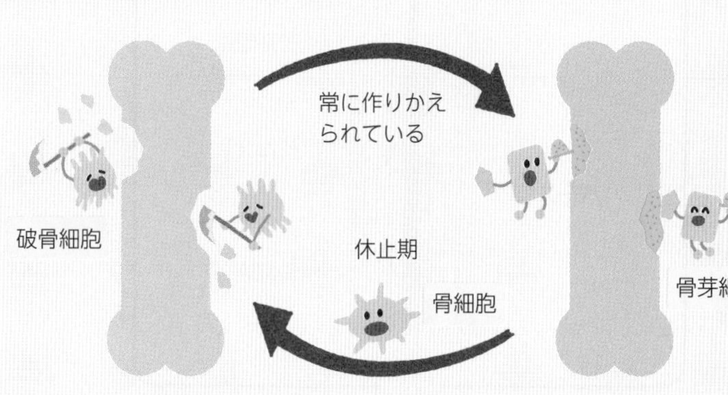

破骨細胞が不要になった骨を壊す（吸収する）＝骨吸収
骨芽細胞が骨を作る＝骨形成

骨は常に古い骨から新しい骨へと新陳代謝され，骨の強度が維持されている．
古い骨が破骨細胞により吸収され，その部位に骨芽細胞による新しい骨が形成されることをリモデリングという．

骨組織の細胞成分

骨芽細胞	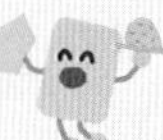	骨を形成する細胞．コラーゲンなどの基質タンパク質を分泌し，リン酸カルシウムが沈着すると骨基質となる．骨基質の中に埋め込まれて骨細胞となる．
骨細胞	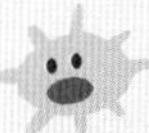	骨芽細胞から形成されるため骨芽細胞と同じ由来の細胞で，骨の９割以上を占める．細い突起により樹状に結合している．
破骨細胞	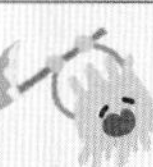	骨基質上で骨吸収を行う多核の巨大細胞．酵素を放出して古いコラーゲンやカルシウムなどの骨組織成分を分解，融解する．

骨の組成

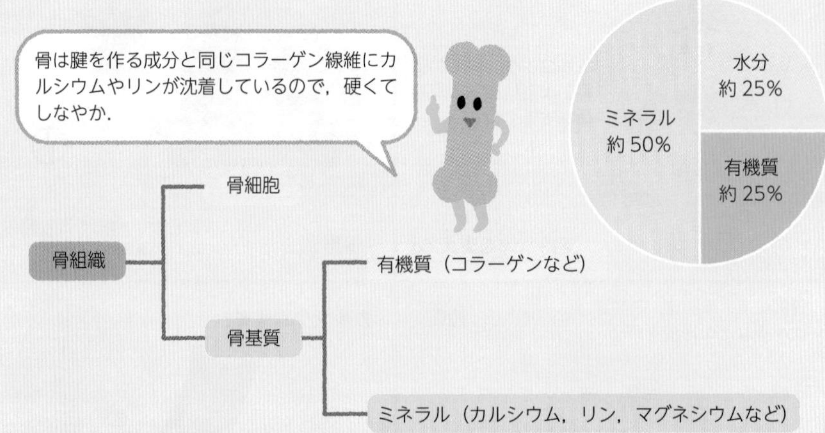

骨組織

骨の構造

骨は関節面を除いて骨膜に覆われている. 周囲は硬い骨質，内部は軟らかい骨髄である.

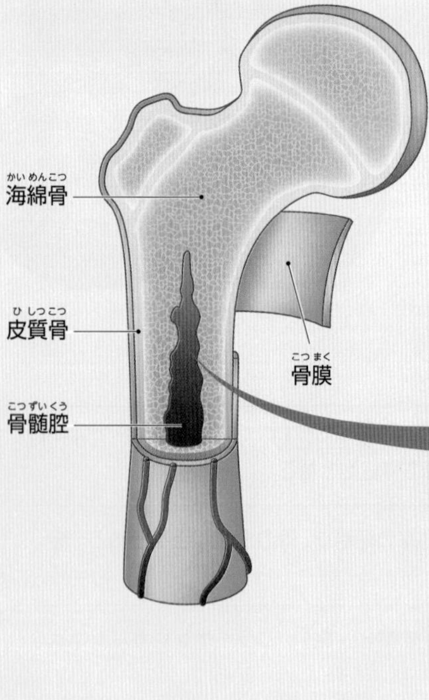

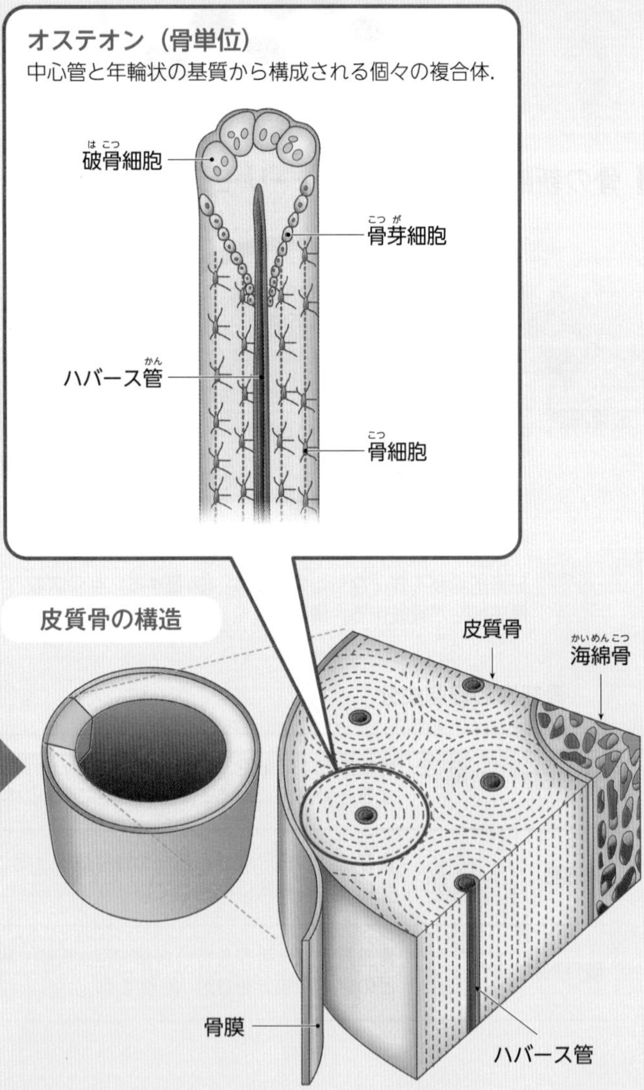

海綿骨（かいめんこつ）
皮質骨（ひしつこつ）
骨髄腔（こつずいくう）
骨膜（こつまく）

オステオン（骨単位）

中心管と年輪状の基質から構成される個々の複合体.

破骨細胞（はこつ）
骨芽細胞（こつが）
ハバース管（かん）
骨細胞（こつ）

皮質骨の構造

皮質骨
海綿骨（かいめんこつ）
骨膜
ハバース管

2 関節の構造と機能

2 個またはそれ以上の骨が連結する部分を関節と呼び，全身の各関節が滑らかに動くことによって，人体は初めてしなやかな運動が可能となる．

関節の構造

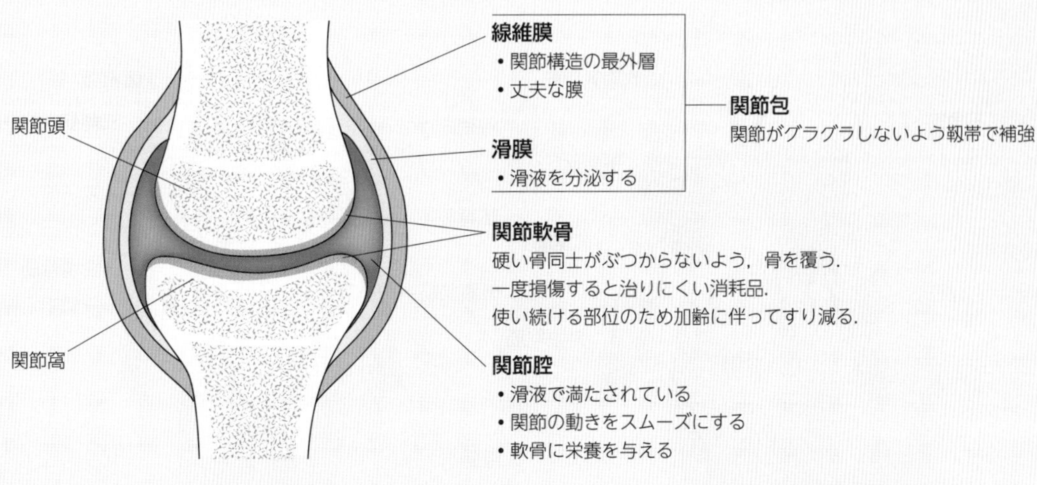

関節の種類

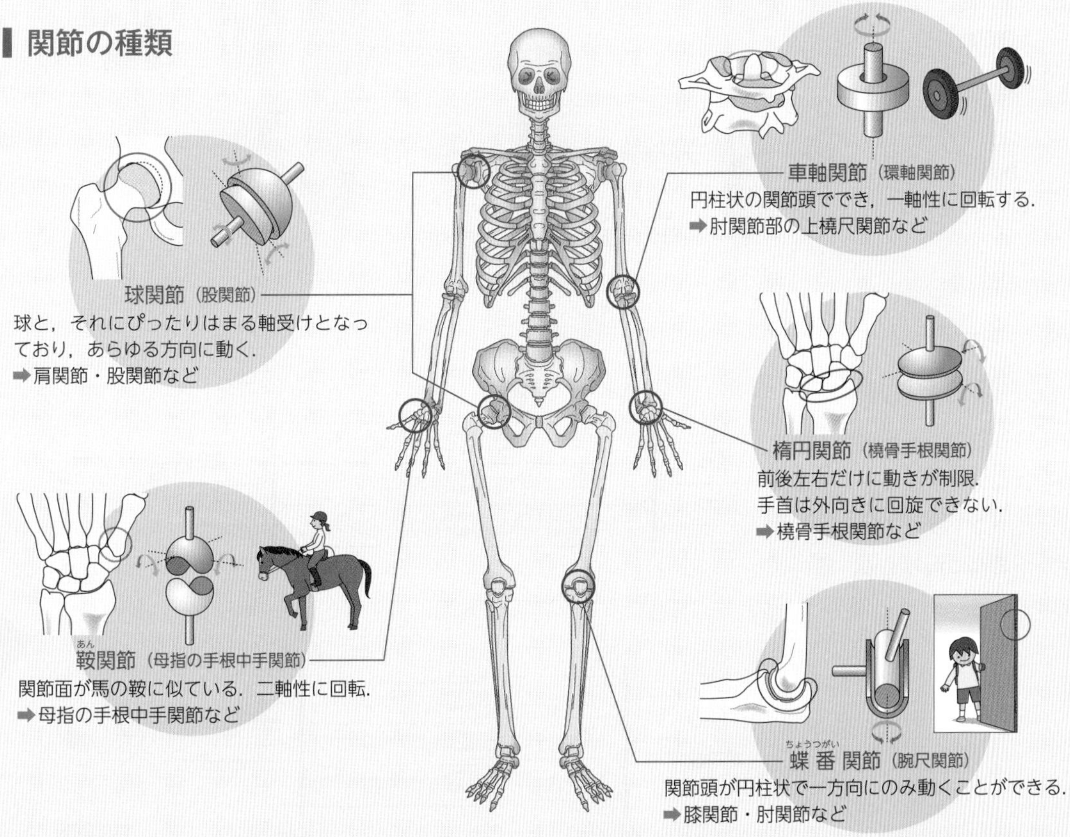

球関節（股関節）
球と，それにぴったりはまる軸受けとなっており，あらゆる方向に動く．
➡肩関節・股関節など

車軸関節（環軸関節）
円柱状の関節頭ででき，一軸性に回転する．
➡肘関節部の上橈尺関節など

楕円関節（橈骨手根関節）
前後左右だけに動きが制限．
手首は外向きに回旋できない．
➡橈骨手根関節など

鞍（あん）関節（母指の手根中手関節）
関節面が馬の鞍に似ている．二軸性に回転．
➡母指の手根中手関節など

蝶番（ちょうつがい）関節（腕尺関節）
関節頭が円柱状で一方向にのみ動くことができる．
➡膝関節・肘関節など

❸ 筋肉の構造と機能

筋肉は，人体の運動，姿勢保持に大切な役割を果たす．筋肉に特有の機能は，収縮・弛緩であり，これによって骨格・関節を動かし，身体全体のさまざまな運動を起こすことができる．

全身の骨格筋

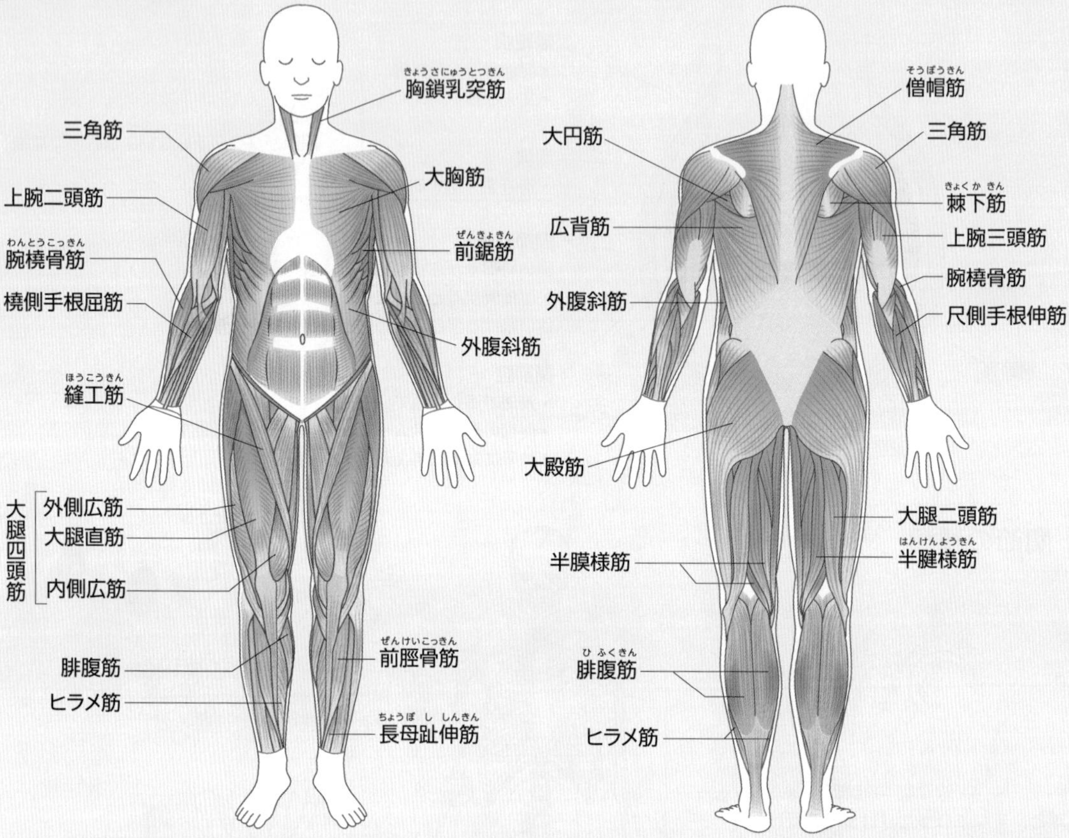

胸鎖乳突筋
三角筋
大胸筋
上腕二頭筋
前鋸筋
腕橈骨筋
橈側手根屈筋
外腹斜筋
縫工筋
大腿四頭筋
外側広筋
大腿直筋
内側広筋
腓腹筋
前脛骨筋
ヒラメ筋
長母趾伸筋
僧帽筋
大円筋
三角筋
棘下筋
広背筋
上腕三頭筋
腕橈骨筋
外腹斜筋
尺側手根伸筋
大殿筋
大腿二頭筋
半膜様筋
半腱様筋
腓腹筋
ヒラメ筋

筋の収縮と弛緩

アセチルコリンが筋細胞にある受容体に結合すると，アクチンフィラメントがミオシンフィラメントの間に滑り込み，筋が収縮する．

細いフィラメント（アクチン）
太いフィラメント（ミオシン）
Z線
Z線
弛緩時
I帯
A帯
I帯
Z線
Z線
A帯
収縮時

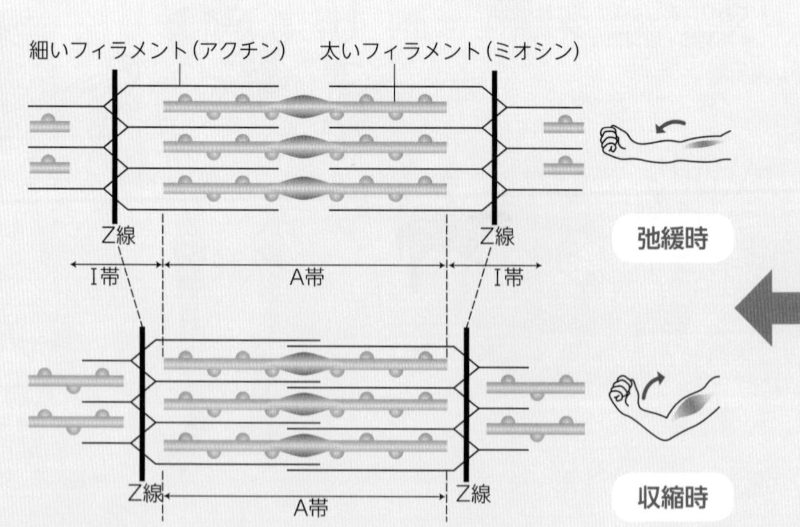

骨格筋の構造

骨格筋の最小単位は，タンパク質のミオシンフィラメントとアクチンフィラメントである．細いフィラメントのアクチンと，太いフィラメントのミオシンが交互に並んで筋原線維を作る．

●骨格筋と筋原線維〈動画〉

筋原線維の構造

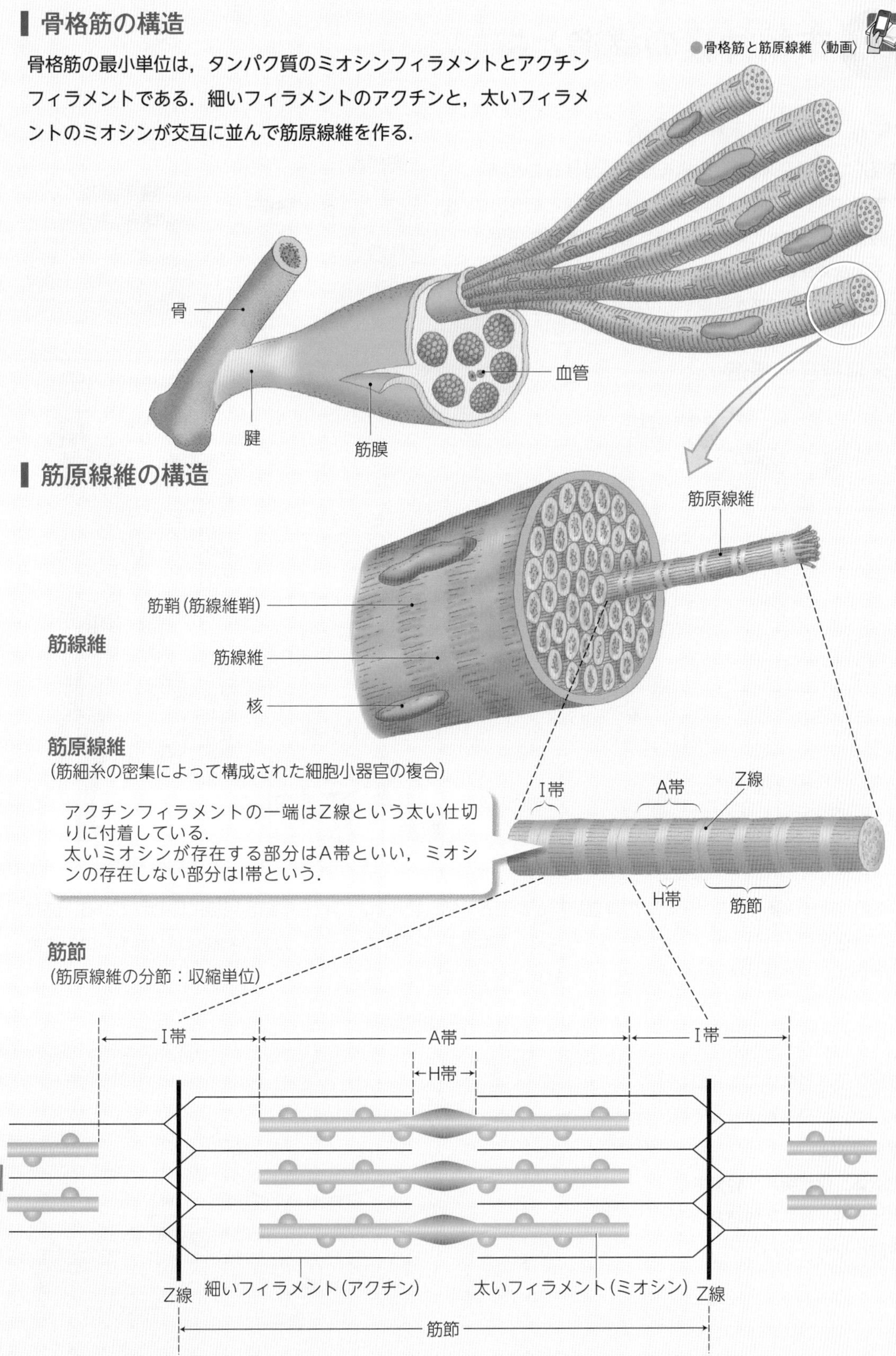

4 末梢神経の構造と機能

中枢神経系と末梢神経系

神経系は，中枢神経系と末梢神経系に分けることができる．中枢神経系は，脳と脊髄からなるひと続きの組織である．一方，末梢神経系は，脳と脊髄から出ている中枢神経の外の部分を指す．末梢神経系は体の各器官と中枢神経系を連絡する役割を果たしている．

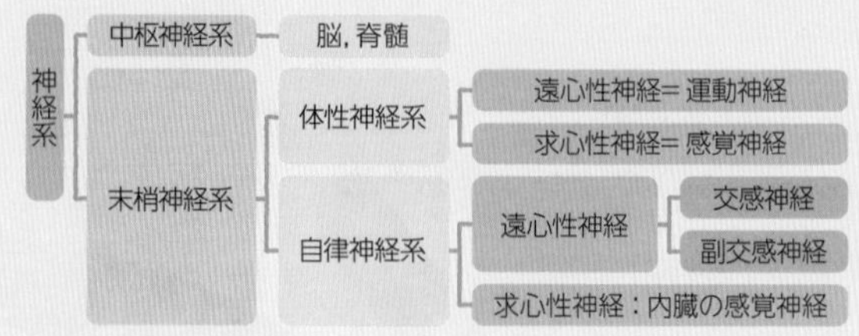

末梢神経の構造

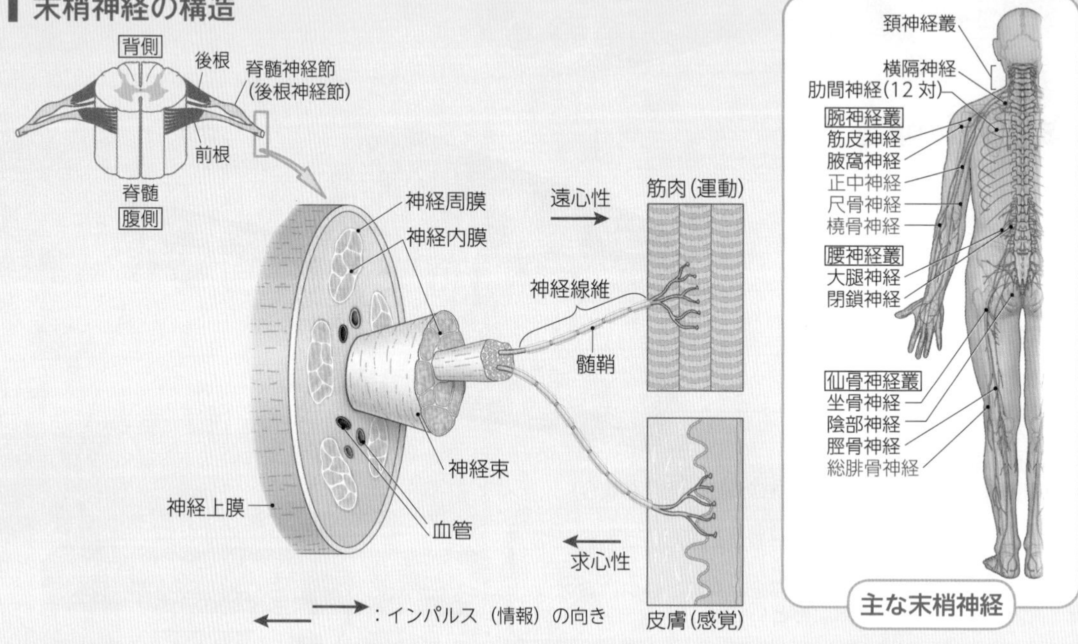

1 本の神経には多くのニューロンの神経線維が血管と一緒に含まれ，これらは結合組織に覆われている．感覚神経は感覚ニューロンの求心性線維のみを含み，運動神経は運動ニューロンの長い神経線維（軸索）のみを含んでいる．混合神経は感覚・運動両方の神経線維を含んでいる．

神経の基本構造

神経の基本単位はニューロンといい，電気信号によって情報を伝える．
細胞体，樹状突起，軸索で構成される．軸索は髄鞘という皮膜に覆われている．

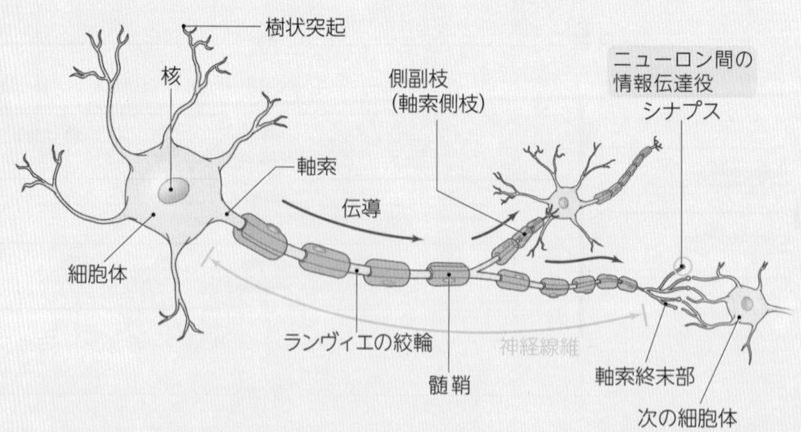

5 脊椎の構造と機能

脊椎とは，体の中心部をなす脊柱を構成する頚椎（7個），胸椎（12個），腰椎（5個），仙椎（5個が癒合），尾椎（個人差があり3～5個が癒合）のことを指す．上端で頭を支え，下部は骨盤に組み込まれて体重を下肢に伝えている．脊柱の中には脊髄神経があり，それを保護する役割も担っている．

脊椎の構造

●脊椎の構造〈動画〉

脊髄神経

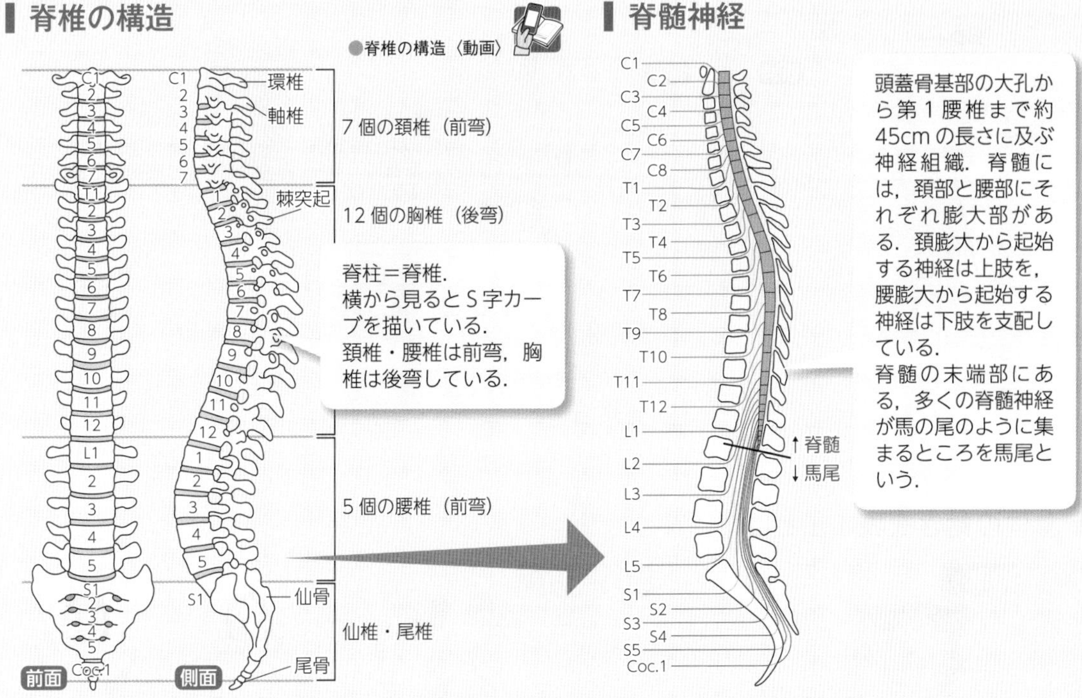

椎間板と神経（腰椎）

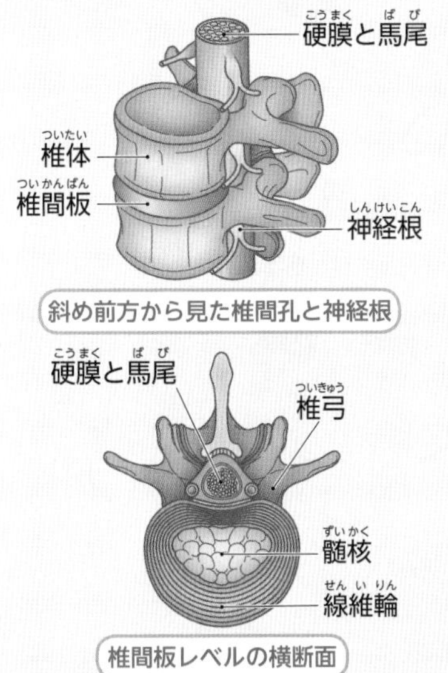

斜め前方から見た椎間孔と神経根

椎間板レベルの横断面

脊髄の膜構造

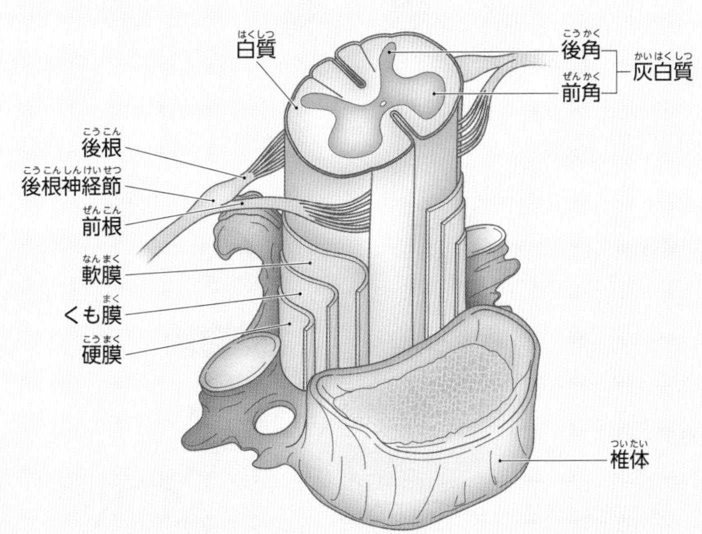

6 身体の方向・位置／断面／動き

人体の方向・位置，身体の断面を表すとき，臓器や病変の位置，範囲などを示す際に用いられる基本的な用語がある．

人体の方向・位置を示すことば

外側⟷内側⟷外側
前方⟷後方
体幹に近い
II
近位
近位
遠位
近位
体幹から遠い
II
遠位
遠位
正中線
腹側
背側
上方
(頭側)
下方
(尾側)

身体の断面を表すことば

正中面
身体の中心を通り，左右に二等分する矢状面
矢状面
身体を左右に分ける垂直な面
前額面(冠状面)
矢状面と直角に交わり，身体を前後に分ける垂直な面
水平面(横断面)
身体を横断して上下に分ける水平な面

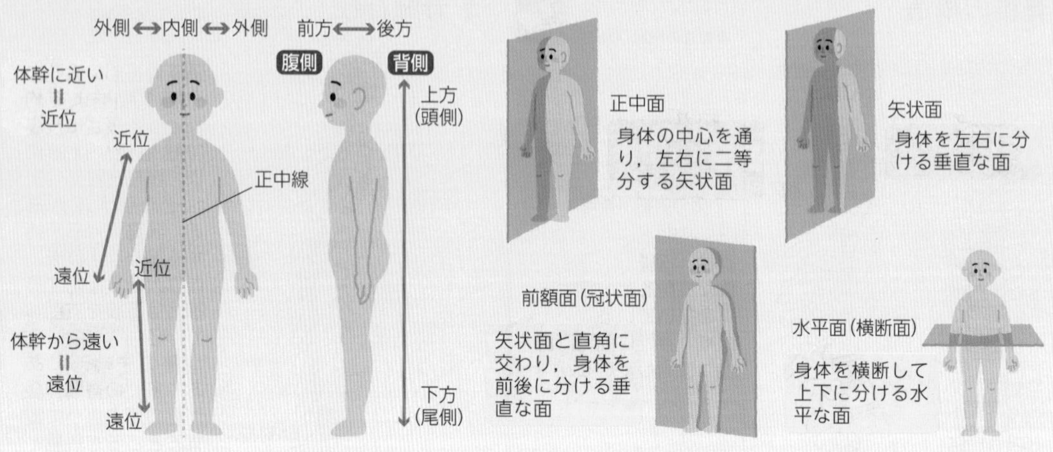

身体の動きを表すことば

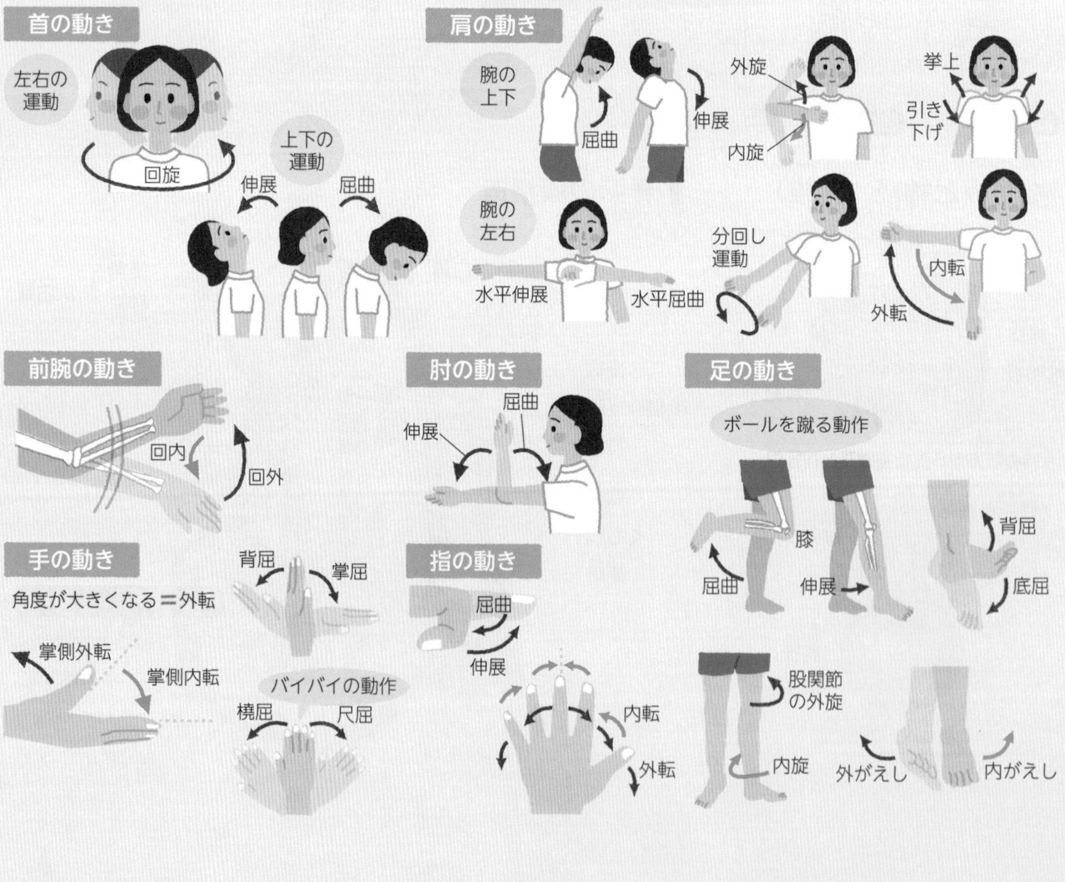

首の動き
左右の運動
回旋
上下の運動
伸展
屈曲
肩の動き
腕の上下
屈曲
伸展
外旋
内旋
挙上
引き下げ
腕の左右
水平伸展
水平屈曲
分回し運動
内転
外転
前腕の動き
回内
回外
肘の動き
屈曲
伸展
足の動き
ボールを蹴る動作
膝
屈曲
伸展
背屈
底屈
股関節の外旋
内旋
外がえし
内がえし
手の動き
角度が大きくなる＝外転
背屈
掌屈
掌側外転
掌側内転
バイバイの動作
橈屈
尺屈
指の動き
屈曲
伸展
内転
外転

2 運動器の異常でみられる症候

1 疼　痛

1 疼痛とは

1 定義

通常，**疼痛**（とうつう）は筋・神経・骨組織などが損傷された際，その異常を脳に伝える警告信号として考えられている．国際疼痛学会では「組織の実質的あるいは潜在的な障害に伴う，あるいはそのような障害を表す言葉で表現される不快な感覚あるいは情動体験」と定義している．これは組織学的な損傷を伝達する警告信号としての意味合いのほか，心理面の影響も強調されている．

2 分類

疼痛は時間的に区別する方法と，原因によって区別する方法がある．

時間的には，**急性痛**と**慢性痛**に区別される．

通常，骨折・捻挫・打撲などの外傷はそれぞれの組織が破壊されたことで生じ，急性痛に分類される．一般に急性痛は，損傷部位の治癒に伴い改善する．一方で，慢性痛は急性外傷の治癒にかかる期間を過ぎても改善しない場合や，関節リウマチ・変形性関節症などのように組織が健常に治癒することが期待できず，疼痛が持続するものがある．おおむね 3 カ月以上疼痛が持続する場合を慢性痛とすることが多い．

疼痛はさらに原因によって，**侵害受容性疼痛**，**神経障害性疼痛**，非器質性疼痛（心因性疼痛）に分類することができる．しかし，この三つは完全に独立しているわけでなく，実際は連続した概念となる．

3 病態（特徴・原因など）

疼痛の多くは，障害部位に一致して認められる．原因によって，骨痛，筋肉痛，関節痛，神経痛，関連痛に分類される．肩こりは筋肉痛に含まれ，主に僧帽筋（そうぼうきん）・肩甲挙筋（けんこうきょきん）・菱形筋などの分布領域に症状が発症するため，肩甲帯の筋疲労が原因として考えられる．関節痛の場合は，膝半月板の損傷，軟骨変性などの局所の損傷や退行性変化が原因となることが多いが，リウマチなどの炎症による滑膜炎（かつまくえん）が原因となることもある．頚部痛・腰痛は椎間板変性，椎間関節の変性，筋疲労などが疼痛の原因になる．神経痛は神経がなんらかの刺激を受けたことで生じる痛みである．例えば，腰椎椎間板ヘルニアによる坐骨神経痛は，変性した椎間板が神経根を圧迫して生じる神経痛である．

一方で，障害部位から離れた部位に痛みを感じる病態が存在する．小児に好発する単純性股関節炎の場合，患児はしばしば膝の痛みを主訴に受診する．実際には股関節に炎症が生じているが，炎症によって生じた股関節からの疼痛刺激が神経を経由して脳に伝わる際に，その神経が分布する膝の部位の痛みとして，脳が誤認することで生じる．

このように障害部位と疼痛部位が離れている場合は，**関連痛**と定義される．

4 観察・評価

疼痛の治療は，まず原因を特定することから始まる．一般的には問診から聴取した症状や病歴をもとに，局所の視診，触診などを行う．必要に応じてX線，CT，MRIなどの画像検査を行い，疼痛の発現部位を特定する．

以下，評価のポイントを示す．

患者自身の訴え

問診票，疼痛に関する質問，描写などの方法で患者自身の訴えから疼痛部位を推測していく．

局所の診察

視診で疼痛の部位や疼痛による歩行障害などの機能障害を観察することができる．そして触診によって疼痛部位を確認する．整形外科ではさらに触診によって腫脹・筋緊張・関節可動域の制限などの詳細を確認し，痛みの原因や痛みによって生じる機能障害を診察していく．

生理学的反応

バイタルサイン*も痛みの強さを評価するものとして有用である．

評価スケール

疼痛の大きさの評価には，下記の方法が多く使用される．

▸ 視覚的アナログ評価スケール（visual analogue scale：VAS）

垂直もしくは水平に引いた10cmの直線を用いる．一端は疼痛が0であることを示し，もう一方はこれまで経験した最も強い痛みとする．患者が直線上のどの部分に痛みがあるか指し示すことで評価する．疼痛の程度は0である位置から距離（mm）で表現される（➡ p.43 図3-1 参照）．

▸ 数字評価スケール（numerical rating scale：NRS）

疼痛を0～10までの11段階で評価する（➡ p.43 図3-2 参照）．

▸ 口頭評価スケール（verbal rating scale）

痛みなし・少し痛い・かなり痛い・これ以上の痛みはないだろうと思われる痛みなど，痛みの程度に応じて点数化して評価を行う．

▸ フェイススケール

痛みの強さを顔の絵を用いて評価する方法である．VASなどの評価方法は小児には困難であり，小児の疼痛評価に特に有用である（➡ p.43 図3-3 参照）．

5 考えられる疾患

関節痛

若年者であれば，スポーツ外傷によるものが多く，半月板損傷，靱帯損傷な

＊用語解説

バイタルサイン
生命徴候を数値化したもので，血圧，脈拍（または心拍数），呼吸状態（回数と呼吸パターン）をチェックする．

どが挙げられる．高齢者では関節軟骨の変性，骨棘（こつきょく）形成に伴う変形性関節症であることが多い．また，痛風，偽痛風，関節リウマチなどの炎症性疾患も，関節痛の原因となる．

肩こり

肩こりは後頸部から肩部の緊張・不快感・鈍痛が症状として現れる．原因不明の本態性の肩こりと，頸椎疾患などに付随した症候性の肩こりに分けられる．症候性の場合は，頸椎疾患・胸郭出口症候群・肩関節周囲炎などが挙げられる．

頸部痛

椎骨・椎間板・椎間関節などの退行性変化によることが多く，頸椎症，頸椎症性脊髄症，頸椎椎間板ヘルニアが原因となる．Pancoast（パンコースト）腫瘍*，砂時計腫*などが原因となることがあり，注意が必要である．

腰痛

頸部痛と同じく，椎骨・椎間板・椎間関節などの退行性変化によることが多く，腰椎椎間板ヘルニア，腰部脊柱管狭窄症，高齢者では骨粗鬆症（こつそしょうしょう）性椎体骨折が原因となる．一方，原因が特定できない非特異的な腰痛も存在する．腫瘍性病変が原因となり得る．

用語解説

パンコースト腫瘍
肺癌が胸郭外に浸潤したもので，さまざまな神経障害を引き起こす．

砂時計腫
脊髄腫瘍の中で，椎間孔をまたがり，もしくは硬膜を貫通して椎間孔部分で細くつながり，砂時計のような特異な形態を示すもの．

2 腫　脹

1 腫脹とは

1 病態・原因

腫脹（しゅちょう）とは，炎症などが原因で軟部組織（皮下や筋肉）が腫大した状態である．外傷では，外力が加わった部位に短時間の間に腫脹を生じる．関節炎に伴う滑液貯留，関節内出血が関節腫脹の原因となる．さらに血流障害やリンパ流障害によって，びまん性の腫脹を生じる．骨折に伴う腫脹は，骨折部の血腫による腫脹に加えて，炎症が生じて腫脹が増強する．

2 観察・評価

腫脹を生じた時期，経過期間と進行速度を確認し，発熱や自発痛，運動時痛の有無を聴取する．腫脹の範囲，皮膚の色調，熱感の有無，圧痛の有無などの観察が必要である．腫脹が1カ所なのか，全身に多発しているのかを確認する．四肢の腫脹では，両側性か片側性か，しびれや筋力低下がないかを確認する．爪の異常，皮疹の有無も観察する．

3 考えられる疾患

軟部組織の腫脹

細菌感染では発赤・熱感を伴った腫脹を生じる（図2-1）．結核性感染症では，発赤・熱感などの急性炎症性の所見を欠くことが多い．外傷後には，局所

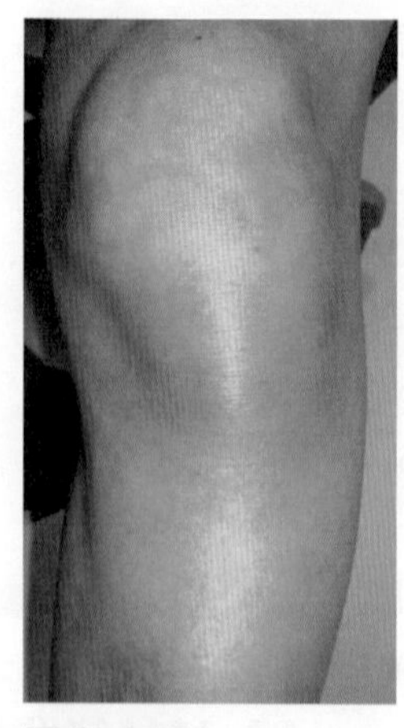

図 2-1 ■
蜂窩織炎による膝前面の腫脹

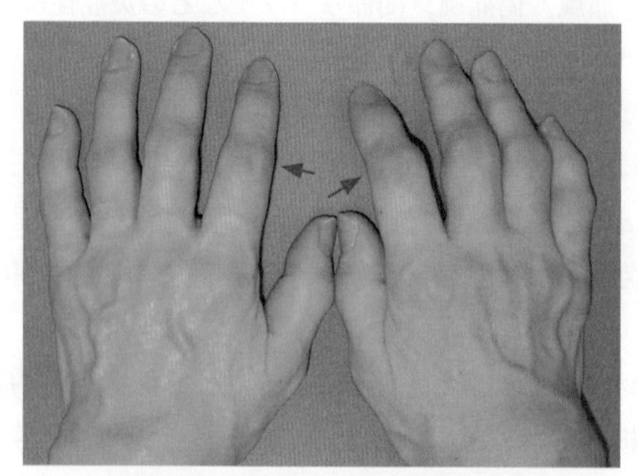

図 2-2 ■関節リウマチによる関節腫脹
矢印は PIP 関節の腫脹.

に限局した腫脹を生じる．手指の腫脹では，自己免疫疾患による腱鞘(けんしょう)滑膜炎が原因となる（図2-2）．下肢ではリンパ浮腫や，心不全・腎不全が原因で，びまん性の腫脹を生じることがある（図2-3）．

関節腫脹

変形性関節症が最も頻度が高く，次いで関節リウマチ，痛風，偽痛風，化膿性関節炎による関節腫脹などである．関節内に出血する関節血症も時にみられ，血友病*や抗凝固薬を使用している患者で頻度が高い．

滑液包炎

骨と皮膚，腱，靱帯が摩擦を受ける部分には，少量の滑液を有する平らな袋（滑液包(かつえきほう)）があり，その摩擦を軽減している．滑液包は種々の原因で炎症（滑液包炎）を生じ，腫脹する．好発部位は肘頭(ちゅうとう)部，膝蓋(しつがい)前部，足関節前外方である．

用語解説

血友病
先天性の遺伝性疾患で，血液凝固因子の凝固活性が低下し出血症状が現れる病気.
X 染色体の遺伝子に異常がある伴性潜性遺伝（劣性遺伝）のため，発症者のほとんどは男性である．頻度は男性5,000 ～ 10,000人に1 人とされる.

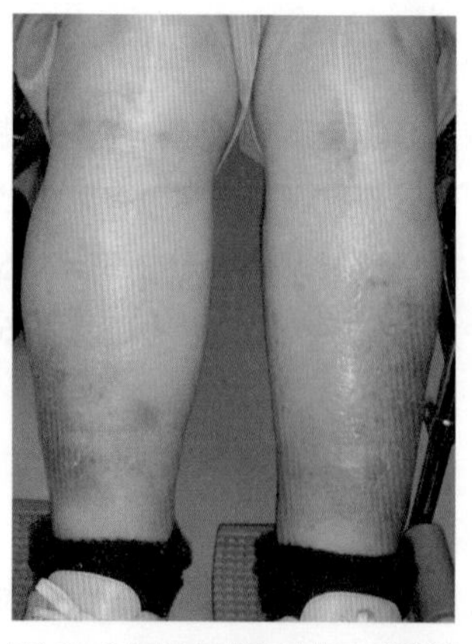

図 2-3 ■両下腿のリンパ浮腫

3 変　形

1 変形（四肢・脊椎の変形）とは

1 病態・原因

変形（deformity）は，先天的あるいは後天的に，骨・軟部組織に生じた障害のために生じる形態学的な異常である．変形は，関節変形と骨変形に大別される．関節変形は，関節および筋や靱帯などの関節周囲の組織の異常などによって生じる．一方で，骨変形は外傷による骨折後の変形治癒や骨端部骨折後の成長障害などによって生じる．

2 観察・評価

変形の代表的な評価方法は，単純X線による画像検査である．また，視診による評価やメジャーを使用した四肢長の計測も重要となる．加えて，疼痛評価や病歴なども踏まえて変形を把握する必要がある．

3 考えられる疾患

肩関節の変形

肩関節の変形の代表的な疾患は，変形性肩関節症である．一次性の変形性肩関節症は，膝関節や股関節に比べ発生頻度は少ない．二次性の変形性肩関節症は，関節リウマチ，腱板断裂，上腕骨壊死，上腕骨近位端骨折などが誘因で生じる．

肘関節の変形

肘関節の変形として，**外反肘**（がいはんちゅう），**内反肘**がある．肘関節を伸展し，前腕を回外したときに上腕と前腕の軸がなす角度を**肘外偏角**（ちゅうがいへんかく）といい，肘外偏角が増大した状態を外反肘，減少した状態を内反肘という．外反肘は，上腕骨外側顆（がいそくか）骨折後の偽関節や発育障害で生じる．一方，内反肘は上腕骨顆上（かじょう）骨折後の変形治癒で生じる．

手関節・手指の変形

手関節および手指の変形として，**変形性手関節症**，**Heberden**（ヘバーデン）**結節**（図2-4），**槌指**（つちゆび）などがある．一次性の変形性関節症のほかに，二次性の変形性関節症として骨折後の変形治癒，骨壊死，関節リウマチなどに続発することがある．

股関節の変形

股関節の変形の代表的な疾患は，**変形性股関節症**である．変形性股関節症は，「股関節に対する力学的あるいは生物学的な原因によって関節軟骨の変性が惹起され，引き続き関節周囲の骨変形および二次性の滑膜炎を生じて股関節の変形が徐々に進行するに伴い，疼痛，圧痛，可動域制限，関節水腫などの症状を生じる非炎症性疾患」と定義される[1]．

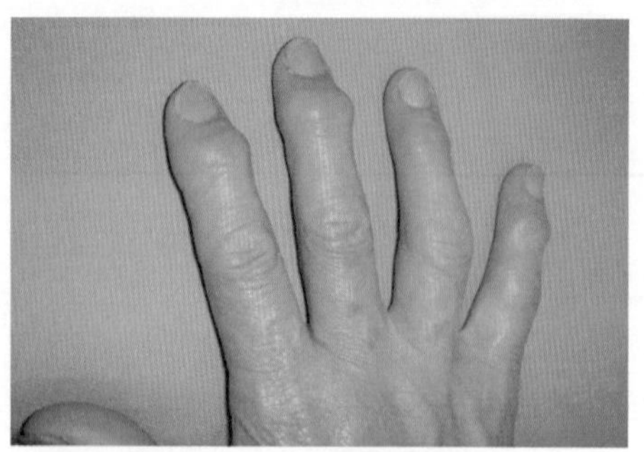

図 2-4 ■ヘバーデン結節

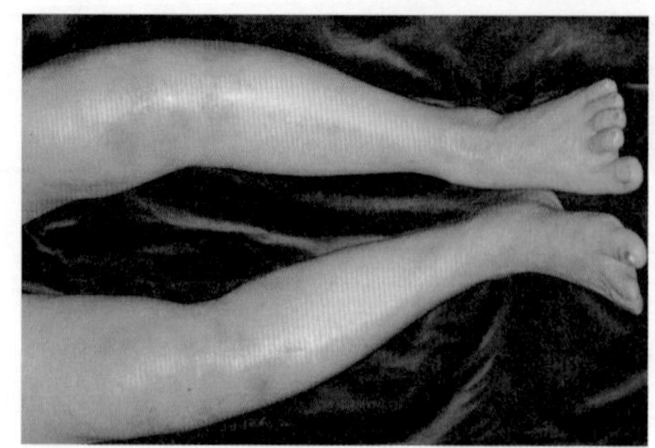

図 2-5 ■膝の内反変形（内反膝，O 脚）

図 2-6 ■外反母趾

膝関節の変形

膝関節の変形の代表的な疾患は，**変形性膝関節症**である．変形性膝関節症は，関節軟骨の退行性変化を基盤に，骨の増殖性変化や滑膜炎が生じることで，関節破壊，変形を来す疾患である．変形性膝関節症の多くは，膝の内反変形（**内反膝**，**O 脚**）を生じる（図2-5）．

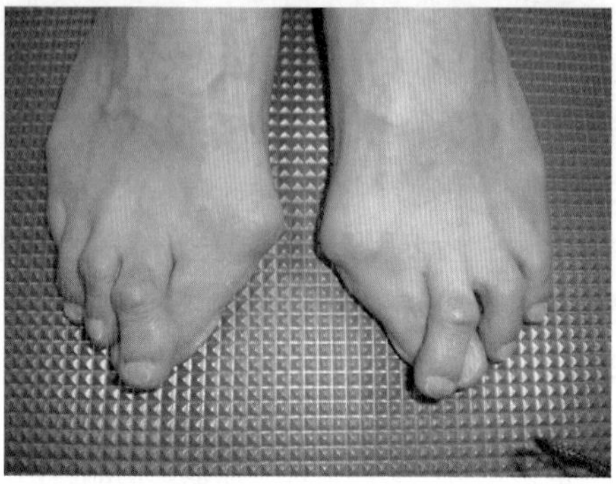

足部・足趾の変形

足部の変形には，脳性麻痺やシャルコー・マリー・トゥース病*などより生じる麻痺性足部変形，脛骨下端部骨折や果部骨折後に生じる外傷性足部変形がある．足趾の変形は，MTP 関節での母趾の外反と，第 1 中足骨の内反により，第 1 中足骨頭が突出した状態である**外反母趾**（図2-6）が代表的である．

＊用語解説

シャルコー・マリー・トゥース病
10～20 代に多くみられる末梢神経障害．末梢神経の脱髄 / 軸索の変性を伴い，筋萎縮が起きる．

脊柱の変形

▶ 生理的弯曲の異常

脊柱の生理的弯曲は，矢状面から観察した場合，頚椎が前弯，胸椎が後弯，腰椎が前弯を呈している．この生理的弯曲が異常に増大したり，減少したりしている状態を生理的弯曲の異常という．特に多いのは，胸椎後弯の増強（円背）であり，骨粗鬆症が原因の脊椎椎体骨折後に生じることが多い．

▶ 脊柱側弯

脊柱側弯とは，前額面で脊柱が側方へ弯曲した状態である．側弯症の中で最も多いのは**特発性側弯症**であり，70 ～ 80%を占める．そのほか，脳性麻痺を代表とする神経・筋疾患に伴って発生する神経筋性側弯症，加齢による椎間板変性を基盤とした変性側弯症などがある．

4 しびれ

1 しびれとは

1 病態・原因

感覚のうち，表在感覚には触覚，痛覚，温度覚があり，**しびれ**とは刺激によって引き起こされるそれらの**感覚障害**である．

主に神経障害が原因で生じる．血流障害が原因となって，二次的に神経障害を生じる場合もある．

2 観察・評価

しびれの発症経過を必ず確認する．急性に生じているのか，長期間にわたって徐々に進行しているのかによって，診断や治療が大きく異なる．しびれが発生している部位，範囲，左右差の有無や程度を確認する．

皮膚表在感覚は，脊髄レベル（神経根）別に支配領域が異なり（➡p.52 図3-7参照），触覚，痛覚，温度覚をそれぞれ評価する．触覚の評価の際は，筆や脱脂綿を用いて軽く接触する．痛覚は安全ピンなどを使用する．痛覚障害の程度は，痛覚脱出，痛覚鈍麻，痛覚過敏と表現される．温度覚は42℃前後の温水と約10℃の冷水を別々の試験管に入れて触れてもらい，温かいか冷たいかを確認する．

感覚の評価と同時に，筋力低下，腱反射異常，血流障害の有無も確認する．

3 考えられる疾患

上肢のしびれ

頚椎症性神経根症，頚椎椎間板ヘルニアなどの頚椎疾患が原因になることが多い．障害神経根のレベルに応じた感覚障害を生じる．頚髄症を生じると，手指の巧緻運動障害や不安定歩行を併発する．転移性腫瘍や化膿性脊椎炎による脊髄障害が原因で，しびれを生じることもある．

肘部管症候群（➡17章3節 p.295参照）では，肘部管での尺骨神経の絞扼によって小指のしびれを生じる．橈骨神経麻痺は長時間の上腕部の圧迫（ハネムーンパルシー）や上腕骨骨折後に起こり，手背橈側の感覚障害を来し，同時に**下垂手**（➡p.290 図17-2参照）を生じる．**手根管症候群**（➡17章3節 p.295参照）では，深夜に母指，示指，中指掌側のしびれと痛みを生じる（図2-7）．

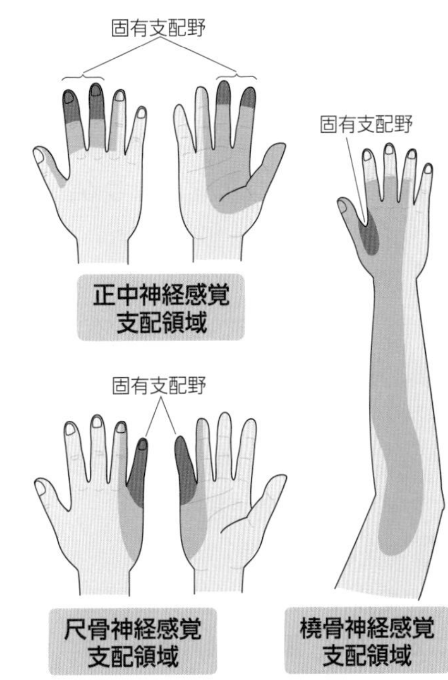

図2-7 固有神経の感覚支配領域と固有支配野

下肢のしびれ

腰椎椎間板ヘルニアでは，片側性の下肢の疼痛としびれを生じる．**腰部脊柱管狭窄症**では，神経根の障害を伴う場合は片側性のしびれを生じ，馬尾（ばび）神経全体が障害されると両下肢や会陰部のしびれを生じる．転移性脊椎腫瘍や馬尾腫瘍，化膿性脊椎炎によってもしびれが発生する．**足根管症候群***では，足底のしびれを生じる．

用語解説

足根管症候群
絞扼性神経障害の一つで，足根管部で脛骨神経が絞扼されることで，足底に痛みやしびれが生じる．足根管部への副腎皮質ステロイド薬の注入や，場合によっては手術で圧迫の原因を取り除くなどの治療がある．

5 麻痺

1 麻痺とは

運動器の麻痺は，四肢の随意運動の障害，感覚低下などの身体機能の障害である．四肢に十分な力が入らない・四肢の感覚が鈍く感じる**不全麻痺**から，全く動かすことができない・感覚が全く感じられない**完全麻痺**まで，程度はさまざまである．**単麻痺**は四肢のうち一肢のみの運動麻痺，**片（へん）麻痺**は上下肢片側に生じる麻痺，**対（つい）麻痺**は両下肢の麻痺である．

1 病態・原因

中枢神経（脳・脊髄），末梢神経の異常のほか，神経・筋接合部や筋の異常で生じる．

運動神経が障害される**運動麻痺**と，感覚神経が障害される**感覚麻痺**がある．また，中枢神経が障害される**中枢性麻痺**と，末梢神経が障害される**末梢性麻痺**とに分類される．

脳卒中，脳炎などでは中枢神経障害により片麻痺を生じる．神経圧迫による末梢神経障害では支配筋の筋力低下，支配領域の感覚障害が起こる．

筋萎縮性側索硬化症（きんいしゅくせいそくさくこうかしょう）をはじめとする運動ニューロン疾患では，筋力の低下のみを認め，感覚障害（しびれ）を認めない．

2 観察・評価

麻痺が疑われたら，筋萎縮の有無（周囲径の測定），筋力低下の部位（筋）と程度，感覚障害の部位と程度を評価する．周囲径は左右で比較する．徒手筋力テスト（MMT）は5（正常）～0（ゼロ）の段階を判定する（➡ p.53 表3-6参照）．強い疼痛や関節拘縮（可動域制限）があると，見かけ上の麻痺を生じるので，注意が必要である．

3 考えられる疾患

中枢神経障害の脳梗塞，脳出血，ウイルス性脳炎では，片側性の麻痺を来すことが多い．重症筋無力症や運動ニューロン疾患では，全身の麻痺を生じる．

運動器疾患では，頚椎症性神経根症，頚椎椎間板ヘルニアなどの頚椎疾患，橈骨神経麻痺，肘部管症候群，手根管症候群などの頻度が高い．下肢の麻痺では胸椎・腰椎椎間板ヘルニアのほか，転移性脊椎腫瘍や馬尾腫瘍，化膿性脊椎炎などが挙げられる．

6 異常歩行

1 異常歩行とは

異常歩行とは，なんらかの疾患によって正常歩行から逸脱した歩行である．異常歩行は，疼痛，筋・骨・関節の異常，脳・神経の障害が原因で生じる．異常歩行の多くは，さまざまな病的状態を含んでおり，観察される歩行が特定の障害を直接的に反映している場合もある．一方で，なんらかの障害を補った（代償した）結果として生じている場合もある．そのため，異常歩行にはさまざまな種類が存在し，運動器疾患患者においても多くの異常歩行が観察される．

1 種類・病態

疼痛回避歩行／逃避性跛行（はこう）

疼痛回避歩行の特徴は，疼痛を回避するため，疼痛のある下肢への体重負荷を避ける歩行パターンである．そのため，疼痛のある下肢の立脚時間を短縮し，体幹を変位させることで痛みを緩和させる．代表的な疾患として，変形性膝関節症，変形性股関節症，足関節靱帯損傷などがある．

墜下性跛行

墜下性跛行の特徴は，歩行の立脚期*に骨盤，体幹が傾斜する歩行パターンである．墜下性跛行には脚長差を主な原因とする**硬性墜下性跛行**(図2-8a)と，中殿筋の筋力低下を主な原因とする**軟性墜下性跛行**(図2-8b)に分類される．軟性墜下性跛行は，**トレンデレンブルク歩行**ともいわれる．代表的な疾患として，硬性墜下性跛行ではペルテス病や発育性股関節形成不全などがあり，軟性墜下

用語解説

立脚期
歩行のサイクル（歩行周期）において，片方の足が床に着いてから離れるまでの期間．

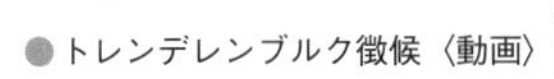

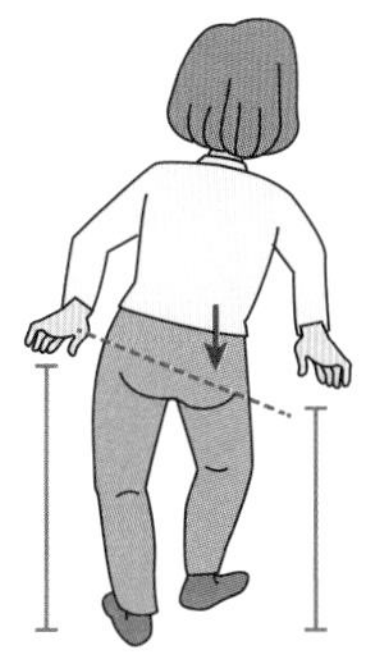

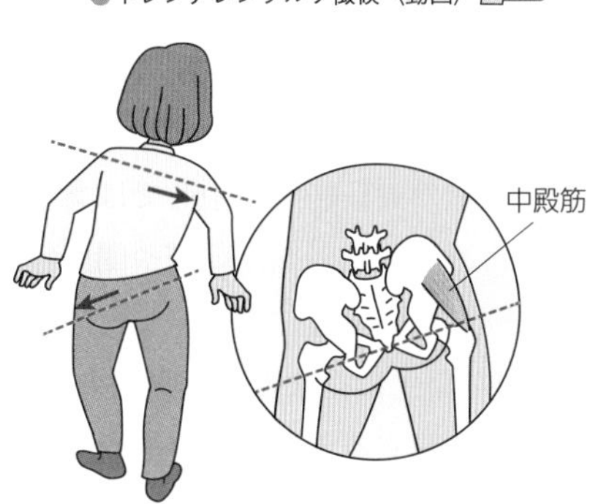

a. 硬性墜下性跛行　b. 軟性墜下性跛行

図 2-8 墜下性跛行

性跛行では変形性股関節症などがある．

鶏歩

鶏歩（けいほ）（図2-9）は足関節背屈筋群の筋力低下による下垂足の患者に生じる．その特徴は，遊脚期*に下垂した足が床に接触しないように，股関節と膝関節を大きく曲げることで足を高く上げ，足底全体で接地する歩行パターンである．代表的な疾患として，総腓骨神経麻痺，腰椎椎間板ヘルニアなどがある．

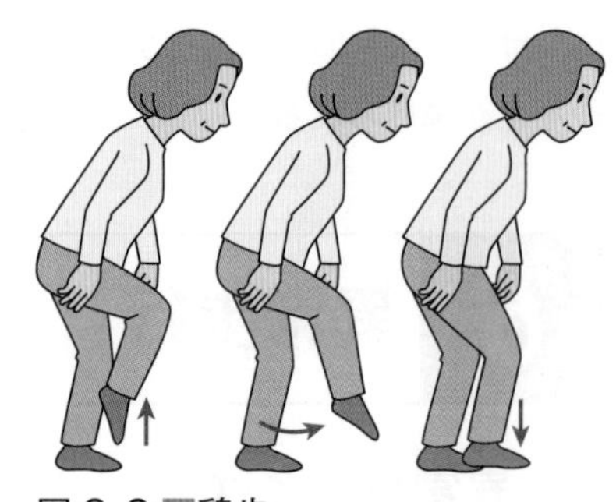

図 2-9 鶏歩

間欠性跛行

間欠性跛行とは，しばらく歩行すると疼痛やしびれなどの出現や増悪により歩行困難となるが，数分間の安静により再び歩行可能となる症状のことである．間欠性跛行は，脊髄の障害を原因とする**神経性間欠性跛行**と慢性動脈閉塞を原因とする**血管性間欠性跛行**に分類される．運動器疾患で主に生じるのは神経性間欠性跛行であり，特徴として姿勢の変化（前屈位）で神経の圧迫が軽減されることで症状が軽快する．

代表的な疾患として，神経性間欠性跛行では腰部脊柱管狭窄症や腰椎変性すべり症などがあり，血管性間欠性跛行では閉塞性動脈硬化症などがある．

*用語解説

遊脚期
歩行のサイクル（歩行周期）において，片方の足が床から離れてからふたたび床に着くまでの期間．

7 可動域制限

1 可動域制限とは

関節可動域障害には，関節可動域が減少・消失する**関節拘縮**（こうしゅく）（joint contracture），**強直**（きょうちょく）（ankylosis），関節可動域が増大する**関節弛緩**（しかん）（joint laxity），関節の安定性が減少・消失する**動揺関節**（flail joint）などがある．

1 病態・原因

関節拘縮

関節の可動域が制限された状態であり，靱帯・関節包が短縮したり弾性を失うなどの関節自体の要因と，筋肉の短縮や伸張性の低下という関節外の筋肉の要因で生じる．筋肉と関節包が関節拘縮の責任病巣の中心ではあるが，皮膚もその一部として関与している．そのため，関節拘縮は靱帯や関節包などの結合組織の変化に由来した**結合組織性拘縮**，筋肉の変化に由来した**筋性拘縮**，皮膚の変化に由来した**皮膚性拘縮**，神経の変化に由来した**神経性拘縮**に分けられる．また，関節拘縮の発生・促進要因に関する先行研究を概観すると，加齢などの生物学的影響に加え，痛みや痙縮などの症候あるいは罹病期間などが関与するとされており，これらは身体の不活動を惹起するという点においては共通している[2]．

関節強直

関節包内の構成体である関節軟骨や骨，滑膜の病変によって発生する可動域制限を関節強直といい，関節可動域がほぼ消失した状態を指す．

関節弛緩

可動域が過剰である状態で，関節包や靱帯の緊張の低下や弛緩によって生じる．

動揺関節

関節の安定性が失われ，異常な関節運動が生じている状態であり，関節包や靱帯，腱の断裂や破壊によって生じる．

2 観察・評価

関節可動域の代表的な評価は，**関節可動域測定**（range of motion：**ROM 測定**）である．ROM 測定は，角度計（ゴニオメーター）を使用し，関節の自動運動による ROM と，他動運動による ROM を測定する（図2-10）．ROM は，日本整形外科学会と日本リハビリテーション医学会によって，脊柱を含む各関節の各運動方向に沿って測定法や参考可動域が定められており（➡ p.42 表3-1 参照），実際の測定値と比較する．

関節不安定性の評価は，主に徒手検査法を用いて実施する．代表的な徒手検査法は，内側側副（ないそくそくふく）靱帯損傷に対する内反ストレステスト，前十字靱帯損傷に対する前方引き出しテスト（➡ p.161 図7-4 参照）などがある．加えて，疼痛の問診や触診・視診による腫脹や浮腫，骨の変形を評価する．

3 考えられる疾患

主な関節拘縮としては，熱傷などによる皮膚性拘縮や Dupuytren（デュピュイトラン）拘縮を代表とする**結合組織性拘縮**などがある．Dupuytren 拘縮（図2-11）は，手掌腱膜が肥厚・収縮して手指の屈曲拘縮を来す疾患であり，中年以降の男性，糖尿病患者に多くみられる．

関節強直による変形を生じる主な疾患は，関節リウマチ，強直性脊椎炎などがあ

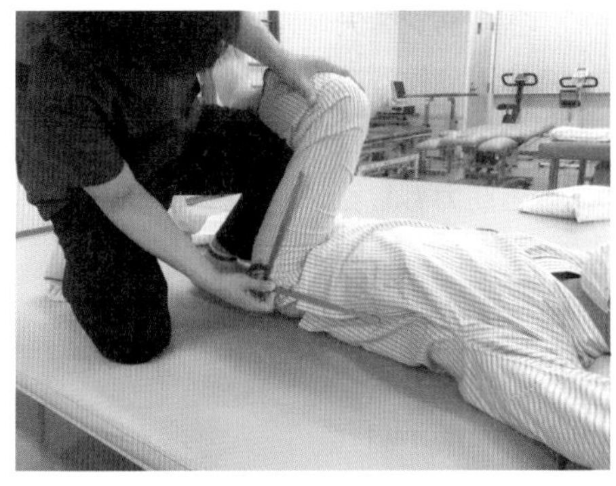

図 2-10 ■股関節屈曲の関節可動域測定の様子

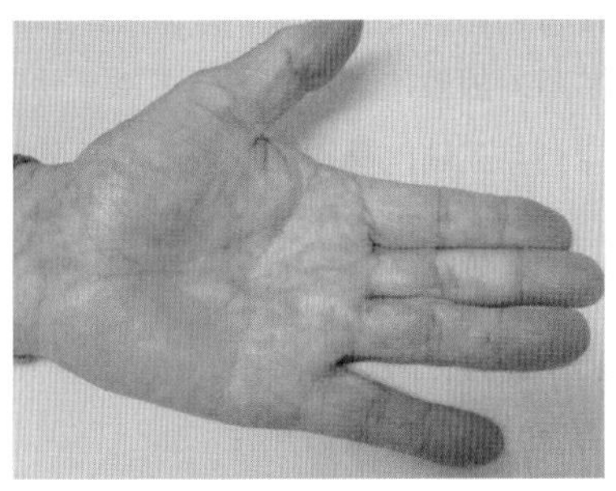

図 2-11 ■デュピュイトラン拘縮

る．関節リウマチの関節強直として，MP 関節の亜脱臼による**尺側偏位**（➡p.203 図10-2参照），手指 PIP 関節の屈曲＋ DIP 関節の過伸展による**ボタン穴変形**（図2-12），手指 PIP 関節の過伸展＋ DIP 関節の屈曲による**スワンネック変形**（➡p.203 図10-2参照）が知られている．強直性脊椎炎では，脊椎の運動制限が生じ，X 線像では靱帯骨棘の形成と椎体間の骨性癒合が見られる竹様脊柱（ちくよう）（bamboo spine）などがみられる．

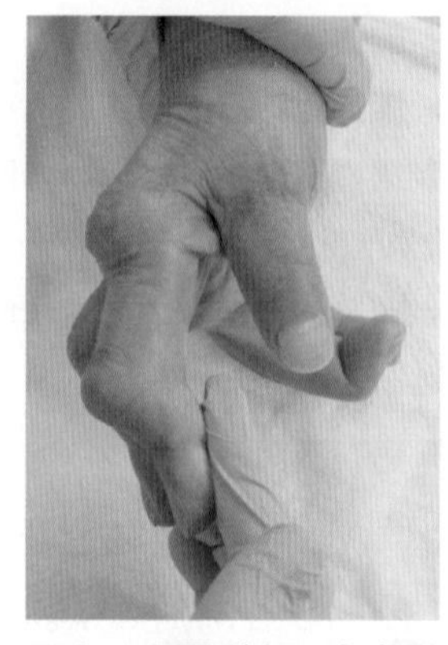
図2-12 ボタン穴変形

関節弛緩を生じる主な疾患としては，Marfan（マルファン）症候群が知られており，関節弛緩のため反張膝や膝蓋骨高位などの変形，膝蓋骨脱臼を来す．

動揺関節は，主に外傷による靱帯損傷や反復性脱臼などにより生じる．膝関節では前十字靱帯，後十字靱帯，内側・外側側副靱帯の損傷，肩関節では反復性肩関節脱臼，足関節では前距腓（ぜんきょひ）靱帯の損傷により動揺関節が生じ得る．

➡マルファン症候群については，13章8節 p.256 参照．

8 筋力低下

1 筋力低下とは

筋力低下（muscle weakness）とは，なんらかの原因で一つの筋ないし複数の筋の筋力が低下した状態である．筋力低下は，大脳，脊髄，末梢神経，筋のいずれの障害でも生じ得る．そのため，筋力低下の治療は原因となる病巣によって異なる．また，筋力低下が生じた過程や生じている部位，そのほかの随伴（ずいはん）症状を把握することが重要となる．

1 病態・原因

筋力低下は，脳血管障害などの上位運動ニューロン障害*，多発性神経炎などの下位運動ニューロン障害*，変形性脊椎症や椎間板ヘルニアなどの上位・下位運動ニューロン障害，重症筋無力症などの神経・筋接合部障害，筋ジストロフィーなどの筋障害によって生じる．一方で，長期臥床による廃用症候群や加齢によっても生じる．加齢による筋力低下は，サルコペニアとして近年注目されている．サルコペニアは，高齢期にみられる骨格筋量の減少と筋力もしくは身体機能（歩行速度など）の低下により定義される[3]．

用語解説

上位運動ニューロン
大脳皮質第4，6野から脊髄側索を下行して前角細胞までを連絡する運動神経伝導路．

下位運動ニューロン
上位運動ニューロンと対になる，前角細胞から骨格筋線維に通じて興奮・収縮を起こさせる運動神経経路．

➡サルコペニアについては，18章2節 p.302 参照．

2 観察・評価

筋力の評価は，徒手筋力テスト（manual muscle test：MMT）（図2-13）や，測定機器を使用する握力・ピンチ力測定（図2-14），hand held dynamometer（ハンド ヘルド ダイナモメーター）（HHD）による筋力測定（図2-15）などがある．加えて，歩行や動作の観察から筋力低下を評価することも重要となる．患者の病態をとらえる上で，得られた

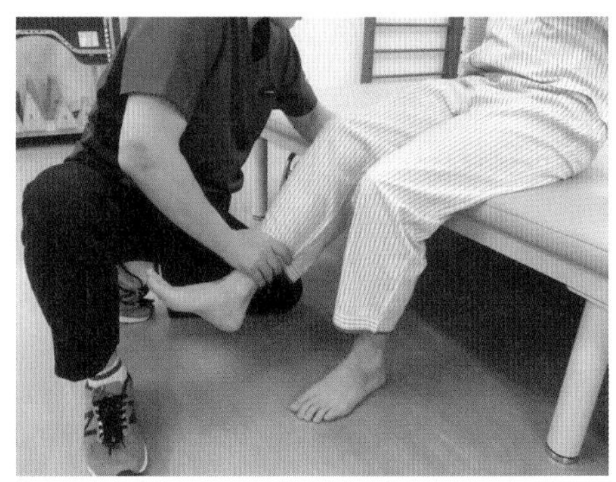

図 2-13 ■ MMTによる膝関節伸展筋力の測定

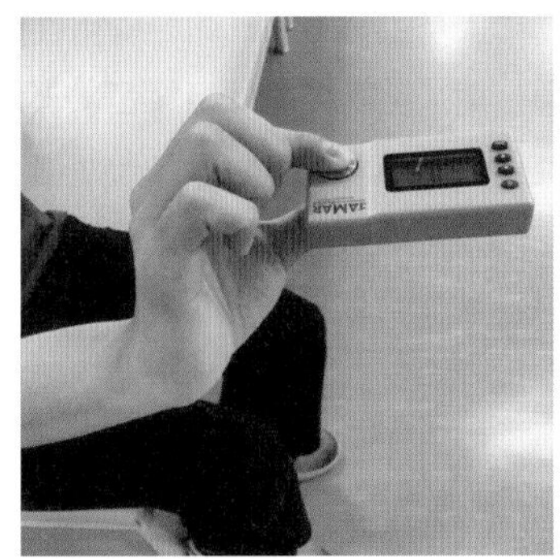

図 2-14 ■ ピンチ力の測定

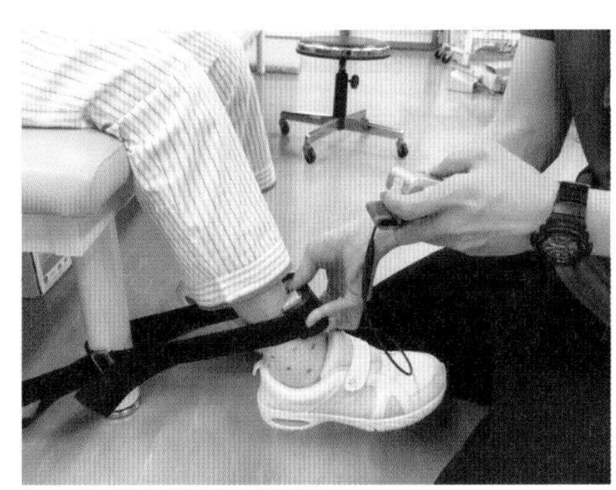

図 2-15 ■ HHDによる膝関節伸展筋力の測定

筋力評価の結果はほかの所見と合わせて考える必要がある.

3 考えられる疾患

頚椎症性脊髄症／頚椎症性神経根症，椎間板ヘルニア，腰部脊柱管狭窄症などの脊椎疾患や，腕神経叢(わんしんけいそう)損傷，胸郭出口症候群，手根管症候群などの末梢神経損傷がある.

9 筋萎縮

1 筋萎縮とは

1 病態・原因

筋萎縮(いしゅく)（muscle atrophy）とは，筋の容積が小さくなる状態，つまり筋がやせた状態である．筋萎縮には，筋自体に原因のある**筋原性筋萎縮**（筋ジストロフィーなど），神経に起因する**神経原性筋萎縮**（筋萎縮性側索硬化症など）がある．また，身体不活動により生じる筋萎縮を**廃用性筋萎縮**という．運動器疾患においては，疾患の急性期，手術後，外傷などによる長期のベッド上安静や活動制限をきっかけに廃用性筋萎縮を生じることがある．筋の正常の容積の維持には，最大筋力の 20 ～ 30％以上の筋活動が必要で，その筋活動は日常生活に必要な筋活動と等しいとされており，安静を余儀なくされる場合，活動量が低下し，徐々に筋萎縮が進行する．また，廃用性筋萎縮には，たんぱく質不足も原因となる．そのため，廃用性筋萎縮の予防には，運動と栄養の両面からのアプローチが重要となる．

2 観察・評価

筋萎縮の評価は，CT や MRI を用いた骨格筋の画像検査，超音波エコーを使用した筋量評価，X 線（DXA 法*）や生体インピーダンス測定*による筋量評価がある（図2-16）．そのほか，看護師などによる視診，四肢周径などの簡易的な評価も，入院生活の変化をとらえる上で重要である．

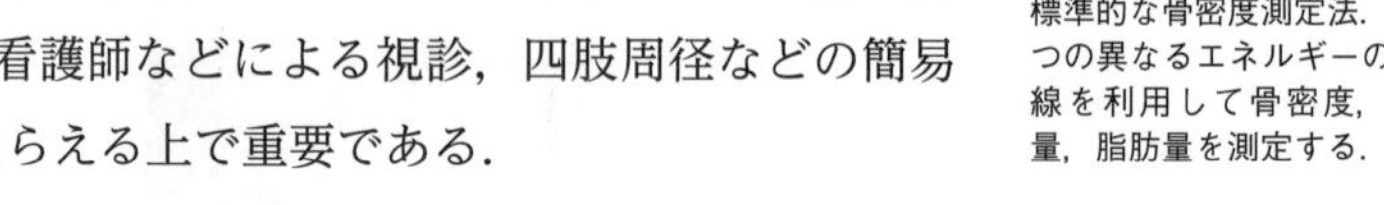

用語解説

DXA 法
標準的な骨密度測定法．二つの異なるエネルギーの X 線を利用して骨密度，筋量，脂肪量を測定する．

生体インピーダンス測定
生体の電気抵抗を利用して体組成を測定する．

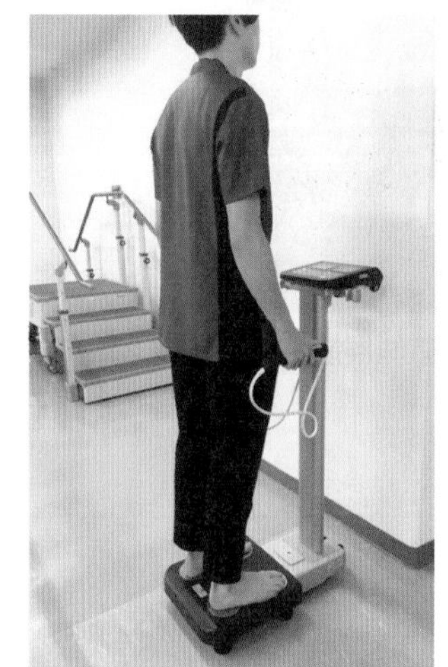

図 2-16 体組成計を用いた生体インピーダンス測定の様子

引用・参考文献

1）久保俊一編著．股関節学．金芳堂，2014.
2）沖田実編．関節可動域制限 第 2 版：病態の理解と治療の考え方．三輪書店，2013.
3）サルコペニア診療ガイドライン作成委員会編．サルコペニア診療ガイドライン 2017 年版．ライフサイエンス出版，2017.

3 整形外科で行われる検査と看護

1 整形外科で行われる主な検査

1 整形外科の主な検査とは

運動器疾患の診察は，問診，身体診察，各種検査の順に行い，総合的に病態を把握し診断を行う．

1 問診

特に**問診**では，疾患を絞り込むための重要な情報を得ることができるため，主訴のほかに，発症様式や受傷機転などを含めた病歴について詳細に聞くことが重要である．既往歴，生活歴，家族歴も疾患と関連している可能性があるため，聴取する．

2 身体診察

まず**視診**から始める．診察室への入室時に体型，姿勢，肢位，歩容など，全体を観察してから局所の観察へ移る．局所の変形，筋萎縮（いしゅく），腫脹（しゅちょう），腫瘤（しゅりゅう），皮膚の異常，創傷がないかどうかの観察を行い，健側と比較しながら診察を進める．視診の後は**触診**で皮膚温，圧痛，叩打痛（こうだつう）などを調べ，関節の動きを診察する．関節では関節水腫*があるかどうかも調べる．

用語解説

関節水腫
変形性膝関節症などで関節に炎症が起こることで，関節液が大量に分泌され，膝に水が溜まる状態．腫れや痛み，熱感などの自覚症状がある．

3 各種検査

身体診察が終了したら，想定する疾患を念頭に各種検査を行う．運動器疾患において必要不可欠な**単純X線検査**のほか，**X線透視検査**，**MRI**，**CT**，**核医学検査**，**超音波検査**などの画像検査を，必要に応じて**造影**手技を取り入れて行う．炎症性疾患，代謝・内分泌疾患，腫瘍性疾患などでは**血液・尿生化学検査**を行い，感染性疾患を疑えば分泌物や穿刺液を微生物検査に提出する．関節炎を評価する際は**関節液検査**を行い，神経疾患が疑われる場合には**脳脊髄液検査**を行うことがある．また，神経筋疾患では**筋電図**や**神経伝導検査**を行う．これらの検査で確定診断が得られない場合，特に悪性骨軟部腫瘍では，診断確定と治療方針決定のために病変部から組織を採取する**生検**を行う場合がある．

4 検査の方法

画像検査

単純X線検査，CT検査，MRI検査，造影検査，核医学検査，超音波検査などがある．

➡各画像検査については，3章5-10節p.55参照．

検体検査

▶ 血液・尿生化学検査

炎症性疾患では，白血球数やC反応性タンパク（CRP）検査を行う．白血球分画も有用な情報である．代謝・内分泌疾患では血清カルシウム，リン，アルカリホスファターゼ検査が必須で，骨粗鬆症（こつそしょうしょう）では骨代謝マーカー（➡p.71 用語解説参照）を評価する．

▶ 微生物検査

分泌物，膿性貯留液，穿刺液を細菌培養検査に提出する．培養検査前に抗菌薬を投与されていると陰性所見を得やすいため，注意が必要である．

▶ 関節液検査

関節液の外観や性状を調べる．結晶誘発性関節炎では，偏光（へんこう）顕微鏡検査が有用である．関節穿刺は無菌的に行うことが必須であり，穿刺部位の周囲を広めに消毒してから行う．

▶ 脳脊髄液検査

側臥位で腰部前屈位をとり，腰部の椎間からスパイナル針（22～23G）を用いて行う．うっ血乳頭のある脳腫瘍，脳外傷，脳血管疾患では脳ヘルニア*を起こす危険があり，禁忌である．

> **用語解説**
> 脳ヘルニア
> 頭蓋内圧が急激に亢進することにより，脳実質の一部が偏位したり，頭蓋内腔から突出する状態．

▶ 組織学的検査

骨軟部疾患，代謝性骨疾患，神経疾患，筋炎などの確定診断を得るために，病変部から組織を採取して病理組織診断を得る．

生体検査

▶ 電気生理学的検査

筋電図，神経伝導検査などがある．

➡筋電図検査については3章12節p.66，神経伝導検査については3章13節p.67参照．

2 計　測

1 計測とは

運動器疾患では，四肢の長さや四肢の腫脹・筋萎縮を評価する目的で，四肢の長さや周径を測定し，関節可動域（range of motion：ROM）や筋力を測定して客観的に評価する．これらを定期的に計測しておくと，疾患の経過や治療効果を判定する上で有用である．疼痛の訴えがあれば，疼痛の程度を他覚的に数値で記録することで，経時的に評価することが可能である．疼痛の評価には，視覚的アナログ評価スケール（visual analogue scale：VAS），数字評価スケール（numerical rating scale：NRS），フェイススケールなどを用いて評価する方法がある．また運動器の機能障害の評価として，具体的にどんな日常生活動作（activities of daily living：ADL*）に困っているかを聞き，実際に動作を行っ

> **用語解説**
> ADL
> 日常生活動作・活動．一人の人間が独立して生活するために行う基本的な，しかも共通して毎日繰り返す一連の身体的動作群．起居動作，移動動作，食事動作，更衣動作，整容動作，トイレ動作，入浴動作，コミュニケーションなどがある．

てもらって評価することも重要である．ADLの評価法としては，バーセル指数(Barthel index：BI)や機能的自立度評価法(functional independence measure：FIM)があり，リハビリテーションや介護現場で使用されることが多い．

1 四肢長

巻き尺を使用して骨の突出した部分を目安に測定する．左右ともに同じ部位を基準に測定する．

上肢長

肩峰から橈骨茎状突起までの距離を指す．肘関節を完全に伸展し，手掌を前方に向けて，上肢と体幹を接した状態で測定する．

上腕長

肩峰から上腕骨外側上顆までの距離を測定する．

前腕長

前腕回外位での上腕骨外側上顆から橈骨茎状突起まで，あるいは肘頭から尺骨茎状突起までの距離を測定する．

下肢長

上前腸骨棘から内果までの棘果長（spina malleolar distance：SMD）と，大腿骨大転子から外果までの転子果長（trochanter malleolar distance：TMD）の2種類を測定する．

2 四肢の周径

上腕周囲径は上腕二頭筋の筋腹，前腕周囲径は前腕の最も太い部分，大腿周囲径は膝蓋骨近位端から10cm近位で，それぞれ巻き尺を用いて測定する．小児では，5cm近位で測定する．

3 関節可動域

日本整形外科学会・日本リハビリテーション医学会で定められた関節可動域表示および測定法を基準にして，関節が動く範囲を角度計で測定する(表3-1)．

4 筋力

徒手筋力テスト（MMT）を使用して6段階で評価する（➡ p.53 表3-6 参照）．握力計測には握力計を，ピンチ力測定にはピンチ計を用いる（➡ p.37 図2-14 参照）．

5 疼痛

VAS

10cmの長さの線上で，左端が全く痛みのない状態，右端がこれ以上の痛みはないという極限の痛みと仮定し，患者の痛みがその線上のどの部分に相当するかを患者自身に印をつけてもらう方法．左端から印までの長さで評価する(図3-1)．

NRS

痛みの強さを，0（全く痛みがない）から，10（極限の痛み）までの11段階で表現してもらう方法である(図3-2)．

表 3-1 ■主な関節可動域

上 肢

部位名	運動方向	参考可動域角度	参考図
肩甲帯	屈 曲	20	屈曲 0° 伸展
	伸 展	20	
	挙 上	20	挙上 0° 引き下げ
	引き下げ（下制）	10	
肩（肩甲帯の動きを含む）	屈曲（前方挙上）	180	屈曲 伸展 0°
	伸展（後方挙上）	50	
	外転（側方挙上）	180	外転 内転 0°
	内 転	0	
	外 旋	60	外旋 内旋 0°
	内 旋	80	
	水平屈曲	135	水平伸展 0° 水平屈曲
	水平伸展	30	
肘	屈 曲	145	屈曲 伸展 0°
	伸 展	5	
前 腕	回 内	90	0° 回外 回内
	回 外	90	
手	屈曲（掌屈）	90	伸展 0° 屈曲
	伸展（背屈）	70	
	橈 屈	25	橈屈 0° 尺屈
	尺 屈	55	

下 肢

部位名	運動方向	参考可動域角度	参考図
股	屈 曲	125	屈曲 0°
	伸 展	15	伸展 0°
	外 転	45	外転 0° 内転
	内 転	20	
	外 旋	45	内旋 0° 外旋
	内 旋	45	
膝	屈 曲	130	伸展 0° 屈曲
	伸 展	0	
足	屈曲（底屈）	45	伸展（背屈） 0° 屈曲（底屈）
	伸展（背屈）	20	
足 部	外がえし	20	外がえし 内がえし 0°
	内がえし	30	
	外 転	10	外転 内転 0°
	内 転	20	

日本整形外科学会・日本リハビリテーション医学会．関節可動域表示ならびに測定法．日本整形外科学会雑誌．1995，69，p.240-250 より抜粋・改変．

コンテンツが視聴できます（p.2参照）

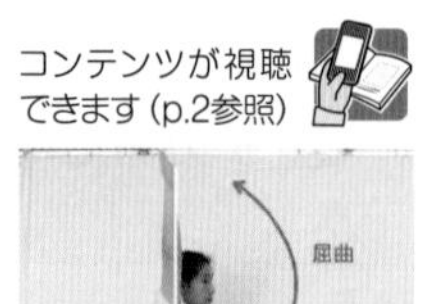

●肩関節の屈曲・伸展〈動画〉

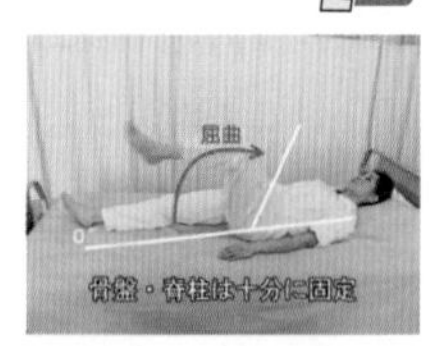

●股関節の屈曲・伸展〈動画〉

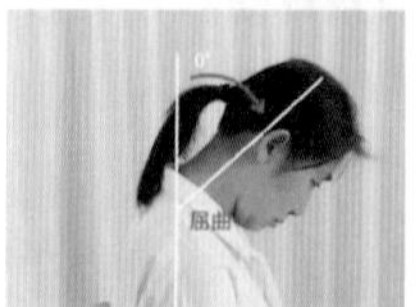

●頸部の屈曲・伸展〈動画〉

痛みの強さが10 cmの直線上のどこにあたるか記録する.

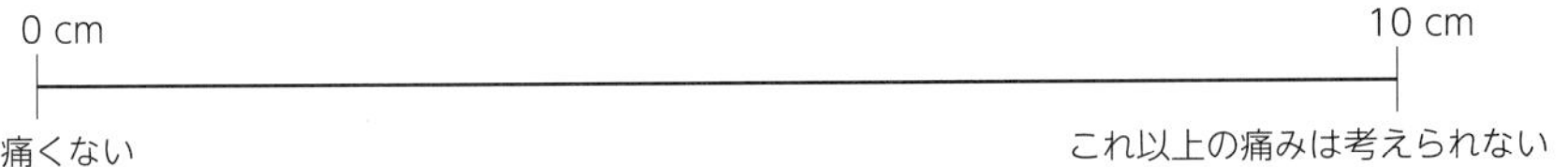

図 3-1 視覚的アナログ評価スケール（VAS）

痛みの強さを0〜10の11段階で表現してもらう.

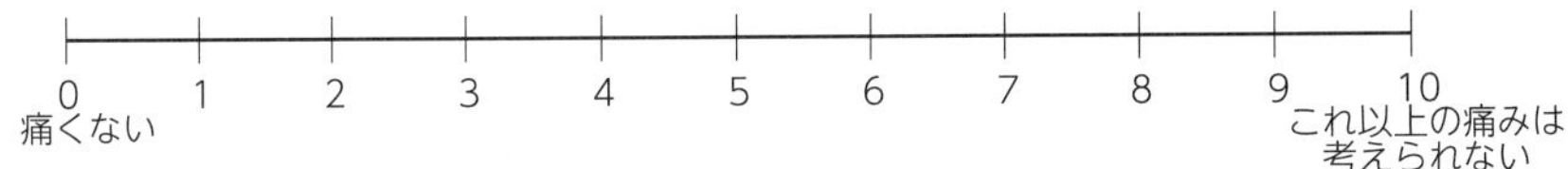

図 3-2 数字評価スケール（NRS）

痛みの強さを表す顔の番号を教えてもらう.

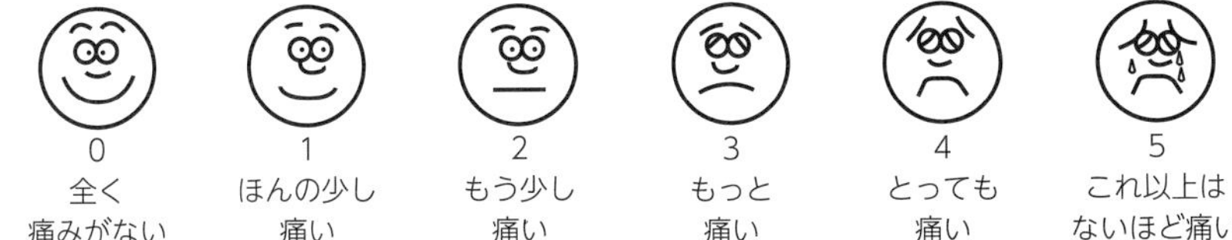
0
全く
痛みがない
1
ほんの少し
痛い
2
もう少し
痛い
3
もっと
痛い
4
とっても
痛い
5
これ以上は
ないほど痛い

図 3-3 フェイススケール

Hockenberry, MJ., Wilson, D. Wong's Essentials of Pediatric Nursing. 8th ed. Mosby, St. Louis, 2009. Copyright Mosby.

フェイススケール

痛みの強さを表している顔の絵を6段階で選んでもらう方法である（図3-3）.

6 ADL

バーセルインデックス（Barthel index：BI）

食事，移乗，整容，トイレ動作，入浴，歩行，階段昇降，着替え，排便コントロール，排尿コントロールの項目について，それぞれ2〜4段階で，100点満点で評価する（表3-2）.

functional independence measure（FIM）

運動項目と認知項目の計18項目をそれぞれ1〜7点の7段階で評価する．採点基準は，7点：完全自立，6点：修正自立，5点：監視・準備，4点：最小介助（75%以上は自分で行う），3点：中等度介助（50〜75%未満は自分で行う），2点：最大介助（25〜50%未満は自分で行う），1点：全介助（25%未満しか自分で行わない），に従って点数化する（表3-3）.

2 計測の看護

看護における身体の計測は，入院時の全身状態のアセスメント，患者の状態の変化の把握，看護介入の評価などのために行う．関節角度計などの測定用具を用いる場合は，患者に不安を与えないように正しい扱い方，目盛りの読み方を身につけてから測定することが必要である．また，患者が計測にふさわしい姿勢に保たれているように支持するとともに，安全・安楽に配慮する.

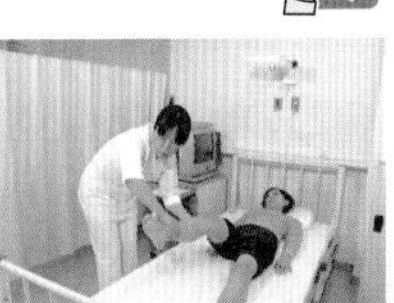

●運動機能障害のフィジカルアセスメント（病室での一例）〈動画〉

表 3-2 ■ Barthel index（BI）

1）食　事	10：自立．自助具などの装着可．標準的時間内に食べ終える 5：部分介助（例えば，おかずを切って細かくしてもらう） 0：全介助
2）車椅子・ベッド間の移乗	15：自立．ブレーキ，フットレストの操作も含む（歩行自立も含む） 10：軽度の部分介助または監視を要する 5：座ることは可能であるがほぼ全介助 0：全介助または不可能
3）整　容	5：自立（洗面，整髪，歯磨き，ひげ剃り） 0：部分介助または全介助
4）トイレ動作	10：自立．衣服の操作，後始末を含む．ポータブル便器などを使用している場合はその洗浄も含む 5：部分介助．体を支える，衣服・後始末に介助を要する 0：全介助または不可能
5）入　浴	5：自立 0：部分介助または全介助
6）歩　行	15：45m 以上の歩行．補装具（車椅子，歩行器は除く）の使用の有無は問わない 10：45m 以上の介助歩行．歩行器の使用を含む 5：歩行不能の場合，車椅子にて 45m 以上の操作可能 0：上記以外
7）階段昇降	10：自立．手すりなどの使用の有無は問わない 5：介助または監視を要する 0：不能
8）着替え	10：自立．靴，ファスナー，装具の着脱を含む 5：部分介助．標準的な時間内，半分以上は自分で行える 0：上記以外
9）排便コントロール	10：失禁なし．浣腸，坐薬の取り扱いも可能 5：ときに失禁あり．浣腸，坐薬の取り扱いに介助を要する者も含む 0：上記以外
10）排尿コントロール	10：失禁なし．収尿器の取り扱いも可能 5：ときに失禁あり．収尿器の取り扱いに介助を要する者も含む 0：上記以外

Mahoney, FL. Barthel, DW. Functional evaluation : The Barthel Index. Md State Med J. 1965, 14(2), p.61-65.

1 四肢長

四肢の長さの測定で左右差が認められた場合は，それにより ADL にどのような影響があるかをアセスメントする．特に脚長差がある場合，跛行（はこう）となる，歩行時に杖が必要となる，歩行速度が遅くなる，長い距離を歩くことができない，歩行により下肢に痛みを生じる，階段昇降時に手すりが必要となるなど，ADL の支障につながりやすい．

また，機能的脚長差は主観的脚長差に影響し，主観的脚長差は健康関連 QOL に影響を及ぼすことが指摘されている[1)]．そのため，看護師は，患者が脚長差をどのように自覚しているのかを把握するなど，下肢の長さの測定のみで終わらないようにすることが必要である．

2 四肢の周径

四肢の周径は，筋の肥大や萎縮の評価だけでなく，非圧痕性の局所性の浮腫や腫脹，栄養状態の評価に用いられる．下肢の術後に生じる浮腫・腫脹に対す

表 3-3 FIM

評価項目		内容（要点のみ抜粋）
セルフケア	食　事	咀嚼，嚥下を含めた食事動作
	整　容	口腔ケア，整髪，手洗い，洗顔など
	入　浴	風呂，シャワーなどで首から下（背中以外）を洗う
	更衣（上半身）	腰より上の更衣および義肢装具の装着
	更衣（下半身）	腰より下の更衣および義肢装具の装着
	トイレ動作	衣服の着脱，排泄後の清潔，生理用具の使用
排泄管理	排　尿	排尿コントロール．器具や薬剤の使用を含む
	排　便	排便コントロール．器具や薬剤の使用を含む
移　乗	ベッド，椅子，車椅子	それぞれの間の移乗．起立動作を含む
	トイレ	便器へ（から）の移乗
	風呂，シャワー	浴槽，シャワー室へ（から）の移乗
移　動	歩行，車椅子	屋内での歩行，または車椅子移動
	階　段	12～14 段の階段昇降
コミュニケーション	理　解	聴覚または視覚によるコミュニケーションの理解
	表　出	言語的または非言語的表現
社会的認知	社会的交流	他の患者，スタッフなどとの交流，社会的状況への順応
	問題解決	日常生活上での問題解決，適切な決断能力
	記　憶	日常生活に必要な情報の記憶

千野直一編著．脳卒中の機能評価：SIAS と FIM（基礎編）．金原出版，2012．より一部改変．

る運動療法の効果を，下肢周径を用いて評価している報告もある[2]．看護介入の成果の評価や，患者に回復を自覚してもらう方法として検討する．また，著明な浮腫や腫脹は関節可動域を制限することもあるため，関節可動域の測定を併せて行う．

3 関節可動域

関節可動域（ROM）の測定では，関節の疼痛を生じさせないようにゆっくりと動かす．疼痛が生じた場合は，どの方向に，どの程度動かしたところで生じたかを記録しておく．ADL の遂行に必要な ROM を把握しておくことが必要である（表3-4）．

4 ADL

ADL の評価法にはいくつかあるが，実際にベッドサイドで患者の日常生活援助を行う看護師は，セラピストが評価した「できる ADL*」を踏まえ「している ADL*」を評価し，必要な援助を検討する．例えば「している ADL」の評価に FIM を用いる場合は，評価方法を確実に身につけておくことが必要である．「急性増悪」は，「当該疾患別リハビリテーションの対象となる疾患の増悪等により，1 週間以内に FIM 得点又は BI が 10 以上低下するような状態等に該当する場合をいう」[3] とあるように，ADL の評価は全身状態の評価にもつながる．

＊用語解説

できる ADL，している ADL

「できる ADL」とは，ADL（日常生活活動・動作）のうち，評価や訓練時にしようとすればできる能力のことである．看護師は常に関心をもって把握し，その認識と患者の実際の「している ADL」との間に差がないかを確認する．

表 3-4 ■日常生活活動に必要な ROM

		肩関節						肘関節	前腕	手関節
		屈曲	伸展	外転	内転	外旋	内旋	屈曲	回外	背屈
食 事	食べ物をすくう	20～30°		20～30°				20～30°	20～60°	
	食事を口に運ぶ	20～30°		20～30°				90～110°	30～70°	
更 衣	かぶりのシャツを着る	10～30°	20～30°	90°		70～80°	80～90°	90～110°		
	前開きのシャツを着る	20～30°	10～20°	20～30°	70～90°		70～80°	120°		
整 容	洗面	10～20°					30°	110～120°	60～80°	20～30°
	整髪			90°以上		70～90°		110～130°		

		股関節屈曲	膝関節屈曲
歩 行	正常な歩行	40°	5～70°
	階段を昇る	40°	90°
	階段を降りる	36°	110°
	椅子に腰かける	104～120°	93°

吉川卓司. "関節可動域と日常生活活動". 理学療法学テキスト X 生活環境論. 千住秀明監. 九州神陵文庫, 2006, p.42.

5 疼痛

原因にもよるが，疼痛はその時々で変化を生じる可能性があるため，1 日に数回確認することがある．疼痛は日常生活にも影響を及ぼす．慢性疼痛のある患者の日常生活が，痛みによってどのくらい支障が生じているのかを評価する方法として，疼痛生活障害評価尺度（pain disability assessment scale：PDAS）がある（表3-5）[4]．疼痛は，ADL 以外にも QOL，不安，抑うつなどの精神・心理面，社会生活にも影響を及ぼすため，さまざまな角度からとらえることが必要である．

表 3-5 疼痛生活障害評価尺度（PDAS）

1	掃除機かけ，庭仕事など家の中の雑用をする	0	1	2	3
2	ゆっくり走る	0	1	2	3
3	腰を曲げて床のものを拾う	0	1	2	3
4	買い物に行く	0	1	2	3
5	階段を登る，降りる	0	1	2	3
6	友人を訪れる	0	1	2	3
7	バスや電車に乗る	0	1	2	3
8	レストランや喫茶店に行く	0	1	2	3
9	重いものをもって運ぶ	0	1	2	3
10	料理を作る，食器洗いをする	0	1	2	3
11	腰を曲げたり伸ばしたりする	0	1	2	3
12	手を伸ばして棚から重いもの（砂糖袋など）を取る	0	1	2	3
13	体を洗ったり，拭いたりする	0	1	2	3
14	便座に座る，便座から立ち上がる	0	1	2	3
15	ベッド（床）に入る，ベッド（床）から起き上がる	0	1	2	3
16	車のドアを開けたり，閉めたりする	0	1	2	3
17	じっと立っている	0	1	2	3
18	平らな地面の上を歩く	0	1	2	3
19	趣味の活動を行う	0	1	2	3
20	洗髪する	0	1	2	3

0：この活動を行うのに全く困難（苦痛）はない
1：この活動を行うのに少し困難（苦痛）を感じる
3：この活動を行うのにかなり困難（苦痛）を感じる
4：この活動は苦痛が強くて，私には行えない
＊点数が高ければ高いほど日常生活が疼痛により障害されていることを示す
有村達之ほか．疼痛生活障害評価尺度の開発．行動療法研究．1997，23（1），p.7-15.

3 徴候・テスト

1 徴候・テストとは

運動器疾患では，疾患や病態に特徴的な徴候やテストが多数存在する．これらの診察は鑑別を行う上で非常に有用であり，代表的な徴候・テストを疾患・部位別に紹介する．

1 頸椎疾患

バレー徴候では軽い不全麻痺を確認することができる．指離れ徴候や 10 秒テストの陽性判定は，頸髄症を疑う徴候である．ロンベルグ徴候は，脊髄後索路（せきずいこうさくろ）障害の有無を評価する方法である．

バレー徴候（Barré sign）

上肢のバレー徴候は，閉眼した状態で手掌を上にして両腕を水平に挙上し，そのまま維持してもらうと，麻痺側の上肢は回内しながら徐々に落下する徴候である．錐体路（すいたいろ）障害*があると，回内筋の緊張が回外筋よりも強くなるために生じる．

下肢のバレー徴候は，腹臥位として膝関節60°程度の屈曲位で保持してもらうと，麻痺側では自然に落下する．錐体路障害では，伸筋の緊張が屈筋よりも強くなるために生じる．

> **用語解説**
> **錐体路障害**
> 大脳皮質運動野を起点とする上位運動神経の経路には，錐体路と錐体外路という二つの経路がある．錐体路は指の独立運動や素早い運動をつかさどり，錐体外路は反射などの生まれたときからもっている協調的な動作や十分に学習され自動化された動作をつかさどっている．
> 錐体路障害ではさまざまな運動麻痺が起こる．また，錐体外路系の障害により不随意運動が起こる．

指離れ徴候（finger escape sign）

小指の内転位保持が困難となり，環指と小指の間を閉じることが不可能となる．症状が進行すると，環指や中指の間も閉じることができなくなり，MP関節とPIP関節の伸展も困難になる．

10秒テスト

10秒間でグーパーの繰り返しが何回できるかを調べる検査．20回以下は頚髄症の存在が疑われる．指離れ徴候と併せて，myelopathy handでみられる徴候である．

ロンベルグ徴候（Romberg sign）

両足を揃えて起立させ，閉眼によって体幹の揺れが生じれば陽性とする．

2 腰椎疾患

下肢伸展挙上テストや大腿神経伸展テストは，神経痛の誘発試験であり，神経根の緊張を示す徴候である．

下肢伸展挙上テスト（SLRテスト，straight leg raising test）

L4–5またはL5–S1椎間板ヘルニアなどによる坐骨神経痛の誘発テスト．診察台で仰臥位をとってもらい，一方の手で足首の下を持ち，他方の手は膝関節を伸展位に保持するために膝蓋骨上に置く．膝関節伸展位を保ったまま下肢を挙上していく．挙上した角度が70°未満で坐骨神経に沿った疼痛が誘発された場合を陽性とする（図3-4）．

大腿神経伸展テスト（femoral nerve stretch test）

上位腰椎椎間板ヘルニアなどによる大腿神経痛の誘発テスト．診察台で腹臥

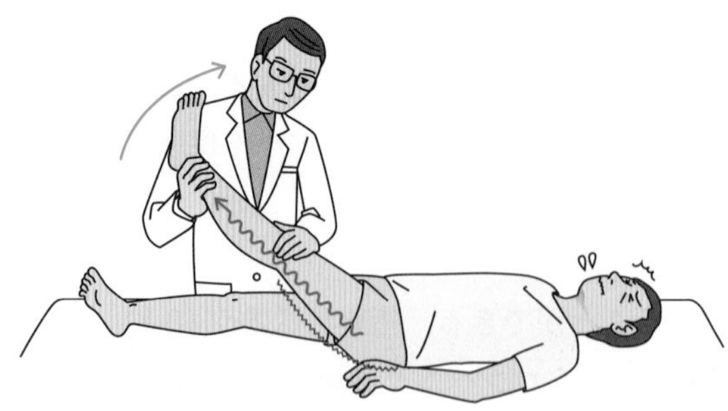

図3-4 SLRテスト

位をとってもらい，患者の下腿を把持して膝関節を90°屈曲位として把持した下腿を上方に引き上げて股関節を伸展させる．大腿神経に沿った疼痛が誘発された場合を陽性とする．

3 股関節疾患

股関節の外転筋不全の有無を確認するテストに，トレンデレンブルク徴候，デュシェンヌ現象がある．パトリックテストは，最も一般的な股関節由来の疼痛誘発テストである．

トレンデレンブルク徴候（Trendelenburg sign）

患肢での片脚立位時に，中殿筋機能不全のため健側の骨盤が患側より下がる現象（➡ p.33 図2-8 参照）．

デュシェンヌ現象（Duchenne sign）

患側での片脚立位時に，骨盤を体幹とともに患側に傾斜させることで，代償性にバランスをとる現象（➡ p.33 図2-8 参照）．

パトリックテスト（Patrick test）

仰臥位で股関節を屈曲・外転・外旋して，膝を曲げて，足関節部を伸ばした反対側の大腿部に乗せる．膝を鉛直方向に押し付けて，なんらかの痛みがあれば陽性である（➡ p.216 図11-1 参照）．

4 膝関節疾患

前十字靱帯損傷を疑う場合は，ラックマンテストや前方引き出しテストなどで靱帯の不安定性の評価を行う．マクマレーテストは，半月板損傷を疑う場合に行うテストである．

ラックマンテスト（Lachman test）

右膝であれば下腿を右手で持ち，左手で大腿を保持し，下腿をやや外旋させながら軽度屈曲位にした状態で下腿を前方に引き出して，エンドポイントの有無を確認する（➡ p.160 図7-3 参照）．

前方引き出しテスト

膝関節90°屈曲位で両手を膝後方に添えて，両母指を関節裂隙（れつげき）のレベルで脛骨遠方に添える．脛骨を前方に引き出して脛骨の前方移動量を観察し，健側と比較する（➡ p.161 図7-4 参照）．

マクマレーテスト（McMurray test）

仰臥位で右膝であれば右足部を右手で保持し，左手を膝に添えて関節裂隙を触知しながら内側半月板の損傷は膝外旋，外反のストレスを，外側半月板の損傷は膝内旋，内反ストレスをかけながら最大屈曲位から伸展させて調べる．クリックの有無や疼痛の誘発をみる．

5 肩関節疾患

疼痛に関連する徴候として有痛弧（ゆうつうこ）やインピンジメント徴候があり，ニアーテストやホーキンステストで評価する．腕落下徴候が陽性の場合，腱板断裂が疑われる．

■ 有痛弧徴候（painful arc sign）

肩関節外転 60 ～ 120°での自動挙上に伴う運動時痛で，120°以上になると疼痛が軽快するのが特徴である．

■ インピンジメント徴候（impingement sign）

▶ Neer の手技

肩峰を上方から押さえながら，内旋位にした上肢を他動的に屈曲（前方挙上）し，痛みが誘発されれば陽性である．

▶ Hawkins の手技

肩関節屈曲位 90°で肘を保持しながら，他動的に肩関節を内旋させて，痛みが誘発されれば陽性である．

■ 腕落下徴候（drop arm sign）

90°外転位まで他動的に上肢を持ち上げ，手を離すと挙上位を保持できずに上肢を下垂する現象で，腱板断裂が疑われる．

6 手関節・手部疾患

ドゥケルバン病*の徒手検査法に，アイヒホッフテストがある．絞扼性神経障害では，手根管症候群の誘発試験としてファーレンテストがあり，尺骨神経麻痺ではフロマン徴候がみられる．

ドゥケルバン病
狭窄性腱鞘炎．手首（手関節）の母指側にある２本の腱（短母指屈筋腱と長母指外転筋腱）が通る腱鞘（手背第一区画）に炎症が起こった状態で，同部位に腫れや痛みが起こる．

■ アイヒホッフテスト（Eichhoff test）

ドゥケルバン病の誘発テスト．母指をほかの４指で握り，手関節を尺屈させて橈骨茎状突起部に痛みが出現すれば陽性である．

■ ファーレンテスト（Phalen's test）

手関節を１～２分間，最大掌屈位に保持させ，正中神経領域にしびれが出現すれば陽性である（図3-5）．

■ フロマン徴候（Froment sign）

母指と示指で紙をつまませて引っ張ると，母指内転筋不全を代償するために母指 IP 関節が屈曲する（図3-6）．

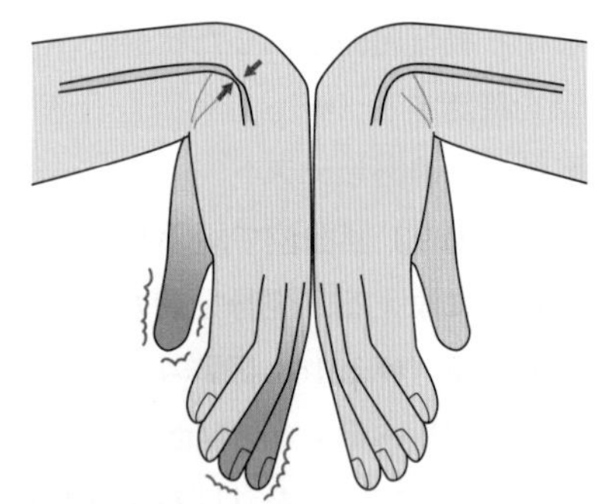

図 3-5 ■ファーレンテスト

2 徴候・テストの看護

徴候は慢性的に経過する運動器障害の評価だけでなく，急性発症する疾患に結びつく心身の異常の観察にも用いられる．本人が症状として自覚しないことも他覚的にとらえることができるので，検査・評価の目的と陽性となった場合に何を示すかを理解し，早期対処に結びつけることが必要である．

トレンデレンブルク徴候は股関節の支持性を表し，日常生活活動の障害を反映するため，入院時のアセスメントだけでなく，手術による影響を把握する際にも用いることができる．股関節の術後には，術前に陰性

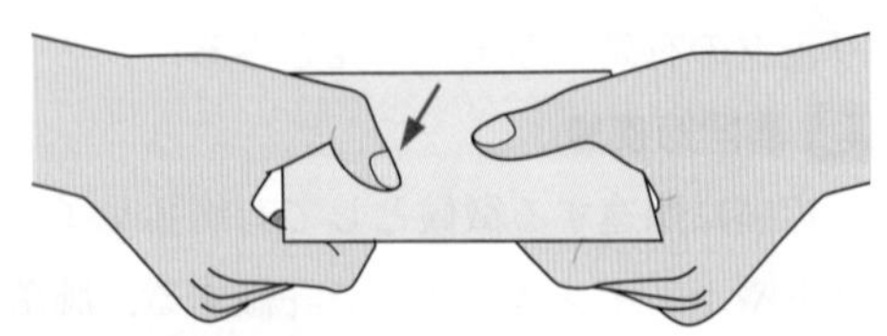

図 3-6 ■フロマン徴候

だったトレンデレンブルク徴候が，術後陽性となることもある．そのような患者では，跛行（はこう）により歩行速度が低下することがあり，症状の改善を期待して手術を受けた患者に対しては，心理面への影響も把握する必要がある．

Barré（バレー）徴候とは，本来は腹臥位による下腿の落下試験のことを指す[5]．上肢の評価は Mingazzini（ミンガッツィーニ）の落下試験によって評価することになる．バレー徴候およびミンガッツィーニの上肢落下試験は，脳の器質的な病変に伴う軽度の片麻痺の存在が疑われるときに用いられる．代表的な場面は，脳卒中の発作が考えられる場合である．その際は，四肢の動きだけでなく，意識レベル，顔面の動き（左右対称性），言語の明瞭性も併せて観察し，早期対処につなげることが重要である．

Romberg（ロンベルグ）試験は，運動失調の種類を判別するときに用いられる．小脳の障害による場合は，立位をとってもらう時点でふらつきがあることがあり，転倒への注意が必要である．バランスを崩したときに，周囲にある物にぶつからないように，立位をとる場所の周囲の環境を整える．また，閉眼時に倒れないように，すぐに手を添えられるように準備する．

4 神経学的検査

1 神経学的検査とは

神経学的診察は，四肢や体幹に生じた感覚障害や運動障害の原因や場所を把握するために必要な診察で，感覚，反射，筋力，クローヌスを診察する．

1 感覚

表在感覚

Keegan の皮膚感覚帯と末梢神経幹別にみた支配領域をもとに感覚障害を調べる．左右同じ範囲で神経支配領域ごとに比較しながら検査する（図3-7）．

▸ 触覚

柔らかい毛筆や脱脂綿の小片を軽く皮膚に触れる．こすらないように注意する．異常は感覚鈍麻，感覚消失，感覚過敏と表現する．

▸ 痛覚

裁縫で使用するルーレットの歯先を鋭利にした痛覚刺激器や，安全ピンなどを用いる．道具がない場合は，母指と示指で皮膚をつまんで痛みを加えることもある．

▸ 温度覚

温湯や冷水を入れた試験管を用いて 3 秒程度皮膚に接触させる．

深部感覚

視覚を用いずに関節の運動方向や位置などを認知する感覚で，位置覚，深部

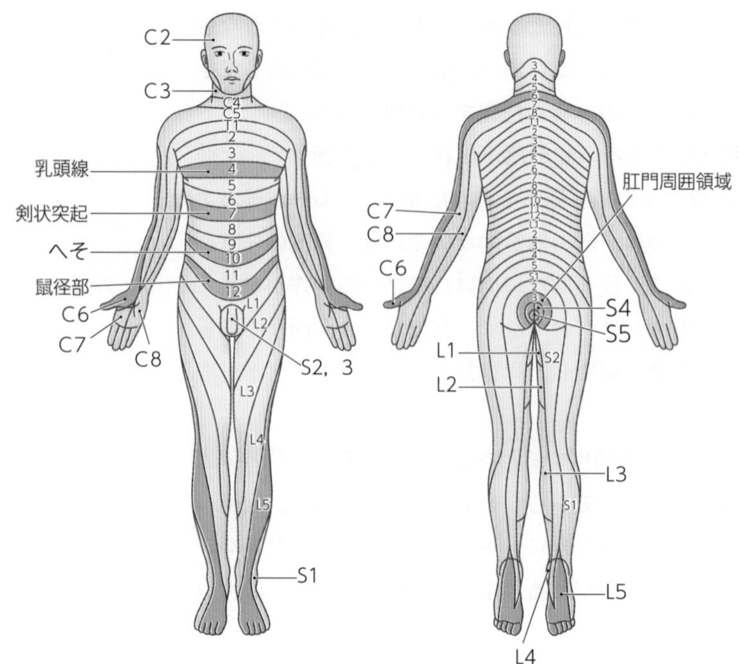

図 3-7 ■神経支配領域（デルマトーム）

痛覚，振動覚を検査する．

▶ **位置覚**

検者は患者の手指（足趾）の側面を親指と示指で挟んで，指（趾）を触っているのがわかるかどうか，閉眼させて調べる．

▶ **深部痛覚**

精巣やアキレス腱を強く握ると，正常では強い痛みがあるが，脊髄癆*では鈍麻もしくは消失し，神経炎では過敏となる．

▶ **振動覚**

音叉を振動させ，内果・外果，橈骨・尺骨茎状突起などの骨の突出部に当てて振動を感じるかどうか調べる．高齢者では，器質的障害がなくても下肢で減弱することがあるため，注意を要する．

複合感覚

皮膚に書かれた字を当てることができるかどうか，手で物体を識別可能かどうかなどを検査する．運動器疾患では，2 点識別覚が重要である．皮膚の 2 点に同時に刺激を加えて，識別可能な 2 点間の最小距離を調べる．末梢神経損傷の神経回復の判定にしばしば用いられる．

2 反射

腱反射，表在反射，病的反射がある．これらを検査することで，障害の部位が脊髄にあるのか末梢神経にあるのか，脊髄であればどの高位に病変が存在するのかを見極めることができる．腱反射亢進，表在反射の消失，病的反射の出

用語解説

脊髄癆
梅毒スピロヘータ感染により起こる神経梅毒の症状の一つで，脊髄の変性を来し，下肢の電撃痛や深部知覚低下，失調歩行などを呈する．

現は，錐体路障害の重要な徴候である．

腱反射

筋の緊張をほぐし，検査しようとする筋腱をやや伸展させた状態で，ハンマーで叩く．主として上腕二頭筋反射，上腕三頭筋反射，腕橈骨筋反射，膝蓋腱（しつがいけん）反射，アキレス腱反射を検査する．正常を＋，消失を－，亢進を卌などと表記する（図3-8）．

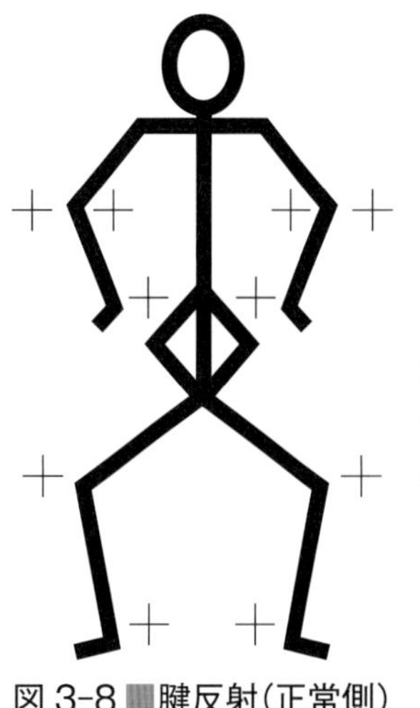

図 3-8 腱反射（正常側）

表在反射

皮膚または粘膜に刺激を与え，筋肉の反射的収縮を引き起こさせる．腹壁反射，挙睾（きょこう）反射，肛門反射などがある．

病的反射

皮膚表面の刺激で引き起こされる，手指や足趾の異常な動きをみる．健常者では出現しない反射であり，病的反射の出現は錐体路障害を疑う．

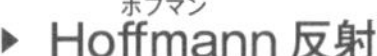

▸ Hoffmann（ホフマン）反射

中指の爪を手掌側にはじき，母指が屈曲・内転すれば陽性と判定する．

▸ Wartenberg（ワルテンベルク）反射

手指の掌側をハンマーで叩き，母指が屈曲・内転すれば陽性と判定する．

▸ Babinski（バビンスキー）反射

足底外縁を踵側から足趾へ向かってこすり，先端で母趾側へ曲げると，陽性であれば母趾が緩徐に背屈する．

▸ Chaddock（チャドック）反射

内果の遠位で後方から前方へ向かってこすり，母趾が背屈すれば陽性と判定する．

3 筋力

徒手筋力テスト（manual muscle test：MMT）を用いて，6段階で評価する（表3-6）．

4 クローヌス

患者の筋腹を急激に他動的に伸展させると，律動的な筋肉の収縮が連続して生じる．膝クローヌスと足クローヌスがあり，錐体路障害が考えられる．

表 3-6 徒手筋力テスト（MMT）

5	normal	強い抵抗を加えても，可動域全体にわたって動かせる
4	good	ある程度の抵抗を加えても，可動域全体にわたって動かせる
3	fair	抵抗を加えなければ，重力に抗して可動域全体にわたって動かせる
2	poor	重力を除去すれば，可動域全体にわたって動かせる
1	trace	筋の収縮はわずかに確認されるが，関節は動かない
0	zero	筋の収縮が全くみられない

2 神経学的検査の看護

筋・骨・関節が円滑に動くためには，神経の働きが不可欠である．神経学的検査は入院時の全身状態の把握，状態の改善や悪化の判断，治療に伴う合併症の早期発見などに用いられる．

1 筋力の評価

MMT はもともと戦傷による末梢神経外傷の評価のために作られたものであり，基本的には末梢神経障害による筋力の量的評価に用いる．MMT の測定時は，患者に目的と方法を説明し，患者の協力を得る．また，プライバシーの保護に努める．高齢者や体力が低下した患者の場合は，同じ体位で測定できる部位をまとめるなど，疲労に注意しながら行う．経過を観察する場合，正しく測定することが必要になる．適切な肢位をとり，ほかの関節が動かないように固定すること，患者の力に合わせて徐々に抵抗を最大まで加えていくようにすることが重要である．急に強い力を加えると，患者がそれについていけずに，筋力が弱いという判断につながることがあるので注意する．MMT が 4 以上でないと，ADL の自立は困難といわれている．MMT により筋力の低下がみられた場合は，ADL への影響や転倒のリスクについてもアセスメントし，セラピストと協働して筋力増強に努める．

2 感覚の評価

運動器疾患患者に対する体性感覚の評価は，神経損傷の評価として重要であり，骨折や脊髄損傷などの症状，ギプス装着や固定などの合併症の有無を把握するために用いる機会が多い．髄節皮膚分布支配，末梢神経の支配域を理解しておくことが必要である．また，感覚の評価は患者の自覚によるものであるため，所見の解釈には経験を積むことが必要である．感覚障害がある場合は，皮膚損傷，外傷，熱傷などの身体損傷を予防するためのケア計画を立案する．

3 反射の評価

脳損傷における反射の評価は，発症が疑われる際に，反射の亢進や病的反射の有無をみるというかたちで行われる．脊髄損傷における反射の評価は，損傷部位を見極めるために行う．脊髄損傷では，脊髄ショックを脱しないと正確な損傷高位は判断できないため，必ずしも緊急場面で看護師が反射を診られなければならないというものではない．反射を診るには，打腱器などの使い方の熟練が必要である．うまくできない時期は，医師やセラピストの評価を把握して，それを看護に生かしていく．

神経学的所見が得られたら，患者にわかりやすく説明し，障害だけでなく健康な部分を理解してもらうこと，自ら合併症の予防や回復に努めるための契機となるよう援助することが必要である．

5 単純 X 線検査

1 単純 X 線検査とは

X 線（エックス線）は物質を透過する性質をもち，体組織を透過する際の透過力（透過線量）の差を画像として表したものが X 線撮影検査である．画像上，透過線量の多い皮膚や皮下脂肪は黒色に近く，骨組織や石灰化は白色に近い色調で表現される．胸部正面 X 線撮影の実効線量は 0.02mSv＊で，自然放射線量に換算すると 3 日分に相当する．性腺や甲状腺などは放射線感受性の高い部位のため，注意を払う必要がある．

整形外科領域では，骨折などの外傷性疾患，関節痛，頚部痛，腰痛，上下肢痛などの痛みを訴える疾患で，単純 X 線検査が行われる（図3-9）．読影では，骨皮質の輪郭，関節の形状（変形や関節裂隙の狭小化），脊椎変形，軟部組織の陰影をチェックする．

＊用語解説

Sv（シーベルト）
被曝放射線量の単位．シーベルト（Sv）は放射線が生体に及ぼすダメージを表す量で，発がんリスクなど晩期障害の評価に用いる．外部被曝量はシーベルトを用いるのに対し，内部被曝では，摂取した放射性物質の総量からベクレル（Bq）で表すことが多い．

1 検査の方法

一般的には 2 方向（正面および側面）撮影を行うが，部位，病状によっては多方向撮影を行う．撮影部位に目印（R，L など）を付加することで，左右および撮影方向を確認できるようにする．

検査手順

①必要に応じて更衣を行い，障害陰影となるもの（金属の付いた下着，アクセサリー，湿布など）を取り外す．
②患者の状態を把握し，可能な範囲で撮影基準に沿ったポジショニングを行う．
③患部の基本的なポジショニングが困難な場合，必要に応じて補助具の使用や

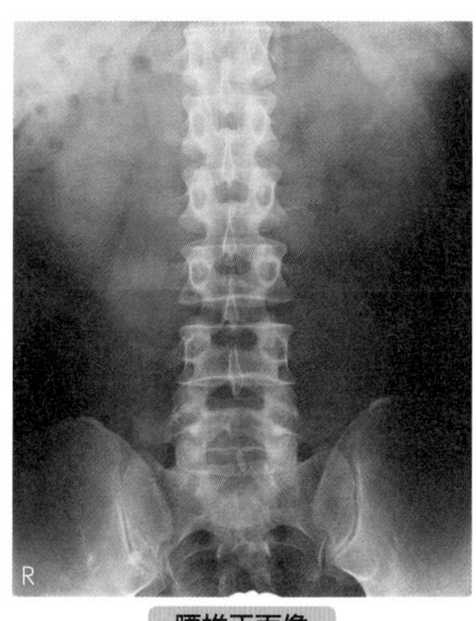

図 3-9 腰椎単純 X 線画像

表 3-7 ■ X 線撮影前の注意

確認事項	・妊娠あるいはその可能性 ・疼痛の有無と部位，撮影体位の保持（数分間の同一体位が可能か） ・認知機能（撮影中に動かないなど，簡単な指示への対応が可能か）
撮影前に除去	・金属（髪留めのピン，アクセサリー，ブラジャーなど） ・プラスチック（ボタン，ファスナーなど） ・その他（湿布，使い捨てカイロ，プリント柄の衣服や下着など）

患者の介助を行う．

④照射野の工夫やプロテクターを用いて被曝低減を心掛ける．

⑤適切な撮影条件を選択し，撮影を行う．

▌診断における注意点

①単純 X 線撮影で診断できない骨折もあり，疑わしい場合には，CT や MRI の検査を追加する．

②小児では成長線が残っており，骨折の診断のために，健側撮影を行うこともある．

③撮影肢位を工夫することで，異常所見を明確にすることがある（立位による間節裂隙狭小化，脊椎前後屈による脊椎すべり症の不安定性の評価など）．

2 単純 X 線検査の看護

単純 X 線撮影は，運動機能障害の疾患で最もよく行われる画像診断である．身体侵襲が少なく，簡易に行うことができ，診断のみならず治療経過の確認にも用いられる．検査に際しては，表3-7 に示すことを患者本人に確認し，安全で正確な撮影ができるようにする．また，点滴などのルートがある場合は，それが撮影の妨げにならないよう配慮する．

患者に疼痛や認知機能障害があったり，患者が子どもなどで，撮影時間中に同一体位を維持するのが困難な場合は，**放射線防護の 3 原則（距離，遮蔽，時間）**を考慮し，看護師自らがプロテクターを装着して撮影室に入り患者を補助するか，クッションなどで身体を支えるようにする．撮影後は，疼痛の増強の有無を確認する．

6 CT 検査

1 CT 検査とは

CT 検査（computed tomography，**コンピューター断層撮影**）は X 線を人体に当てて，その透過 X 線を解析処理することによって，断層画像を得る検査である．X 線の吸収率の差を利用して，白黒のコントラストが得られる．すなわ

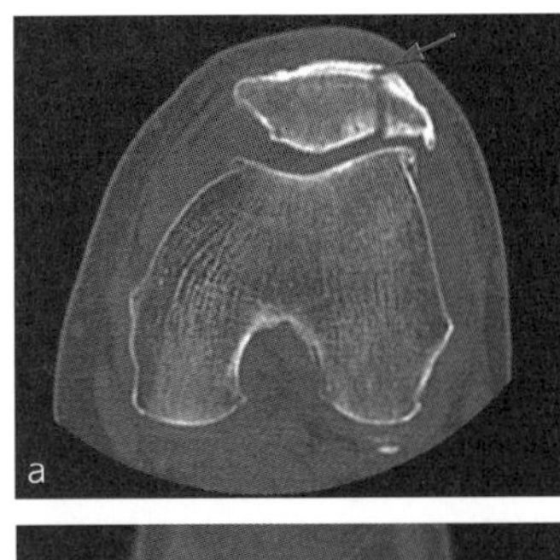
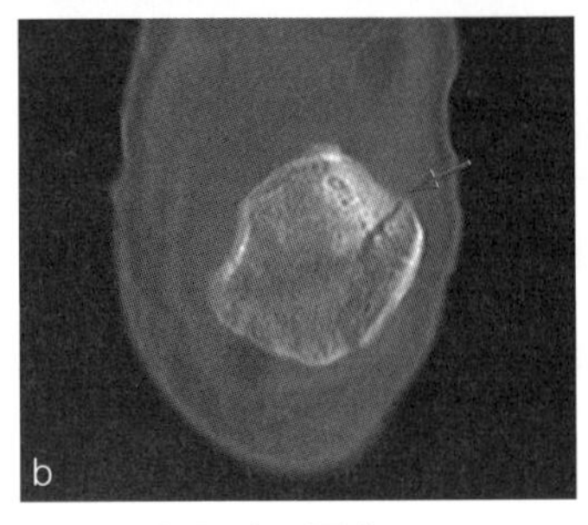
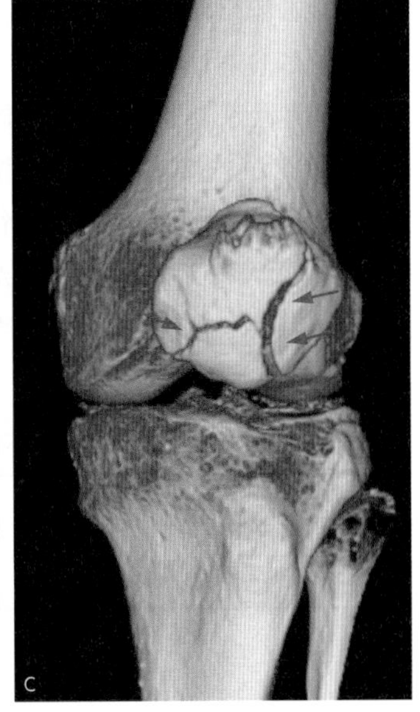

図 3-10 ■ CT 画像

a：CT 横断像，b：CT 再構成冠状断像，c：3D-CT 像（volume rendering）．
すべて 80 代女性．左膝蓋骨骨折を認める（➡）．

ち，空気や空気を多く含む肺などの X 線を通しやすいものは黒っぽく表示され，骨などの通しにくいものは白っぽく表示される．2000 年代に入り，X 線検出器の多列化が進み，高速撮影や広範囲撮影が可能となった．以前は横断像の観察が中心であったが，再構成画像による冠状断像や矢状断像（しじょうだん）の作成が容易となり，整形外科領域でも多断面での評価が行われている．また，volume rendering といった再構成画像を用いた 3D 画像での評価も容易となってきている（図3-10）．

1 検査の方法

被検者は寝台に仰臥位となり，X 線管球，検出器の存在する円筒状の部分を通過することで画像を得る．肺や腹部の撮像では息止めが必要であるが，整形外科領域では息止めは通常不要である．体内金属がある場合にはアーチファクト*が生じ，周囲の構造を評価することが難しい場合があるものの，現在では種々の再構成法により，アーチファクトを低減した画像を作成することが可能となってきている．検査時間は約 10 分である．

2 CT 検査の看護

CT 検査は，放射線を利用して画像を撮影する検査である．検査には放射線被曝を伴うことを事前に説明する．CT 検査は，単純 CT 撮影と造影 CT 撮影に分けられ，造影法はヨード系造影剤を急速に静脈投与するため，ヨードアレルギー*歴や腎機能について問診を行い，対応する．造影剤注入中および検査直後に造影剤の血管外漏出はないか，アレルギー症状がないか，患者の状態を

用語解説

アーチファクト
金属などの周囲に生じる，実際には存在しない，二次的に発生した像．

ヨードアレルギー
ヨード系造影剤のアレルギーには，悪心，動悸，かゆみ，じんましんなどの軽症から，呼吸困難，意識消失，血圧低下などの重症に至るものまである．

注意深く観察する必要がある．正確な画像を得るためには，撮影範囲の身につけているものに金属類がないかを確認し，外してもらう．

検査時間は約 10 分であるが，その間患者は仰臥位で同一体位を保たなければならないため，協力が得られるか確認が必要である．CT 撮影中に看護師の介助が必要な場合，看護師は**放射線防護の 3 原則**を考慮した行動をとる．検査終了後は遅発性のアレルギーの防止と腎保護のために，制限がない限り十分な水分の摂取を指導する．外来患者の場合は，帰宅後のアレルギー出現時の対応について説明をしておく．

7 MRI 検査

1 MRI 検査とは

MRI 検査（magnetic resonance imaging，**磁気共鳴画像**）は，水素原子（プロトン）が有する磁石としての性質を利用して断層画像を得る検査である．CT と異なり，被曝がないのが MRI の利点である．プロトンは生体内で多くは水や脂肪として存在しており，これらのプロトンを画像化する．MRI では，生体内の多くのプロトンを棒磁石のようにするための強力な磁石（静磁場磁石）が必要である．静磁場磁石には超伝導磁石と永久磁石があり，整形外科領域の評価に使用されることが多いオープン MRI は永久磁石が使用されている．この磁石の強さの単位はテスラ（T）といい，一般的に 1.5T の超伝導磁石を使用した MRI が最も使用されている．

生体が強力な磁石を有する MRI 装置内に入ると，プロトンはコマのように回転する（スピン）．その回転周波数と同じ周波数の電波（ラーモア周波数）を送ると，スピンは磁場に逆らった状態になる．電波が切られると，スピンは元の状態に戻るが，組織や病変の性状により戻る度合い（緩和時間）が異なる．この緩和時間の違いなどが，得られる画像のコントラストの差となる．

主な撮像法に **T1 強調画像**，**T2 強調画像**があり，前者では水が低信号，後者では水が高信号を呈する．また，プロトン数の違いが影響するプロトン密度強調画像や，脂肪の信号を選択的に抑制した脂肪抑制画像などの撮像法があり，病変を評価する（図3-11）．

運動器疾患では，脊椎や肩関節，膝関節，手関節などの多くの疾患の精査に MRI が使用されている．

1 検査の方法

超伝導磁石を使用した MRI は円筒状であり，被検者はその中に入る．必要に応じて，表面コイルという器具を検査部位に近接もしくは密着するように設置して，検査が施行される．MRI 装置は強力な磁石を有するため，体内金属を含

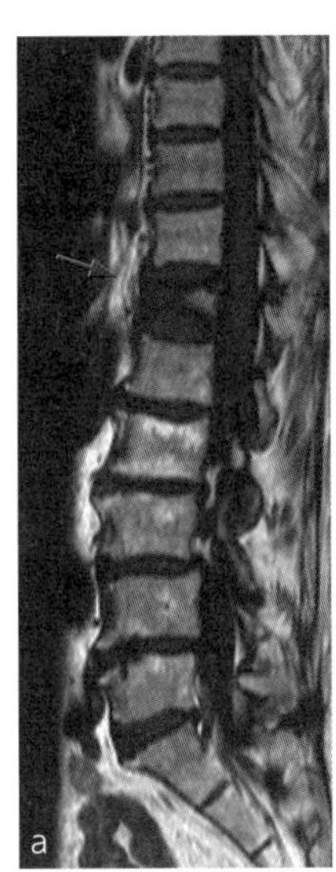

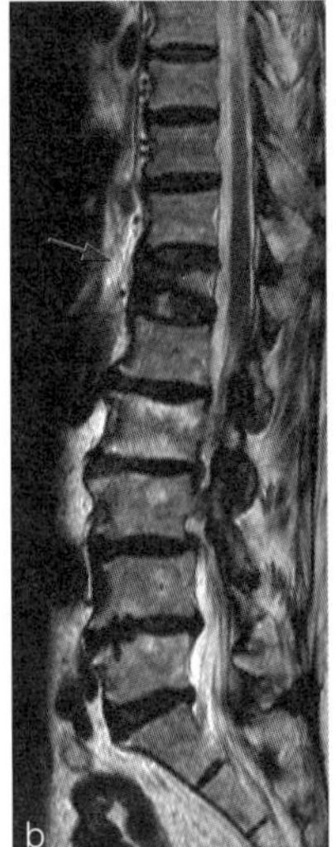

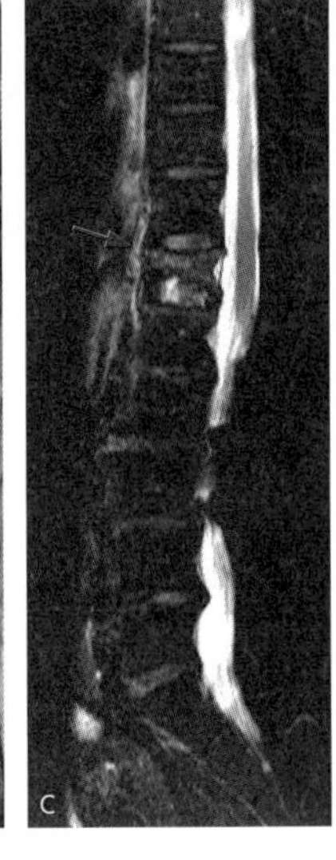

図 3-11 ■脊椎圧迫骨折の MRI 画像

70 代. a：T1 強調像，b：T2 強調像，c：脂肪抑制 T2 強調像.
椎体背側に位置する脊柱管内の脳脊髄液が，a は低信号，b，c は高信号であり，a が T1 強調像，b，c が T2 強調像であることがわかる．c では a，b で高信号を呈している脂肪組織が低信号を呈しており，脂肪抑制像であることがわかる．Th12 椎体は椎体高が減少しており，圧迫骨折の所見である（→）．c では Th12 椎体は周囲椎体よりも高信号を呈し，浮腫を伴っていることがわかる．急性期圧迫骨折の所見である.

めた金属には十分に注意する必要がある．ペースメーカーや人工内耳は検査不可なものと，条件付きで検査可能なものがある．また，クリップや人工関節などの治療に使用される体内金属にも検査不可なものや，MRI の磁場強度（テスラ）によって検査可能なものがあるため，検査前に十分に確認する．検査時間は約 30 分である.

2 MRI 検査の看護

MRI は強力な磁場における磁気を活用した撮影法である．磁性体の検査室内への持ち込みは吸着，機器の機能の変調，熱傷の事故につながる．安全に検査を受けるために検査前の問診は重要である．各施設独自のチェック表などをもとに，身に着けているものを口頭と目視で確認する．運動器疾患の患者では，人工関節などの生体内に埋め込んである人工物は MRI 対応のものかどうか確認が必要である．また，コルセットや装具類の金属もチェックする．松葉杖などの歩行補助具は検査室内へ持ち込めない．車椅子やストレッチャーは，MRI 室対応のものに乗り換える必要がある．患者の移動には十分に配慮し，転倒や痛みの増強に注意する必要がある.

検査時間は約 30 分と長いため，痛みのある患者は鎮痛薬を事前使用する場合がある．また，ガントリーが CT 装置と比較して長く狭いために，特に閉所

plus α

MRI 吸着の事故例
酸素ボンベ，金属のトレイ，新生児ベッドなどの MRI 吸着事故例が過去に報告されている[6].

MRI 検査前の問診
MRI 検査前のチェック項目として，ヘアピン，ペースメーカー，ICD，体内の金属，補聴器，眼鏡，カラーコンタクトレンズ，義歯，指輪・ピアス・ネックレスなどの装飾品，刺青，濃いメイク，湿布，時計，吸湿発熱素材の衣類，磁器治療品などがある．入院患者では輸液ポンプ，ドレーンシステム付属の金属などは取り外す.

恐怖症の患者には問診をして対処方法を考える必要がある．患者の介助や観察のために，看護師が検査室内へ入室する際には，ペンやはさみなどの金属類を身に着けていないことを確認し，診療放射線技師の許可を得てから入室する．MRIでは，ガドリニウム系の造影剤*を主に使用する．CTのヨード系の造影剤より副作用の出現率は低いが，注意を要する．

用語解説

ガドリニウム系の造影剤
ガドリニウムは金属の一つで，MRI画像の濃淡を強調する増強剤として使用される．

8 造影検査

1 造影検査とは

軟部組織はX線の透過度が少なく，単純X線像では十分な像が得られない場合が多い．そのため，各部位に造影剤を注入し撮影することで，軟部組織の評価をX線像で把握できるようにするのが**造影検査**である．いずれの検査も，注意点として，穿刺に伴う感染の危険性や，造影剤使用時にアナフィラキシーショックを生じる危険性などが挙げられる．

1 関節造影

関節腔内に造影剤を注入し，通常のX線像では描出できない半月板，関節軟骨，（肩）腱板，靱帯，関節包の損傷などを描出することができる．空気関節造影，陽性関節造影，二重造影などの方法がある．近年MRIの普及に伴い，検査の頻度は減少してきたが，肩関節における腱板損傷や関節唇損傷の証明，発育性股関節形成不全の障害整復因子の検索などでは，現在でも行われている．

2 脊髄造影

脊髄くも膜下腔に造影剤を注入し，脊髄や神経根を描出させる検査である．また動態での撮影を行うことで，動的な神経圧迫の評価が可能となる．CTミエログラフィーとの併用により，前額断，水平断，矢状断それぞれの神経圧迫の評価も可能となる．造影剤は非イオン性の水溶性ヨード造影剤（イソビスト®）などを用いなければならない．誤って関節造影用の造影剤〔イオン性水溶性造影剤（ウログラフィン®）〕を注入すると死を招く恐れがある．また，穿刺に伴い，低髄圧症候群を生じる可能性があり，検査後も入院での安静，経過観察が必要となる．

3 椎間板造影・神経根造影

椎間板造影は髄核の変性，線維輪の変性亀裂や損傷，椎間板ヘルニアの有無や形態などを証明できるほか，造影剤注入時，椎間板内圧上昇による疼痛の誘発を試みるという生理検査としての意義と特徴がある．この検査もMRIが普及したことで，頻度は減少してきた．頚椎では前側方から，腰椎では後側方あるいは後方から針を刺入し，造影剤を注入する．

神経根造影は硬膜外で神経根の圧迫の有無を確認するために行われる検査

で，神経根ブロックに付随して行われる．透視下で針を神経根まで刺入し，造影剤を1mL程度注入する．その後，プロカインなどの局所麻酔薬を注入する．

4 血管造影

動脈造影と静脈造影がある．動脈造影では，外傷に伴う血管損傷や閉塞の証明に，静脈造影では，下肢の深部静脈血栓症や肺塞栓症の評価に用いられることがある．いずれも今日の臨床で診断のために用いられる頻度は少なく，造影CTにおけるangio（アンギオ）CTで評価されることが多くなっている．

2 造影検査の看護

運動器疾患の患者に行われる造影検査は，すべて体表から針を穿刺して造影剤の注入と画像撮影を組み合わせて行う侵襲の伴う検査である．看護師は各造影法の特徴を理解し，患者の安全・安楽を守る必要がある．穿刺や薬剤の注入の手技は，清潔操作で行う．局所麻酔薬とヨード系造影剤に対するアレルギーによるアナフィラキシー症状（血圧低下，呼吸困難，意識消失）に備えて救急カートを準備しておく．

1 関節造影の看護

関節部を明確に描出するために造影剤が使用される．患者にとってできるだけ安楽で安定した体位を工夫し，検査中は声を掛けて不安の緩和に努める．

2 脊髄造影の看護

脊髄くも膜下に造影剤を注入して，脊髄や神経根の形状を描出する．検査後は，検査当日はファウラー位で安静とし，脳脊髄圧の変化から発生する頭痛や嘔吐に注意する．

3 神経根造影の看護

神経根ブロックと組み合わせて行うことが多い．神経根造影・神経根ブロックは，造影剤を使用して神経根造影を行い，特定した神経根の周囲に麻酔薬や副腎皮質ステロイド薬を注入して行う治療である．神経根に針先が触れると，殿部から足先に放散痛が走る．検査には造影剤や局所麻酔によるアレルギー，神経損傷や脊髄穿刺など重篤な合併症の可能性があるため，呼吸状態，脈拍，血圧などには特に注意して観察する．体位は検査部位により異なるが，安定した体位がとれるように工夫が必要となる．検査中は無理な体位になっていないか，気分に変化はないかなど，適宜声を掛けて援助を行う．検査後は，痛みやしびれの変化を確認する．ブロック直後は，転倒に注意が必要である．

4 血管造影の看護

動脈穿刺を行うため，検査後数時間は穿刺部位の圧迫をして穿刺側は安静となる．血腫の形成がないか，再出血がないか，安静解除時は肺塞栓の症状がないかを観察する．

9 核医学検査

1 核医学検査とは

核医学検査は微量の放射線を出す放射性医薬品を体内に投与し，その体内分布を画像化して，臓器や病変部位の代謝，血流，受容体分布などを評価する画像診断の一つである．機能画像とも呼ばれ，CT や MRI などの形態画像と異なる情報を提供する．放射性医薬品は多種類で，医療スタッフは検査目的によって放射性医薬品の種類，投与方法，撮像タイミング，撮像時間，前処置などが異なることを知っておく必要がある．

検査の種類は単光子放出核種を用いる**シンチグラフィー・SPECT**（スペクト）（single photon emission computed tomography）と，陽電子放出核種を用いる **PET**（ペット）（positron emission tomography）に大別される．運動器領域では骨シンチグラフィー（骨代謝），ガリウムシンチグラフィー（炎症・腫瘍），タリウムシンチグラフィー（腫瘍）および ^{18}F-FDG（2-deoxy-2-〔^{18}F〕fluoro-D-glucose）-PET（悪性腫瘍）が多い．

骨シンチグラフィーは骨代謝亢進部位に薬剤が強く集積し，骨転移のほか，骨折，骨髄炎，代謝性骨疾患の評価に用いられる．^{18}F-FDG-PET はブドウ糖類似体である ^{18}F-FDG を用いて，悪性腫瘍では糖代謝が亢進している性質を利用して，病期診断や再発診断を行う．放射性医薬品を使用するため，患者や家族，医療スタッフの被曝は避けられないが，1 回の検査で患者に障害が発生することはない．医療スタッフは**放射線防護の 3 原則**を念頭に置いて業務にあたることで，被曝量の低減が可能である．また，放射性医薬品による有害事象は，CT や MRI で使用される造影剤に比べると頻度は低い．

1 骨シンチグラフィー（図3-12）

^{99m}Tc（テクネチウム 99m）* で標識したリン酸化合物を静注し，投与から 2 ～ 4 時間後に撮像する．まず全身像を撮像し，必要に応じて SPECT（断層撮影）やスポット像を追加する．絶飲食の制限はない．尿中排泄のため，投与後に飲水を促し，撮像前の排尿が必要である．

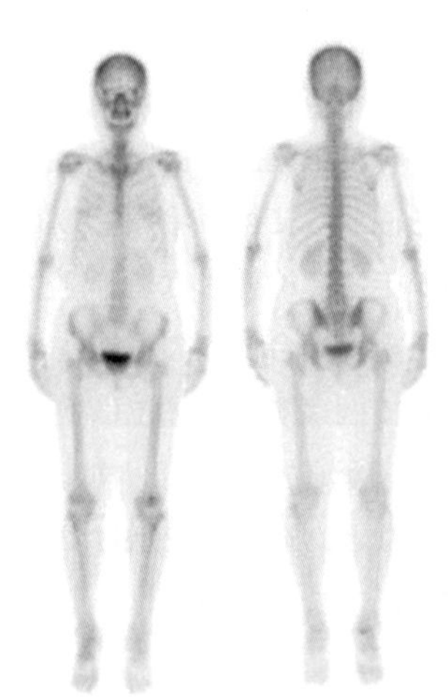

図 3-12 ■骨シンチグラフィー（正常像）

50 代女性．左乳癌病期診断．全身の骨に集積を認めるほか，腎・膀胱が生理的排泄によって描出されている．

＊用語解説

^{99m}Tc（テクネチウム 99m）
診断用放射性同位元素（RI）の一つで，原子番号 43．ガンマ線のみを放出し，骨，腎臓，甲状腺，肺などの臓器を描出する SPECT 検査に用いられる．半減期は 6 時間で，吸収線量が低い．

2 ¹⁸F-FDG-PET（図3-13）

^{18}F-FDGを静注し，投与1時間後に撮像する．FDG投与時の血糖値や血中インスリン濃度がFDGの体内分布に影響するため，最低4時間以上の絶食が必要である．糖分を含む点滴やインスリン製剤の投与も，FDG投与4時間前までとする．尿中排泄のため，投与後に飲水を促し，撮像前の排尿が必要である．

3 廃棄物の取り扱い

核医学検査を受けた患者のオムツや，放射性医薬品の投与に使われた点滴ルートは，放射性廃棄物になるため，各施設の管理手順に沿って廃棄する必要がある．

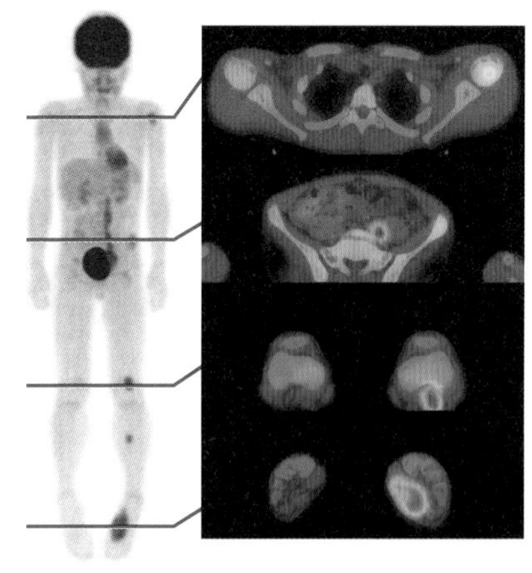

図3-13 ■ ^{18}F-FDG-PET/CT

9歳男児．左足底部の横紋筋肉腫．左足底部の原発巣のほか，左膝窩部や傍大動脈領域〜骨盤内のリンパ節転移，左上腕骨転移，左脛骨転移に集積を認める．

2 核医学検査の看護

核医学検査は，放射線同位元素（radio isotope（ラジオ アイソトープ）：RI）を使用した画像撮影検査である．運動器疾患では，微細な骨折や骨転移の診断における骨シンチグラフィーの活用が多く，テクネチウム（^{99m}Tc）が使用され，RIの半減期*は6時間である．検査には放射線の被曝を伴い，検査室も特別な放射線管理区域となるため，患者は不安を感じやすい．看護師は，検査の目的や手順とともに被曝についての説明も行う．看護師がRIの静脈注射を行う施設もあり，その場合は，**放射線防護の3原則**を適用した手順を十分に整え，手順に沿って実施することが大切である．

骨シンチグラフィーでは，撮影前に，身に着けている貴金属類，義歯などすべての金属類を除去し，尿中排泄のRIのために撮影前に排尿を促す．また，骨シンチグラフィーを受ける患者は，骨転移や骨粗鬆症の患者が多いため，移動時に転倒・転落をしないよう十分に注意する．検査後は放射線管理区域から出ることになるが，患者の血液，尿からは減衰していないRIが検出される．検出量は少なく，被曝が問題となる程度ではないが，放射線汚染を拡大させないという点においても管理上注意が必要であり，施設の方針に従う．

用語解説

RIの半減期
放射性物質は時間が経過するにつれ放射線量が減るという性質があり，放射線量が元の半分になるためにかかる時間をRIの半減期という．放射性物質の種類によって，半減期が異なる．

10 超音波検査

1 超音波検査とは

1 特徴

超音波検査は，超音波を送受信するプローブを体表に当てることで，対象とする組織の断面映像を得る画像検査法である．非侵襲的でリアルタイムに任意の方向から観察ができるなど，ほかの検査にはない優れた特徴を有することから，運動器領域においても広く活用されるようになった．一方で，検査結果が検者の技量に影響される，骨の内部の観察ができない（骨表面までの観察に限られる）ことなどが短所として挙げられる．

2 種類

運動器領域では，対象組織の断面形態の観察を目的としたグレースケール（GS）による**Bモード法**と，血流シグナルの検出を目的とした**パワードプラ法**（power doppler imaging：PDI）が用いられる（図3-14）．

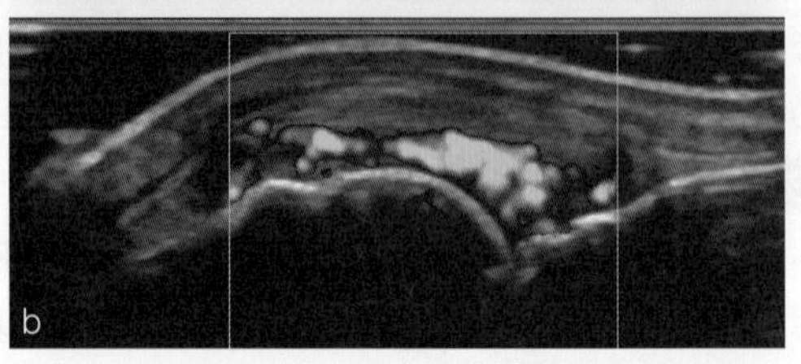

図 3-14 手指 MCP 関節の超音波画像（縦断像）
a：グレースケール（B モード法），b：パワードプラ法．

3 目的

B モード法は，筋・腱断裂や軟部腫瘍などの軟部組織損傷・病変の描出に優れ，また関節疾患にみられる滑膜肥厚や関節液貯留などの関節内病変の評価にも有用である．骨病変については，骨棘や骨びらん，あるいは骨折など骨表面に変化を来すものは観察可能であるが，用途は限定的となる．治療への応用として，超音波ガイド下の関節穿刺や神経ブロックなどにも用いられる．

パワードプラ法は，関節リウマチに代表される炎症性疾患において，炎症の強さを反映する血流シグナルの有無・程度を評価するために用いられる．

4 検査の方法

検査の基本

超音波のプローブにはリニア型，コンベックス型，セクター型などの種類があるが，運動器領域ではリニア型が用いられる．患者が無理なく姿勢を保持できる検査肢位とし，ゼリーを多めに使ってプローブで押さえつけないよう心掛ける．縦断像の走査が基本となり，その際はモニター画面の右側に末梢側が来るようにプローブを当てる．縦断像で異常を認めた場合，横断像を追加するなど，少なくとも 2 方向以上から観察することが望ましい．

plus α

超音波のプローブ
リニア型は浅層の，セクター型は深層の観察に向いており，またコンベックス型では浅深いずれも観察できる．運動器領域では浅層を観察する機会が多いため，通常はリニア型が用いられる．

検査の注意点

画質は機器の設定によって大きく変化するため，運動器観察用の設定をプリセットとして登録しておくと良い．関節の評価では，関節の肢位で所見が異なるため，とくに経時的な比較をする場合は一定の肢位を保つ．またパワードプラ法では，プローブで圧迫を加えると血流シグナルが減少するため，注意を要する．

2 超音波検査の看護

超音波検査は画像診断の中でも放射線の被曝がなく，非侵襲性で，簡便な検査方法である．運動器疾患での検査頻度は，ほかの画像撮影よりも低いが，腱板の障害，軟部腫瘍，筋損傷などの診断に用いられている．検査のために患部をプローブに密着させる必要があり，患者によっては検査に適した体位をとる際に苦痛を伴う場合がある．看護師は患者の体位を工夫し，より安楽な状態で検査が受けられるように介助する．また，検査に使用されるエコーゼリーは人肌に温めて使用し，検査後十分にふき取るなどの配慮も必要である．

11 関節鏡検査

1 関節鏡検査とは

関節鏡検査は麻酔下に行う検査である．関節の周囲に２～３カ所のポータルを開け，その後関節内に生理食塩水を満たし，関節鏡を関節腔内に直接挿入することで，関節内の滑膜，軟骨，靭帯，関節唇，半月板などの状態を観察することができる．時に組織の採取を行うこともある．関節鏡のレンズ部分は組織に近接されるため，ほかの検査法では確認できないような関節内の微細な損傷所見などをモニターに拡大して観察することができる(図3-15)．また，複数のポータルから操作することで，組織の動的な評価を行うことも可能である．これまでは主に膝関節，肩関節で行われることが多かったが，近年では肘関節，足関節，股関節，手関節にも適応が拡大されるようになった．

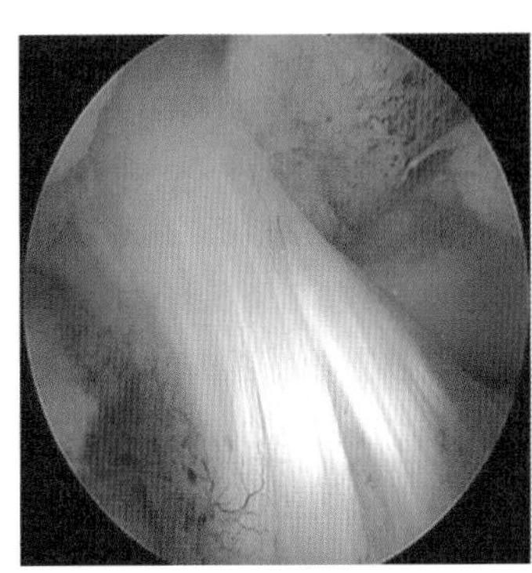

図 3-15 膝関節の関節鏡画像
(弘前大学 奈良岡琢哉先生ご提供)

検査というより**関節鏡視下手術**として行われることが多く(図3-16)，手術侵襲が関節切開手術と比べて極めて少ないため，早期退院が可能で，社会復帰が早いという利点がある．また，生理食塩水で灌流しながら手術を行うため，感染の危険性も少ない．美容的観点からも手術後に残る傷跡は小さい．欠点としては，あくまでも侵襲的な処置であるため，麻酔や手術室での滅菌操作が必要なこと，手術手技の習得には時間を要することなどが挙げられる．

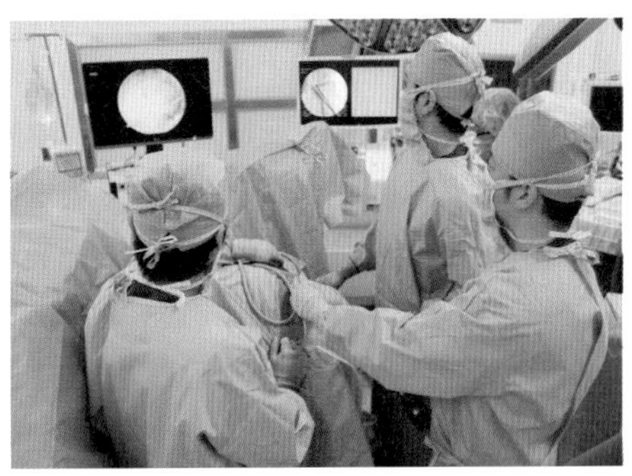

図 3-16 関節鏡視下手術の外観
(大分大学 松本善企先生ご提供)

2 関節鏡検査の看護

関節内部にカメラを挿入することで関節内の詳細な検査が可能だが，カメラや必要器具を挿入するため１～2cmの切開創が数個生じ，検査の中では比較的侵襲性の高い手法である．近年，検査目的のみで施行することは少なく，検査と同時に必要な手術を行うことが多い．そのため，術式に準じた看護（周術期看護）が求められる．

看護師は安全に検査が施行されるよう，検査の進度を見ながら必要に応じた看護を行う．術後は麻痺や出血，疼痛の有無について観察を行う．施行部位は膝関節や肩関節が代表的だが，股関節，足関節，肘関節などさまざまな関節で適応可能であるため，施行部位に応じて生じ得る麻痺の観察が必要となる．

12 筋電図検査

1 筋電図検査とは

筋電図検査（electromyography：**EMG**）は，筋肉が興奮するときに生じる活動電位を記録するものであり，骨格筋の障害を調べる検査である．この活動電位は，1個の脊髄前角細胞，軸索（じくさく），神経終板およびそれに支配される筋線維から成り立ち，運動単位と呼ばれる（図3-17）．この運動単位の障害を針電極を用いて調べるのが**針筋電図検査**であり，末梢性の運動障害を調べる検査である．**表面筋電図検査**（皿電極を用いた方法）では，末梢性の運動単位の波形の分析は困難であるが，筋肉全体の活動電位を連続して，多チャンネルで同時に記録することができ，中枢性の運動障害を調べるのに有用である．

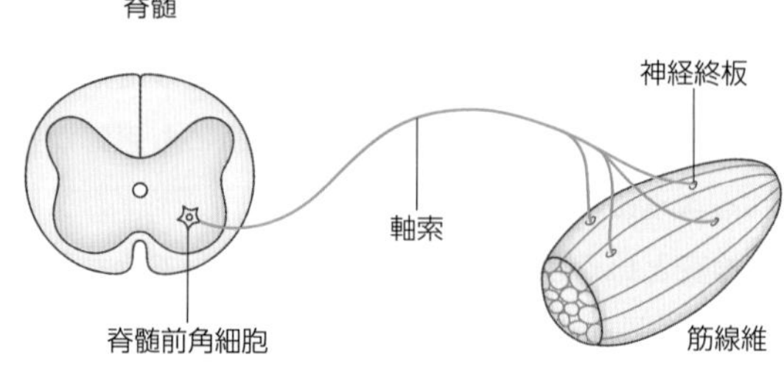

図 3-17 ■運動単位

筋電図検査の主要な目的は，運動障害が神経原性か筋原性かを区別することである．対象となる疾患としては，針筋電図検査では単発・多発神経炎，筋ジストロフィー，筋萎縮性側索硬化症，多発性硬化症などがあり，表面筋電図検査では不随意運動，筋緊張亢進などがある．

針筋電図検査では，針電極による感染の問題があるが，近年はディスポーザブルの製品が普及している．また，検査時に疼痛を感じるので，検査前に十分な説明が必要である．表面筋電図検査では合併症は生じない．

1 検査の方法

針筋電図の検査法は，目的とする運動単位（筋肉）に針電極を刺入し，安静時の異常放電の有無を確認した後，力を入れてもらい，弱収縮時・強収縮時における波形を筋電計で記録し，分析する（図3-18）．感染予防のためディスポーザブルの電極を使用し，刺入時に痛みを伴うの

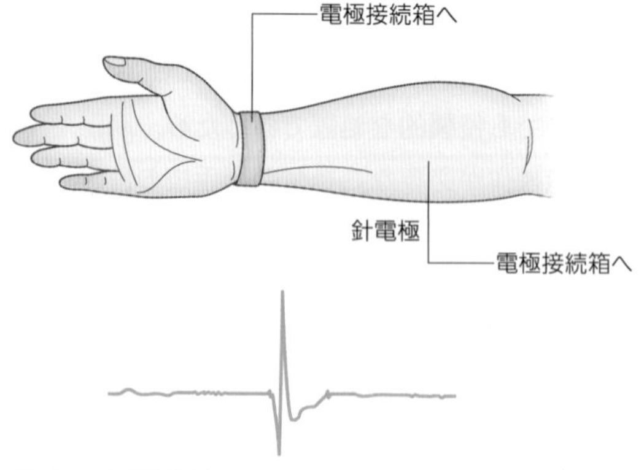

図 3-18 ■針筋電図
日本光電工業．筋電図検査の手引き．p.3，10，（日本光電 ME 講座ニューロシリーズⅣ）．

で，いたずらに多くの筋を何度も刺さないようにする．また，被検筋が完全に弛緩した体位を取ること，随意収縮など被検者の協力が必要である．

2 筋電図検査の看護

筋電図には表面筋電図と針筋電図があり，看護師はまずその特徴について知っておく必要がある．

針筋電図（普通筋電図ともいわれる）は約 1 時間，ディスポーザブルの針を同一筋肉に複数箇所刺入し，電気刺激を与えて示される電位を記録する．症状の程度によっては非常に強い疼痛を伴う検査である．筋肉内に針を刺入するため出血（皮下出血を含む）する場合があり，出血傾向のある患者には注意が必要である．また針を刺入する検査のため，感染予防対策が求められる．まずは疼痛，出血，感染，場合によっては麻痺を生じ得る検査であることの理解が必要である．

針筋電図を実施した患者が検査後出血を生じた際には止血，疼痛に対しては冷罨法（れいあんぽう）を用いる，適切な声掛けを行うなどの看護が必要になる．また，神経原性疾患か筋原性疾患かの鑑別や，関連疾患の確定診断のために，複数回検査が必要になる患者もおり，患者は診断を前にした不安定な心情に加えて，痛みが伴う検査への不安などが蓄積し，気持ちの落ち込みなど，精神的に不安定になる場合も多い．そのため，針筋電図を行う患者に対しては精神面のアセスメントも行い，必要に応じて不安の傾聴などの精神面の看護も求められる．

表面筋電図は皿電極を検査部位に貼付し，自発的な筋収縮を記録して不随意運動の鑑別を行う検査である．そのため，疼痛や出血は基本的に生じない．

13 神経伝導検査

1 神経伝導検査とは

神経伝導検査（nerve conduction studies：**NCS**）は，末梢神経障害の有無や障害の程度を調べるために行われる．末梢神経は，その機能によって運動神経と感覚神経に分かれ，運動神経伝導検査と感覚神経伝導検査が基本的な検査となるが，脊髄前角以下の神経根の評価のために，F 波伝導検査を行うこともある．上肢では，尺骨（しゃっこつ）神経，正中神経，橈骨（とうこつ）神経，下肢では脛骨（けいこつ）神経，腓骨（ひこつ）神経，腓腹神経が主な検査の対象となる．

対象となる疾患として，絞扼性（こうやくせい）（圧迫性）神経障害である手根管症候群，肘部管（ちゅうぶかん）症候群，腓骨神経麻痺などがあり，代謝性神経障害として糖尿病性ニューロパチーなどがある．

➡肘部管症候群については，17 章 3 節 p.295，腓骨神経麻痺については，17 章 2 節 p.293 参照．

神経伝導検査はペースメーカー使用者は禁忌とされている以外，検査におけ

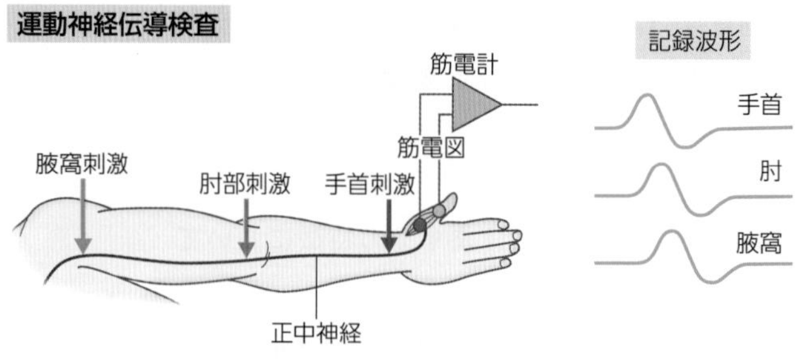

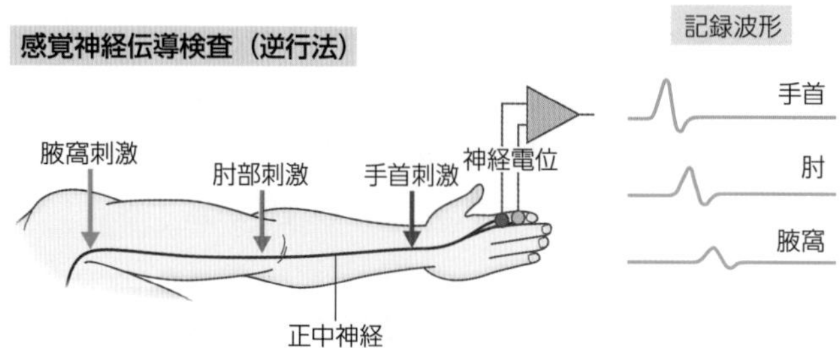

図 3-19 ■神経伝導検査

日本光電工業．神経伝導検査基礎編：ニューロパックで始める神経伝導検査．p.7,（日本光電 ME 講座新ニューロシリーズ）.

る合併症はない．しかし，電気刺激による痛みや不快感があるため，検査前に十分な説明が必要である．

基準値は，対象となる神経や刺激部位，年齢によって異なる．

1 検査の方法

神経伝導検査の方法は，体表面に電極を貼付して電気刺激し，運動神経であれば誘発される筋肉（複合筋活動電位）を，感覚神経であれば神経（複合神経活動電位）の波形を筋電計で記録し，波形の振幅（しんぷく）や形の変化，刺激の伝わる時間や速度を評価する（図3-19）.

検査の精度を保つためには，波形に交流障害などのアーチファクトが混入しないように，測定機器本体とアース端子との接続，被検者へのアース電極の装着などの雑音除去対策を十分に行うこと，皮膚温を一定の条件（31 ～ 34℃）にすることが望ましい．

2 神経伝導検査の看護

神経伝導検査は電気刺激を与えて検査するため，痛みを感じる患者もおり，患者に負担が生じ得る検査である．筋電図（針筋電図，表面筋電図）と似ているが，それぞれ施行目的と侵襲度が異なるため，看護師はそれぞれの方法と生じ得るリスクを区別して理解し，必要な看護を行う（表3-8）.

表 3-8 筋電図と神経伝導検査の比較

		方法	生じ得るリスク	生じ得るリスクに対し必要となる代表的な看護
筋電図	針筋電図	筋に針を刺入し，電気刺激を与える	出血，感染，疼痛，麻痺	止血対応，疼痛緩和，精神的負荷軽減（傾聴など）
	表面筋電図	体表に電極を貼付し，筋収縮を記録する	特になし	
神経伝導検査		体表に電極を貼付し，電気刺激を与える	疼痛，麻痺	疼痛緩和

14 骨密度検査

1 骨密度検査とは

骨密度検査は，**骨粗鬆症**を診断する上で重要な検査である．対象は主に，①脆弱(ぜいじゃくせい)性骨折を有する症例，② 65 歳以上の女性および 70 歳以上の男性，③危険因子を有する 65 歳未満の閉経後および周閉経期の女性と 70 歳未満の男性である．低骨密度と新規骨折発生との相関，および既存骨折の有無と新規骨折発生との相関は高く，骨密度測定は骨折リスクの評価に有用である．測定方法として以下の方法があり，測定部位や測定機器別に基準値が異なる点に注意する．

1 検査の方法

二重エネルギー X 線吸収法（dual energy X-ray absorptiometry：DXA 法）

2 方向の X 線を骨に当てて，X 線の吸収率から骨塩量を測定し，骨面積（cm^2）で除して，骨密度 BMD（g/cm^2）を算出する方法である．腰椎や大腿骨近位部などの骨折を生じやすい部位のみならず，全身の骨密度を測定することもできる．

定量的 CT 測定法（QCT 法）

CT を使用して小さな部位の骨塩量を測定し，骨体積（cm^3）で除して骨密度 BMD（g/cm^3）を算出する方向である．皮質骨と海綿骨の分離測定が可能である．

マイクロデンシトメトリー法（microdensitometry：MD 法）

標準となる階段状のアルミニウム板とともに手の X 線写真を撮影し，デンシトメーターを用いて中手骨の骨密度を測定する方法である．

定量的超音波法（quantitative ultrasound：QUS 法）

踵骨などにおける超音波の伝導度を測定することによって，骨密度を測定する方法である．

2 骨密度の診断

骨粗鬆症の診断には，腰椎および大腿骨近位部の 2 部位の DXA 法による測定が推奨されており，骨密度値の評価は young adult mean（**YAM**：若年成人平均値，腰椎では 20 ～ 44 歳，大腿骨近位部では 20 ～ 29 歳）を基準にして判定する．腰椎圧迫骨折例や，高齢者における脊椎変形の所見が高度な症例など，腰椎骨密度の測定が適当でないと判断される場合には，大腿骨近位部の測定が有用とされる．これらの測定が困難な場合には，前腕骨 DXA 測定を施行する．

MD 法は第 2 中手骨の骨密度を評価する方法であり，骨粗鬆症の診断に用いることはできるが，治療効果判定には適していない．QUS 法は踵骨，橈骨，脛骨などを用いて骨量を評価する方法であり，放射線被曝がなく，軽量，安価で操作が容易という長所があるため，骨粗鬆症のスクリーニングとして汎用されることが多いが，確定診断には用いられていない．

2 骨密度検査の看護

骨密度の測定は，DXA 法が主流であり，腰椎および大腿骨近位部（場合によっては橈骨）の骨密度を，低線量の X 線を使用して測定する．検査時間は約 15 分で侵襲の少ない検査であるが，放射線被曝が伴うことを説明する．検査前に X 線の撮影部位（腰椎や大腿骨周囲）に身に着けている金属類を外してもらう必要がある．測定のために患者は検査台に仰臥位をとり，腰椎の測定の場合は下肢を枕に乗せ，腰椎の前弯を補正する．大腿骨近位部の測定の場合は，下肢を内旋し補助具に固定し，大腿骨の角度を補正する．仰臥位がとれない患者は，腰椎と大腿骨近位部の測定はできないため，検査の申し込み前に確認が必要である．骨密度を測定する患者は，もともと骨密度が低く，病的骨折をしやすい，もしくは潜在的に骨折している患者が多いことを念頭に置いて，検査台への昇降，更衣，体位の調整などに対応する必要がある．

15 血液・尿生化学検査

運動器疾患で血液・尿生化学検査は，感染症・関節リウマチ・結晶誘発性関節炎（痛風，偽痛風）などの炎症性疾患，骨粗鬆症などの代謝・内分泌疾患，骨腫瘍などの腫瘍性疾患で行われる．

1 血液・尿生化学検査とは

1 炎症性疾患

かぜ症候群やウイルス感染症でも頚部痛や関節痛を生じるため，非特異的な疼痛を訴える場合，血算や CRP は診断の一助となる．

感染症と結晶誘発性関節炎（偽痛風，痛風）では，血算（白血球および好中球の増加），C 反応性タンパク（CRP），赤血球沈降速度（赤沈）の増加を認め

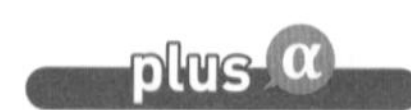

赤血球沈降速度
赤沈，血沈という略称で呼ばれることがある．

る．痛風性関節炎では血清尿酸値の増加を認める．関節リウマチでは，CRPの増加，リウマトイド因子（rheumatiod factor：RF）・抗CCP（環状シトルリン化ペプチド）抗体の陽性化，MMP-3（マトリックスメタロプロテイナーゼ-3）の増加などを認める．リウマチ性多発筋痛症では，RFは陰性であるが，CRPやMMP-3の増加を認める．血清D-ダイマーは血栓形成の指標となり，深部静脈血栓症や播種性（はしゅせい）血管内凝固症候群（disseminated intravascular coagulation syndrome：DIC）で増加する．

2 代謝・内分泌疾患

骨粗鬆症では，血清カルシウム，リン，アルカリホスファターゼ（ALP）値は正常である．骨粗鬆症の病勢の把握には，**骨代謝マーカー**を測定する．骨代謝マーカーとして，骨形成マーカー*や骨吸収マーカー*がある．

骨軟化症や副甲状腺（上皮小体）機能亢進症では，血清カルシウム，リン，ALPなどの異常値が認められる．糖尿病の存在は，周術期管理や術後感染症に影響を与えるため，血糖やHbA1c（ヘモグロビンエーワンシー）にも注意する必要がある．

3 腫瘍性疾患

悪性骨腫瘍やがんの骨転移の場合，血清ALP，LDHなどが高値となる．前立腺癌の骨転移では前立腺酸性ホスファターゼが増加する．多発性骨髄腫では，血清タンパク，免疫グロブリンが増加し，尿中にBence-Jones（ベンス ジョーンズ）タンパク*が認められる．

2 血液・尿生化学検査の看護

血液検査，尿生化学検査は，一般的な検査として運動器疾患に限らず，多くの患者が経験したことがある検査である．血液検査は採血に伴う出血，刺入部痛，麻痺などのリスクが生じ得る検査法であるが，尿検査に伴うリスクはほとんどない．実施率の高い検査という点においては，両検査とも患者の負担が少ない状態で実施可能な検査であるといえる．しかし，運動器疾患をもつ患者は，運動障害が生じている部位によって，採血時の姿勢保持や採尿が困難であったりするため，血液・尿生化学検査が必要な患者のADLを即座にアセスメントし，援助したり援助を提案する声掛けが求められる．

運動器疾患において血液検査は，痛風，悪性腫瘍，骨折などが生じている場合に異常値を示す場合がある．尿検査では多発性骨髄腫が異常値を示す疾患として代表的である．

＊用語解説

骨形成マーカー
骨芽細胞が産生する酵素や，骨が形成される際に出る早期の代謝産物を測定の対象とする．血清中のⅠ型プロコラーゲンC末端テロペプチド（P1CP），オステオカルシン，骨型アルカリホスファターゼ（BAP）などで評価を行う．

骨吸収マーカー
破骨細胞が産生する酵素である骨型酒石酸抵抗性酸性ホスファターゼ（TRACP-5b）や，骨が吸収される際に出るコラーゲン分解産物のⅠ型コラーゲン架橋N-テロペプチド（NTX）などを測定の対象とする．

Bence-Jonesタンパク
多発性骨髄腫など，免疫グロブリン産生系細胞の腫瘍性増殖を示す疾患の尿中にしばしば認められるMタンパクである．

16 関節液検査

1 関節液検査とは

健常人の関節液量は数ミリリットル（mL）であるが，病的な状態（**滑膜炎**）になると関節液が増加する．健常な関節液は黄色透明で，曳糸性（えいしせい）がある．変形性関節症では関節液が増加するが，黄色透明である．感染性関節炎や関節リウマチなどの炎症性疾患では，関節液は混濁して曳糸性が減少する（図3-20）．混濁する理由は，関節液内の白血球が増加するためである．混濁の程度は，関節リウマチ，結晶誘発性関節炎，化膿性関節炎の順に強くなる．結晶誘発性関節炎では，検鏡で結晶の存在を確認でき，診断に重要な所見となる．偽痛風ではピロリン酸カルシウム結晶で棍棒状，痛痛では尿酸血症で針状である．前十字靱帯断裂や半月板断裂では，血性となる．血性関節液に脂肪滴を認めた場合には，骨折の存在を考える．まれな疾患であるが，血友病性関節炎では血性，色素性絨毛（じゅうもう）結節性滑膜炎では，褐色調を呈する．

1 検査の方法

関節液採取のためには，関節穿刺を行う．穿刺部位の消毒にはヒビテンアルコールなどを用い，無菌的に穿刺を行う．静脈注射などで行うアルコール綿消毒では不十分である．

関節穿刺の後，変形性関節症や関節リウマチでは，リドカイン，副腎皮質ステロイド薬，ヒアルロン酸製剤などを関節内に注入することがある．

2 関節液検査の看護

関節液検査は肩，肘，膝，大腿骨近位部などの関節部位に，局所麻酔後に針を穿刺し，関節液を採取して色，性状，色調を観察する検査手法である．変形性膝関節症や偽痛風，関節リウマチなどの鑑別のために行う．検査中は安全かつ清潔に検査が実施できるよう，検査の進度を見ながら検査手技の補助など必要に応じた看護を行う．検査後は刺入部痛，麻痺，出血が生じる可能性があり，検査中・検査後を通じて異変の有無を頻繁に観察する必要がある．

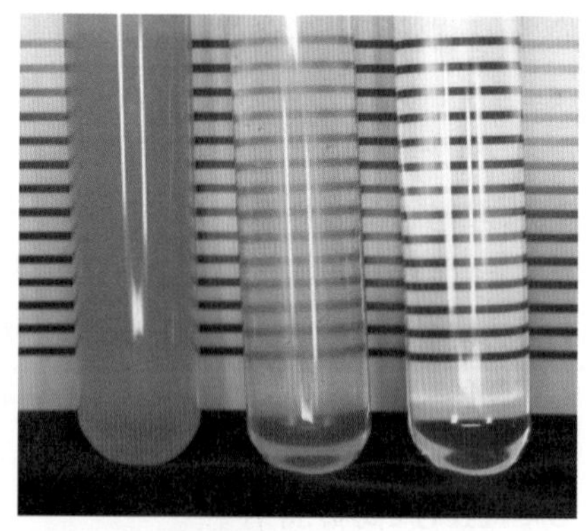

図 3-20 関節液

左：関節リウマチ，中央：変形性関節症，右：水道水．

17 髄液検査

1 髄液検査とは

脳脊髄液（cerebrospinal fluid：**CSF**）は脳室内の脈絡叢（みゃくらくそう）で産生され，側脳室，第三脳室，中脳水道，第四脳室，ルシュカ孔，マジャンディー孔の順でくも膜下腔に出て，脳表を上行し，円蓋部のくも膜顆粒（まくかりゅう）から吸収される．

CSFは，脳の保護，中枢神経系の代謝物の除去，頭蓋内圧の調整機能を担っている．CSFの産生量は約500mL/日で，その総量は約150～200mLであり，一日に3回程度入れ替わっていることになる．

CSF検査の適応としては，神経系の感染症，くも膜下出血，多発性硬化症などの中枢神経系脱髄疾患，ギラン・バレー症候群*などの末梢神経系の脱髄疾患，原因不明の意識障害，脳症などが挙げられる．特に整形外科領域では歩行障害，しびれなどを生じるギラン・バレー症候群や，HTLV-1関連脊髄症（HAM）*などで受診することがあり，髄液検査についても理解が必要である．

1 検査の方法

CSF検査は通常，**腰椎穿刺**にてCSF採取を行う．検査の前にまず，被検者に検査の必要性を説明し同意を得る．**頭蓋内圧亢進**がある場合には**脳ヘルニア**を起こす可能性があり，禁忌となるため，頭部CT検査などを事前に行い，脳腫瘍，脳出血などの頭蓋内圧を上昇させる疾患を否定する必要がある．CT検査などができない場合には，眼底鏡を用いてうっ血乳頭がないことを確認しなければならない．

穿刺部に褥瘡などの感染源になり得る皮膚所見がある場合は，そのまま穿刺して髄腔に針を挿入すると感染を広げる可能性があるため，禁忌となる．血小板減少などの出血傾向がある場合も，検査を施行するか否かは慎重にならなければならない．

CSF採取に際しては，被検者に側臥位をとらせ，両膝を両腕で抱え込むようにし，顎を前屈させ，背部が丸くなるような姿勢をとらせる（図3-21）．この姿勢によって腰椎の棘突起（きょくとっき）が開き，穿刺がしやすくなる．この際，背部が伸展すると穿刺針が挿入できず，変形や破損などが起こることもあるため，介助者による姿勢保持が特に重要である．

穿刺部位は両側腸骨稜（ちょうこつりょう）の最上端を結んだ線（**Jacoby線**（ヤコビー））上でL4/5の棘突起にあたり，その間を穿刺する．穿刺針は垂直に挿入しないと正確に穿刺できないため，介助者は被検者の姿勢を保持しなければならない．

髄液の性状を表3-9に示す．

＊用語解説

ギラン・バレー症候群
ウイルスや細菌感染で引き起こされる自己免疫性末梢神経炎．主症状は，四肢の筋力低下と深部反射の低下・消失．初発症状として下肢の筋力低下が多く，その後，体幹部に向かい，左右対称性に筋力低下や麻痺が上行し，異常感覚や神経因性疼痛を伴うこともある．症状は2週間前後でピークに達し，以後回復傾向を示す．眼球運動障害，顔面神経麻痺，嚥下・構音障害などの脳神経障害や呼吸筋麻痺，自律神経障害を呈する例もある．

HTLV-1関連脊髄症（HAM）
免疫性神経疾患の一つで，慢性進行性の痙性脊髄麻痺．両下肢の痙性麻痺，抗HTLV-1抗体が血清および髄液で陽性であり，ほかの脊髄疾患を除外できる場合に，HAMと診断される．

plus α

クエッケンシュテット試験（Queckenstedt test）
頸静脈を両側同時に圧迫すると，正常では10秒以内に髄圧が100mmH₂O以上上がり，圧迫をやめたときには速やかに元の圧に戻る．脊髄腫瘍，変形脊椎症などで頭蓋内の静脈とくも膜下腔，および脊柱管内のくも膜下腔に交通障害がある場合は，圧の上昇や下降が緩徐になる（クエッケンシュテット徴候陽性）．

日光微塵
採取したCSFが入った試験管を軽く振りながら日光や蛍光灯などの光に投射すると，CSF内に塵のような細かい浮遊物が観察されることがある．これを日光微塵（にっこうびじん）と呼び，細胞数の増多を意味する．

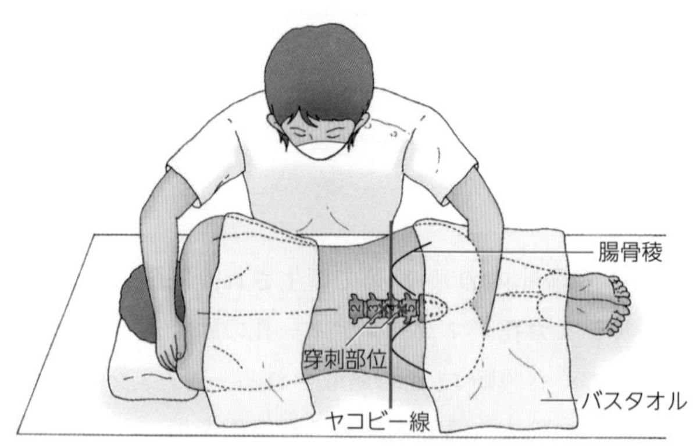

図 3-21 ■腰椎穿刺の体位と穿刺部位

表 3-9 ■髄液の性状

	正常値	異常を来す状態
髄液圧	75～150mmH_2O	高値：炎症，出血・梗塞・腫瘍などによる圧迫
		低値：低髄圧症候群，脱水など
外観	水様，透明	赤（血性）：急性期脳出血，くも膜下出血
		黄色（キサントクロミー）：亜急性期脳出血，くも膜下出血，高ビリルビン血症，タンパク濃度上昇時
		膿性：化膿性髄膜炎
		軽度混濁（日光微塵）：結核性，真菌性，ウイルス性髄膜炎など
細胞数	5 個 /mm^3 以下	感染症，腫瘍などで上昇
タンパク	15～45/mg/dL	上昇：感染，炎症，悪性腫瘍，脳血管障害，くも膜下腔の閉塞，脱髄疾患，ギラン・バレー症候群など
糖	50～90mg/dL（血糖値の 1/2～2/3）	低下：細菌性髄膜炎，結核性髄膜炎，真菌性髄膜炎
		ウイルス性髄膜炎では低下しない

Column

髄液検査後の安静時間は？

以前は髄液の漏出による頭痛を防ぐ目的で，穿刺後２～３時間は頭を低くしてベッド上安静とするのが一般的であったが，最近では安静時間と穿刺後頭痛との関連性はないという報告もあり，一定の見解を得ていない．筆者らの施設では，検査後１時間以内に安静を解除するようにしている．

2 髄液検査の看護

髄液検査は膝を丸める形で側臥位になり，腰部（穿刺部）を露出した形で局所麻酔後に無菌的にくも膜下腔に針を穿刺し，採取した脳脊髄液の色調や成分を検査する．検査が安全に実施されるよう被検者の姿勢保持や検査手技の補助などの必要な看護を行うほか，検査中・検査後は穿刺による出血や麻痺のリスク，さらに穿刺部の圧迫が不十分の場合，脳脊髄液の漏れから頭痛や吐き気が生じる場合があるため，患者の訴えや変化を詳細に観察する必要がある．

局所麻酔で実施するため，穿刺中に疼痛が生じる可能性は低いが，患者の背部で検査が行われるため，患者は自身に実施されている検査の経過がわからない．そのため看護師は，適宜適切に声掛けを行い（例：「いま，髄液を採取するために針が刺入されました」「髄液の採取は終わり，圧迫しているところです」など），患者の不安を最小限に抑えるように関わる必要がある．

18 生検術

1 生検術とは

病理学的診断をつけるため，生体組織の一部を採取することを**生検**（**術**）という．整形外科で生検が行われる対象疾患は骨軟部腫瘍，炎症・代謝性疾患，代謝性および先天性ミオパチー，筋炎，感染症などである．**針生検**，**切開生検**（**開放生検**），**切除生検**（**摘出生検**）の三つの方法がある．

1 針生検

太さ数ミリメートルの生検針を用いる．簡便で侵襲が小さく，外来で局所麻酔下にて可能なことが多い．目的とする組織が深部にある場合や重要な神経血管が近接しているときは，超音波やCTガイド下に行うこともある．欠点として，採取する組織量が少ないため，病理診断ができないことがある．

2 切開生検

皮膚を切開して直視下に組織の一部を採取する．切開生検は診断に十分量の組織を採取することが可能であるが，やや侵襲的な検査であり，局所麻酔ではできないことがある．

3 切除生検

小さな腫瘍などに対し，診断と治療を兼ねて組織全体を切除する．腫瘍を切除生検する場合は，大きさが針生検・切開生検を行うには小さすぎること，皮下にあること，重要な神経血管などとは離れていることが原則である．

どの方法で行うかは，生検の目的や合併症を考慮し，選択する．

4 検査の方法

いずれも清潔操作で行う．針生検には専用の機器を用いる．悪性腫瘍が疑われ生検を行う場合は，腫瘍細胞を播種（はしゅ）させないように細心の注意を払う．生検の進入経路は腫瘍汚染されると考えられ，後の悪性腫瘍切除の際に合併切除が必要となるため，切除範囲を想定して生検の進入経路を決める必要がある．採取した組織は挫滅（ざめつ）しないように丁寧に扱い，検査に提出する．

2 生検術の看護

検査は侵襲を伴うため，検査前に目的，方法，合併症，検査後の注意点などの十分な説明を行い，基本的には同意書を必要とする．生検時は確実に安全に検体の採取が行えるように，物品を準備し，クッションなどを使用して患者が安定するように体位を整える．看護師は，患者の傍に付き添い，進行状況を伝え，痛みを伴う場合などは，患者の表情に注意しながら深呼吸を促してリラックスさせ，生検がスムーズに進むように介助を行う．

採取された組織は，速やかに専用の容器へ保存する．容器に検体を入れる際は，ラベルの患者情報と確実に照合して検体の取り違えのないように行い，複数人で確認する．

検査終了後は，止血を十分に行う．生検部の痛みの増強，神経損傷によるしびれ，創部の感染徴候の観察，外来の場合は傷の処置の仕方や入浴方法について指導し，抗菌薬が処方された場合は，内服の説明などを行う．

引用・参考文献

1）中野渡善哉ほか．人工股関節置換術後の機能的脚長差が健康関連 QOL に及ぼす影響：パス解析を用いた障害構造モデルの検討．理学療法学．2016，43（1），p.30-37.

2）森陵ほか．整形外科術後の浮腫・腫脹に対する複合的理学療法の有用性：フェルディー式リンパドレナージ手法を中心に介入．順天堂スポーツ健康科学研究．2011，3（1），p.42-47.

3）厚生労働省．第 7 部リハビリテーション<通則>．https://www.mhlw.go.jp/topics/2008/03/dl/tp0305-1d_0014.pdf,（参照 2024-05-02）.

4）有村達之ほか．疼痛生活障害評価尺度の開発．行動療法研究．1997，23，p.7-15.

5）廣瀬源二郎．Barré 試験と Mingazzini 試験：Mingazzini 原著の重要性．臨床神経学．2015，55（7），p.455-457.

6）公益財団法人日本医療機能評価機構医療事故防止事業部．医療事故情報収集等事業第 30 回報告書（平成 24 年 4 月～6 月）．https://www.med-safe.jp/pdf/report_30.pdf,（参照 2024-05-02）.

4 運動器疾患の主な治療・処置と看護

1 安　静

1 安静とは

安静とは，疾病の回復または全身状態の回復を目的に，日常生活を一時的に制限することである．安静には，全身の安静を要する場合と局所安静がある．全身の安静が必要な疾患として，脊髄損傷や化膿性関節炎，蜂窩織炎（ほうかしきえん）などがある．局所安静は，捻挫（ねんざ）や骨折など損傷部位の回復を促す目的で行われるため，損傷部位以外の活動制限はない．

運動器疾患で最も多い安静は，外傷時の**RICE（ライス）処置**といわれる応急処置である．表4-1 に示すように，それぞれの頭文字をとってこう呼ばれる．しかし近年では，安静では十分に損傷組織を保護できないことから，シーネや装具で保護する「Protection」を加え**PRICE**と呼び，再受傷や悪化防止に努める．PRICEと類似し，「Stabilization（固定）」を加えた**RICES**もある．さらに，必要以上の安静による弊害を防ぎ，適切な組織修復を目指す目的で「Rest」を適切な負荷「Optimal Loading」に変えて**POLICE**とし，早期回復を目指すアスリートなどに用いられる．安静期間中は，日常生活が制限されるため，安静による苦痛緩和や日常生活援助などの支援が必要となる．

表 4-1 ■ RICE 処置

Rest（安静）	患部を動かさない
Ice（冷却）	1 回 20 分程度．皮膚や爪の色を観察し凍傷を防ぐ．1 ～ 3 日が目安
Compression（圧迫）	できればパッドやスポンジなどを患部に用いて神経麻痺に注意して実施する
Elevation（挙上）	患部全体を支えるように挙上する

2 薬物療法

1 薬物療法とは

1 経口薬

■ 消炎鎮痛薬

▸ 非オピオイド鎮痛薬

●NSAIDs（nonsteroidal anti-inflammatory drugs，非ステロイド性抗炎症薬）：

抗炎症作用，**鎮痛作用**，**解熱作用**があり，運動器疾患の治療で頻用される薬剤である．長期投与では副作用のリスクが高くなるため，安易な内服の継続はすべきでない．妊娠中は禁忌で，共通の副作用として，過敏症，けいれん（特に抗菌薬との併用時）がある．

●アセトアミノフェン：**解熱**，**鎮痛**目的に用いられる．大脳皮質と視床に作用し，疼痛閾値の上昇による鎮痛作用を，視床下部に作用して解熱作用を発揮する．大量投与による肝障害には注意が必要だが，比較的安全性の高い薬剤である．

▶ オピオイド鎮痛薬

鎮痛作用などに関与するオピオイド受容体に作用することで，強い鎮痛作用を現す．中枢神経や末梢神経にあるオピオイド受容体は，鎮痛作用など多くの作用に関わる．

消化器症状（悪心・嘔吐，食欲不振，便秘），精神神経系症状（眠気，めまい，頭痛），呼吸抑制（非常にまれだが，呼吸異常）などの副作用が現れる場合がある．

トラマドールは弱オピオイドに分類され，適切に使用すれば薬物乱用や依存症の発現頻度は低く，安全性が高いとされる薬剤である．

▶ 抗てんかん薬

慢性疼痛に対する基本的な鎮痛薬はNSAIDsとアセトアミノフェンであるが，効果不十分な場合は弱オピオイド鎮痛薬や鎮痛補助薬（抗てんかん薬，抗うつ薬）を併用する．プレガバリンは神経障害性疼痛や線維筋痛症に使用される抗てんかん薬である．

▶ 抗不安薬

エチゾラムはベンゾジアゼピン受容体に作用し，不安や緊張を和らげるため，**心因性疼痛**に対し使用される．また，**筋肉の緊張をとる**作用がある．通常，神経症，うつ病，心身症（高血圧症，胃・十二指腸潰瘍）における不安・緊張・抑うつ・睡眠障害の改善，頸椎症，腰痛症，筋収縮性頭痛における筋肉のこわばりなどの改善に用いられる．

▶ 中枢性筋弛緩薬

バクロフェンは，GABAB受容体の作動薬であり，**三叉**（さんさ）**神経痛**，**筋痙縮**（けいしゅく），**筋痙性疼痛**などに使用される．

エペリゾンは，脊髄レベルにおける鎮痛作用を有し，**骨格筋弛緩作用**を発揮する．また，中脳毛様体および後部視床下部を介する脳波覚醒反応を抑制する作用や，皮膚・筋や脳への血流量を増大させる作用もある．

抗菌薬

感染症や周術期の**手術部位感染**（surgical site infection：**SSI**）*の予防に使用される．感染症と診断して投与する場合の抗菌薬選択の原則は，各種検査において起炎菌を同定し，薬剤感受性を確認した後に行う．起炎菌を同定しない

*用語解説

手術部位感染（SSI）
手術に直接関連して発生する術野の感染．深さによって表層・深部切開部のSSI，臓器・体腔のSSIに分けられる．消化器官での発生率が高く，解剖学的な手術部位，手術の侵襲度などによる．

ままでの経験的な薬剤選択は感染を長期化させ，新たな感受性を持つ菌の蔓延を招くため，極力すべきではない．SSIの予防には，**第一世代**および**第二世代セフェム系薬**と**ペニシリン系薬**が推奨されている．清潔手術の場合，術直前投与が重要であり，術後は48時間以内に投与を終了すべきである．

整形外科領域での起炎菌は，グラム陽性球菌（黄色ブドウ球菌，表皮ブドウ球菌）が多いが，免疫機能が低下している場合，グラム陰性桿菌が起炎菌となることや，複数の菌種が感染する混合感染があるので注意を要する．**メチシリン耐性黄色ブドウ球菌**（MRSA）感染症は難治性感染症として重要であり，適切な抗MRSA薬の選択と投与タイミングが必要である．MRSAに対し多くの薬剤が使用可能となったが，全身状態や組織移行性などを十分に考慮した複数の薬剤による治療を選択する機会が増えてきている．

骨粗鬆症治療薬

年齢や骨折リスクに応じて使用する．薬剤はその作用機序から下記のように分類される．

▶ 骨吸収抑制剤

骨折予防効果のエビデンスのある骨吸収抑制剤として，ビスホスホネート（BP）製剤，選択的エストロゲン受容体モジュレーター，抗RANKLモノクローナル抗体製剤が使用されることが多い．

▶ 骨形成促進剤

骨形成促進剤として，副甲状腺ホルモン薬と抗スクレロスチンモノクローナル抗体製剤が使用される．

▶ 副作用

まれではあるが，ビスホスホネート製剤の長期投与による顎骨壊死や非定型骨折などの重篤な症例の報告があるため，注意する．

2 注射・注入薬

鎮痛薬

▶ トリガーポイント注射

トリガーポイント（痛みを強く感じる部分）に局所麻酔薬を注入し，局所の痛みを遮断することで一時的な除痛を期待する．

▶ 神経ブロック

末梢神経の周囲に局所麻酔薬を注入して，末梢神経を一過性に麻痺させることで，鎮痛を行う治療で，副腎皮質ステロイド薬の併用によって同部の炎症に対する消炎効果も期待できる．超音波使用下で実施することで確実性は増す．手根管症候群など絞扼性神経障害の場合，治療効果だけでなく診断的意義もあり，日常臨床上有用な手技である．

▶ 腱鞘内注射

上腕二頭筋長頭腱や手指屈筋腱などで実施されることが多く，疼痛寛解に即効性を示すだけでなく，懸濁ステロイドの使用によって効果持続時間も長く，治療効果が高い．超音波使用によって，確実に腱鞘（けんしょう）内に注入することが治療効果を上げる．ただし，副腎皮質ステロイド薬の頻回投与による組織毒性があり，腱断裂のリスクが高くなる．

▶ **関節内注射**

高齢者に多い結晶沈着性関節炎など，強い滑膜炎を呈する関節炎の場合，局所麻酔薬と副腎皮質ステロイド薬を注入することで，速やかに鎮痛効果が得られることが多い．ただし感染との鑑別が重要であり，経験的な見識を根拠としたステロイド関節内注射を行うべきではない．また，鎮痛目的での関節内ステロイド注射の頻回投与は，軟骨破壊や骨壊死のリスクがあるため，回避すべきである．

関節機能改善薬

ヒアルロン酸は，変形性関節症や関節リウマチなどの疾患に適応され，軟骨保護，抗炎症，関節内神経保護の目的で使用される．

3 経皮用剤

整形外科領域で処方される経皮用剤（外用薬）の適応は，主に腰痛症，脊椎症，筋・筋膜炎，関節リウマチ，関節症，関節周囲炎，腱鞘炎，外傷後の腫脹（しゅちょう）・疼痛などが挙げられる．塗布剤や貼付剤にかかわらず，含有される成分は，消炎鎮痛を目的とし，インドメタシン，ケトプロフェン，ジクロフェナク，フェルビナク，フルルビプロフェン，ロキソプロフェンなどがある．打撲や外傷後の血腫の改善，ケロイド瘢痕（はんこん）や拘縮による疼痛改善を目的として，ヘパリン類似物質を含んだ塗布剤が使用される．

2 薬物療法の看護

運動器疾患における薬物療法は，鎮痛，抗炎症，抗菌以外にも，骨粗鬆症（こつそしょうしょう）の予防や治療などがある．用法も経口摂取，静脈注射，関節内注射，坐薬，経皮用剤〔外用薬（湿布，スプレー，軟膏，クリーム）〕など多岐にわたる．いずれの場合も，薬の効果と副作用，サプリメントを含む薬剤の飲み合わせを医師・薬剤師と共に確認し，個人の自己管理能力，症状の変化などを観察して，最小限の薬剤に抑えた効果的な使用が重要である．

1 消炎鎮痛薬

アセトアミノフェンは中枢性に作用し，解熱・鎮痛効果があり，比較的安全性が高く高齢者などにも用いられる．しかし，腎臓または肝機能が低下している場合は，慎重投与が求められる．術後の急性疼痛や腫脹の軽減などにはNSAIDsを用いる．神経障害性疼痛には効果がないが，消化器症状や腎障害が気になる場合はCOX-2阻害薬（Coxibs）を用いるなどの使い分けも可能である．

関節リウマチなどの強い疼痛には，副腎皮質ステロイド薬が用いられ，内服薬以外にも静脈注射や関節内注射などがある．副作用として易感染や，長期使用による骨粗鬆症のリスクがある．

また，疼痛緩和の目的で神経をブロックし，痛みの伝わり方を遮断する**ブロック療法**がある．ブロックの部位や使用薬剤によって効果の持続期間は異なる．ブロック療法後は，30分程度は血圧や症状の変化などを観察する．関節などに直接針を刺すため，感染予防として治療当日の入浴は控えるように指導する．

近年では，患者が自身の疼痛に合わせて鎮痛薬を管理するPCA〔patient controlled analgesia，**患者管理鎮痛法（患者管理無痛法）／患者自己調節鎮痛法**〕がある．PCAは，患者が痛みを感じる最大の濃度と鎮痛効果が得られる最小濃度がほとんど変わらないことから，それを利用したものである．静脈または皮下あるいは硬膜外注射などがあり，過剰摂取を防止するロックアウトタイムも設けられている．

心因性の疼痛に対し，抗不安薬を用いることがある．しかし，疼痛は**トータルペイン（全人的な痛み）**という考え方もあり，身体的な痛みのみならず社会的・精神的ストレス，環境，性格など個人差が大きく，疼痛の訴えと感情や情動にも目を向けてアセスメントする必要がある．鎮痛効果は，VASやフェイススケール（➡ p.43 図3-1，図3-3参照）などを用いて疼痛を見える化すると，変化を共有しやすい．

外用薬は，安全性は高いがまれに依存性が増すことや，接触皮膚炎を起こす場合があるため，使用状況とその部位の観察が必要である．

2 抗菌薬

患者の免疫力が低下していると**日和見感染**（ひよりみ）*を起こしやすいため，全身状態を良好に保つように栄養評価も行う．さらに感染予防のため，病床の環境整備と清潔操作が重要である．それには患者の協力も不可欠であるため，患者教育も併せて行う．特に整形外科手術では人工物を使うこともあるため，創感染だけでなく骨髄炎のリスクも考える必要がある．一度感染すると完治までに時間を要し，創治癒遅延や筋力低下などの原因になるので注意が必要である．

3 骨粗鬆症治療薬

閉経前後の女性には，骨粗鬆症予防などで**ホルモン補充療法**（hormone replacement therapy：**HRT**）*が行われることがある．副作用として，子宮癌や乳癌のリスクがあるため，定期健診の必要性についても説明する．骨粗鬆症については，ビスホスホネート製剤などさまざまなものがあり，経口摂取，注射，点滴など投与経路も頻度も異なる．そのため，患者の生活スタイルあるいは心身機能に合った方法を勧める．副作用では顎骨壊死などもあるため，歯科治療の際には申告が必要であることも伝える．

*用語解説

日和見感染
健康なときには体内に常在していても病原性の弱い細菌・真菌などが，免疫機能が低下したときに病原性を発揮すること．後天性免疫不全症候群の患者やがん末期患者に発症しやすく，予後が悪い．

ホルモン補充療法（HRT）
閉経後や卵巣機能欠落に伴う低エストロゲン状態に起因する病態に対し，経口や貼付でエストロゲンなどのホルモンを投与することで補い，予防・治療する方法．エストロゲン単独長期投与による子宮内膜癌などの発症リスクを防ぐために，原則としてプロゲステロンを併用する．更年期障害の治療だけでなく，骨粗鬆症，脂質異常症（高脂血症），アルツハイマー病の予防や治療効果も報告されている．

3 装具療法

1 装具療法とは

装具（orthosis）は，「四肢・体幹の機能障害の軽減を目的として体表に装着して，機能を補助する器具」と定義される[1)]．装具を治療やリハビリテーション，日常生活のために用いることを装具療法という．装具の目的は，①固定，②体重の支持，③機能の補助や代用，④変形の予防や矯正，⑤免荷，⑥保護であり（表4-2），目的に応じて使用され，適応となる疾患や障害もさまざまである．

運動器疾患では，胸腰椎椎体骨折の固定に体幹装具が処方されたり，足関節骨折により骨折部の免荷が必要な症例に対して下肢装具が処方されることがある．胸腰椎椎体骨折患者が体幹装具を使用し，骨折部の固定が得られると，痛みの軽減が期待でき，さらには座位，立位，歩行が可能となることで，ADL（activities of daily living）の改善を促進できる．

また，足関節骨折患者が下肢装具を使用することで，免荷での歩行が可能となる．安静による廃用症候群を予防するためには早期離床が重要となり，装具を活用することで局所の安静を保ちながら，早期離床が可能となる場合が多くある．

1 装具の種類と特徴

装具は，制度，使用目的，装着部位などによって名称が異なる．制度によって分類する場合には，治療用装具，更生用装具に分けられ，使用目的では固定保持用装具，免荷装具，矯正用装具などに分けられる．装着部位によって装具を分類する場合には，上肢装具，下肢装具，体幹装具に大別される．

上肢装具

上肢装具とは，機能を失った筋または機動力の代用，弱い筋または関節の補助，固定・保持および矯正，牽引を目的として上肢に用いる装具である．上肢装具は，対応する関節部位や補助する運動方向，目的によって多くの種類が存

表 4-2 装具の目的

固定	関節や骨折部位を固定することで，疼痛の抑制や治癒の促進を図る
体重の支持	立位や歩行において，関節の動きを補助し，体重を支える
機能の補助，代用	弱化や麻痺した筋の補助的な働きや代用をする．例えば，下垂足に対して足関節を背屈することで，歩行しやすくする
変形の予防，矯正	関節や脊柱の変形予防，拘縮の矯正などを行う
免荷	疼痛部位や骨折部位を免荷することで，疼痛抑制や歩行を可能にする
保護	転倒により外傷や骨折が起こらないように保護する

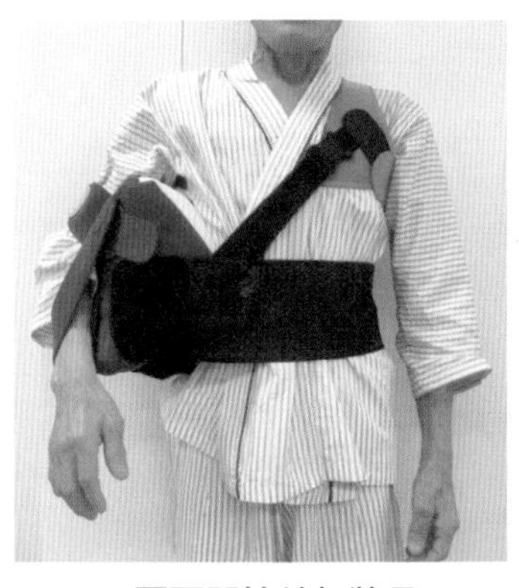

図 4-1 肩関節外転装具

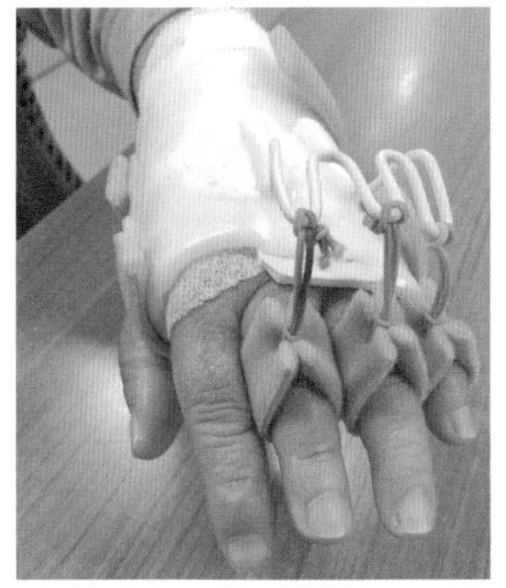

図 4-2 中手指節関節伸展補助装具の一例

在する．図4-1 は肩関節外転装具といい，肩関節の外転位保持を目的としており，腱板断裂の術後に用いることが多い．図4-2 は，関節リウマチ患者の手指伸筋腱断裂に対する腱移行術後に用いる中手指節（MP）の関節伸展補助装具の一例である．

下肢装具

下肢装具とは，立位保持（関節固定），拘縮・変形の予防および矯正，不随意運動の抑制，体重の支持および免荷を目的として下肢に用いる装具をいう．下肢装具は，対応する関節部位や目的によってさまざまな種類がある．主として用いられる材料によって強度が異なり，継手*によって運動制御が可能な**金属製下肢装具**と，軽量で外見に優れる**プラスチック製下肢装具**に分けられる．図4-3 は PTB 免荷装具といい，膝蓋靭帯などで荷重を行うことで，下腿や足部の免荷を行う．足関節骨折などが適応となる．

体幹装具

体幹装具とは，障害部位の固定または保持，体幹の変形の防止・矯正，不随意運動の抑制を目的として，体幹に用いる装具をいう．体幹装具は，対応する脊椎部位によって頚椎装具，胸腰仙椎装具，腰仙椎装具，仙腸装具などに分けられる．頚椎装具の代表的なものには頚椎カラー（図4-4）があり，頚椎の前屈を制限し，頭部の重量を支え，頚椎を保護する．胸腰仙椎装具，腰仙椎装具は硬性，半硬性，軟性に大別され，胸腰椎の動きを制限する（図4-5）．脊椎椎体骨折や腰椎疾患の術後に用いられることが多い．

2 義肢

義肢とは，先天的に，または切断により四肢の一部を欠損した場合に，元の手足の形態または機能を復元するために装着する人工の手足のことで，上肢の切断後に用いる義肢を**義手**，下肢の切断後に用いる義肢を**義足**という．また，義手・義足ともに，切断部によって名称が異なる．図4-6 は大腿義足といい，大腿切断や膝関節離断後に用いられる．

用語解説

継手
ヒトの関節に相当する部分．目的に応じて関節の動きをコントロールする役割と支柱を連結する役割がある．

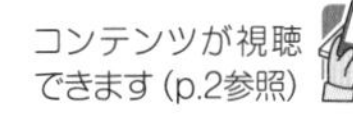

コンテンツが視聴できます（p.2参照）

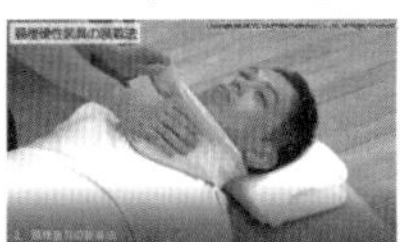

●頚椎硬性装具の装着法〈動画〉

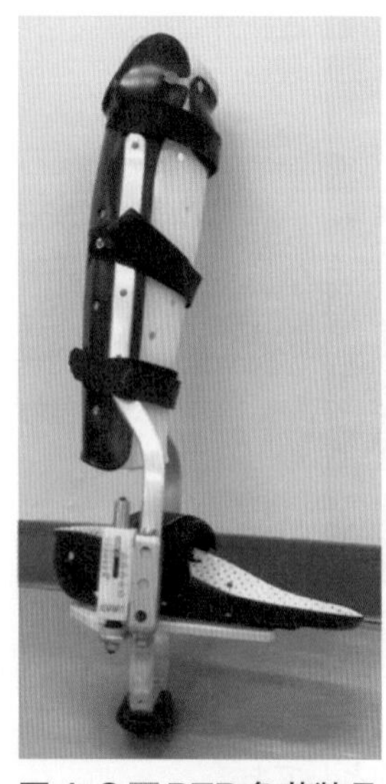

図4-3 ■PTB免荷装具

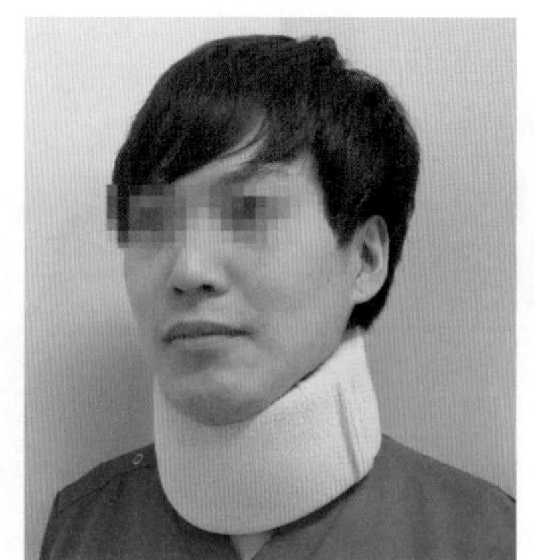

図 4-4 ■頸椎カラー

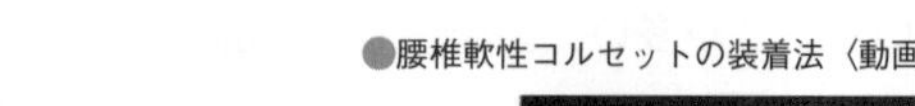

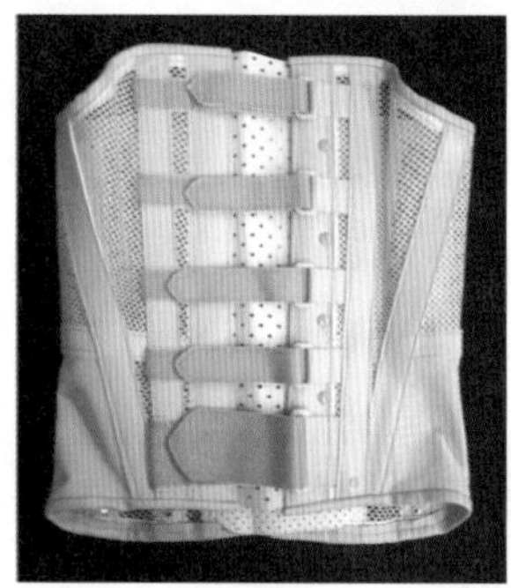

軟性

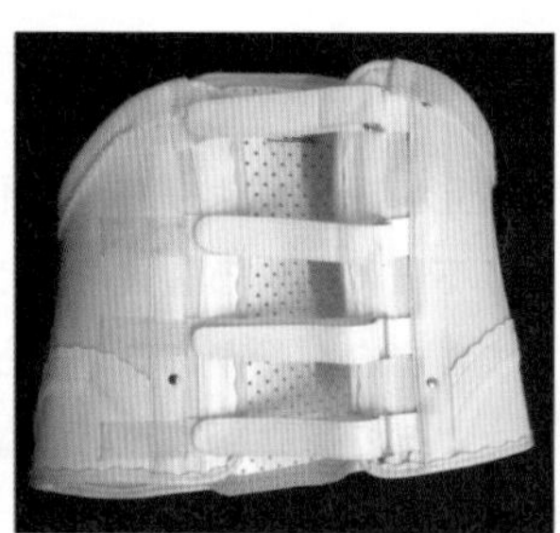

半硬性

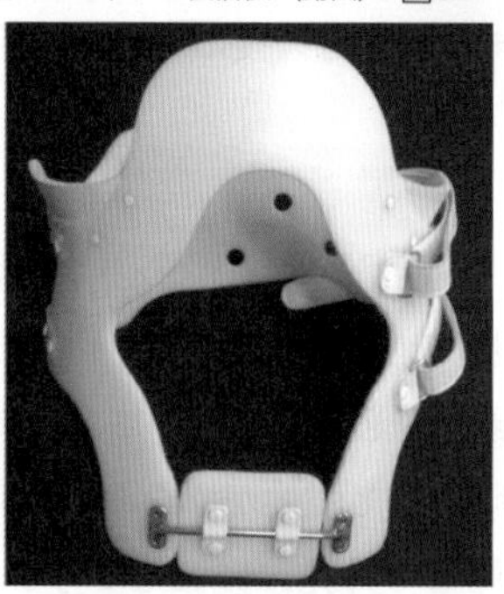

硬性（ジュエット型）

図 4-5 ■コルセットの種類

3 治療・処置の方法

装具療法の適応となる疾患はさまざまであり，装具を処方する際はその目的を明確化し，患者にどのような利益が期待できるかを検討する必要がある．そして，装具の処方から完成，その後のフォローアップには**多職種での関わり**が重要となる．

装具の適応を決定し，処方するのは医師の役割であり，年齢，性別，体型，障害の程度，認知機能，経済状況など多くの因子を考慮する必要がある．装具療法の方針が決まれば，義肢装具士*が採型を行い，装具の製作に移る（図4-7）．装具完成後は速やかに，理学療法士や作業療法士による装具を使用したリハビリテーションが開始となる．そして，装具使用による効果や問題点などを評価し，医師や義肢装具士へ適宜報告する．

看護師は，病棟生活における装具の着脱の可否や管理能力，コンプライアンスを評価する．自己による装具の着脱が困難な場合は，着脱訓練を行うことで

＊用語解説

義肢装具士
prosthetist and orthotist（PO）．義肢および装具の製作技術者．1987 年に成立した「義肢装具士法」に基づく国家資格である．

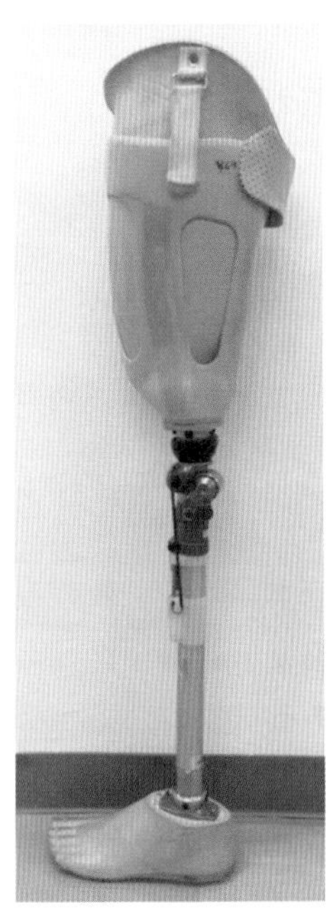

図 4-6 ■大腿義足

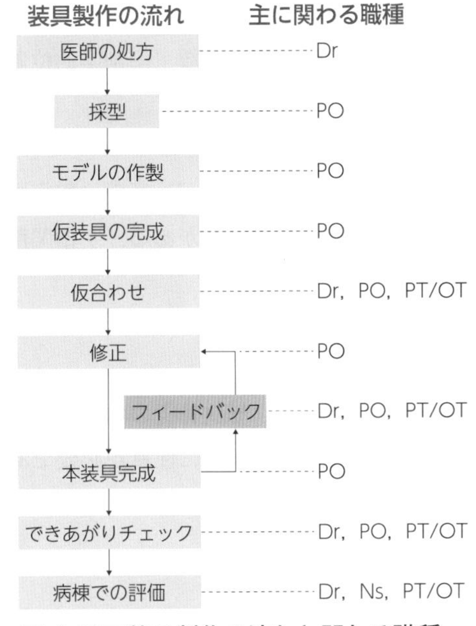

図 4-7 ■装具製作の流れと関わる職種

Dr：医師，PO：義肢装具士，PT：理学療法士，OT：作業療法士，Ns：看護師.

自立を目指す．加えて，装具の圧迫による医療関連機器圧迫創傷*（medical device related pressure ulcer：MDRPU）に注意する必要があり，皮膚の観察を徹底することが重要となる．

用語解説

医療関連機器圧迫創傷
酸素マスクやギプス・シーネなどの医療機器によって，皮膚が圧迫されて起こる創傷のこと．適切なサイズの選択や装着，皮膚の観察・スキンケアなどによって，予防・管理に努めることが大切である．

4 矯正法・整復法

1 矯正法・整復法とは

1 徒手矯正

関節の拘縮や変形に対して用いられる手技である．無理のない他動運動によって関節可動域を拡大させたり，変形を矯正する手技のことを指す．**マニプレーション**ともいわれる．疼痛の軽減や機能回復の効果が得られる．

適応

骨折，手術後の関節拘縮，肩関節周囲炎による肩の拘縮，先天性内反足，先天性内反手など．

注意点

粗暴に行うと，骨折，筋・腱断裂，神経・血管損傷を生じることがあるため，愛護的に行う．

2 徒手整復

骨折・脱臼などを非観血的・用手的に元の形・位置（解剖学的位置）に整えることである．

(外傷性）脱臼

ほとんどの脱臼は徒手整復が可能である．できるだけ早期に整復する．整復前に必ず神経・血管損傷がないことを確認する必要がある．手指関節脱臼，肩関節脱臼，肘関節脱臼，股関節脱臼の頻度が高い．

小児の肘内障（ちゅうないしょう）に対しても行う．

骨折

徒手整復できる骨折とできない骨折がある．転位骨折の場合，近傍を走行する神経・血管を考え，整復操作で損傷させないように注意が必要である．整復できない場合には，軟部組織や骨片が整復阻害因子となっている可能性があるので，観血的整復を行うべきである．

注意点

粗暴に行うと骨折，筋・腱断裂，神経・血管損傷を生じることがある．

3 治療・処置の実際

徒手矯正

▶ 肩関節周囲炎による拘縮

時間をかけながら力を加えることによって癒着を剥離し，組織を伸張させつつ，可動域を拡大させる．

▶ 先天性内反足

後足部内反，尖足（せんそく），凹足（おうそく），前足部内転が組み合わさった先天性の変形である．診断がつき次第，段階的に徒手矯正を開始する．治療の要点は①徒手矯正とギプス包帯による矯正位の保持，②尖足矯正とアキレス腱皮下切腱，③矯正終了後の装具治療である．

実際の矯正手技は，前足部を回外しながら凹足を矯正し，その後徐々に距骨頭を支点としながら，足部全体を外転して後足部内反と前足部内転を矯正する．徒手矯正とギプス固定の操作を繰り返すことで組織を伸展し，良好な治療成績が得られる．最後に，尖足矯正のためのアキレス腱切腱術を行う（図4-8）．

徒手整復

患部の脱力が重要なため，疼痛の軽減・筋弛緩目的で局所麻酔，神経ブロック，全身麻酔下のいずれかで行うことが大切である．二次損傷を防ぐため，X線透視下に確認しながら実施する．

▶ 手順

①骨の長軸方向に牽引を加える．

②骨折が発生したメカニズムと逆の作用機序を働かせる．

③末梢骨片を中枢骨片に適応させ，アライメントを整える．

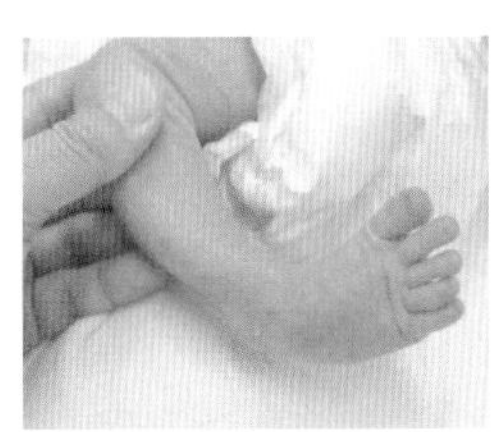
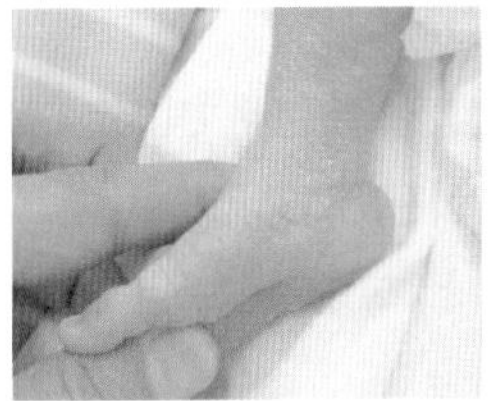

内反足：治療前

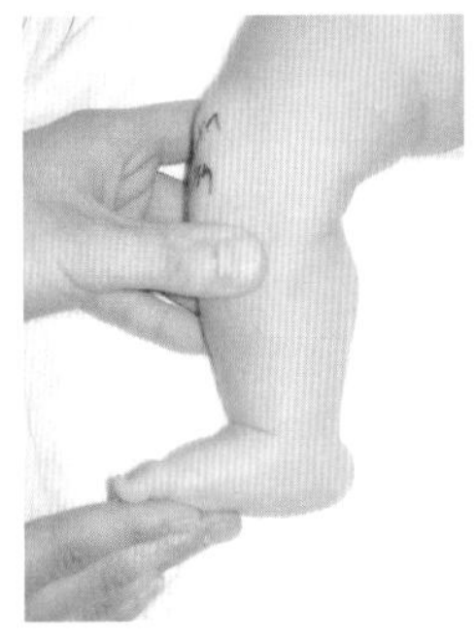
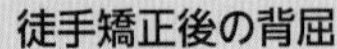

徒手矯正後の背屈

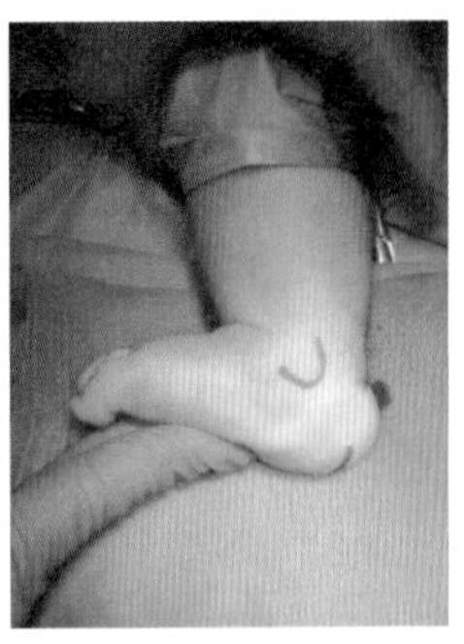

アキレス腱
切腱後の背屈

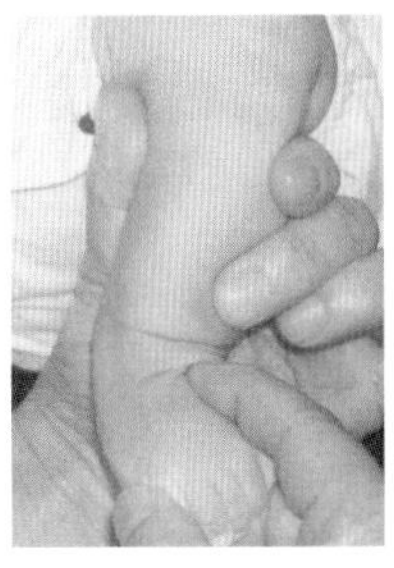
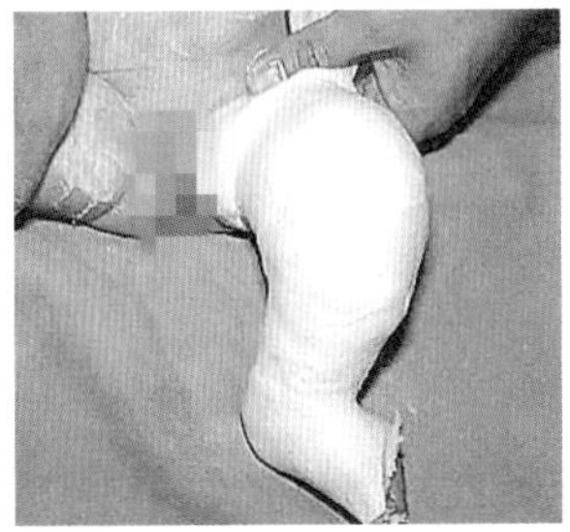

徒手矯正，ギプス装着

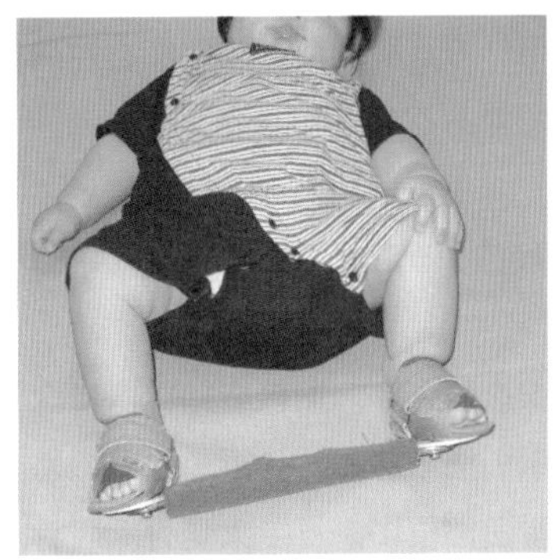

足部外転装具
(foot abduction brace)

図 4-8 内反足の矯正

5 牽引法

1 牽引法とは

牽引療法の目的は，骨折や脱臼の愛護的な整復，整復位の保持，拘縮の改善，患部の安静，筋緊張緩和，疼痛緩和などである．しかし，安静を強いる長期的牽引を行うと，筋萎縮や拘縮を来すことがあるので注意を要する．

1 徒手牽引

骨折・脱臼の整復に用いられ，用手的に牽引することである．愛護的な操作と，牽引する反対側が引っ張られないように牽引しながら固定するのが大切である．無麻酔で行う場合もあるが，除痛と筋緊張の軽減を目的に局所麻酔，神経ブロックなどの麻酔下で行うこともある．

2 介達牽引

皮膚，軟部組織を介して牽引することである．

皮膚牽引（スピードトラック）

ばんそうこうやスポンジバンドを四肢の皮膚に当てて，弾性包帯で固定し牽引する方法である（図4-9）．小児骨折の整復・固定，発育性股関節形成不全（先天性股関節脱臼）の整復（図4-10），患部の安静保持などに用いる．自宅で持続的に牽引できるホームトラクションセットもある．

Glisson牽引

Glisson係蹄を下顎と後頭骨にかけて頭方向に牽引する方法．頚部の疼痛の緩和に用いる．頚部を軽度前屈して行う（図4-11）．

骨盤牽引

骨盤部に軟性コルセットを装着して大腿の長軸方向に牽引する方法．腰部の疼痛の緩和に用いる．股関節と膝関節を屈曲して，腰椎前弯を減少させて牽引することが大切である（図4-11）．

3 直達牽引

骨を介して牽引することである．

鋼線牽引

長管骨に鋼線を刺入し，鋼線を締結器に取り付けて牽引する方法で，代表的な四肢の直達牽引法である．骨折・脱臼の整復，骨・関節の安静を保つ目的で行う．骨折，脱臼部位によって大腿骨，脛骨，踵骨，中手骨，肘頭などに鋼線を刺入する．

頭蓋直達牽引

頭蓋骨にピンを刺入して牽引する方法．頚椎の脱臼や骨折の治療，頚椎の術後の安静保持のために用いる．Crutchfield牽引，ハローベスト（➡p.144 図5-53参照），Halo-pelvic牽引などがある．

4 治療・処置の実際

下肢のスピードトラック牽引

▸ 用意する物品

・スピードトラック，フィルム剤，包帯，ばんそうこう，重錘，牽引ロープ，フック，架台または枕，離被架．

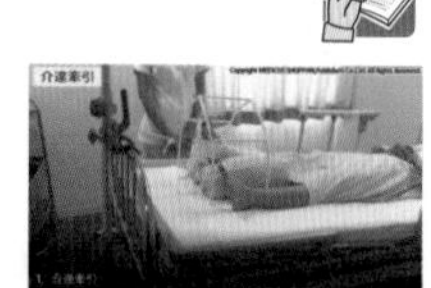

●介達牽引〈動画〉

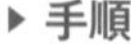

▸ 手順

①患肢はしばらく洗えないため，牽引前に痛みのない範囲で温かいタオルで清

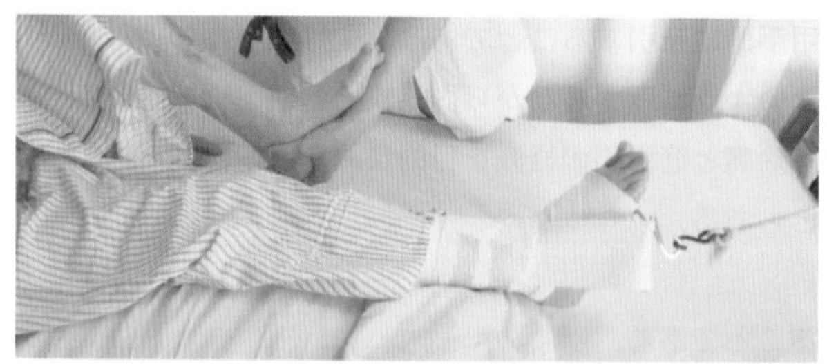
図4-9 ■大腿骨近位部骨折の術前のスピードトラック

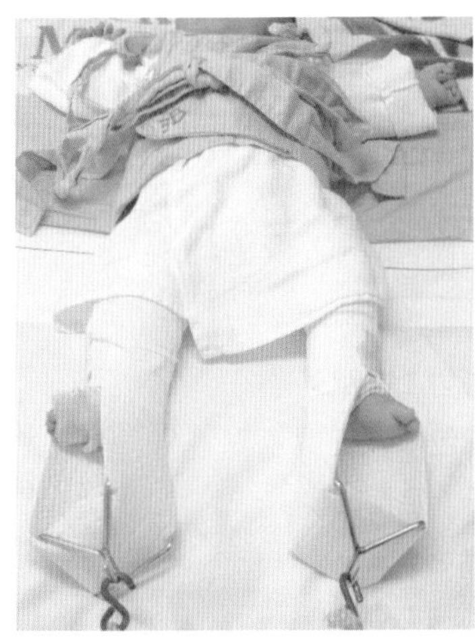
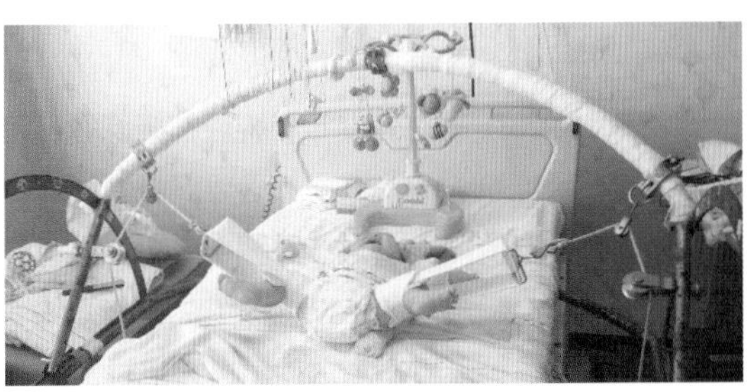

図 4-10 ■先天性股関節脱臼に対する水平牽引（左）と開排持続牽引（右）

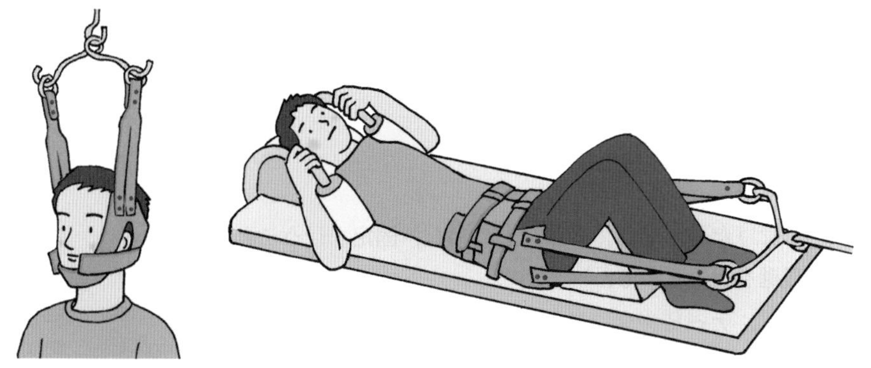

図 4-11 ■グリソン牽引（左）と骨盤牽引（右）

拭し，同時に創の有無を観察する．

②ベッドの足側に牽引用セットを固定する．

③スピードトラックを下腿の内外側に当てて，足底の尾側はフックをかけるため，少したわむようにしておく．

④足関節の近位から膝に向かって，ゆっくりと包帯を緩みのないように，かつきつくなりすぎないように転がしながら巻く．下腿近位まで巻いたら，スピードトラックの余剰部分を折り返して，さらに遠位に向かって包帯を巻き，ばんそうこうで止める．

⑤足底の尾側のスピードトラックがたわんだ部分にフックをかけ，重錘を結び付けたロープを滑車に通して牽引する．体格にもよるが，2 ～ 5kg にとどめる．

▶ **注意点**

●皮膚障害：スピードトラックの摩擦で皮膚障害が発生することがある．皮膚の脆弱（ぜいじゃく）な患者は，スピードトラックを当てる前にフィルム剤を貼付したり，チューブ型の包帯（Tubifast®）を装着すると皮膚障害を予防することができる．

- 良肢位，整復位の保持：医師の指示があれば，1日何回か包帯の巻き直しをして，皮膚の状態を確認する．その際に疼痛が増強したり，整復位が崩れないよう，下肢の位置に注意する．一人が下肢を軽く牽引しながら把持して，もう一人がスキンケアを行うようにするとよい．
- 循環障害，神経障害：牽引中，下肢が外旋して腓骨神経麻痺を起こすことがある．常に足関節の背屈が可能かチェックする必要がある．また，包帯の圧迫によって足部の循環障害，還流障害による浮腫を来すことがある．定期的に末梢（足部，足趾など）の循環と動き，色調の変化，しびれの有無をチェックする．しびれや冷汗の出現，循環障害，運動障害の出現があれば，すぐにドクターコールする．

6 固定法

1 固定法とは

外傷や疾患により損傷を受けた骨，筋肉，靱帯などに対し，固定を行うことで疼痛を和らげ，治癒の促進を目的とする．

固定する材料は布，バンド，テーピング，包帯，ギプス，ギプスシーネなどがあり，それぞれ損傷の程度や部位によって使い分ける（図4-12）．

1 テーピング

応急処置として外傷現場で使用されたり，筋損傷，筋断裂の際に損傷筋への負担を軽減する目的で使用されることが多い．手指側副靱帯損傷の際に隣接指と固定するバディーテーピングを除いては，実際に病院で使用する頻度は少ない．

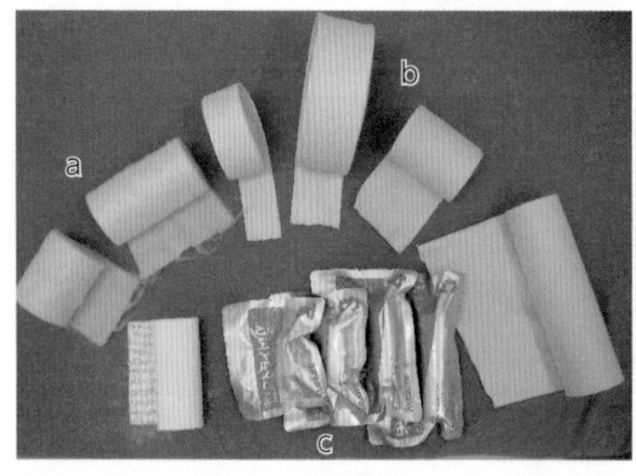

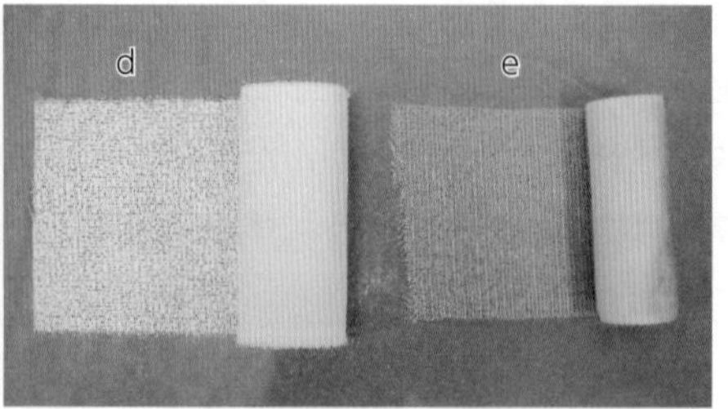

図4-12 ギプス各種
a：下巻き，b：ストッキネット，c：ギプス，d：石膏ギプス，e：プラスチックギプス．

2 弾力包帯

主に切断端の血腫形成予防・浮腫予防目的に使用される断端被覆方法である．切断端の固定は**ソフトドレッシング法**と呼ばれ，断端を遠位から近位にかけて一定の圧力がかかるように巻き上げることが大切である．可動性を残しながら損傷部位を固定するとき，術後の創部を柔らかく圧迫するときにも使用する．

plus α

切断端の管理

創部保護や浮腫予防を目的とする弾力包帯によるソフトドレッシング法と，ギプス・装具を装着して義肢を着けるリジッドドレッシング法がある．リジッドドレッシングでは，創部が観察できないため，糖尿病などの循環不良による切断には適さない．

3 ギプス包帯

局所の安静を得るために最もよく用いられてきた，簡便で有効な固定法である．ギプス包帯は包帯の上に白色の石膏ギプス泥を塗り，硬化させて使用したものであり，広く使用されていたが，均一な厚みに仕上げるには技術を要し，また石膏は硬化後も濡れると壊れる，汚れやすいといった欠点がある．

この欠点を補うためにプラスチック材料が開発され，広く普及してきた．プラスチックギプス包帯は常温の水につけると数分で硬化し，強く，濡れても壊れず，X線もよく透過し，軽量であるという利点がある．しかし，従来のギプス包帯に比べて患肢の形に合わせにくいという欠点がある．現在では石膏ギプス包帯の使用は小児のごく一部に限られ，プラスチックギプス包帯が主に使用されている．

4 ギプス各種

ギプスは，目的や形状によって分類されている．包帯状に巻く通常のギプス，創部を開窓し創の観察や治療ができるようにした有窓ギプス，ヒールをつけて歩行ができるようにした歩行ギプス，歩行時に直接患部に荷重がかからないようにした免荷ギプス〔下腿骨折に対する膝蓋腱（しつがいけん）支持ギプス（PTBギプス）〕，患肢の片面～半周に副子（添え木）を当てるギプス副子（ギプスシーネ，ギプスシャーレ），そして患者を腹臥位として，体幹の背面に合わせて殻状に作成したギプスベッドがある．

5 治療・処置の実際

用意する物品

▶ギプス包帯

- 下巻き：薄い弾力性のあるメリヤス筒（ストッキネットなど），綿包帯（オルテックス®など），スポンジ（レストン™など）．皮膚の弱い患者にはTubifast®を使用する
- プラスチックギプス包帯（キャストライト®，キャストフレックス®など）あるいは石膏ギプス包帯：部位に応じて太さを検討する
- ギプス刀，ギプスはさみ，ギプスカッター，スプレッダー（図4-13a）
- バケツ，水（プラスチックギプス）またはお湯（石膏ギプス）
- プラスチック手袋　・布ばんそうこう
- 覆い布：患者の衣類が汚れないようにかける

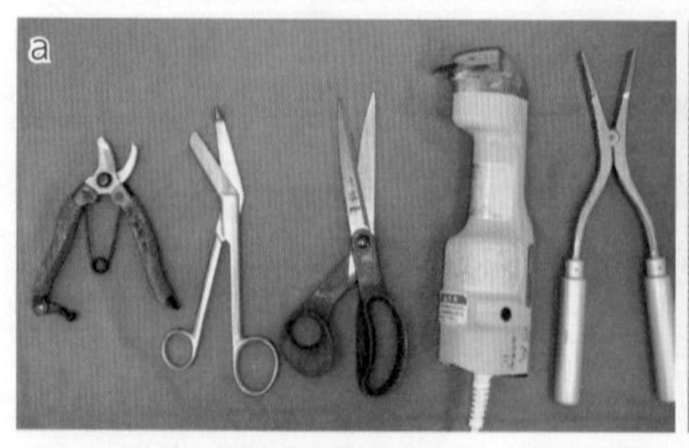
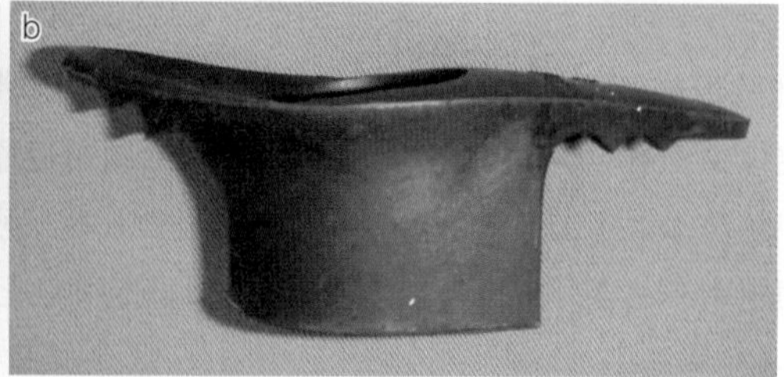

図 4-13 ■ギプスはさみ，スプレッダー（a）およびギプスヒール（b）

・その他：必要に応じてヒール（図4-13b），キャストテーブル（体幹から下肢までのギプスを巻く場合）

▸ ギプスシーネ

・ギプスシーネ（オルソグラス®など）　・包帯，ばんそうこう　・ギプスはさみ
・バケツ，水　・プラスチック手袋　・覆い布

手順

▸ プラスチックギプス包帯

左下肢，大腿～下腿のギプスを巻く手順を述べる．

①患肢はしばらく洗えないため，ギプスを巻く前に痛みのない範囲で温かいタオルで清拭し，同時に創の有無を観察する．
②ストッキネットを，ギプスを巻く範囲より長めに切り，患肢を通して包む．
③下巻きを緩みのないように，かつきつくなりすぎないように転がしながら巻く．
④ギプスを開封して水につけ，2～3回転がして，芯のところまでしっかりと濡らす．
⑤ギプスを軽く絞って術者に渡す．
⑥ギプス包帯を巻く．術者は引っ張りすぎないよう，患肢に合わせて転がしながら巻く．ギプス幅の1/2～1/3ずつずらして巻いていく．助手は，良肢位あるいは整復位をしっかりと保つ．
⑦ギプスが固まってきたら，ギプスの端から出ているストッキネットを折り返し，端を布ばんそうこうなどで固定して整える．

注意点

▸ ギプスの大きさ

プラスチックギプス，ストッキネットの大きさ（サイズ）は「号」，ギプス包帯・下巻きは「列」で表す．

プラスチックギプス，ストッキネットの使用する太さの目安：上肢⇒2～3号，下肢⇒3～4号，体幹⇒4～5号とすることが多い．

▸ 下巻き

下肢の場合，足関節背側に切り込みを入れて，しわにならないようにする．上肢の場合，親指を出す穴を作る．腓骨頭，足関節内外果など骨が突出している部位は，褥瘡や神経圧迫を避けるため，十分に厚く巻いたり，スポンジを入れたりする．

▶ ギプス介助

術者に渡す際は，ギプス包帯の端を5㎝ぐらい引き伸ばし，ロールを利き手側，ギプス包帯の端を非利き手側にして渡す．

▶ 循環障害，神経障害

ギプス包帯，ギプスシーネ固定後は，患部の腫脹により筋肉内圧が上昇し，循環障害を来すことがある．重篤な場合には，筋肉の阻血性壊死と拘縮（フォルクマン拘縮 ➡p.113 用語解説参照）を来すこともあるので，ギプス装着後24時間は，定期的に固定範囲より末梢（手指，足趾など）の循環と動き，しびれの有無をチェックする．ギプスが適切に巻かれていれば，固定後に痛みが増強することはほとんどない．痛みの増強，しびれの出現，循環障害，運動障害の出現があれば，すぐにドクターコールする．

また，ギプス包帯，ギプスシーネの直接圧迫による神経麻痺を来すこともある．それまでになかったしびれ，運動障害の出現があれば，すぐにドクターコールする．

7 手術療法

1 手術療法とは

運動器疾患の治療は，外傷や疾患によって損傷を受けた骨，関節，筋肉，腱，靱帯，末梢神経，皮膚・皮下組織を対象としており，部位も脊椎，四肢と広範囲にわたる．保存療法を行うか手術療法を行うか，メリットとデメリットを考慮して治療法を選択する．

手術の多くは，機能再建によって日常生活動作（ADL）や生活の質（QOL）の改善を図ることを主目的としている．組織・器官の切除や切断を行う場合であっても，再建や移植などを同時に行うことで機能温存を図っている．そのため，術後のリハビリテーションが大切となる．

手術部位によって標準的なアプローチ方法が決まっている．皮膚切開のあと，筋膜切開を加え，深部に到達するが，主要な神経や血管を避けるルートを選ぶ．止血と血管の結紮（けっさつ）を繰り返し，確実に止血を行いながら深部に進む．

四肢の代表的な術式は，表4-3のとおりである．

1 人工関節置換術

人工関節は金属，セラミック，ポリエチレンなどで作られている．これらの人工材料は年月とともに磨耗，緩みが生じ，耐久性は10 ~ 15年とされていた．しかし最近は，優れた材質を使用することで，25年以上の臨床成績も報告

表 4-3 ■四肢の代表的な術式

手術部位	手術の種類	適応・内容
皮膚	創傷処理	創の洗浄と創面清掃（デブリードマン），創閉鎖
	皮膚切開	感染創，コンパートメント症候群
	皮膚移植（植皮，皮弁）	皮膚欠損創
筋・腱	腱移行術	重要筋の麻痺に対し，麻痺筋の機能を代償させるため
	腱切り術・腱延長術	筋拘縮のための関節運動制限や変形
	腱縫合術	腱断裂に適応．手指の伸筋腱・屈筋腱やアキレス腱が多い
	腱移植術	陳旧性の腱断裂や腱の高度損傷
靱帯	縫合術	断裂した靱帯に対して受傷後早期に行う（手指の靱帯など）
	再建術	断裂した靱帯を自家腱や人工靱帯を用いて再建する
骨	骨穿孔術	骨折後の骨癒合が得られないときなどに対する骨形成促進（補助的な治療）．ドリルや鋼線で骨に穴を開ける．
	骨移植術	骨欠損部の補塡や骨癒合促進．自家骨や他家骨，人工骨を用いる
	骨切り術	変形の矯正や関節の適合性を改善する．高位脛骨骨切り術，骨盤骨切り術，大腿骨内・外反骨切り術など
	肢延長術	脚長不等や骨変形の矯正
	切断術	悪性腫瘍，血流障害による壊死，高度挫滅創など
	骨接合術	骨折に対する整復固定術．解剖学的に整復し，強固に固定することが大切．鋼線，スクリュー，プレート，髄内釘，創外固定器などが使用される
関節	滑膜切除術	化膿性関節炎，関節リウマチ，腫瘍性病変など
	関節固定術	化膿性関節炎，神経病性関節症などに対して骨性強直を起こさせる手術．良肢位で関節固定を行う
	関節形成術	関節リウマチに対する切除関節形成術など．あまり行われなくなった
	人工関節置換術	変形性関節症，関節リウマチ，関節内骨折，関節近傍の腫瘍などが適応．従来の関節形成術に代わり登場．機能を失った関節を除去し，人工の関節に置換する手術．股，膝，足，肩，肘，手指など各関節が対象．疼痛が改善し，歩行能力，関節機能が改善．日本では年間に約 20 万件以上実施されている．

されている[2]．

骨に固定される部分のインプラントと，インプラント間で関節軟骨の働きをするインサートから成る．インプラントは一般的にコバルトクロム合金，チタン合金，セラミックが使用され，インサートには高分子ポリエチレンが用いられる．また，骨にインプラントを固定する方法として，セメントを使用する方法（セメント）と使用しない方法（セメントレス）があり，人工股関節ではセメントレス，人工膝関節ではセメントが多い．

▌人工股関節置換術

変形性股関節症，特発性（とくはつせい）大腿骨頭壊死，関節リウマチ，大腿骨頸部骨折，急速破壊型股関節症，大腿骨近位部の骨・軟部腫瘍に対して行われる．

人工股関節はいくつかの部品を組み合わせて形成されており，骨盤側は寛骨臼（かんこつきゅう）コンポーネント（カップ，ソケット）と摺動（しゅうどう）面となるライナーから，大腿

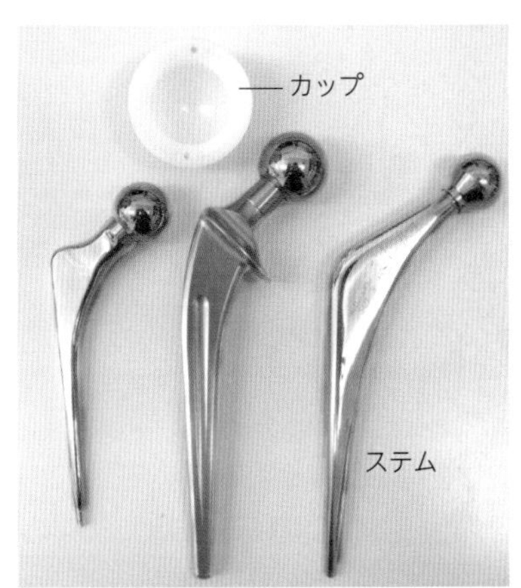

図 4-14 ■人工股関節置換術で使用するインプラント

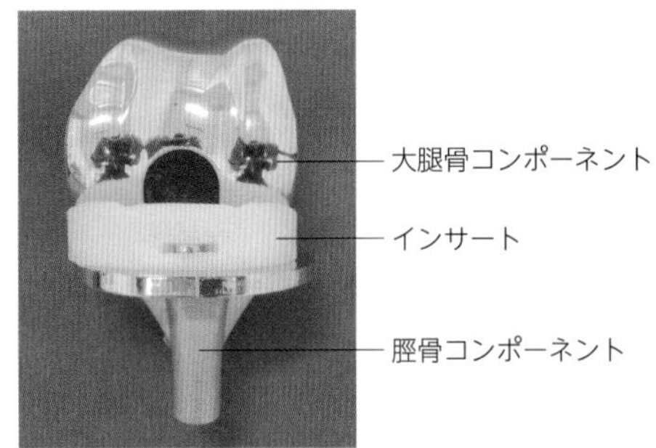

図 4-15 ■人工膝関節置換術で使用するインプラント

骨側は大腿骨コンポーネント（ステム）と摺動面となる骨頭（ヘッド）から成る（図4-14）.

人工股関節手術によって痛みや可動域が改善し，脚長が補正されることで，日常生活動作が改善する.

人工骨頭置換術

寛骨臼側は温存し，大腿骨側のみを二重構造の骨頭を持つ人工関節に置換する手術である．大半は高齢者の大腿骨頚部骨折（転位型）に対して行われるが，大腿骨頭壊死や粉砕型の大腿骨転子部骨折にも一部行われる．疼痛が改善するため，早期離床が図れる.

▶ 合併症・注意点

人工骨頭置換術は深部静脈血栓症（DVT）・肺血栓塞栓症（PTE）のハイリスク手術とされており，弾性ストッキング着用，間欠的空気圧迫法，足関節・足趾の積極的な自動運動によって予防することが大切である.

術中に関節を脱臼させて手術を行っているため，術後に人工関節が脱臼することがある.

頻度は高くないが，再置換術の原因として無菌性の緩み，感染，骨融解（こつゆうかい）に次いで脱臼も報告されている[3]．脱臼予防のためには，術中の設置角度，軟部組織の温存や修復などとともに，術後のリハビリテーションや患者教育が大変重要である.

そのほかの合併症として，感染，疼痛，神経麻痺などがある.

人工膝関節置換術

変形性膝関節症，特発性大腿骨内顆骨壊死，関節リウマチ，膝関節周囲の骨・軟部腫瘍に対して行われる．人工膝関節はいくつかの部品を組み合わせて形成されており，大腿骨コンポーネント，脛骨コンポーネント，膝蓋骨コンポーネントと軟骨の代わりとなるインサートから成る（図4-15）．大腿骨，頚骨は特殊合金製で，膝蓋骨とインサートはポリエチレン製である.

表 4-4 ■注意すべき術後合併症

共通	出血	創部，固定具刺入部・接触部，ルート内
	感染	創部（縫合不全含む），それ以外
	循環障害	・深部静脈血栓症（DVT） ・肺血栓栓塞症（PTE） ・褥瘡：圧迫部位，好発部位，6P サイン
	神経障害	しびれ，感覚鈍麻，特に腓骨神経麻痺
	運動障害	関節可動域制限，筋力低下，麻痺など
	疼痛	創部，同一肢位，固定装具など
	麻酔の影響	呼吸器・消化器・泌尿器など
	精神面	・不安，ボディーイメージの変化など ・高齢者では術後せん妄にも注意
人工関節	脱臼	
脊椎外科	髄液漏	

人工膝関節手術によって痛みが改善し，可動域が広がり，下肢のアライメントが矯正されることで日常生活動作が改善する．

感染，出血，疼痛，DVT ／ PTE，神経麻痺などの合併症がある．

2 手術療法の看護

1 周術期

整形外科の手術の多くは，機能回復あるいは病変部を切除・切断し，移植や補助具などを使用し，機能の再獲得を目指す．そのため，術前に術後の経過と予後，リスクを含めた十分なインフォームドコンセントが必要である．多くの疾患で術後のリハビリテーションが必要であり，回復に応じた ADL の拡大など，クリニカルパス*を示すことも治療協力を得るために重要である．その上で，全身状態を観察し，手術部位の関節可動域，筋力，神経障害や運動障害の有無を評価する．

術後は，術前の状況と比較し変化を観察する．一般的な麻酔後の看護に加え，表4-4 に示すような術後合併症の予防と早期離床に努める．治療に一定期間を要するため，治療やリハビリテーションへのモチベーションが維持できるよう回復過程を共有するとともに，患者の抱える不安や困りごとを傾聴し，支援するなどの心理的サポートも行う．

また，ADL や介護などの支援の必要性に応じて，身体障害者手帳や介護認定の申請についても説明する．また周術期を通じて，身体機能やバランスが変化するため，転倒にも注意が必要である．

*用語解説

クリニカルパス
医療の標準化や医療の質の保証，在院日数の短縮，業務改善効果などを目的とする，医療の品質管理法の一つ．患者状態と診療行為の目標，および評価・記録を含む標準診療計画であり，標準からの偏位を分析することで医療の質を改善する（日本クリニカルパス学会定義より）．

2 人工関節置換術

重度の関節破壊に対する治療や疼痛緩和などの目的で，人工関節置換術が行われる．股関節や膝関節は臨床でも多く用いられ，ADL 改善や QOL 改善の一翼を担っている．人工物の素材は近年10～15年の耐久性があるといわれているが，人工物のため，摩耗や緩みにも注意が必要である．若年者や活動量の多い人など，生活スタイルの影響も受けるため，状況によっては別の術式を検討する．術後のリハビリテーションは予後に大きく影響するため，手術したことで安心せず，継続的な運動指導が必要となる．

人工関節のため，以下の三つに特に注意が必要である．

静脈血栓塞栓症（VTE）の予防

股関節や膝関節の全置換術は，PTE／DVTの高リスクである．そのため，**間血的空気圧迫法**や低用量未分画ヘパリンなどで予防する．さらにVTEの既往や血栓性の要因がある場合は最高リスクとされるため，上記に加え，**弾性ストッキング装着法**も併用する．弾性ストッキング着用時の注意として，腓骨神経麻痺に注意する．弾性ストッキング装着法は整形外科のどの手術でも用いることが多いため，術前に準備をしておく．術直後は他動運動から始め，できるだけ早期に自動運動を促し，VTE予防および機能の早期回復を目指す．自覚症状と同時に，D-ダイマー値の上昇やSpO_2低下にも注意する．

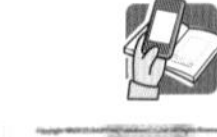

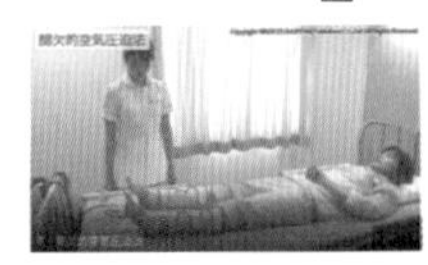

●間欠的空気圧迫法〈動画〉

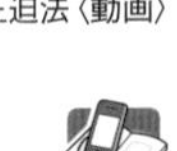

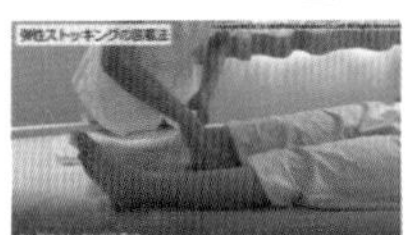

●弾性ストッキングの装着法〈動画〉

感染

人工物のため，感染に注意が必要である．術後は創部を清潔に保つ．また，創部のみならず，部位の感染にも注意し，患者にも協力してもらう．CRP（C反応性タンパク）やWBC（白血球数）の変化に注意し，低栄養を防ぎ，縫合不全による創の治癒遅延がないように術前から全身状態を整える．

脱臼

進入経路や術式によって禁忌肢位が異なるため，術前から動作指導や転倒などに注意し，強い外力による脱臼を起こさないようにする．術直後から，必要時には固定装具を用いて脱臼予防に努め，創部の熱感，腫脹，急激な疼痛などの有無を観察する．就寝時やリラックスしている際に，無意識に禁忌肢位を取りやすいので注意する．脱臼肢位に注意しながら，関節可動域，筋力の拡大を目指す．

患者の状況に応じて，術前に自己血貯血を行うことがある．その際は，貯血式自己血輸血実施指針[4]を踏まえた各施設での適応基準に基づき，準備・支援を行う．また，術中に回収血による輸血を行う場合もあるので，手術前後の血液データに注意が必要である．

3 セメント固定とセメントレス固定

セメント固定は，術直後から全荷重で歩行可能であり，疼痛も少ないなど，早期離床が望める．しかし，固定は一回のみで術中のやり直しができないため，高い技術が求められる．また，セメント注入時の血圧低下というデメリットもある．セメントレス固定では，術中に固定のやり直しや微調整が可能で，手術時間もセメント固定より短いというメリットがある．しかし，初期固定が悪いと荷重時の疼痛出現や，生物学的固着に数週間を要するデメリットもある．一概に，どちらがいいとはいえない状況である．

4 鏡視下手術

滑膜切除術や半月板切除術などは，近年，手術侵襲の少ない鏡視下手術で行われることが多い．手術操作をする創，視野，吸引など3カ所程度の小さな傷で済む．しかし，関節内での操作は皮膚切開と同様のため，疼痛も同様にある．さらに，術野の視界を確保するため術中に空気を入れ，縫合前に空気を抜くが，完全に抜けないため，術後数日は腫脹や張った感覚を訴えることがある．しかし，創が小さい分，皮膚が引きつるような感じも少なく，入浴も皮膚切開に比べて早期に可能である．

8 リハビリテーション

1 リハビリテーションとは

リハビリテーション（rehabilitation）は，「re（再び）」と「habilitate（適した）」のラテン語に由来する．つまり，リハビリテーションとは，単純な身体的な機能回復を指すのではなく，患者が再びその人らしく生活できるようになることが重要であり，そのために行われるすべての援助を指す．一般的にリハビリテーションは，疾患や加齢などの原因によって生じるさまざまな障害を「治す」ことと認識される傾向にある．しかし，本来は障害を持ったままでもその人らしい生活が営めるように援助することが重要とされている．そのため，身体的のみならず，精神的，社会的，職業的側面からも最大限の援助を行うことがリハビリテーションといえる．

1 対象・適応・目的

リハビリテーションの適応となる疾患は，脳血管疾患，神経筋疾患，運動器疾患，心臓血管疾患，呼吸器疾患など多岐にわたる．運動器疾患のリハビリテーションでは，頚髄症や腰部脊柱管狭窄症などの脊椎脊髄疾患，変形性膝関節症や変形性股関節症などの骨関節疾患，外傷による大腿骨近位部骨折や切断などを対象とする．加えて，上記の疾患の中でも，脊椎固定術，人工関節置換術，骨接合術などの外科的治療が行われる場合には，術前・術後のリハビリテーションを行う．そのような運動器疾患では，関節可動域制限，疼痛，筋力低下などによって起居動作，起立動作などの基本動作やADL（activities of daily living）に障害を来し，QOL（quality of life）を低下させるため，リハビリテーションが重要な位置を占める．

リハビリテーションでは，患者一人ひとりの身体的・社会的・精神的要因などの個人因子や，居住環境・サービスなどの環境因子を考慮し，心身機能・身体構造（機能障害），活動（ADLの制限），参加（社会参加の制約）を評価し，それらを双方向性に関連付ける**国際生活機能分類***（International Classification of Functioning, Disability and Health：ICF）[5] が患者をとらえる基本的な枠組みとされている（図4-16）．運動器疾患による疼痛や筋力低下などの機能障害が共通していても，患者の個人因子，背景因子は十人十色であるため，リハビリテーションの目的はさまざまである．したがって，同じ運動器疾患を患っていても個々に応じた**オーダーメードのリハビリテーション**が実施される必要がある．

用語解説

国際生活機能分類（ICF）
人間の生活機能と障害の新たな分類法として2001年5月，WHO総会において採択された．それまでの，障害の程度などマイナス面から分類するという国際障害分類（ICIDH）の考え方を改め，生活機能というプラス面も見る視点に転換し，これに環境因子などの視点が加えられた．

2 治療・処置の方法

チームアプローチ

運動器疾患に対するリハビリテーションの多くは，理学療法士，作業療法士によって行われる運動療法や物理療法が中心となる．一方で，リハビリテーションの中心は患者であるため，医師・看護師・理学療法士・作業療法士・社会福祉士などの多様な職種が患者を中心としてチームをつくり，情報や目標を共有し，連携して支援する**チームアプローチ**が重要とされる（図4-17）．

運動療法

運動療法とは，運動を治療の手段として用いる治療方法の総称である．身体全体または一部を，能動的または他動的に動かすことにより，症状の改善や機能の回復を促進させるなど，医学的な根拠に基づいて身体の運動を行う治療法である．

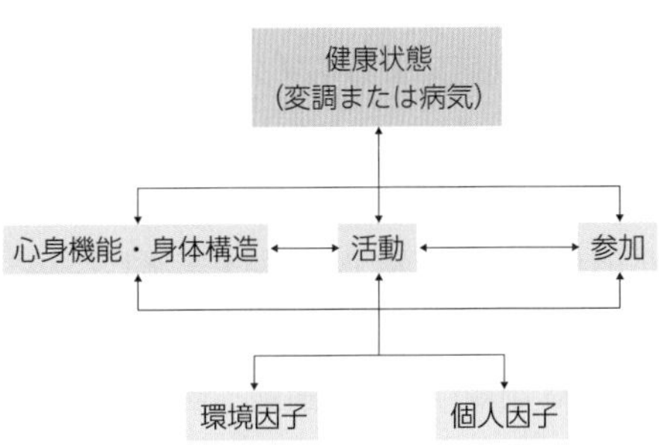

図4-16 国際生活機能分類（ICF）

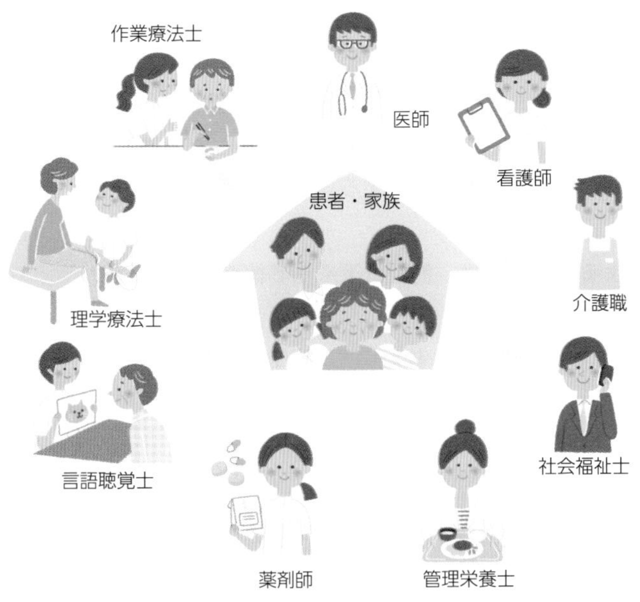

図4-17 チームアプローチ

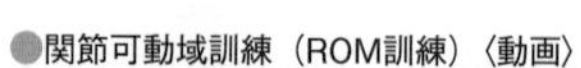

●関節可動域訓練（ROM訓練）〈動画〉

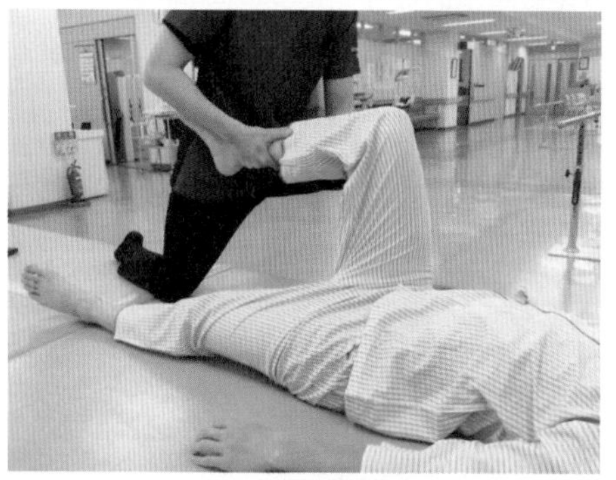

図 4-18 ■関節可動域訓練

股関節屈曲および膝関節屈曲の関節可動域訓練の様子.

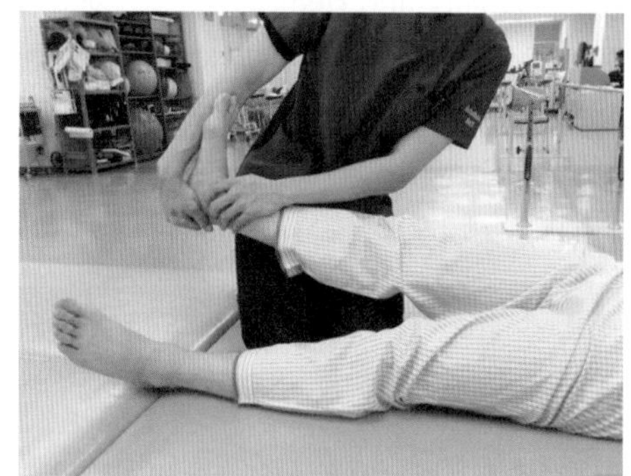

図 4-19 ■ストレッチ

下腿三頭筋に対して行うストレッチの様子.

▶ 関節可動域訓練

運動器疾患によるギプス固定や腫脹，疼痛などの炎症症状によって不動の状態が長期化すると，関節構成要素である筋，腱，皮膚，関節包などが影響を受け，関節可動域（range of motion：ROM）の制限が生じる．そのため，状態に応じた適切なROM訓練を実施し（図4-18），拘縮の予防，ROMの改善を図る必要がある．

ROM訓練は，自動運動，自動介助運動，他動運動に大別される．疼痛を誘発しないように，愛護的に他動によるROM訓練から実施する必要があり，疼痛が軽度であれば，介助による自動ROM訓練，自動ROM訓練へと段階的に実施していく．

▶ ストレッチ

ROMの制限の原因が筋や腱にある場合は，ストレッチが実施されることが多い（図4-19）．対象とする筋や腱をゆっくりと伸張させ，その肢位で10～30秒間保持し，過伸張による組織の損傷に注意しながら実施する（表4-5）．

▶ 筋力増強訓練

運動器疾患や骨折後の安静臥床による影響を受け，筋力低下や筋萎縮が生じる．それらの症状を有する場合や予測される場合は，早期から筋力増強訓練を実施する必要がある．筋の収縮様式には，関節運動を伴わない等尺性収縮*，関節運動を伴う等張性収縮*に大別され，それらの特徴を踏まえた筋力増強訓練の実施が重要である．例えば，術後早期やギプス固定によって関節運動が困難な場合は，疼痛が生じない範囲で早期から等尺性収縮による筋力維持・改善に努める（図4-20）．しかしながら，等尺性収縮は循環器系に負荷を加えるため，心疾患や高血圧症がある場合は注意が必要である．

用語解説

等尺性収縮，等張性収縮
等尺性収縮は，筋の両端を固定した状態で発生させた収縮のこと．収縮中に筋の長さは変化しないのでこのように呼ばれる．等張性収縮は，筋が短縮して運動を生じる収縮のこと．

表 4-5 ストレッチの注意点

・筋温を上げ，暖かいところで行う
・心身ともにリラックスして行う
・呼吸を止めないように注意し，静かに呼吸する
・初めは緩やかに，徐々に強くしていく
・ストレッチしている筋を意識させる
・主動筋と拮抗筋を交互にストレッチする
・15～30 秒間筋を伸張させた肢位で保持する

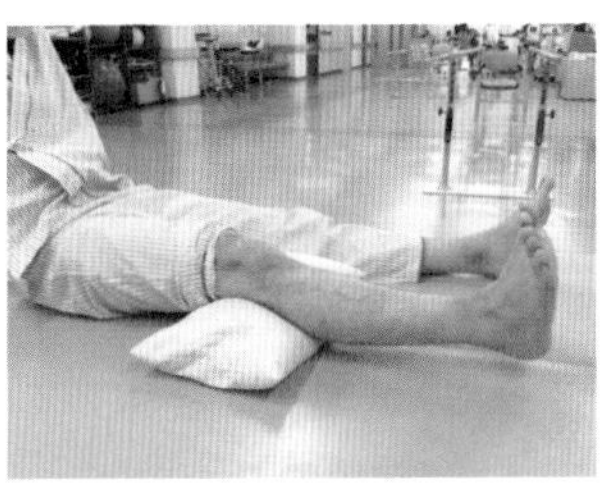
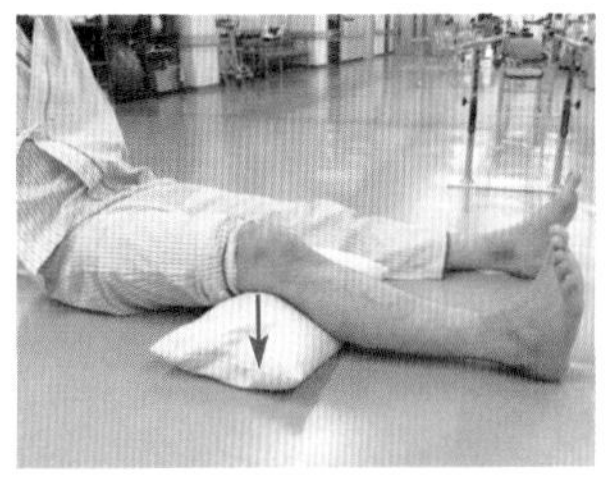

図 4-20 筋力増強訓練

大腿四頭筋の等尺性収縮による筋力増強訓練の様子．膝窩に入れた枕をつぶすように力を入れることで，大腿四頭筋を収縮させる．

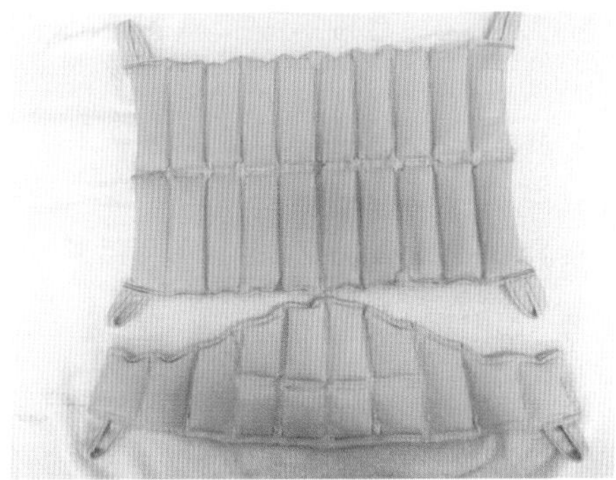

図 4-21 ホットパック

対象となる身体部位によってサイズが異なる．上は腰部などに使用し，下は頚部などに使用する．

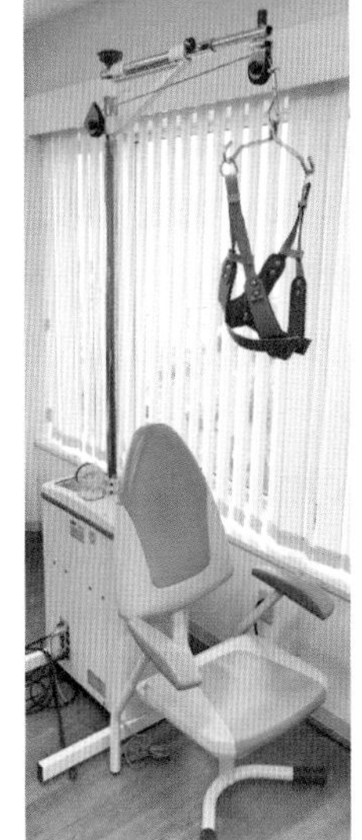

頚椎牽引装置　腰椎牽引装置

図 4-22 頚椎牽引療法と腰椎牽引療法

物理療法

物理療法とは，物理的手段を用いた治療方法の総称である．物理的手段には，熱，水，光，電気，徒手などがあり，疼痛の緩和，循環の改善などを目的として行う．

▶ 温熱療法

ホットパック（図4-21）は代表的な温熱療法であり，ROM 訓練やストレッチと併用して実施されることも多い．温熱療法の一般的な適応として，急性期を除く疼痛，筋スパズムなどがあり，禁忌としては急性期の炎症，虚血部位・循環障害の部位，温熱により症状が悪化する疾患（多発性硬化症など）などがある．

▶ 機械的刺激療法

牽引療法は代表的な機械的刺激療法であり，頚椎牽引と腰椎牽引がある（図4-22）．牽引療法は急性期を除く椎間板障害や変形性脊椎症など適応は広いが，不安定性の著しい脊椎病変や著明な骨粗鬆症などでは禁忌である．

2 リハビリテーション看護とは

1 対象と領域

運動器の障害を持った本人のみならず，その人を取り巻く環境や生活や人生を共にする家族なども対象ととらえて，社会全体にアプローチを行う．そのため，看護職のみならず，**多職種連携**＊が重要となる．

運動器疾患のある患者のリハビリテーションは，手術後あるいは内服治療と併行して行われる医学的リハを受けることが多い．それ以外にも社会的リハとして自律した社会生活を目指すための社会生活力（社会機能力，social functioning ability：SFA）を身につけることを目標とするものがある．さらに，障害があっても職につけるような職業的リハもある．

いずれの場合も，一人ひとりの患者の**ゴール**を確認することが重要である．患者とセラピスト，そして看護師が共通の目標をもち，最終ゴールに向かって小さなゴールをいくつも積み重ね，意欲を継続させながら実施することが重要である．時に，ゴールの認識の違いが回復意欲の低下や医療者への信頼の失墜にもつながるため，注意が必要である．

またゴール設定では，疾患の回復に加えて，退院後の生活を視野に入れたものであることが重要である．

用語解説

多職種連携
患者・家族に対し，医師，薬剤師，看護師，理学療法士，栄養士などの専門性の異なる多職種が連携して医療サービスを提供すること．リハビリテーションでは，チーム医療（チームアプローチ）が非常に重要であり，地域包括ケア推進のカギでもある．

2 障害発生の時期から見たリハビリテーション看護

リハビリテーションを受ける時期と目的は，人によりさまざまである．また再獲得したい機能やゴール，患者を支える環境も個人差があるため，まずは患者をよく知ることが重要である．患者を中心として，多職種が受診あるいは発症から在宅まで，継続したシームレスな支援が重要である．

表4-6に，障害の発生時期とリハビリテーションの実施場所，看護のポイントをまとめた．

急性期

急性期では救命が優先されるが，その後はすぐに理学療法士・作業療法士と協働し，生活動作の拡大を目指す．

回復期

回復期に入ると，患者の精神状態も落ち着いてくるため，ROMやMMTなどは数値化して変化を可視化することで，モチベーションの向上にもつながる．また，姿勢や動作などはビデオ映像や写真で比較することも有効である．時に，認知機能の低下や回復への焦りからやり過ぎてしまう**過用症候群**（overuse syndrome），誤った方法で行う**誤用症候群**（misuse syndrome）にも注意する．患者の状態に応じて，等尺性運動と等張性運動を使い分けて，筋力低下と関節拘縮の予防に努める．

維持期（生活期）

状態変化とサービス利用状況を定期的に見直し，生活の再構築を目指す．

表 4-6 ■障害の時期別のリハビリテーション看護

障害の時期	リハビリテーション看護提供の場	リハビリテーション看護のポイント
急性期	救命救急センター，一般病棟 ICU，CCU，SCU	・救命と異常の早期発見 ・関節拘縮予防 ・廃用症候群や二次的合併症の予防
回復期	回復期リハビリテーション病棟	・ADL など基本動作訓練 ・精神的ケア（現実と向き合う） ・家屋改修などサービス・環境調整
維持期 （生活期）	在宅，施設，療養型病床など	・機能維持や改善，生活不活発病の予防 ・精神的ケア ・生活の再構築 ・QOL 向上
終末期 （ターミナル期）	在宅，緩和ケア病棟など	・安全と安楽 ・廃用症候群の予防 ・尊厳あるケア ・家族ケア

終末期

患者や家族の意向を取り入れ，その人らしい最期が迎えられるように，安全と安楽を目指す．また，さらなる二次障害を起こさないような予防的リハビリテーションも重要である．

どの期においても表4-7 の五つがポイントとなる．

表 4-7 ■リハビリテーション看護のポイント

①セルフケア自立支援 ニーズ把握，モチベーション維持 事故防止のための環境整備，補装具含む 安全・安楽→快の刺激は日常化しやすい
②リハを生活動作に取り入れる
③二次障害予防
④疾患や障害への適応：加齢とともに変化
⑤生活の再構築

引用・参考文献

1）日本規格協会．福祉関連機器用語：義肢・装具部門．平成 27 年 5 月 20 日改正．
2）Ritter, M.A. The Anatomical Graduated Component Total Knee Replacement：A Long-term Evaluation with 20-year Survival Analysis. J Bone Joint Surg Br. 2009, 91 (6), p.745-749.
3）日本人工関節学会．日本人工関節登録調査 2019 年度報告書．https://jsra.info/data/pdf/report-2019.pdf，(参照 2024-05-07)．
4）日本自己血輸血学会．貯血式自己血輸血実施指診 (2014)．https://www.jsat.jp/jsat_web/down_load/pdf/cyoketsushikijikoketsu_shishin2014_05.pdf，(参照 2024-05-07)．
5）World Health Organization (WHO). International Classification of Functioning, Disability and Health (ICF). WHO, Geneva, 2001.

2

運動器の疾患と看護

5 骨　折

骨折とは

外力によって骨が構造上の連続性を断たれた状態のこと.

原因による分類

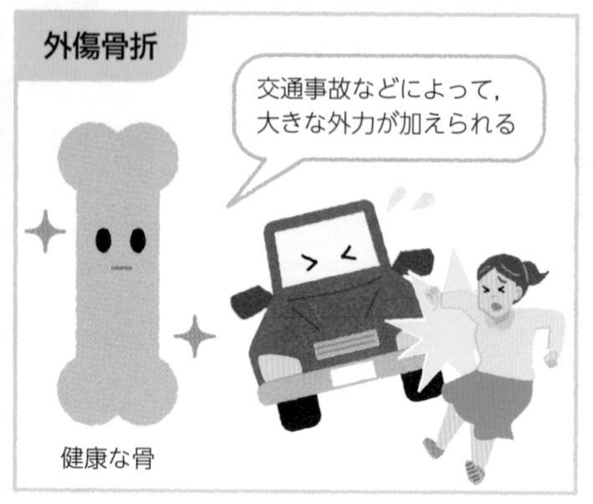
外傷骨折
交通事故などによって，大きな外力が加えられる
健康な骨

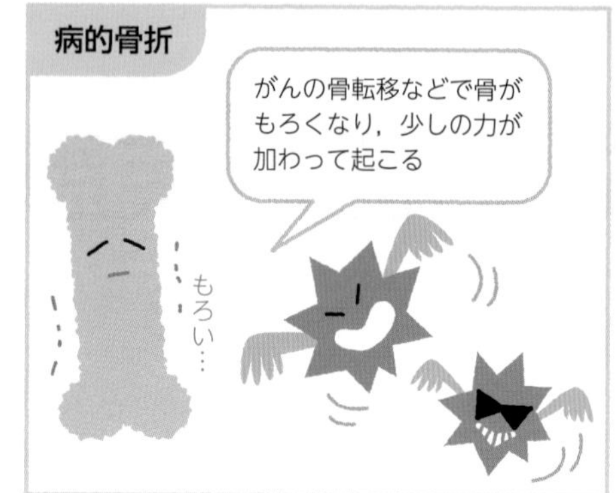
病的骨折
がんの骨転移などで骨がもろくなり，少しの力が加わって起こる
もろい…

骨折治癒のプロセス

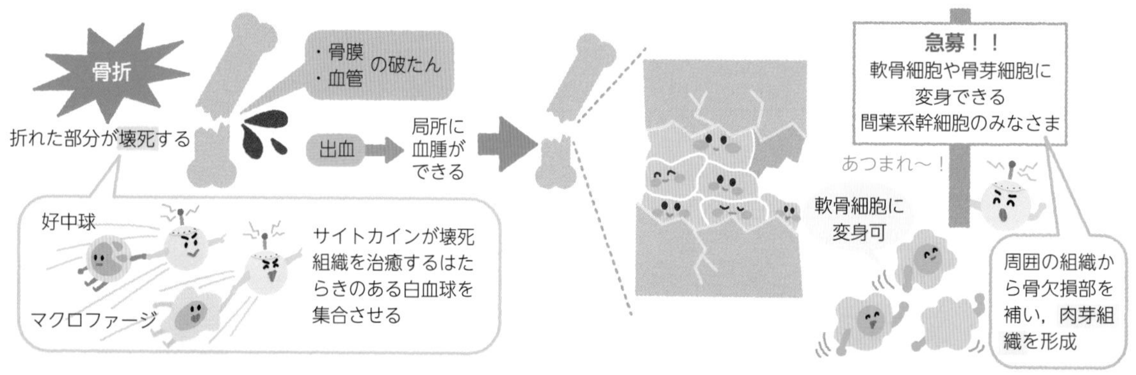

治癒するまで

約3カ月

年齢や部位によって異なる
①集められた間葉系幹細胞が軟骨細胞に分化
②軟骨細胞が成長し，肥大軟骨細胞に分化
③②に血管が侵入するとともに，骨芽細胞や破骨細胞が出現し，徐々に石灰化することで骨組織になる（軟骨内骨化）
④修復完了
※強度の回復にはもう少し時間がかかる

骨折の症状

全身→出血性ショック　局所→機能障害，変形，腫脹，疼痛，軋轢音（あつれき）

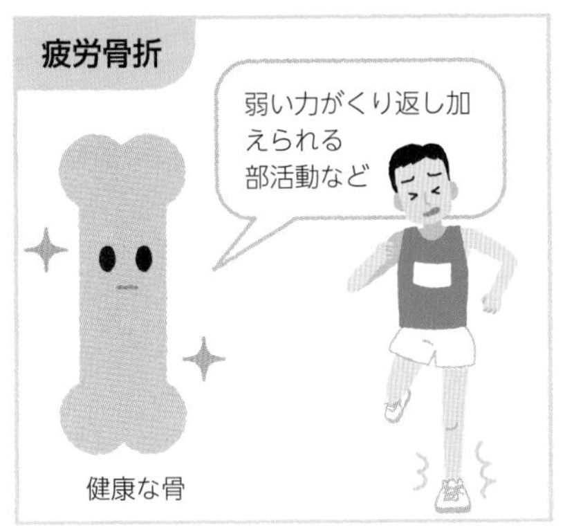
疲労骨折
弱い力がくり返し加えられる部活動など
健康な骨

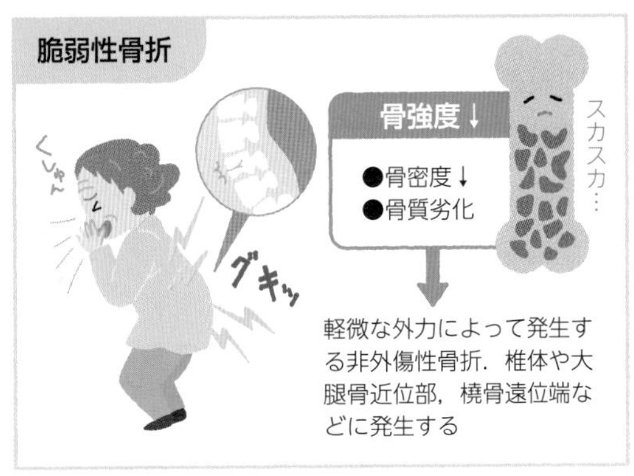

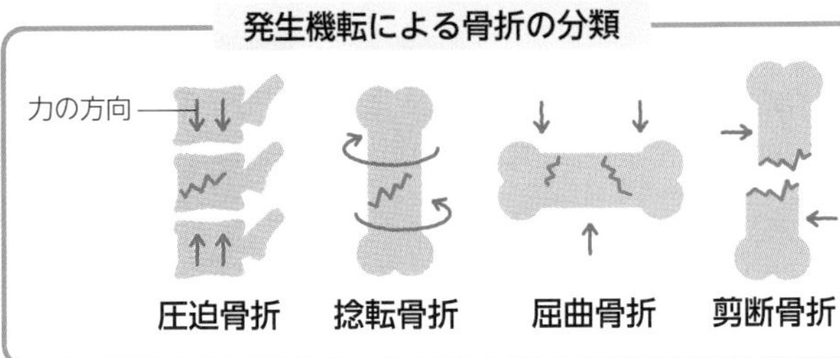

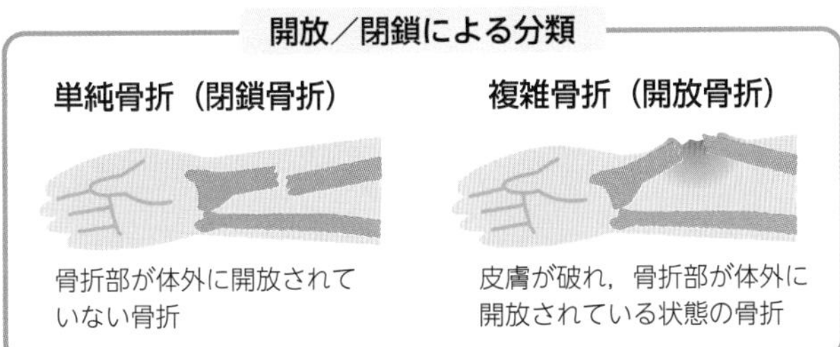

骨折治療のプロセス

整　復

牽引法，手術療法など

固　定

外固定（ギプスなど），内固定（手術によるプレート固定など），装具療法，創外固定など

リハビリテーション

運動機能の回復，廃用症候群（➡p.301参照）の予防

1 鎖骨骨折

clavicle fracture

1 鎖骨骨折とは

1 原因

鎖骨骨折は全骨折の約2.6%を占める頻度の高い骨折であり，小児を含め幅広い年齢層に発生する．その多くは手をつく，肩を打つなどの介達外力*で発生する．

鎖骨は内側が胸骨と胸鎖(きょうさ)関節を，外側が肩甲骨と肩鎖(けんさ)関節を形成しており，上肢と体幹を連結する役割を担っている．これによって上肢に力と安定性を与えることができる．そのほかにも，神経血管束の保護や前胸郭の一部を形成するなどの機能を有している．

用語解説

介達外力
受傷時，受傷部位から離れた部位に外力が働くこと．介達外力による骨折を介達骨折という．対して，直達外力では外力が局所に働き，その場合の骨折を直達骨折という．

2 病態

鎖骨骨折は部位によって近位端骨折，中央1/3の骨幹部骨折，遠位端骨折に分けられる(図5-1)．骨幹部骨折が約80%と大部分を占め，遠位端骨折は約15%，近位端骨折は約5%となる．鎖骨の骨幹部近位は上前方凸に彎曲しており，遠位からの外力が彎曲部に集中するため，骨幹部骨折が多くなると推測される．近位骨片，遠位骨片それぞれに付着する筋肉のバランスが骨折によって崩れ，近位骨片が胸鎖乳突筋や広頚筋によって上方転位を，遠位骨片が三角筋や大胸筋の影響で下方転位を来しやすい(図5-2)．

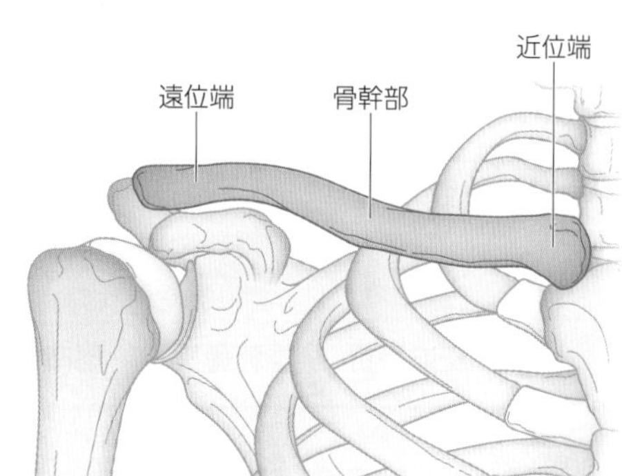

図 5-1 ■鎖骨の部位
体幹に近い部位から近位端，骨幹部，遠位端に分けられる．

3 症候

骨折部の疼痛や変形，腫脹や皮下出血を伴う．転位が大きい場合は，変形の触知や視診が容易に可能となる．疼痛のため患肢側の上肢挙上が困難となることが多いが，骨折部が安定している場合は痛みが少ないこともある．

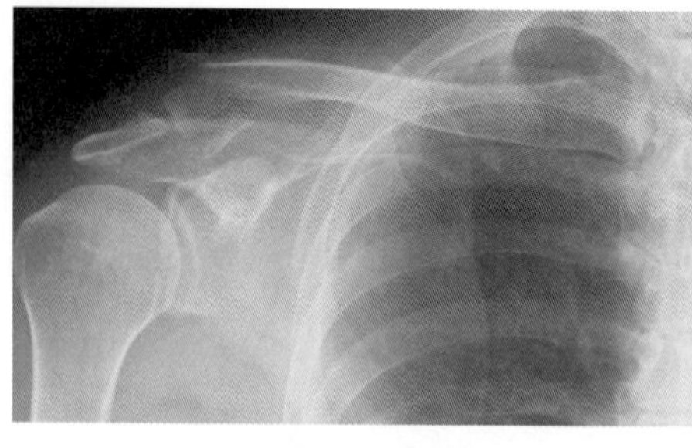

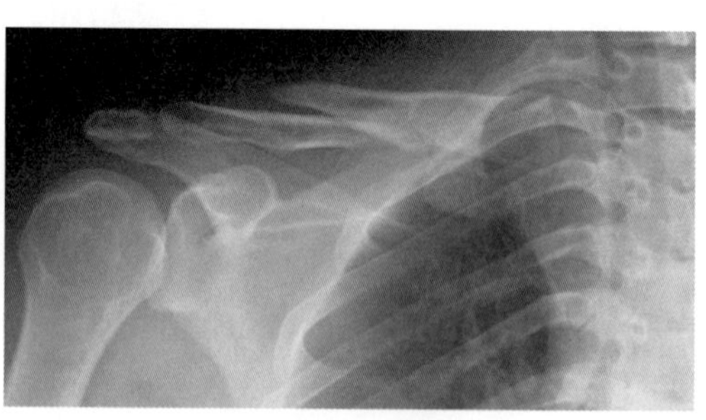

図 5-2 ■骨折によって生じた転位

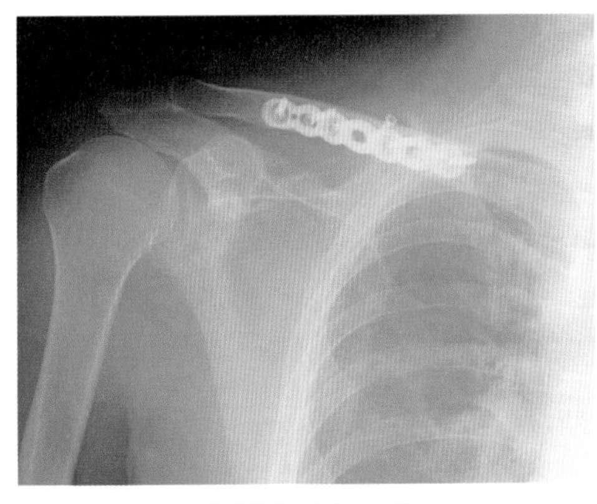

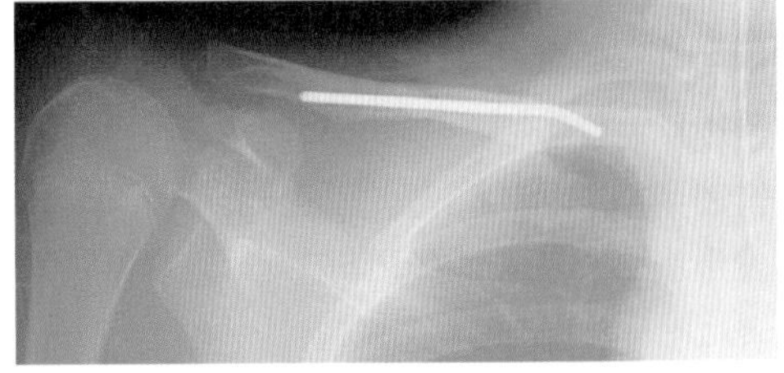

図 5-3 手術療法（固定）

4 検査

骨折部の転位が大きい場合には，単純 X 線検査で容易に診断できる．骨折部の詳細な確認や，転位のない骨折の診断には，CT 検査が有用である．

5 診断

前述の画像検査が骨折の有無，部位の判別に優れている．骨片の数やサイズ，転位の大きさなども同時に確認する．

6 治療

鎖骨は骨癒合（こつゆごう）が得られやすい骨であるため，保存療法が行われることも多い．また骨折部位によっても治療法が変わってくる．

近位端骨折は短縮を来しにくく，神経血管束が骨折部の近くを走行するため，手術をしないことが多い．骨幹部骨折は，短縮や転位が強い場合や開放骨折*，骨折端が皮膚を貫通しそうな場合は手術適応となる．遠位端骨折は，靱帯損傷を合併し不安定性がある場合や，転位が大きい場合に手術適応となる．

保存療法は，三角巾やスリングなどで上肢の負荷を軽減する方法や，鎖骨バンドで胸を張る体勢とし，骨片の整復と維持を図る方法がある．手術療法は，骨折部を整復した後にプレートや髄内（ずいない）ピン，スクリューで固定する（図5-3）．

合併症としては，偽関節（ぎかんせつ）や変形治癒，鎖骨上神経領域の感覚低下などがある．

7 予防

転倒や交通事故による受傷が多く，予防が難しい．手術し骨癒合後に抜釘（ばってい）した後，再骨折を来すこともしばしばある．術後は，骨強度が改善するまで重い物を持つことを避けるなど，患肢の負担を減らすほうがよいと考えられる．

用語解説

開放骨折
複雑骨折とも呼ばれ，骨折部と外界が交通している骨折．皮膚や軟部組織に創が存在する．対して，骨折部と外界の交通がないものを閉鎖骨折あるいは皮下骨折，単純骨折と呼ぶ．

2 鎖骨骨折患者の看護

1 疾患に特徴的な看護（観察・注意事項）

受傷直後は腫脹や疼痛を緩和し合併症を予防するために，患部を冷却することと患部を動かさないことが重要である．鎖骨の周囲は解剖学的にさまざまな組織が複雑に組み合わさっているため，肋骨骨折，神経血管損傷（腕神経叢（そう），鎖骨下動静脈），肺胸膜損傷などが合併している場合があることに留意して，手指の感覚，運動，血行障害の有無や呼吸状態を観察する．

幼児や高齢患者の観察は特に重要で，本人の訴えがなくても，日常の小さな変化も見逃さないようにする．

2 検査・治療における看護

治療後は変形治癒や偽関節の予防のため，患部（固定部）の安静について患者に十分な説明を行う．

鎖骨バンド装着時の介助の際は，鎖骨の短縮を防止する目的で，患者の肩関節を把持し，胸を張るように反らせ，肩をできるだけ後上方に引くようにさせ（図5-4），正しい姿位で着用されているか確認する．鎖骨バンドを装着していると肩関節の可動域が制限されるため，日常生活動作に影響が出る．したがって，患者に患部（固定部）の安静と姿勢保持の必要性を理解してもらうとともに，看護師は日常生活上の支障の程度を確認し，支援することが重要になる．

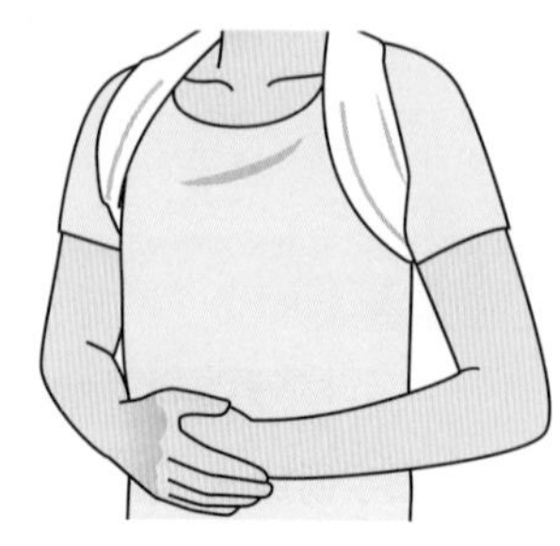

図 5-4 ■鎖骨バンド（8 字包帯）

手術療法後にギプス固定された場合は，より体動が制限されるため，体動による患部の痛みは少なくなるが，ギプス辺縁の皮膚損傷に注意する必要がある．

3 日常生活への援助

日常生活に影響を及ぼす疼痛の程度，患側の肩・上肢の機能と日常生活動作への影響などをアセスメントし，疼痛などの苦痛の緩和と自立した日常生活へ向けた支援が必要になる．アセスメントとケアの必要性については，日本整形外科学会で示されている肩関節疾患治療成績判定基準（JOA score）*を参考にすることができる．

＊用語解説

肩関節疾患治療成績判定基準（JOA score）
日本整形外科学会が作成した評価で，疼痛，機能，可動域（自動運動），X線所見評価，関節安定性の5項目について全100点で評価するもの．肩関節の手術や治療前後に用いることで，治療効果を評価できる．

2 肋骨骨折

rib fracture

1 肋骨骨折とは

1 原因

肋骨骨折は，鈍的な胸部外傷で入院した患者の約10%に合併する頻度の高い骨折である．転落や交通事故によって，肋骨に強い直達外力がかかった際には，複数本の骨折が発生することもあり，**肺損傷（気胸（ききょう）*）**を起こすこともある．くしゃみや咳など，軽微な力で肋骨骨折を起こすこともある．

＊用語解説

気胸
肺が損傷し，肺の収まる胸腔に空気が溜まること．交通事故などによる胸の強打などが原因で起こるものを外傷性気胸という．胸腔内に空気が増え，心臓や肺を圧迫すると緊張性気胸となり，死に至る可能性もある．

2 病態

肋骨は，肺や心臓および大動脈などの重要臓器の保護という重要な役割を担っている．肋骨は前方の軟骨部（肋軟骨（ろくなんこつ））と後方の骨から形成される

(図5-5)．肋骨間にある肋間筋は，横隔膜とともに胸郭(きょうかく)の調節を行い，呼吸に携わっている．そのため，肋骨骨折により呼吸時疼痛を引き起こすことが多い．

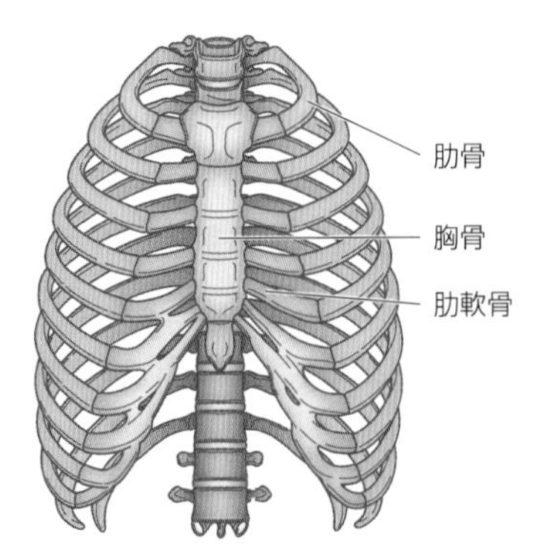

図 5-5 肋骨の解剖

3 症候

骨折部に一致する疼痛を認め，深吸気時に多い．折れた肋骨によって肺損傷を引き起こすと，気胸や皮下気腫を認めることもあり，特に多発外傷に合併することが多く，命に関わる損傷となり得る．

4 経過

疼痛は受傷時から認めることが多い．気胸は時間が経ってから症状が出現することもある．

5 検査

単純 X 線を撮影する．ほかの肋骨や胸腹部臓器が重なるため，斜位撮影も行うが，診断に困ることが少なくない．転位がない場合は，CT 検査や超音波検査が有用である．

6 診断

複数本の骨折も多いので，疼痛部位を中心に広く観察する．また，肋骨だけでなく肺損傷の有無が重要である．気胸の診断には，胸部単純 X 線検査や CT 検査が有用である．

7 治療

通常は肋骨バンドや鎮痛薬などによる保存療法が行われることが多い．気胸が発生している際には，酸素投与や胸腔ドレナージ*を行う．多発肋骨骨折や鎖骨骨折を合併し，不安定性が強く呼吸管理が困難な場合には，プレート固定などの手術療法が行われることもある．

＊用語解説

胸腔ドレナージ
胸腔内にチューブを挿入して，胸腔内の空気や血液，膿などの液体を吸引し，体外に排出させることで，胸腔内を正常圧に保ち，肺の拡張を促す治療法．

2 肋骨骨折患者の看護

1 疾患に特徴的な看護（観察・注意事項）

軽度の場合には，疼痛や圧痛に対して消炎鎮痛薬や湿布などで経過がみられる．その際は，使用される薬物の作用と有害事象に注意して観察する．

交通事故や転落で受傷した場合は，臓器損傷を合併する場合が少なくない．肋骨骨折で特に注意すべき臓器損傷は，**気胸**と**血胸(けっきょう)**である．受傷時の骨折により肺が損傷すると気胸になり，高度になると呼気によって胸腔内圧が上昇して心臓を圧迫し，致命傷になることがある．また，肺に出血が生じると血胸になり，ドレナージが必要になる．そのため，これら臓器損傷の有無には十分に注意して観察する必要がある．

2 検査・治療における看護

疼痛が強い場合には，胸部固定帯（バストバンドやトラコバンド）による圧迫固定が行われる．胸部固定帯は皮膚トラブルの予防のために下着の上から装着し，深呼吸後，息を吐き切ったところで固定する．固定した後は，息苦しさがないか，口唇や爪床の色調などの異常はないか，呼吸や循環状態を必ず確認する．

3 日常生活への援助

胸郭運動時に痛みが強くなり，また痛みのために深呼吸や咳嗽がしにくくなる場合がある．その結果，胸郭運動制限による換気量低下や咳嗽抑制による無気肺*を起こしやすくなる．特に高齢者では，疼痛による体動制限などの日常生活への影響が予測され，廃用症候群につながる危険性があるため，十分な疼痛の緩和と安楽な呼吸への支援，体動制限による廃用症候群の予防に努めることが重要になる．

用語解説

無気肺
肺実質の肺胞腔が虚脱することで，肺容量が減少する状態．

➡廃用症候群については，18章3節p.303参照．

3 上腕骨骨折

humeral fracture

1 上腕骨骨折とは

上腕骨は近位が肩関節を，遠位が肘関節を形成しており，上肢の運動に重要な役割を果たす．大きく上腕骨近位部，上腕骨骨幹部，上腕骨遠位部に分類され，さらに関節内や関節外のように細分化される．

ここでは成人，特に高齢者に多い**上腕骨近位部骨折**と，小児に多い**上腕骨顆上（かじょう）骨折**（**上腕骨遠位部骨折**の一種）について解説する．

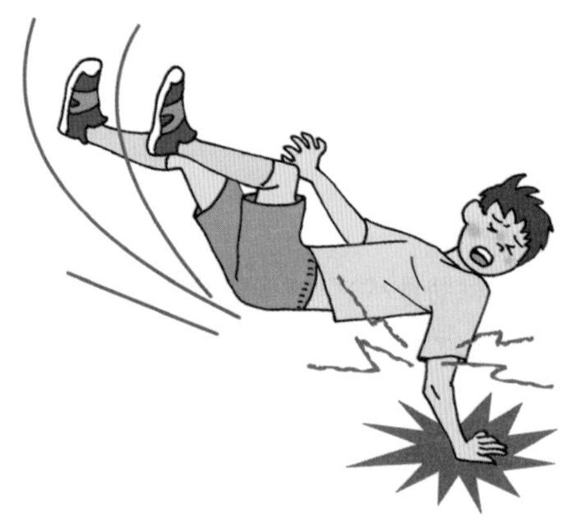

図 5-6 ■上腕骨顆上骨折の受傷肢位
手をついた際に肘関節が過伸展となり受傷することが多い．

1 原因

上腕骨近位部骨折は全骨折の7%を占め，また上腕骨骨折の80%にも及ぶ，非常に頻度の高い骨折である．高齢者は骨脆弱（ぜいじゃく）性があるため，転倒などの軽微な外傷で受傷することが多い．青壮年者は，交通外傷やスポーツなどでの受傷が多い．

上腕骨顆上骨折は小児の肘骨折の中で最も頻度が高く，5～6歳に好発する．うんていなどの遊具から落下した際に手をつき，肘関節に伸展力が強くかかることで発生することが多い（図5-6）．

2 病態

上腕骨近位部骨折は高齢者に多く，大腿骨近位部骨折，橈骨遠位端骨折も含め，骨粗鬆症（こつそしょうしょう）との関連が極めて強い．上腕骨近位部は骨頭部，大結節（だいけっせつ）部，小結節部，骨幹部の大きく四つの部分に分類される（図5-7）．上腕骨は非荷重関節であ

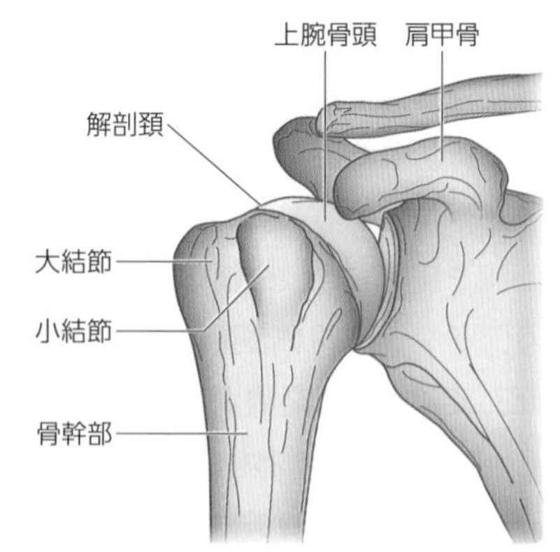

図 5-7 ■肩関節周囲の解剖

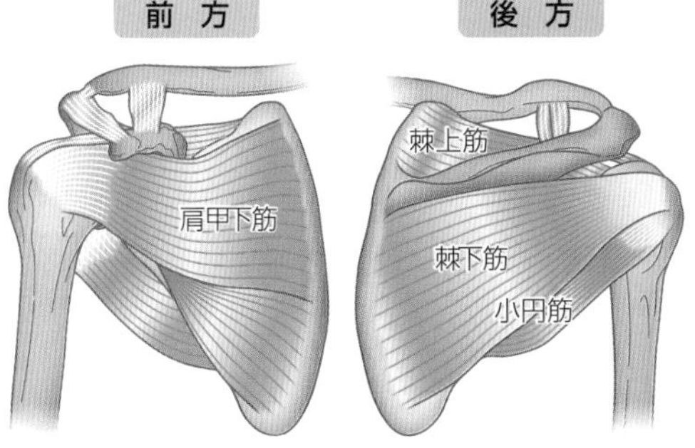

図 5-8 腱板の構成

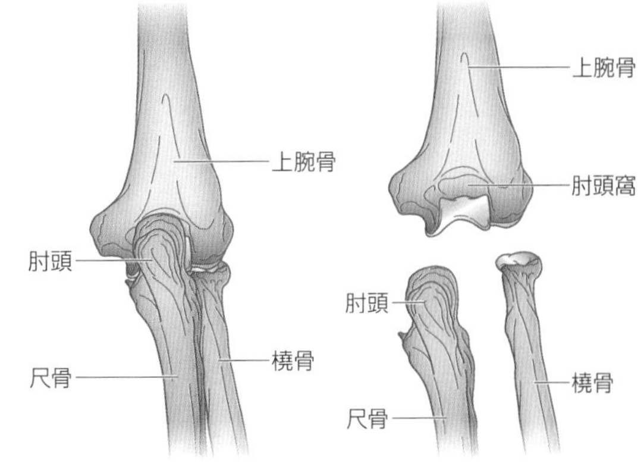

図 5-9 後方から見た肘関節

るため，股関節や膝関節などと異なり，関節の骨性安定性が得られにくい．一方で，四つの筋腱から構成される腱板（前方から肩甲下筋（けんこうかきん），棘上筋（きょくじょうきん），棘下筋（きょくかきん），小円筋（しょうえんきん））が小結節と大結節に付着し，肩関節の安定性と運動に重要な役割を果たしている（図5-8）．骨折が発生すると，腱板の牽引力によって大結節と小結節を転位させる．

上腕骨顆上骨折においては，解剖学的に肘頭窩（ちゅうとうか）の皮質骨が薄く（図5-9），肘関節を過伸展した際に，肘頭を支点として応力が集中し，骨折が発生しやすい．遠位骨片はさまざまな方向に転位するが，内反・内旋変形を呈することが多い．

3 症候

いずれの骨折も，疼痛と腫脹，運動時痛が出現する．転位した骨片が血管や神経を損傷する可能性があるため，末梢の感覚低下や動脈の拍動などを十分に観察する必要がある．

上腕骨顆上骨折では，高度な腫脹をきたすことがある．筋肉は区画（コンパートメント）に分かれており，この区画内で内圧が上昇することにより循環障害が起こり，筋や神経などの変性，壊死などが発生する．この病態を**コンパートメント症候群**と呼ぶ．治療介入が遅くなり拘縮が完成してしまうと，不可逆性の変化となってしまい，上肢の著しい機能低下が残存する．前腕のコンパートメント症候群による拘縮は，**フォルクマン拘縮***として知られている．

➡コンパートメント症候群については，15 章 p.275 参照．

用語解説

フォルクマン拘縮
骨折などの外傷後に生じる局所の腫脹により，四肢の筋膜で仕切られた区域内の内圧が異常に高まり，その結果，循環障害を生じその区域内の筋組織に壊死を生じさせる合併症．異常な疼痛や末梢での動脈拍動が触知できない場合には，即時圧迫の原因となっているギプスや包帯を緩め，それでも回復しない場合には緊急で筋膜切開術を行う必要がある．

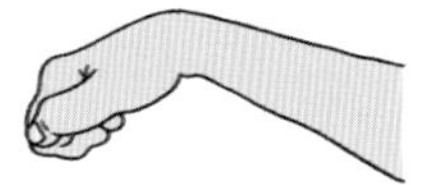

4 検査

多くの場合，単純 X 線検査で診断が可能である．骨折部の詳細な確認や骨折の有無の判定には CT 検査が有用であるが，小児では安静が困難であることや被曝の問題もあり，撮影困難なこともある．

5 診断

上腕骨近位部骨折は，前述の四つの要素（骨頭，大結節，小結節，骨幹）の骨折部位により分類される．骨片の大きさや転位の方向，程度なども観察する

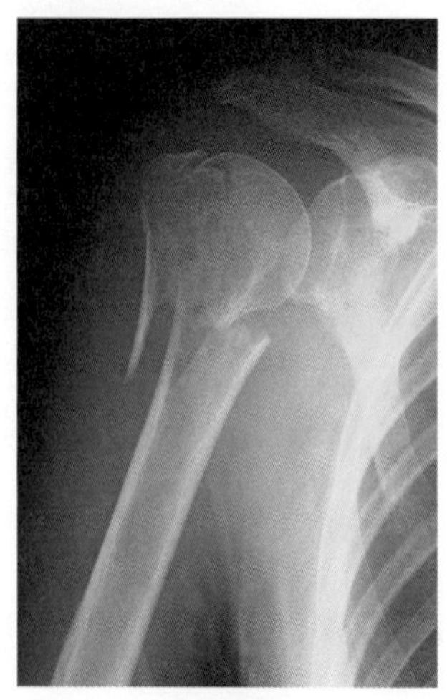

図 5-10 ■上腕骨近位部骨折の単純 X 線画像

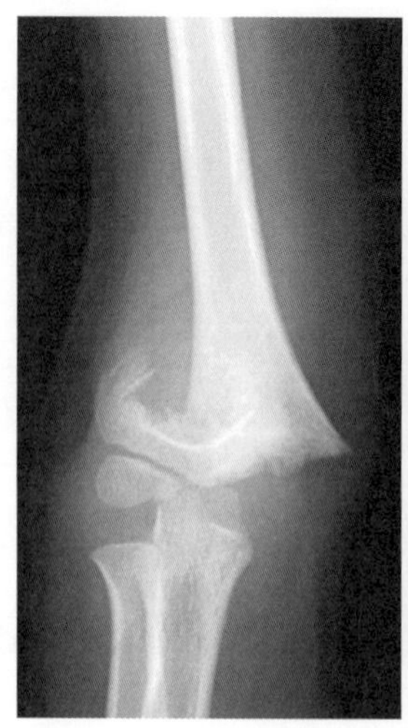
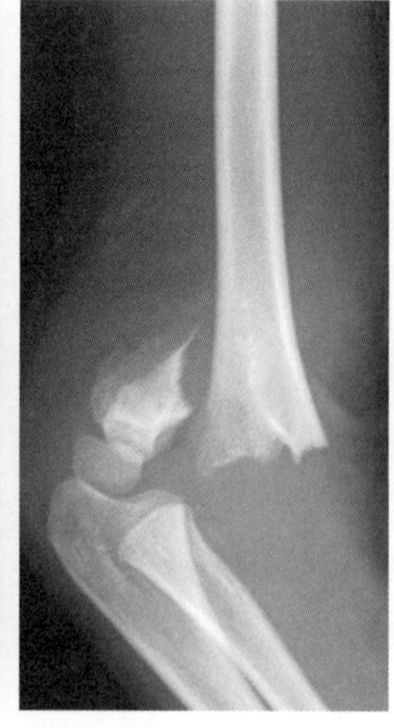

図 5-11 ■上腕骨顆上骨折の単純 X 線画像

（図5-10）．骨頭部の関節軟骨周囲の骨折（解剖頚骨折）は，骨頭の血流が阻害されることで骨頭壊死を起こすことがある．

上腕骨顆上骨折は，単純 X 線検査で骨片の転位が大きいときの診断は容易である（図5-11）が，転位が小さく診断が難しいことも多い．そのため，fat pad sign（骨折により血腫が出現し，前方の脂肪層が上腕骨から離れる現象）を見逃さないことや，CT 検査を追加することが重要である．近年では超音波検査による診断も行われてきている．

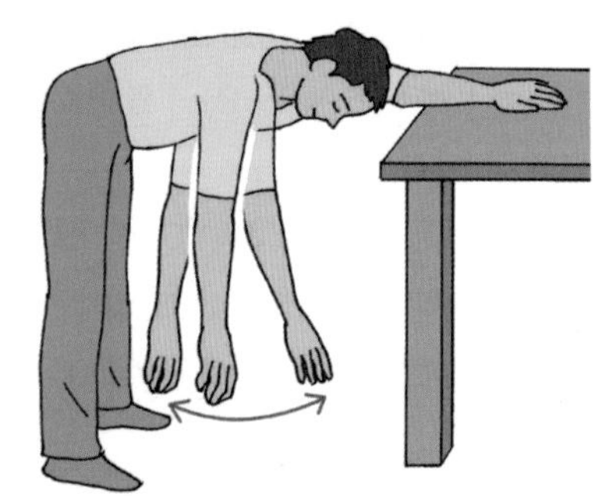

図 5-12 ■振り子運動

重力に逆らわず運動させるため愛護的に可能である．

6 治療

上腕骨近位部骨折

骨片の転位が少ない例，高齢者で活動性が低い例，小児例では保存療法が行われる．受傷後数日～1 週間ほどは三角巾を装着し，痛みが強い場合にはバストバンドなどで上肢を体幹に固定する．固定期間中に上肢の浮腫が強くなることが多いので，手指の運動をしっかり行う．痛みがある程度落ち着けば，外固定を外して振り子運動を積極的に行う（図5-12）．

転位が大きい場合や開放骨折，保存療法中に転位が生じた場合には手術適応となる．手術方法はプレート固定や髄内釘（ずいないてい）固定（図5-13）が一般的である．

上腕骨近位部骨折は骨癒合しやすいが，肩関節の可動域制限を生じやすいため，できるだけ早期にリハビリテーションを開始する．

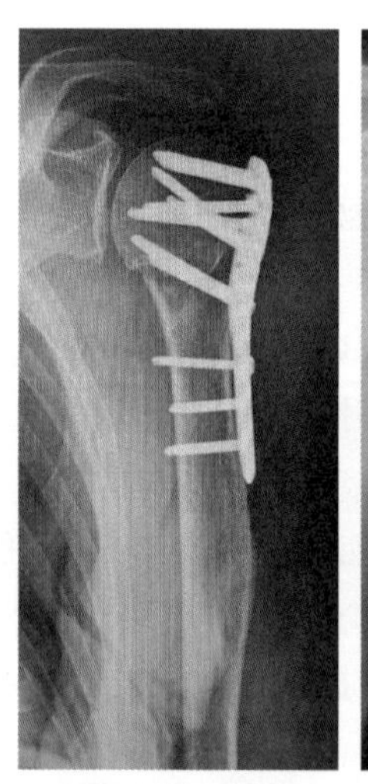
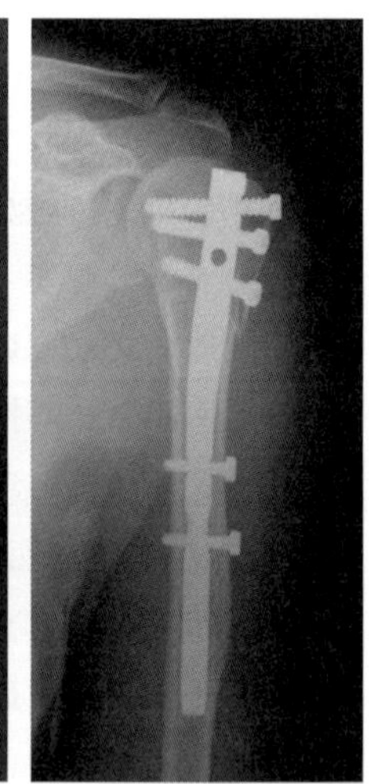

プレート固定　髄内釘固定

図 5-13 ■上腕骨近位部骨折の手術方法

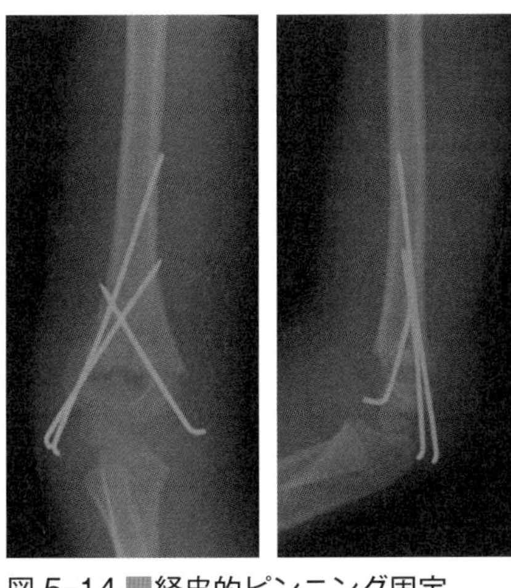
図 5-14 経皮的ピンニング固定

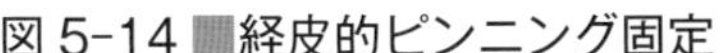

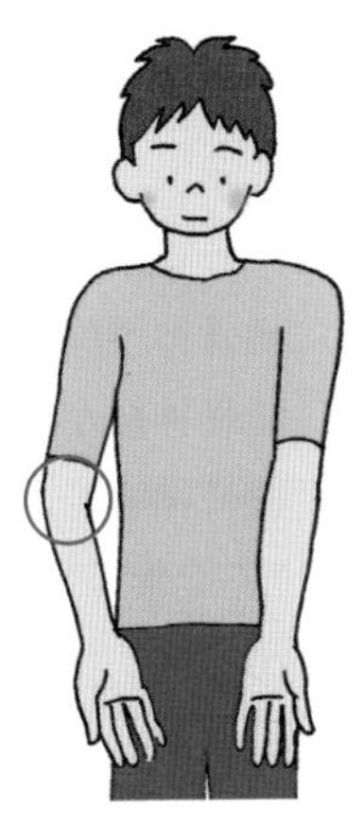
図5-15 内反肘

■ 上腕骨顆上骨折

小児は自家矯正能力*が高いが，回旋および内外反変形は矯正されないため注意が必要である．転位が少ない例，徒手整復で整復ができた例では保存療法が適応となる．最初はシーネ固定を行い，腫脹が減退した後にギプス固定を行う．外固定の期間は４～６週が一般的である．

転位が矯正できない例や，内側骨幹端部に粉砕がある症例では手術適応となる．手術では経皮的ピンニングを行うことが多く，ピンの先を皮膚の外に出しておき，外固定も併用する(図5-14)．術後４週前後で骨癒合が部分的に得られることが多く，単純Ｘ線画像を確認後，外来で抜釘(ばってい)する．

合併症としては，前述したフォルクマン拘縮以外に，内反変形（内反肘）がある(図5-15)．内反変形が高度になると，遅発性の尺骨(しゃっこつ)神経障害を起こすことがあるため，注意を要する．小児は関節拘縮が比較的起こりにくいため，関節可動域は保たれることが多い．

用語解説

自家矯正能力
骨折や骨変形に対して，適切な形に戻す能力．成人に比べ，小児のほうが自家矯正能力が高い．

7 予防

上腕骨近位部骨折は骨粗鬆症と強い関連があるため，その予防と改善が重要である．

2 上腕骨骨折患者の看護

1 疾患に特徴的な看護（観察・注意事項）

上腕骨近位部骨折は転倒した際に手をついて受傷することが多く，小児や高齢者に多い骨折である．高齢者の場合は骨粗鬆症を基礎疾患として発症することも少なくない．

受傷時は疼痛，変形，腫脹があり，肩関節挙上が困難になる．以下のような特徴的な神経障害，循環障害に注意して観察する．

上腕骨骨折に特徴的な神経障害は，**橈骨(とうこつ)神経麻痺**，**正中神経麻痺**，**尺骨神経**

麻痺である．したがって，これらの神経支配領域の感覚障害と運動障害の有無と程度を観察することが重要になる（図5-16）．

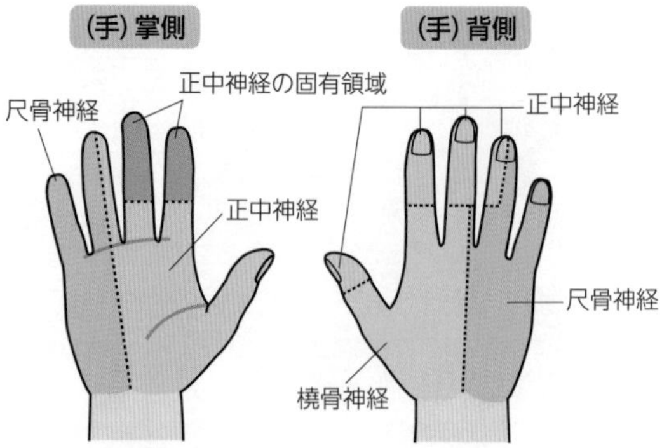

橈骨神経麻痺

上腕骨骨幹部骨折の場合は特に橈骨神経障害に注意する（上腕骨骨幹部は，橈骨神経が骨に接近して走行しているため）．橈骨神経麻痺が起こると**下垂手**（➡ p.290 図17-2参照）を呈するため，橈骨神経走行領域の疼痛，神経障害，循環障害の有無と程度を観察することが重要である．

図 5-16 ■橈骨神経，正中神経，尺骨神経の支配領域

正中神経麻痺

正中神経障害では，母指球の萎縮や対立運動障害がみられる**猿手**（図5-17）になることがある．正中神経麻痺の早期発見と予防のためにも，正中神経走行領域の疼痛，神経障害，循環障害の有無と程度を観察することが重要である．

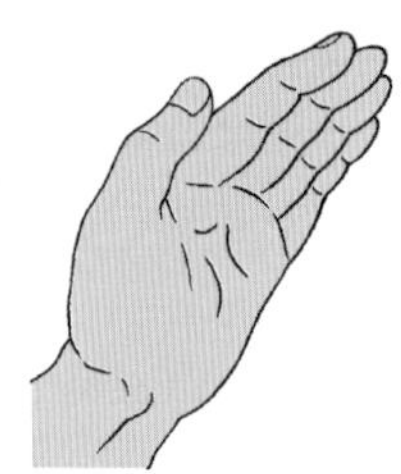
図 5-17 ■猿手

尺骨神経麻痺

上腕骨外顆骨折の変形治癒の結果，尺骨神経麻痺による**鷲手**（➡ p.296 図17-7 参照）になることがある．**Froment 徴候**（➡ p.50 図3-6 参照）や **Tinel 徴候**（➡ p.273 用語解説参照）により障害を確認する．尺骨神経走行領域の疼痛，神経障害，循環障害の有無と程度を観察することが重要になる．

フォルクマン拘縮

上腕骨骨折に特徴的な循環障害として，フォルクマン拘縮がある．これはコンパートメント症候群が原因であり，不可逆的な著しい機能障害が生じるため，最も注意を要する合併症である．持続する激しい疼痛と腫脹の徴候（**6P サイン**➡ p.276 表15-1 参照）があれば，速やかに医師に報告する．

肩関節の可動域制限

患者が肩関節の自動運動時に疼痛の増強を訴えた場合は，骨折部の転位の可能性が考えられる．したがって，医師に報告するとともに患者の疼痛の訴えには注意深く耳を傾け，慎重に経過を観察し，疼痛の原因を探索する必要がある．そのほか，内反肘（図5-15）や屈曲障害などの後遺症にも注意が必要である．

2 検査・治療における看護

骨折が軽度の場合は保存療法が行われる．保存療法の場合は経過に合わせて（医師の指示により）肘関節や手関節から早期に可動域訓練を行う．看護師は肘関節や手関節の運動の必要性を患者に説明し，理学療法士と協働して自動運動による関節拘縮と筋力低下を予防する．

保存療法では固定のために三角巾やバストバンドによる体幹固定（図5-18）や，肩関節外転装具（➡ p.83 図4-1 参照）を使用すること

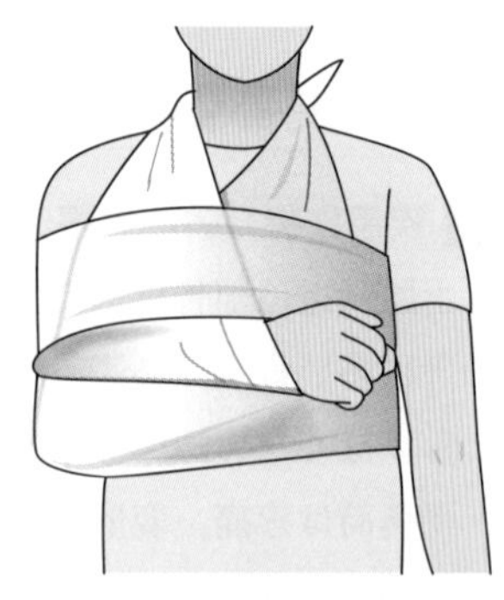
図 5-18 ■三角巾とバストバンドによる固定

がある．肩外転枕を使用する場合は，正しく装着されているか観察する．バストバンドによる体幹固定時は，呼吸状態を観察し，換気障害に留意する．

重度の場合は，プレートや髄内釘（ずいないてい）を用いた手術療法が行われる．術直後からしびれなどの神経障害，循環障害を観察し，増強・異常がある場合は速やかに医師に報告する．

橈骨神経を損傷すると手関節や手指の運動に障害が出るため，手関節の背屈，母指の伸展が可能かを確認する．橈骨神経麻痺を起こしている場合も，関節拘縮や筋力低下，患肢の浮腫予防（循環を促す）のために，術直後から自身の健側手による他動運動を勧めることが重要である．

3 日常生活への援助

術後は，術後1日目から医師の指示で座位から歩行へとADLが拡大するが，骨癒合に至るまでは患側手が十分に使用できず日常生活が不自由になる．特に患側手が利き手の場合，患者の食事・排泄・入浴・整容・更衣のセルフケアの状態をアセスメントし，日常生活のどの部分に患者が不便さを感じているのか把握し，日常生活の不便な部分が低減，解消されるようにする．例えば，食事時はフォークやスプーンなどを用いて摂取しやすいように工夫し，排泄時は片手で着脱しやすい下着や衣服を用いる．

創部ケアや清潔ケアのために肩外転枕を一時的に除去する際には，患肢を支える看護師とケアを行う看護師の2人で行い，患肢を支える看護師は肩外転枕使用時の姿位（肩関節屈曲30～80°）を保持するようにする．

また，車の運転や公共交通機関を利用しての単独での外出も不便になるため，患者は外出を控えるようになることもある．また，患側腕を固定していることで筋肉が衰え，転倒のリスクが高まる．特に高齢者は立位のバランスがとりにくく，転倒によるさらなる二次骨折のリスクがある．したがって転倒しないために生活環境を見直すことと，筋力を増強させる運動を行うことが重要になる．

また，転倒への恐怖感による過度な活動制限や外出制限によるリスクを患者と家族に説明するなど，心理面への支援も必要である．

疼痛や外転枕装着のために不眠がある場合には，日中の活動量を増やす，照明環境を調整する，安楽な体位が取れる寝具を調整するなどして，安眠のための工夫をする．睡眠薬が処方された場合には，副作用に留意する．

4 橈骨遠位端骨折
distal radius fracture

1 橈骨遠位端骨折とは

1 疫学

日本における疫学調査では，**橈骨遠位端骨折**（とうこつえんいたん）は人口1万人あたり11～14人と頻度が高く，また性差は男性：女性＝1：3.2と女性に多い．転倒での発生が49～77%と多数を占めている．小児から高齢者まで，幅広い年齢層に発生する骨折である．

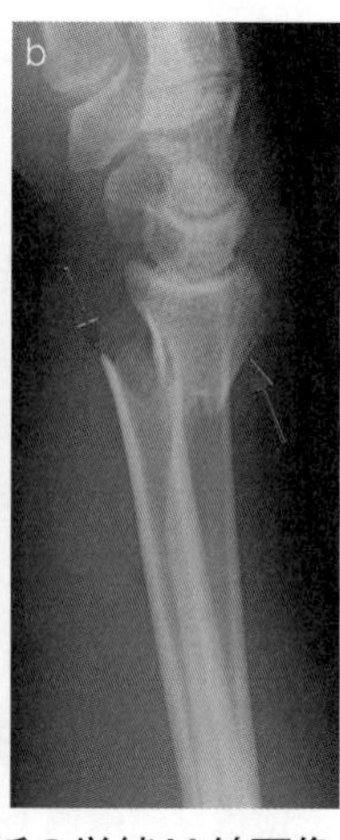

図 5-19 ■橈骨遠位端骨折の単純 X 線画像

a：正面，b：側面.

2 病態

手のひらを地面について受傷することが多く，多くは骨折部が背側に転位する（図5-19）．このような伸展型骨折を **Colles（コレス）骨折**と呼び，まれな屈曲型骨折を **Smith（スミス）骨折**と呼ぶ．骨折の危険因子としては，骨粗鬆症，女性，高齢，副腎皮質ステロイド薬の使用歴などが挙げられる．

3 症候

手関節の腫脹と疼痛を主訴に受診することが多い．典型的なコレス骨折では，手関節のフォーク状変形を伴う（図5-20）．転位が少ない場合や，多発外傷に伴う際には見逃されることもある．また，転位した骨片によって神経障害や腱損傷を伴うこともある．

4 経過

転位が強い例で早期に整復がなされない場合，水疱を形成するなど，軟部組織障害を発生することもある．

5 検査

単純 X 線検査での正面・側面像の撮影を基本とする．健側撮影や斜位撮影なども，診断や手術の決定の際に重要である．関節内骨折の詳細な評価には，CT 検査が有用である．

6 診断

骨折の際に，橈骨の短縮と関節面の背側傾斜，橈骨の尺側傾斜角の減少が起こりやすく，単純 X 線検査のパラメーターとして汎用されている（図5-21）．

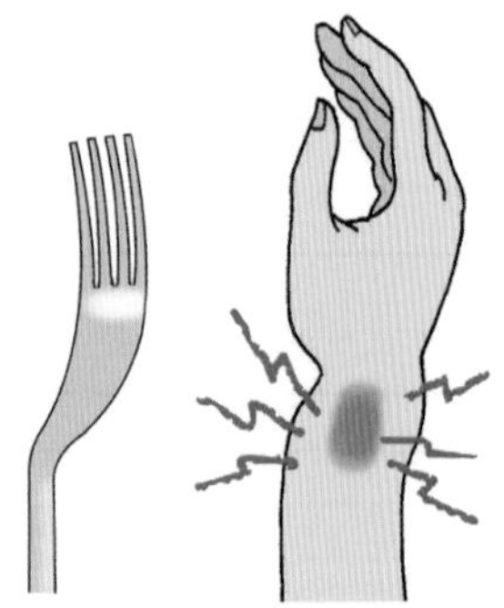

図 5-20 ■橈骨遠位端骨折を受傷した際の変形

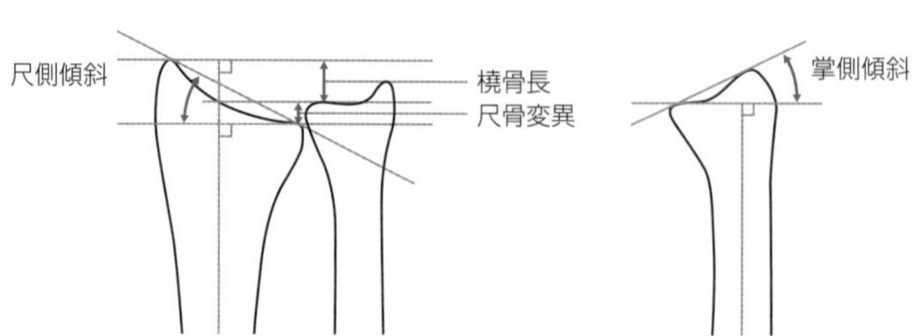

図 5-21 ■橈尺骨遠位部の単純 X 線写真のパラメーター

「日本整形外科学会診療ガイドライン委員会ほか．橈骨遠位端骨折診療ガイドライン 2017．改訂第 2 版．南江堂，2017，p.21」より許諾を得て転載．

尺骨茎状突起骨折の合併率は51.8～65.9%と高い.

7 治療

関節外骨折と関節内骨折では，病態と治療成績が大きく異なる．また，60歳以上に対しては保存療法が行われることが多くなるが，これは高齢者の活動性が低いため，機能障害が比較的生じにくく，生活に必要とされる耐用性が低くなるためと考えられる．手術療法の適応は徐々に拡大してきている.

関節外骨折

青壮年において手術療法と保存療法を比較したところ，単純X線画像での改善度は手術療法が優れているが，機能では両者に有意差がないとする報告がある．しかし，早期機能回復においては手術療法が有用であり，状況に応じて手術療法を選択する.

高齢者においては，多少の変形が残存しても患者の主観的評価は高いことが多く，治療成績に有意差がないという報告がある．しかし，高齢者でも活動性や社会的背景，早期の機能回復の有利性を考慮して手術療法を選択することが望ましいと考えられる.

関節内骨折

青壮年者の関節内骨折においては，掌側ロッキングプレート固定が保存療法よりも優れているとされている．また，関節内に2mm以上の段差がある場合に変形性関節症を発生する可能性が高く，手術療法が推奨される．高齢者は変形が残存しても治療成績が悪くないことが多く，許容される変形の範囲は大きいが，活動性が高い患者や転位が高度な例などは状況に応じて手術療法を選択する.

保存療法

整復を行った後に外固定を行う．外固定の期間は4～6週間とすることが多い．筆者は上腕～手部までの外固定を2週間行い，2週目からは前腕～手部まで外固定することが多い．外固定の範囲と期間に関しては，治療成績に有意差がないという報告もあるが，骨折型や不安定性，活動性などを考慮し，決定するべきである.

青壮年者では徒手整復，外固定後にも背側傾斜－10°未満または尺骨変異が健側比2mm以上，関節面の転位2mm以上のときは手術が推奨される．高齢者は変形が残存しても治療成績が悪くないことが多く，許容される変形の範囲は大きい.

手術療法

掌側ロッキングプレート固定が第一選択とされている(図5-22)．ロッキングプレートとは，スクリューとプレートが一体化し，強い固定性と角度安定性をもつインプラントである．転位が大きい場合や，軟部組織損傷が高度な場合は創外固定が行われることもある．小児の橈骨遠位端骨折では，経皮的ピンニングと外固定で治療することが多い.

plus α

尺骨茎状突起骨折

尺骨遠位部と手根骨の間に三角線維軟骨複合体(TFCC)が存在し，荷重伝達や手関節の安定に関与している．TFCCの張力によって尺骨茎状突起骨折を合併しやすい.

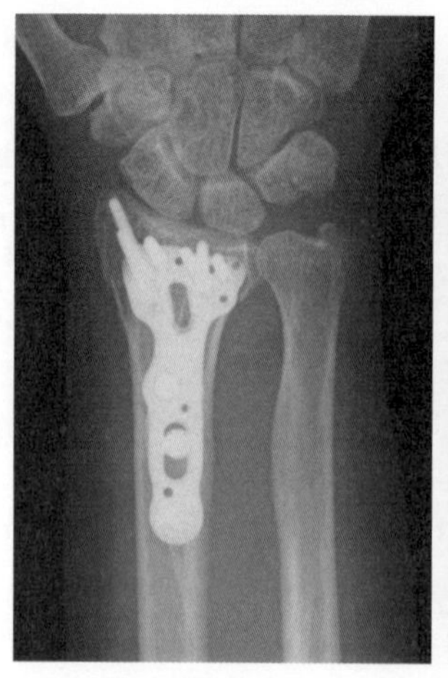
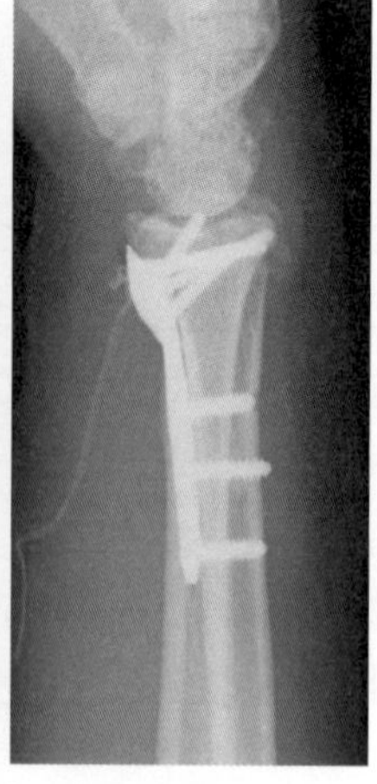

図 5-22 ■掌側ロッキングプレート固定後

合併症

それぞれの治療方法の合併症として，変形性手関節症や変形治癒，手関節・手指の拘縮，手根管症候群などがある．手術に起因する合併症としては，スクリューが背側に突出した場合の伸筋腱断裂や，インプラントと接触して発生する腱損傷などがある．保存療法を行った場合でも，腱損傷に遭遇することがしばしばあり，骨折部と腱の摩擦が原因と推測される．

複合性局所疼痛症候群（CRPS）*を来した場合には，治療に難渋することが多い．早期発見および治療介入が重要となってくる．

用語解説

複合性局所疼痛症候群（CRPS）

complex regional pain syndrome．打撲，捻挫などの軽度の外傷や，ギプス固定後の神経損傷が疑われるような場合に，しばしば四肢の腫脹や持続性の痛みが生じる．痛みは重度で，長期間持続する難治性の慢性疼痛である．

術後経過

橈骨遠位端骨折の治療中に，肩や手指の拘縮を来すことがある．手関節部の固定期間中も，そのほかの関節のリハビリテーションを行うことは，拘縮予防に重要である．

8 予防

橈骨遠位端骨折は，骨粗鬆症による骨密度および骨質の低下によって発生率が上昇するため，その予防が重要である．また，橈骨遠位端骨折の受傷後 1 年以内に大腿骨近位部骨折を受傷する可能性が，非骨折群と比較して5.67倍と有意に高い．

2 橈骨遠位端骨折患者の看護

1 疾患に特徴的な看護（観察・注意事項）

受傷後は疼痛の程度，手・指先のしびれ，感覚鈍麻，運動障害（特に母指の伸展障害の有無），循環障害の有無と程度を観察する．

橈骨遠位端骨折の主な合併症は，手根管症候群，橈骨神経障害，正中神経障害，尺骨神経障害，コンパートメント症候群などが報告されているため，治療後も疼痛と神経障害・循環障害の有無と程度を継続的に観察する必要がある．

特に，コンパートメント症候群は不可逆的で，その後の日常生活に大きな影響があるため，**6P サイン**（➡ p.276 表15-1）を注意深く観察する．

2 検査・治療における看護

治療はギプスやシーネで固定する保存療法，または観血的手術療法の掌側ロッキングプレート固定法などが施行される．

浮腫予防のため，受傷直後や手術直後は三角巾や装具を用いて患部を挙上するが，長期間の装着は関節拘縮や筋肉萎縮をまねく危険性があるため，装着期間は可能な範囲で短期間になる（医師の指示による）．

骨折部の創外固定の場合，ピンの露出による刺入部周囲感染を予防するために，シャワーや入浴時はビニールや防水フィルムを使用し，ピン刺入部を防水する．

ギプス固定の場合は通院で経過観察される．その場合も神経損傷の予防と早期発見，手指関節の拘縮予防のための指導が必要になる．

3 日常生活への援助

橈骨遠位端骨折発症の危険因子には，女性，グルココルチコイド*の使用歴，骨粗鬆症や骨量減少，片脚起立時間15秒未満などが挙げられている[1]．高齢者に骨粗鬆症があり，橈骨遠位端骨折が最初の脆弱（ぜいじゃく）性骨折*であった場合，二次骨折のリスクが高いといわれている．大腿骨近位部骨折は橈骨遠位端骨折の受傷後1カ月以内での発生が最多である．ほかの主要な脆弱性骨折も，橈骨遠位端骨折の受傷後10年以内に発生する危険性が有意に高くなっている[1]．したがって，骨量を減少させない，下肢筋力を低下させないための生活指導（栄養摂取と運動）が重要となる．

また，みぞれや路面の凍結，低気温などの気象時の発症が多いことが報告されている[1]．特に，高齢者や下肢筋力が低下している人は，冬の雨や雪の日の不要不急の外出は控えるよう指導する．外出する場合は，滑りにくい靴や滑りにくい道路を選ぶなどの注意を促す．

骨折部の骨癒合の目的で患部が固定されているため，関節の拘縮予防や筋肉の萎縮を予防することが重要になる．特に，患肢のMP関節の屈曲とほかの手指運動訓練，手関節可動域訓練，患肢側の肩関節や肘関節の可動域訓練を理学療法士や作業療法士と連携しながら計画的に実施することが重要になる．

患肢が利き腕側であった場合，治療後の日常生活が不自由になる．上肢の日常生活動作の不自由度と疼痛を30項目で評価するDASHスコア*や11項目のQuick DASHスコアなどで確認し，DASHの項目のどの部分で，どの程度の不自由さを患者が感じているのかを聞き取り，道具や自助具の活用や紹介，日常生活が自立できるよう支援する必要がある．

用語解説

グルココルチコイド
ステロイドホルモンの総称で，糖質コルチコイドともいい，糖代謝の効果をもつ．

脆弱性骨折
骨強度の低下が原因で，軽微な外力で発生する骨折．椎体，大腿骨近位部，橈骨遠位端，上腕骨近位部などによくみられ，骨粗鬆症が基盤となることが多い．

DASHスコア
上肢障害評価表．機能障害・症状に関する質問と，スポーツ・芸術活動，仕事に関する選択項目の二部構成になっている．橈骨遠位端骨折の治療成績を判定するための評価指標．

5 骨盤骨折

pelvic fracture

1 骨盤骨折とは

1 原因・疫学

骨盤骨折は，成長期にスポーツなどで筋肉が急激に収縮することで筋付着部の剝離骨折を生じる（図5-23）．交通事故や高所からの転落などの大きな外力が加わった場合には，**骨盤輪骨折**を生じる（図5-24）．**寛骨臼骨折**は股関節の骨盤側である臼蓋側の骨折で，大転子部や膝に加わった大きな外力が，大腿骨頭を介して股関節に伝わり，骨折を生じる（図5-25）．

患者数は人口10万人あたり37人で，年齢とともに増加する．35歳以下は男性に多く，35歳以上は女性に多い．

plus α

高齢者の骨盤骨折，寛骨臼骨折

最近では，高齢者の転倒による骨盤骨折，寛骨臼骨折や骨粗鬆症に由来する脆弱性骨折が増加している．

2 病態

骨盤は仙骨と左右の寛骨の3つの骨から構成され，これらが前方の恥骨結合と後方両側の仙腸関節において靱帯によって強固に連結して，安定した骨盤輪を形成している（図5-26）．さらに，両側の寛骨は股関節の受け皿である寛骨臼を含んで，大腿骨頭とともに股関節を形成している．

骨盤骨折は骨盤輪の断裂を伴わないもの，骨盤輪の断裂を伴うもの（骨盤輪骨折）と，寛骨臼骨折に分類される．骨盤輪の断裂を伴わないものには，筋付着部の剝離骨折や直達外力による腸骨翼骨折などがある．骨盤輪骨折は，前後方向への圧迫，側方からの圧迫および垂直剪断力により生じ，多発外傷や内臓損傷を伴いやすく，大量出血による出血性ショックを来して死亡することもまれではない．骨盤後方部が著しく損傷されると，骨盤に安定性を与えている靱帯が断裂して，骨盤輪が不安定になる．

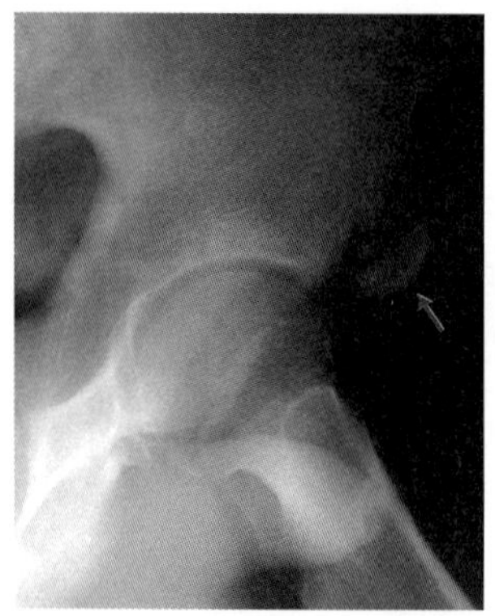

図5-23 ■下前腸骨棘剝離骨折

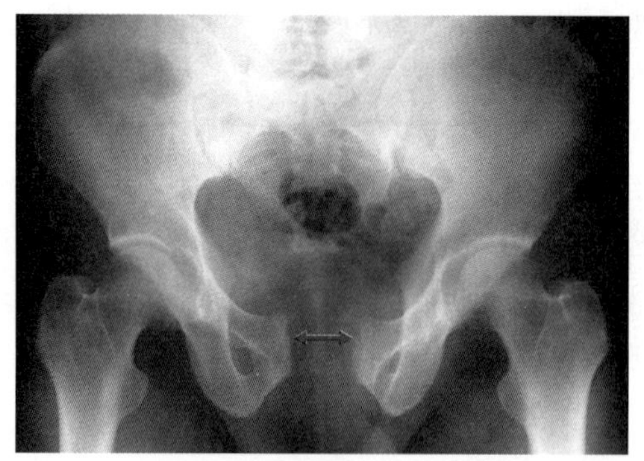

図5-24 ■骨盤輪骨折における恥骨結合離開

3 症候

筋付着部の剝離骨折では，骨折を生じた部位の突然の痛みで歩行できなくなることが多い．骨盤輪骨折では，骨折部の痛み，骨盤の変形，脚長差，皮下出血がみられ，重篤な場合は出血性ショックになる．また，ほかの部位の損傷を伴っていることが多い．寛骨臼骨折は，脱臼を伴う場合は，特徴的な肢位をとる（後方脱臼では，屈曲，内転，内旋位）．仙骨神経や坐骨神経の損傷を伴い，下肢の感覚や運動麻痺を伴うこともある．

4 検査

単純X線検査

骨盤正面像に加えて，斜位など方向を変えた撮影を行う．

CT，3D-CT

骨折状態の正確な評価が行える（図5-27）．

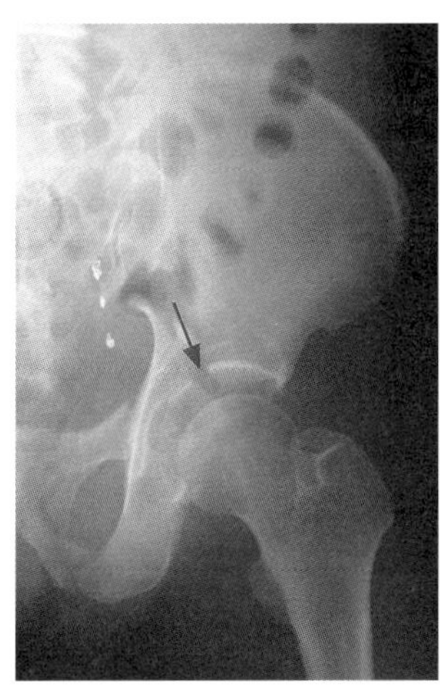

図 5-25 左寛骨臼骨折

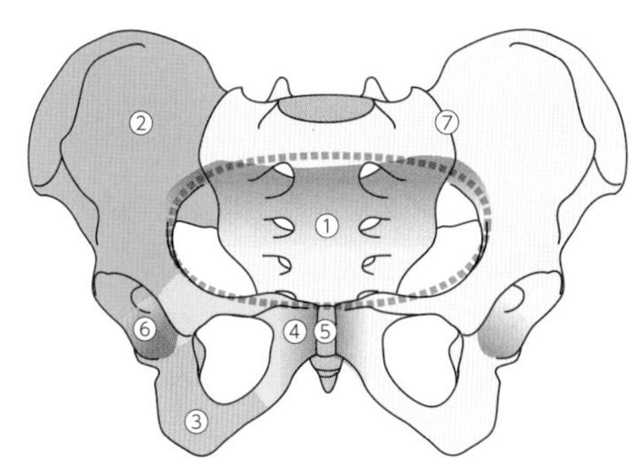

図 5-26 骨盤の解剖

①仙骨，②腸骨，③坐骨，④恥骨（②＋③＋④寛骨），⑤恥骨結合，⑥寛骨臼，⑦仙腸関節．

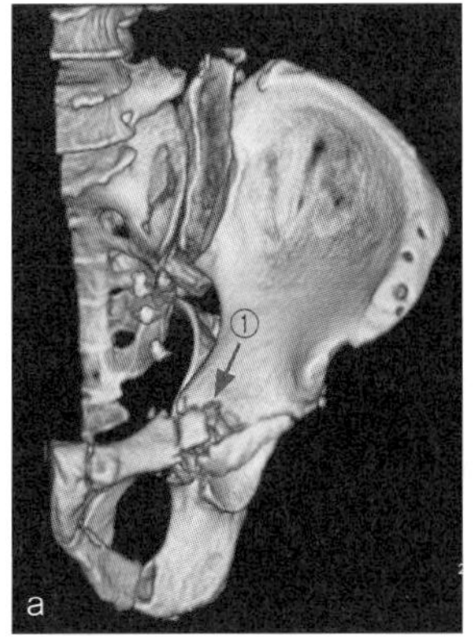

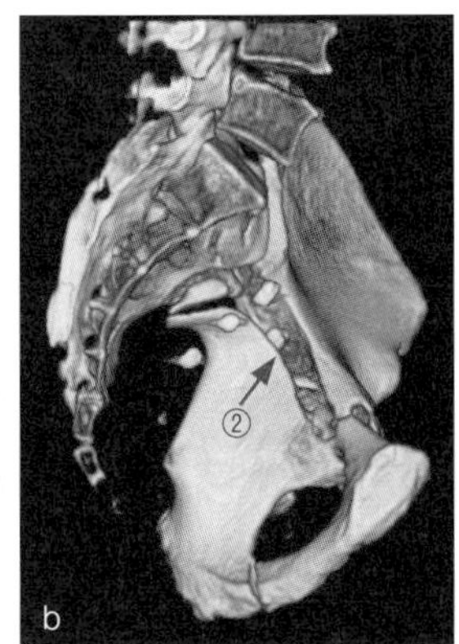

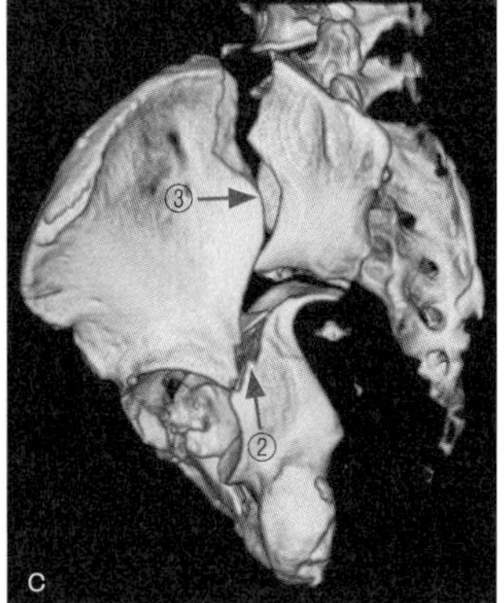

図 5-27 左寛骨臼骨折の 3D-CT

図 5-25 と同じ症例．

①恥骨の骨折，②坐骨 - 腸骨間の骨折，③腸骨の骨折．

血管造影

動脈からの出血が疑われる場合に行い，出血が認められれば動脈塞栓術*による止血を行う．

用語解説

動脈塞栓術
動脈からの出血の止血目的で，血管内に挿入したカテーテルから塞栓物質を局所に留置すること．

超音波検査

内臓損傷が疑われる場合に行う．

血液検査

出血による貧血は，受傷直後はデータの変化が少なく，時間経過とともに悪化するので，何度も検査する必要がある．

5 診断

X線およびCTで，骨盤輪骨折では骨折の部位と転位，骨盤輪の安定性を評価して治療方法を決定する．寛骨臼骨折では骨折型と転位を判定し，手術の適応を決める．

6 治療

骨盤輪の断裂を伴わない筋付着部の剝離骨折や腸骨翼骨折では，疼痛が軽快するまで床上安静を保ち，その後徐々に歩行を開始する．一方，骨盤輪が断裂した場合には大量出血を伴うことが多く，迅速な治療が必要である．

骨盤輪骨折受傷初期

骨盤輪骨折では出血性ショックを伴うことが少なからずあり，十分な輸液，輸血以外に骨盤を締めるシーツラッピングや骨盤ベルト（図5-28）による固定，創外固定や動脈塞栓術が行われる．創外固定は骨折部を整復固定することで骨折部からの出血を抑制し，骨盤輪を安定させることを目的に行う．両側の腸骨にピンを刺入して，これを創外固定器で連結して骨盤前方部を固定する（図5-29）．

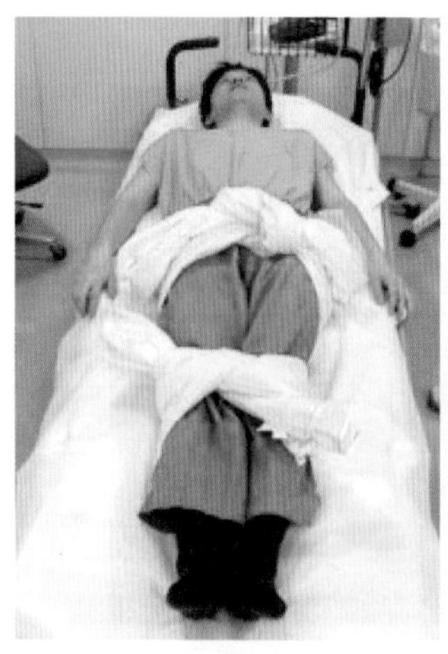

シーツラッピング

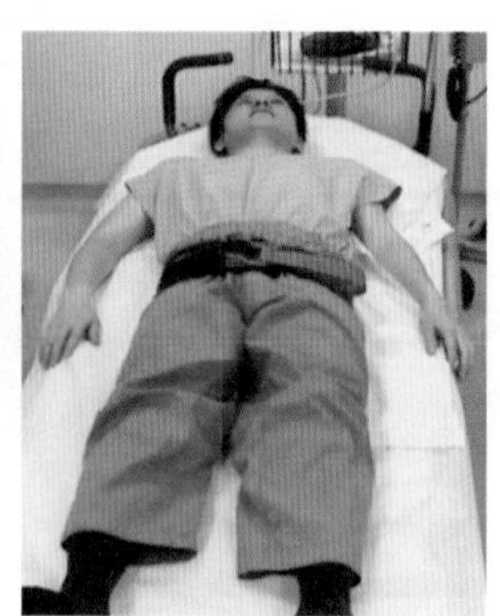

骨盤ベルト

図5-28 簡易外固定

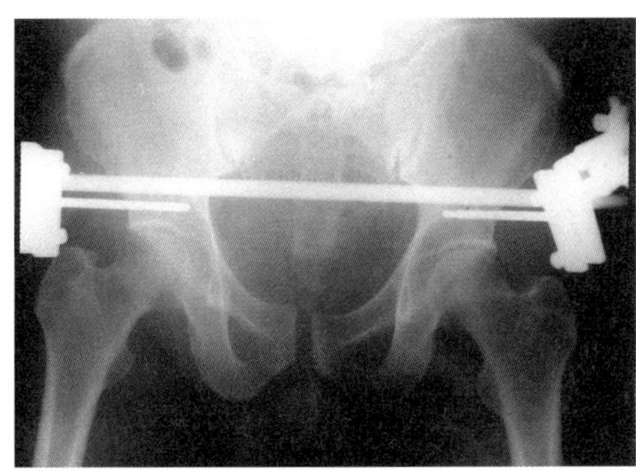

図 5-29 ■恥骨結合離開に対する創外固定

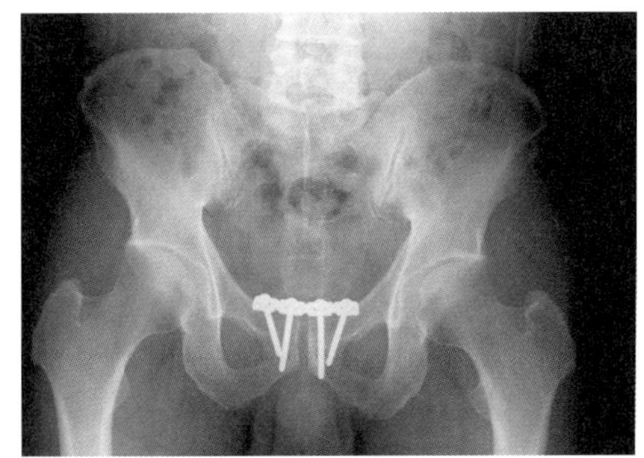

図 5-30 ■恥骨結合離開に対するプレート固定

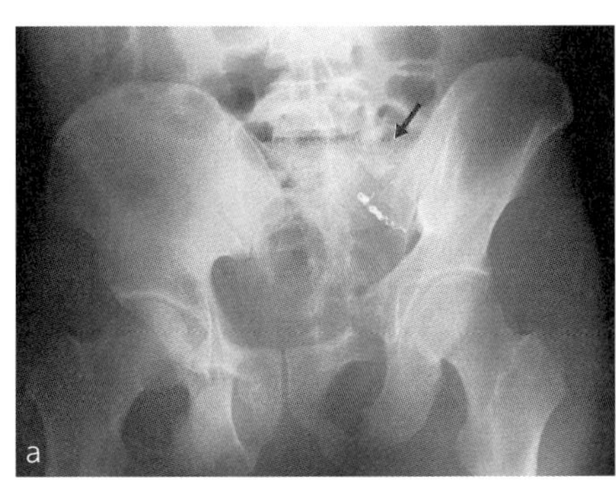

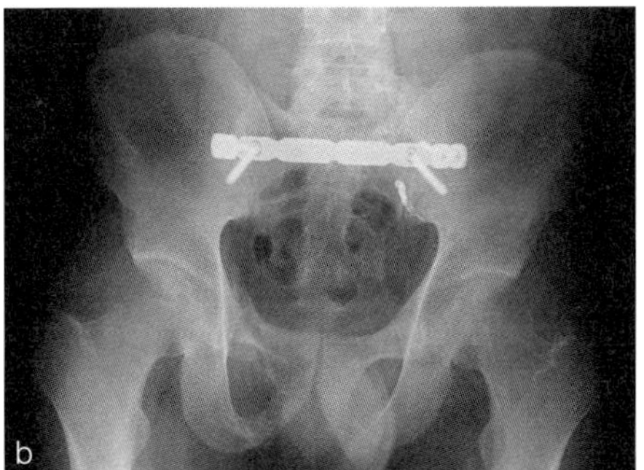

図 5-31 ■骨盤後方部の固定
a：仙骨左側の骨折，両恥骨骨折．b：仙骨後方プレート固定．

骨盤輪骨折回復期

骨盤輪骨折では，全身状態が安定した後，早期離床を図り，変形のない骨盤を獲得するために骨盤輪の安定性を再建する．

▸ 保存療法

恥骨や腸骨翼のみの骨折や骨盤輪骨折でも転位が少ないものは，安静臥床の後，疼痛の程度に応じて徐々に起座，歩行練習を行い，通常 2 ～ 4 週間で全荷重が可能となる．

▸ 手術療法

恥骨結合離開や骨盤後方部の損傷では，不安定性の程度によって，創外固定からプレートやスクリューによる内固定に変更する（図5-30）．

前後方向の圧迫によって発生する恥骨結合離開に対しては，プレート固定が行われる．側方からの圧迫によるものは骨盤後方部分がかみこんで安定しており，通常は固定を必要としない場合が少なくないが，転位の大きいものでは内固定を行う．垂直剪断による骨折は不安定で，前方部分のみの固定では十分な固定性を得ることはできず，骨盤後方部の内固定を行う（図5-31）．

寛骨臼骨折では股関節の関節面の正確な再建が重要である．大腿骨頭の後方脱臼を伴う場合には，直ちに整復を行う．これは骨頭血流の障害を防ぎ，大腿骨頭壊死を予防するためである．転位のない骨折は下肢牽引を２～３週行い，保存的に治療する．臼蓋関節面に転位のある場合には，関節面の不適合による変形性関節症の発生を防止するため，手術的に関節面を正確に整復し，プレートで強固に固定して，早期から股関節を動かすようにする（図5-32）．

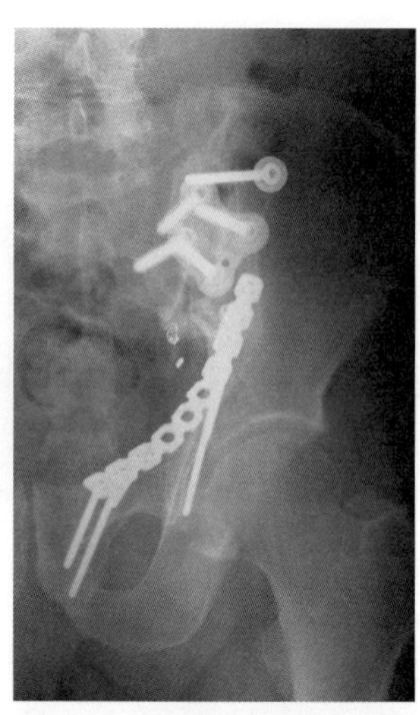

図 5-32 ■寛骨臼骨折内固定

図 5-25 と同じ症例.

7 予後

骨盤輪の転位が少ない場合，予後は良好である．しかし転位のある骨盤輪骨折では，後遺障害として変形治癒に伴う疼痛，下肢短縮，回旋変形，座位での姿勢異常，排尿障害，性交障害や神経損傷による感覚・運動障害などの後遺症も少なくない．寛骨臼骨折では，変形性関節症や大腿骨頭壊死を来すことがある．

2 骨盤骨折患者の看護

1 疾患に特徴的な看護（観察・注意事項）

骨盤骨折は軽度のものから交通事故や高所からの転落などで骨盤内臓器，神経，血管の損傷を伴う重度のものまである．したがって，骨盤骨折の部位と重症度を考慮した注意深い観察が必要になる．

骨盤骨折が重度の場合，出血性ショックを起こす確率が高くなる．したがって，骨盤骨折が重度の場合は，疼痛の部位と程度，出血・皮下出血，腫脹の程度のほかに，意識レベルや呼吸状態，循環動態（低血圧，頻脈，皮膚の冷感や湿潤），腹痛や腹部膨満感などの腹腔内出血の有無といった全身状態の観察が重要になる．

腹腔内出血がある場合は輸液や輸血が行われ，動脈塞栓術（transcatheter arterial embolization：TAE）や創外固定術などで止血が行われる．

同時に，骨盤内の臓器・神経の損傷の有無と程度を観察する．尿路系，生殖器系，肛門・直腸の損傷が予測できる場合は，血尿，性器出血，肛門からの出血・血便を確認する．また，仙骨神経や坐骨神経などの神経損傷の有無（下肢の感覚や運動障害）と程度を確認する．

深部静脈血栓症・肺血栓塞栓症

受傷後から治療経過中に，最も予防と観察が必要な合併症は，**深部静脈血栓症**と**肺血栓塞栓症**である．下肢の浮腫や腓腹筋部の痛みに注意し，予防のために弾性ストッキングや間欠的空気圧迫法（フットポンプ）を用いる．下肢の自動運動を計画的に取り入れることが必要である．下肢にできた血栓が肺動脈で塞栓すると，肺血栓塞栓症を起こし，呼吸困難，前胸部の圧迫感・不快感，胸痛などの症状を呈する．また，このような症状がなく，肺血栓塞栓症で突然死することもあるため，深部静脈血栓症には十分留意して，予防と症状の観察に努める．

出血や腫脹による筋膜区画内の圧の上昇によって，区画内の血管や神経が圧迫され，下腿が障害を受けるコンパートメント症候群の早期発見も重要である．下肢の疼痛，皮膚の変色，運動・神経障害の有無と程度をよく観察する．

➡コンパートメント症候群については，15章p.275参照．

筋肉損傷時に起こる電解質の流出によって不整脈や腎障害を来すことがあるため，電解質データや腎機能データの推移にも注意して症状を観察する．

腓骨神経麻痺

腓骨神経損傷時は，足関節背屈，足指背屈が不能となり，足背部や指にかけてしびれや痛みが出現する．腓骨神経損傷の予防には，架台やクッションを使用して，腓骨小頭部が圧迫されない姿位を保つことが重要である．腓骨神経麻痺を起こすと，足関節の背屈ができない**下垂足**（かすいそく），**鶏歩**（けいほ）（➡p.34 図2-9参照）となり，歩行に重大な障害が生じる．

坐骨神経障害

坐骨神経損傷時は，坐骨神経支配領域の殿部，大腿後面，下腿に痛みやしびれが出現する．坐骨神経が障害されると長時間の立位保持が困難になり，膝の屈曲や足関節の運動障害が起こる．安静時や腰部屈曲でも痛みが生じ，睡眠や日常生活にも影響する．

褥瘡・廃用症候群

自力での体位変換が困難な場合，エアマットやポジショニング用クッションを用いて，仙骨部，踵部などの除圧・圧分散を行い，褥瘡予防に努める．

また，体位変換やギャッチアップによって骨折部位を悪化させる可能性もあるため，医師の指示を確認する．また，疼痛のため体動や移動が困難な高齢患者は，廃用症候群にも注意する．

2 治療における看護

骨盤骨折が軽度の場合は，保存療法が行われる．保存療法の場合は，症状に応じて床上安静から起座，歩行練習が開始される．歩行練習時は転倒に注意し，筋力増強のための等尺性運動*も計画的に実施する．

手術療法の場合はプレートやスクリューで骨折部位が固定され，安静度は徐々に上がるが，安静期間は骨折の重症度による．手術療法が行われた場合，出血，感染，敗血症*の併発に注意して観察する．

検査や治療時に疼痛が出現する場合，疼痛部位や持続時間，合併する症状を観察する．肢位により疼痛が増強する場合があるため，スポンジや体位変換用具などを用いて安楽な姿勢を保てるようにする．鎮痛薬が処方された場合は，有害事象の発現に注意する．

＊用語解説

等尺性運動
関節を動かさずに筋肉に力を入れる静的な運動．関節可動域の制限や安静が必要な場合にも実施できる．

敗血症
病原体や毒素が血中に存在し，同時に発熱，頻脈，多呼吸，白血球増多などの全身症状を呈する状態．

3 日常生活への援助

重度の骨盤骨折の場合，安静が長期に及ぶことがある．その場合，長期安静による呼吸器合併症や筋力低下を予防するため，ROM訓練や呼吸器合併症の予防が必要である．また，食事や排泄，更衣や清潔の保持など日常生活の支援が必要になる．個別性に応じた日常生活の支援と無理のないセルフケアの拡大を目指す．

骨盤輪骨折は股関節の動きにより，骨折部のずれや出血が増大することがあるため，おむつ交換や清拭時は注意を要する．可能なギャッチアップや体位，下肢の向きを医師に確認する．特に寛骨臼骨折では，股関節の動きによって脱臼したり軟骨を傷つけたりするため，禁忌となる股関節の動きを医師に確認しながら，日常生活を支援する必要がある．

治療や予後に対する不安感が強い場合や睡眠障害がある場合は，担当医や精神科医，ほかの医療チームと協働してケアする必要性も出てくる．治癒後も，異常姿勢や歩行障害のようなボディーイメージに混乱を来したり，身体・心理的変化に起因する性機能の低下などのセクシュアリティー障害を起こすリスクも高い．同時に，変形治癒に伴う疼痛，神経障害，運動障害など，QOLを低下させる後遺障害が残る場合があるため，患者の訴えや様子を詳細に観察し，支援することが重要になる．

6 大腿骨近位部骨折

hip fracture

1 大腿骨近位部骨折とは

大腿骨近位部骨折は骨頭，頸部，転子部，転子下骨折に大別される．ここでは，高齢者に多く発生し，頻度の高い頸部骨折と転子部骨折について述べる．

1 原因

発生原因は，転倒が最も多い．日本での在宅高齢者の５～４人に１人が毎年転倒するという報告があり，施設入所中の高齢者はさらに高頻度とされる．また，女性は男性より転倒頻度が高い．

骨折の危険因子としては，骨密度低下，喫煙，女性，**脆弱性骨折**（ぜいじゃくせい）の既往などがある．

2 病態

頸部骨折は関節包内骨折であり，転子部骨折は関節包外骨折である（図5-33）．これら二つの骨折は，骨癒合率や骨壊死の発生率も異なり，治療方針や使用するインプラントも異なる．

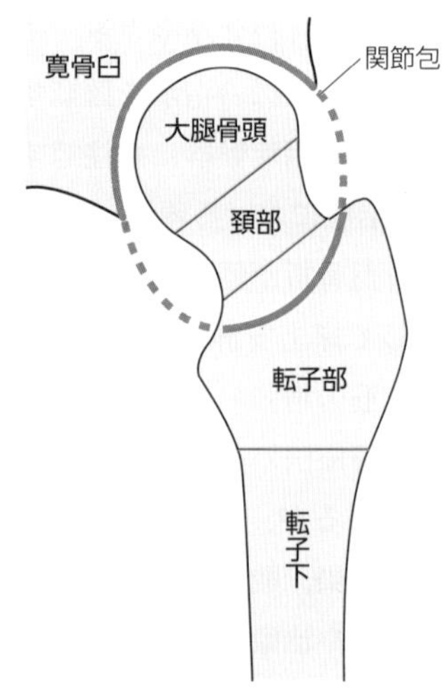

図5-33■股関節周囲の解剖

大腿骨頭への栄養は，内・外側大腿回旋動脈と大腿骨頭靱帯動脈から供給される（図5-34）．このうち，大腿骨頸部の後面を走行する内側大腿回旋動脈の分枝（上支帯動脈）が大腿骨頭のほぼ2/3を栄養している．そのため，大腿骨頸部骨折で転位が大きくなると血行が遮断され，**大腿骨頭壊死**に陥り，骨頭の圧壊が生じる．一方，転子部骨折では，内側大腿回旋動脈が損傷しにくく，骨頭壊死になる可能性は低い．

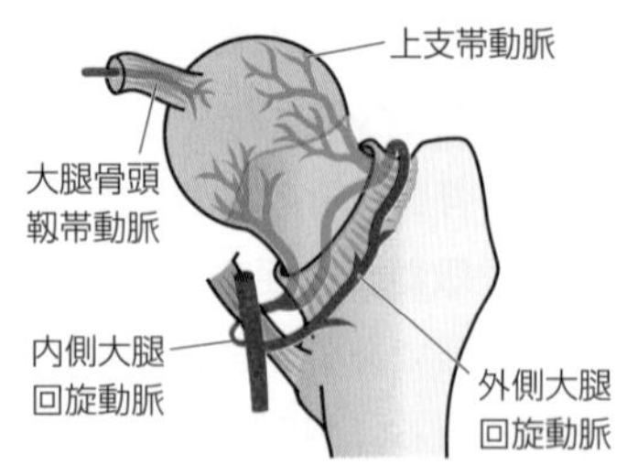

図5-34■大腿骨近位部への血流

3 疫学

日本での大腿骨頸部／転子部骨折の発生数は1987年には約5万例であったが，2007年に約15万例，2012年には約17.6万例と，この25年で3倍以上となった．今後，日本の老年人口はさらに増加することが予想されており，2040年には年間約30万例に大腿骨頸部／転子部骨折が発生すると推定されている．

4 症候

高齢者が転倒し，強い股関節痛を訴え歩行困難となっている際には，大腿骨近位部骨折を強く疑う．典型的には患肢が短縮・外旋する．高度の骨粗鬆症がある患者では，転倒せずとも軽度の捻転(ねんてん)などで骨折を生じることがある．転位の少ない頸部骨折では，歩行可能なことがあり，注意が必要である．

脆弱性骨盤骨折との鑑別が困難な場合もある．疼痛は骨折部に一致することがほとんどであるため，身体所見の観察によって，ある程度は鑑別が可能である．また，大腿骨近位部骨折を受傷した場合は，疼痛のため股関節を動かせないことが多く，診断の一助となる．

5 経過

受傷と同時に歩行困難となることが多く，家族や施設職員により発見され，救急搬送となることも多い．独居の場合などでは，受傷から発見まで数日経過する例もある．また，転位のない頸部骨折を受傷し疼痛が少ない患者では，受傷後数日が経過し，転位と疼痛が増悪して医療機関を受診することもある．

6 検査

単純X線検査での正面・側面像の撮影が診断と治療方針の決定に必要である．大腿骨近位部骨折が疑わしい患者で，単純X線画像で明らかな骨折を認めない場合，MRI撮影が診断に優れている．

骨折の詳細な確認，治療方針の決定には，CT検査が有用である(図5-35)．特に転子部骨折では，CT検査に基づいた分類も報告されているため，現在では術前に撮影されることも多い．

7 診断

前述の通り，骨折が発生する部位によって頸部骨折と転子部骨折に分けられる(図5-33)．両骨折の中間や頸部から転子部にかけて発生する（関節包内外にまたがる）骨折もあり，**大腿骨頸基部(けいきぶ)骨折**という．

頸部／転子部骨折ともにさまざまな分類方法があるが，単純X線写真を用いた分類が汎用されている．頸部骨折は非転位型・転位型に，転子部骨折は安定型・不安定型に分類することが多い(図5-36)．最近では，転子部骨折において3D-CTを用いた分類も報告されている．

8 治療

頸部骨折

前述した通り，頸部骨折は転子部骨折と比較して骨癒合が障害されやすく，

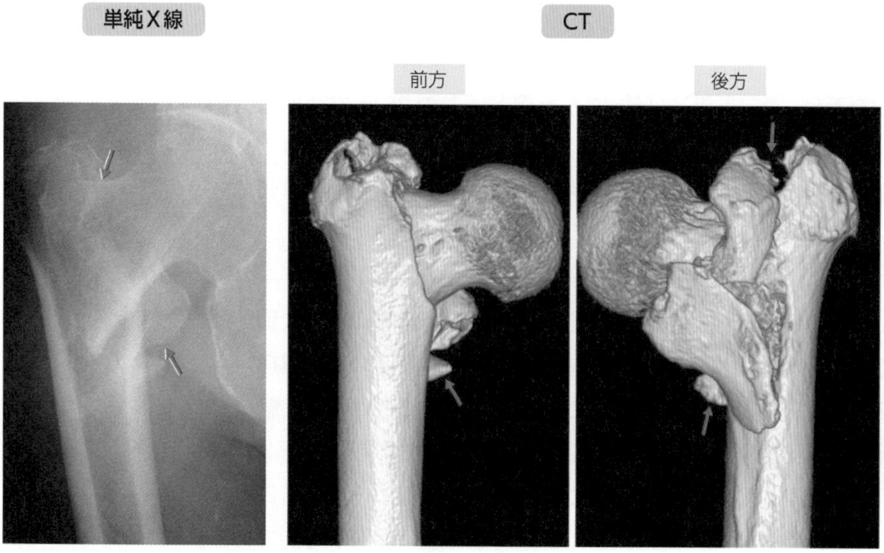

単純X線

CT

前方

後方

図 5-35 ■転子部骨折の単純 X 線と CT

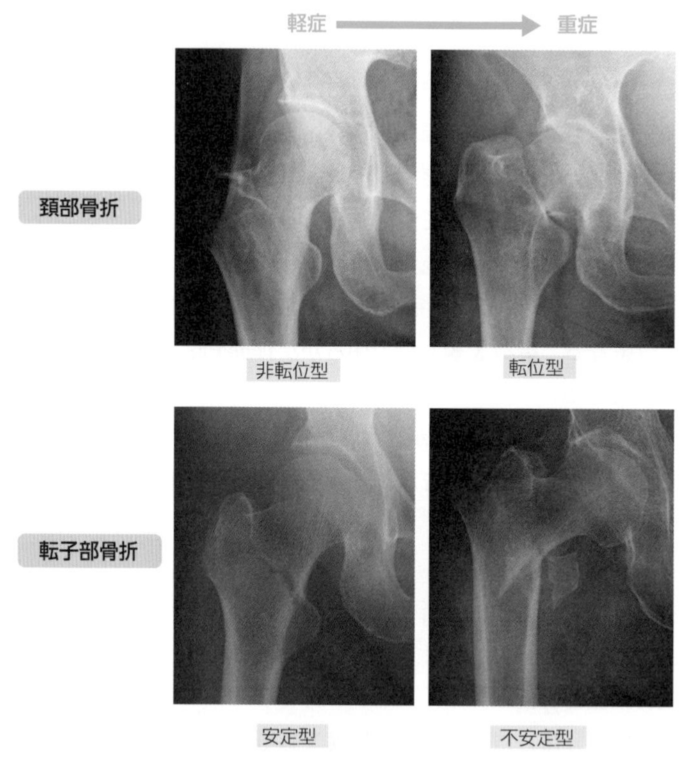

図 5-36 ■大腿骨頚部骨折と大腿骨転子部骨折の分類

骨頭壊死が生じる可能性も高い．ほぼ転位がない例でも，ADL 低下や合併症発生，転位増大の可能性が高くなるため，手術療法が選択されることがほとんどである．また，手術時期は受傷早期に行うことが推奨されている．

手術方法としては，非転位型には**骨接合術**が，転位型には**人工骨頭置換術**ま

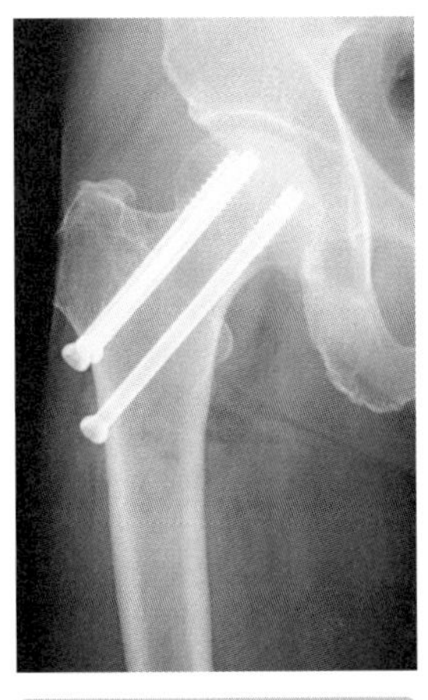

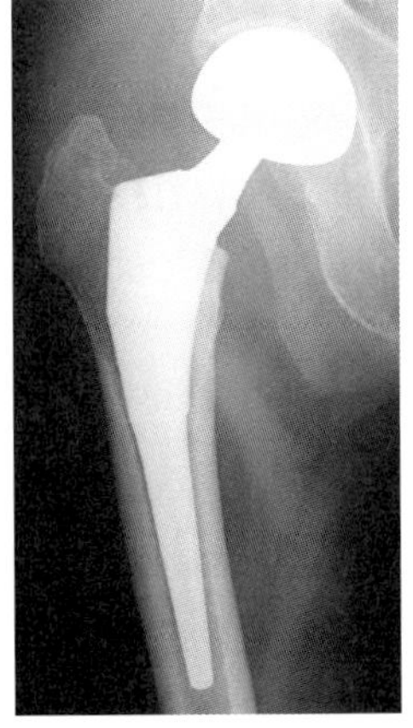

図 5-37 ■頸部骨折の手術方法

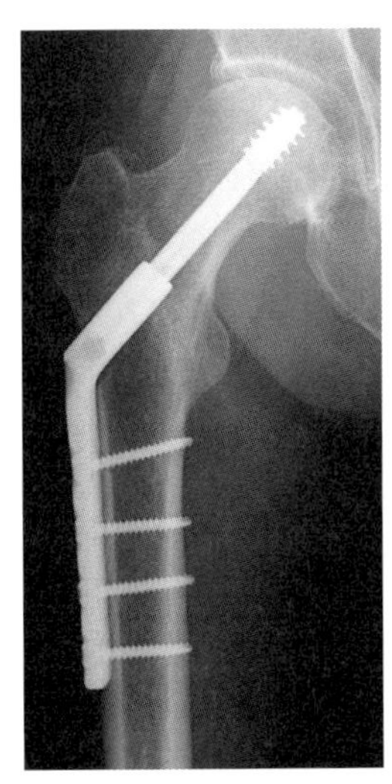

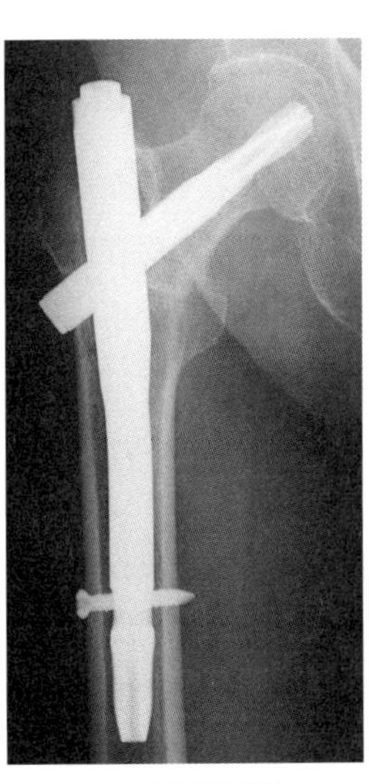

図 5-38 ■転子部骨折の手術方法

たは**人工関節置換術**が選択されることが多い（図5-37）．骨接合術は，ピン・スクリュー固定やプレート固定などが一般的である．骨接合術後に骨頭壊死を来した場合，再手術として人工骨頭置換術または人工関節置換術を行う．青壮年の転位型の頸部骨折では，骨頭壊死のリスクもあるが，緊急で骨接合術を行い，骨頭温存を目指す場合も多い．

転子部骨折

転子部骨折は，保存療法では変形治癒の発生率が高く，また活動性低下のリスクも高いため，手術療法が推奨される．転位のある転子部骨折は，機能・生命予後ともに，保存療法に比較して手術療法が優れている．

手術方法としては，**プレート固定**または**髄内釘固定**が多い（図5-38）．頸部骨折と比較し，偽関節や骨頭壊死の発生率は低い．

いずれの骨折も，日本での術後1年での死亡率は，10％前後と報告されている．予後不良因子は男性，高齢者，受傷前の歩行能力が低い患者，認知症患者などである．また，リハビリテーションも重要となる．退院後のリハビリテーション継続は有効であり，術後6カ月以上行うことが推奨されている．

9 予防

大腿骨頸部／転子部骨折を受傷した患者は，対側の骨折を起こすリスクが明らかに高い．骨粗鬆症治療や転倒予防対策を講じることが望ましい．日本では，骨粗鬆症の薬物治療の実施率が高くないとされており，骨粗鬆症患者，特に骨粗鬆症に起因した脆弱性骨折を発生した患者に対する確実な治療介入が望まれる．

また，高齢者の骨粗鬆症治療薬で頻用されているビスホスホネートは，長期内服により骨代謝異常を起こし，非定型大腿骨骨折*を発生する危険性がある．

用語解説

非定型大腿骨骨折
atypical femoral fracture（AFF）．ビスホスホネート製剤の長期使用に伴う合併症とされている．骨代謝回転が抑制されることにより，骨強度が低下したことが原因で骨折が発生する．

2 大腿骨近位部骨折患者の看護

転倒による受傷が多く，骨粗鬆症を有している高齢女性に生じやすい．治療には手術療法と保存療法があるが，重篤な疾患があるなどの理由で手術が困難な場合を除き，手術治療が選択されることが多い．手術療法では骨接合術と人工骨頭置換あるいは人工股関節全置換術が行われる．保存的治療では臥床期間が長期になるため，廃用症候群や認知機能の低下に注意を要する．

1 術前看護

骨折による疼痛があるため，鎮痛薬による疼痛コントロールを行いながら，下肢の安静を保つ．また，突然の受傷によるショックや予期せぬ入院に混乱している患者には，心理的な支援を行い，不安の軽減を図る．高齢患者では認知機能が低下している場合もあるため，患者の理解度を把握しながら治療や術後の経過について説明する．

高齢者の大腿骨近位部骨折後は，生命予後に影響するため，早期に手術を実施することが推奨されている．手術が円滑に実施できるよう，既往症や内服薬，受傷前の ADL の確認など，本人や家族から速やかな情報収集を行う．

大腿骨周囲の組織損傷による下肢の血行障害や末梢神経障害の有無について，足背動脈の触知や足趾・足関節の動きなどを確認する．

2 術後看護

人工骨頭置換術

術後 2 日目から離床を開始する．歩行の安定性や全身状態をみて，車椅子，歩行器歩行，T 字杖歩行と段階的に歩行訓練を行う．人工股関節全置換術と比較して低侵襲であり，骨盤側の手術操作がないため出血も少ない．

術直後の合併症は人工股関節全置換術に準じて，出血や腓骨（ひこつ）神経麻痺などの観察・予防を行う．人工骨頭置換術の 1 ～ 3%にインプラント周囲の骨折が発生している．離床後は転倒に注意してリハビリテーションを進める．

骨接合術（スライディングヒップスクリュー），髄内釘固定

本手術の適応となるのは活動性の低い高齢者が多く，術後は局所の術側の偽関節や大腿骨頭壊死だけでなく，**せん妄**や**誤嚥性肺炎**など，全身性の合併症にも注意する．

▸ 偽関節

骨折部が癒合せず，骨同士がつながらない状態をいう．血行不良などが原因となり，癒合不全や偽関節が生じる．偽関節になるとインプラントの緩みや疼痛，歩行不全などの後遺症が残る．大腿骨転子部よりも，大腿骨頚部の骨折に生じやすい．発生が疑われる場合は加重制限を行い，安静を図る必要がある．無症状であれば治療しない場合もあるが，疼痛によって歩行困難な際には，人工股関節全置換術や人工骨頭置換術を行う．

▶ **大腿骨頭壊死**

大腿骨頭への血流が途絶することで起きる．骨折部分が整復位不良で安定化されていないと，骨頭壊死のリスクが高くなる．体重負荷がかかる部分に壊死を起こすと，その部分が圧潰（あっかい）する場合もある．

疼痛や陥没変形を生じていない早期には，手術は行わず経過観察するが，痛みで歩けない場合や骨頭圧潰が出現している例では，人工股関節全置換術や人工骨頭置換術の適応となる．

▶ **術後せん妄**

大腿骨近位部骨折では，入院患者の 10 ～ 60％がせん妄を発症する[2)]．骨折による疼痛や入院による急激な環境の変化，術後のベッド上安静，点滴や膀胱留置カテーテルなどのルート類によるストレスがせん妄を引き起こす．せん妄予防と早期対応のため，入院前の生活状況について本人や家族から情報収集を行う．

疼痛緩和は積極的に行い，全身状態の観察や局所の安静とともに，患者の苦痛を軽減する．また，家族や友人など，慣れ親しんだ人との対話は患者に安心感をもたらすため，面会を促すことも効果的である．術後は早期離床を勧め，日中はリハビリテーションや会話などの刺激を与え，睡眠・覚醒のリズムを整える．

▶ **疼痛**

術前の骨折による激痛は軽減するが，術後も痛みの訴えは多い．骨接合術や髄内釘固定は，人工骨頭置換術や人工股関節全置換術と比較して，術後の疼痛が強い．最も痛みが強いのは，術直後から翌日にかけてだが，離床後も骨癒合が得られるまで，動作時や荷重による痛みが継続する場合が多い．疼痛は転倒への恐怖感を高め[3)]，転倒恐怖は QOL に影響を及ぼす．リハビリテーションを円滑に実施するためにも，非ステロイド性抗炎症薬やアセトアミノフェン，オピオイドなどを用いて除痛を図る必要がある．

3 リハビリテーションと退院支援

大腿骨近位部骨折後では，術前から体動による痛みや骨折部の安静を強いられるため，術後も行動拡大に対して不安がある患者が多い．そのため，骨折前の歩行機能や年齢によっては，受傷前の身体機能レベルまで改善が困難な場合がある．リハビリテーションを行う際には，術後の荷重による痛みについて VAS（➡ p.43 図3-1 参照）などで定量的に把握して，患者の不安を考慮しながら進めていく．

リハビリテーションでは関節可動域の拡大や筋力訓練，歩行練習，脱臼肢位を避ける練習などを行う．医師や理学療法士，作業療法士，看護師などの専門職種がチームとなって行う集学的リハビリテーションが推奨されているが，ADL の支援や転倒の恐怖に対する心理的ケアは，看護師の役割が期待される．

高齢者の要介護要因として，転倒後の骨折やその後の歩行障害は大きな割合を占める．骨折が契機となり，活動性が低下した生活が続くことがないように，本人の意欲を尊重し，在宅での生活に自信がつくように援助を行う．術後の身体機能の状況に応じて，歩行補助具の選択や退院後のリハビリなども検討する．

7 膝蓋骨骨折

fracture of the patella

1 膝蓋骨骨折とは

1 原因

膝蓋骨は大腿四頭筋腱に付着し，四頭筋の収縮によって膝が伸展する際に，てこの働きをする．直達外力（膝前面を強打した場合）と介達外力（膝屈曲位で大腿四頭筋の牽引力が生じた場合）が骨折の原因となる．

2 病態・症候

直達外力による骨折では，骨折線が複雑で粉砕することが多い．介達外力による骨折は，横骨折の形をとる．骨折発生と同時に，強い疼痛と腫脹，膝関節血腫を生じる．

3 経過

時間経過とともに，膝関節の腫脹が強くなる．

4 検査・診断

局所の所見と膝関節の単純 X 線撮影（正面・側面）により，比較的容易に診断される．骨折部の転位が小さい例では骨折線が不明確なことがあるので，CT 撮影が行われる．骨折部の詳細を評価するためにも，CT 像は有用である（図5-39）．

5 治療

骨折直後は膝関節伸展か軽度屈曲位での副子固定を行い，局所のクーリングを行う．関節腫脹が強い場合には関節穿刺を実施して，血腫を吸引する．

転位の小さい例では，ギプスや装具を用いた保存的治療が行われる．骨折部の転位があると，大腿四頭筋の牽引力によって経過とともに転位が大きくなるため，手術（骨接合術）が必要である．手術は縦方向に 2 本の鋼線を通し，鋼線の周りに 8 の字で軟鋼線を締結す

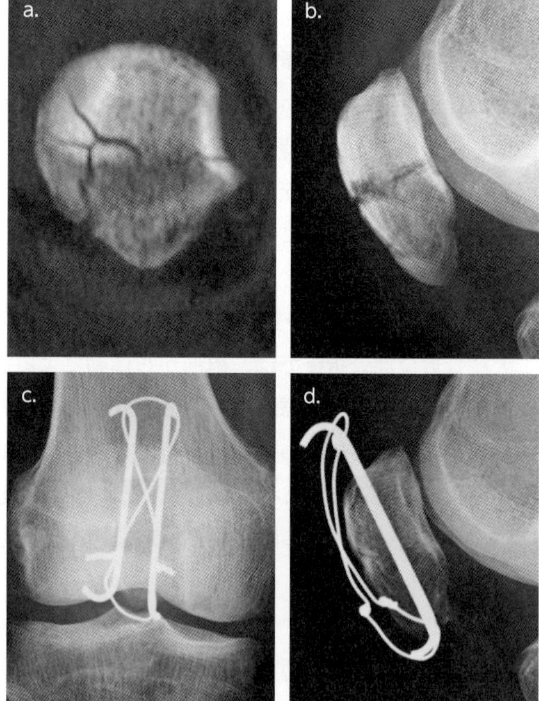

図 5-39 ■膝蓋骨骨折

a．受傷時：CT 前額断画像，b．受傷時：単純 X 線側面像，c．骨接合術後：単純 X 線正面像，d．骨接合術後：側面像．

ることが多い(図5-39). 手術後はできるだけ早く関節運動を開始し，関節拘縮を防止する.

2 下肢の骨折患者の看護

1 疾患に特徴的な看護

下肢の骨折は，疼痛などの身体的苦痛だけでなく，日常生活の制限やボディーイメージの変化など，心理・社会的にも影響を及ぼす. そのため，適切なアセスメントをもとに患者に必要な援助と援助方法を選択し，支援する必要がある.

骨折に伴う局所の症状には，腫脹，変形，疼痛，異常可動性*がある. 生じやすい合併症として，血管損傷，神経障害，**コンパートメント症候群**，静脈血栓塞栓症（VTE）がある. 特に下腿のコンパートメント症候群は脛骨骨幹部骨折で生じやすく，踵骨骨折では足部にコンパートメント症候群を生じやすい. 異常の早期発見のため，患肢の激しい疼痛，感覚障害，運動障害の有無を観察する.

下肢の骨折患者の場合，治療や症状によって活動制限やADLの制限が生じる. 日常生活についてアセスメントする際は，動作が可能かどうかの評価だけでなく，杖などの補助具を使用しているか，下肢への荷重制限を含めたアセスメントを行う.

骨折に伴う痛みや感覚障害は大きな苦痛となり，患者は不安を伴いやすい. また自分で思うように身体を動かせず，ストレスを生じやすい状態である. さらに，骨や関節の変形などの外観の変化や，手術創や一時的に車椅子や松葉杖を使用することでボディーイメージの変化を生じやすく，心理的な変化を生じやすいため，患者の心理状態をアセスメントし，援助する.

2 検査・治療における看護

下肢の骨折の診断は，X線検査が中心となる. 骨折による疼痛や下肢の変形，歩行障害などによって移乗や移動に介助を要することがある. 患者の状態に合わせて安全に検査が終了できるよう援助する.

骨折の治療は発生機序や部位，経過により治療方法が選択される. 手術療法，牽引療法，ギプス・シーネ固定などさまざまな治療法があるため，患者と家族が疾患や治療方法，治療に伴う制限について正しく理解し，日常生活を営めるよう援助する.

ギプス・シーネ固定

骨折の整復位の保持や変形の矯正や予防，患部の安静のために用いられる. 手術や牽引に比べ，患者に与える侵襲は少ないが，受傷直後の患部や手術後の創部は腫脹していることが多く，この部位にギプスによる持続的な圧迫を受けるため，合併症が生じやすい. 合併症には循環障害，神経障害，皮膚障害，筋萎縮などがあり，下肢の骨折の場合，**腓骨（ひこつ）神経麻痺**を生じやすい.

用語解説
異常可動性
関節以外の部位で骨が動くこと. 完全骨折の場合にみられる.

➡腓骨神経麻痺については，17章2節p.293参照.

腓骨神経は膝の外側の骨と腓骨頭の後方を走行しているため，ギプスや副子の辺縁などで腓骨頭部が圧迫される，または術後の肢位不良などによって腓骨神経麻痺を生じる．健側と比較して腓骨神経領域の運動障害（母趾の背屈不能）や感覚の異常（しびれ，疼痛，感覚鈍麻など）がないかを観察する（図5-40）．予防として，外旋位を予防し，回旋中間位に調整し，腓骨頭部が圧迫されないようにする．またギプスの辺縁やシーネが腓骨頭部を圧迫していないか観察する．

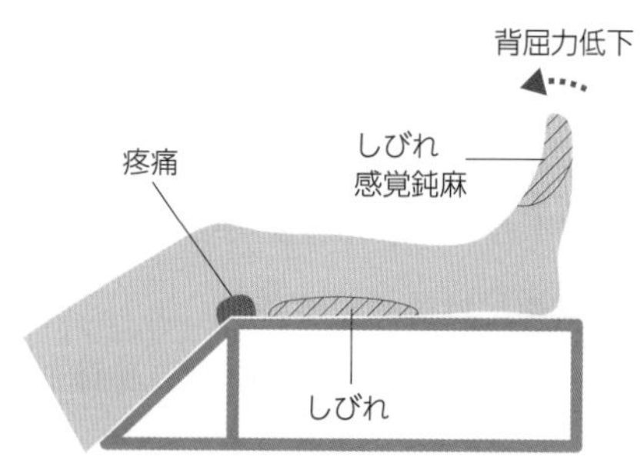
背屈力低下
疼痛
しびれ
感覚鈍麻
しびれ
図 5-40 ■腓骨神経麻痺の症状

牽引療法

骨折の整復と固定，変形の矯正と予防，手術までの整復位の保持，疼痛の軽減を目的として行われる．牽引は直達牽引と介達牽引の２種類があり，脛骨骨幹部骨折・足関節果部骨折では，手術までの待機方法として鋼線牽引（直達牽引）が行われる場合がある．直達牽引による合併症には鋼線刺入部の感染，神経障害があるため，感染徴候や神経障害の有無を観察する．また，牽引中はベッド上での生活となるため，安楽に過ごせるよう援助する．

3 日常生活への援助

下肢を骨折した場合，疼痛や感覚障害，合併症予防のための体動制限や荷重制限，禁忌肢位により，ADLのなかでも起居動作・移動動作に困難を生じやすい．この二つは，日常生活動作の基本となる動作である．このため，可能な動作によって患者の行動範囲は大きく異なり，その程度により排泄・入浴・更衣などのセルフケアに不足を生じる．

ギプス固定中の場合，ギプス固定部位により日常生活への影響は異なるが，特に清潔に関する影響を受けやすい．またギプスは濡れると変形したり破損しやすくなる．そのため，清潔援助を行う際はギプスに影響を与えないよう注意しながら援助を行う．

松葉杖使用中の場合，歩行方法がいくつかあり，荷重制限がある場合もあるため，患者の状況に合わせて指導する．松葉杖の握りの位置が低く，腋窩（えきか）が強く圧迫されると，橈骨（とうこつ）神経を圧迫し上肢に麻痺を来す場合がある．そのため，正しく松葉杖を使用するよう指導する（図5-41）．

ギプス固定や松葉杖の使用は身体の安定性を保ちにくいため，転倒に注意する必要がある．ギプス固定や松葉杖を使用し退院する場合，自宅の生活環境だけでなく，職

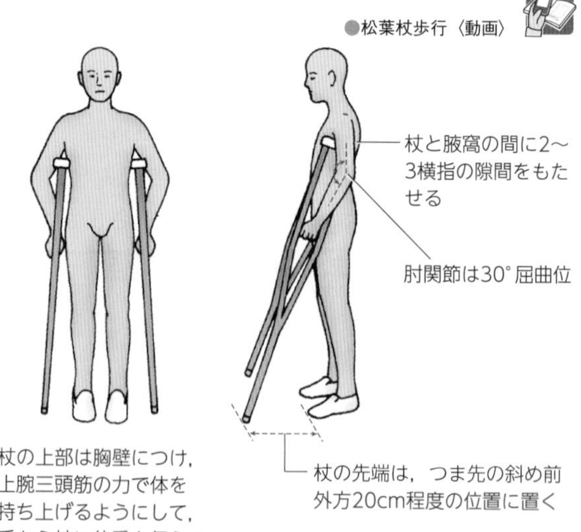
●松葉杖歩行〈動画〉
杖と腋窩の間に2～3横指の隙間をもたせる
肘関節は30°屈曲位
杖の上部は胸壁につけ，上腕三頭筋の力で体を持ち上げるようにして，手から杖に体重を伝える
杖の先端は，つま先の斜め前外方20cm程度の位置に置く
図 5-41 ■松葉杖使用時の基本姿勢

場や学校などの環境にも配慮した指導が必要となる．

8 脛骨骨幹部骨折
tibial shaft fracture

1 脛骨骨幹部骨折とは

1 原因

脛骨骨幹部骨折（けいこつこつかんぶ）は全骨折の約1％を占める頻度の高い骨折である．**腓骨骨幹部骨折**（ひこつ）も合併することが多い（図5-42）．交通事故やスポーツなどの高エネルギー外傷で生じることが多い．足部が固定された状態で捻転力（ねんてんりょく）が加わると，介達外力により螺旋（らせん）骨折や斜（しゃ）骨折を生じる．介達外力の代表例としては，スキーなどによる受傷が挙げられる．

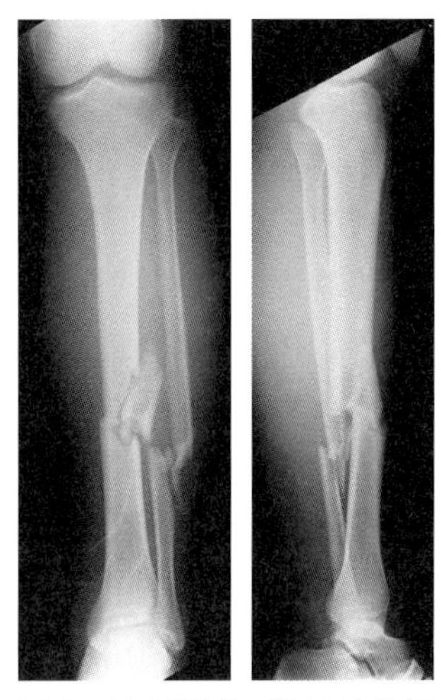

図5-42■脛骨・腓骨骨幹部骨折の単純X線画像

2 病態

脛骨骨幹部の断面は，三角形の形状をしている．後方と外側は筋肉などの厚い軟部組織で覆われているが，内側は皮膚と皮下組織のみであり，軟部組織が非常に薄く開放骨折となりやすい．また，デグロービング損傷などによって皮膚欠損も生じやすく，他部位の骨折に比べて偽関節や感染が起こりやすい．

3 症候

骨折部を中心とした疼痛，変形や腫脹を伴う．**コンパートメント症候群**を来すこともあり，激しい疼痛や皮膚蒼白，動脈触知不良などを注意深く観察する必要がある．コンパートメント症候群を来した場合は，緊急で筋膜切開手術を行う．また，前述の通り開放骨折を起こしやすいため，開放創の有無と詳細な観察が重要である．

➡デグロービング損傷については，8章2節p.178参照．

4 検査

単純X線検査で骨折部を確認する．CT検査は骨折部の詳細な観察や，開放骨折がある際の損傷範囲の確認にも有用である．異物の有無や空気の混入範囲などが確認できる．コンパートメント症候群が疑われる際には，コンパートメント内圧測定を行う．

5 診断

骨折型として，大きく**螺旋骨折**，**斜骨折**（≧30°），**横骨折**（＜30°）に分けられる．骨片の数や転位の大きさ，骨折部位（骨幹部の近位，中央，遠位）についても確認する．

6 治療

脛骨骨幹部骨折ではある程度の変形は許容されるため，保存療法が行われることが少なくなかった．しかし，内固定材料や手術手技の進歩，早期社会復帰が可能なことなどのメリットが多いことなどから，近年では手術療法が行われることが多い．

保存療法

保存療法では徒手的に整復を行った後，一時的にシーネ固定を行う．短縮がある場合には，鋼線牽引も併用する．腫脹が減退し，かつ転位が悪化していないことが確認できれば，大腿～足部までのギプス固定を行う．通常2～4週ほどでPTB（patellar tendon bearing，膝蓋腱荷重）装具に変更する．

髄内釘，プレート固定

転位が大きい症例や早期社会復帰を希望する症例，多発外傷で管理が困難な症例などは手術適応となる．固定方法は髄内釘，プレート固定が代表的で，特に髄内釘は第一選択とされる（図5-43）．術後は，一般的に外固定は行わず，行っても早期に除去することが多い．いずれの手術療法でも早期に可動域訓練を開始する．荷重に関しては，髄内釘のほうが早期に開始できることが多い．

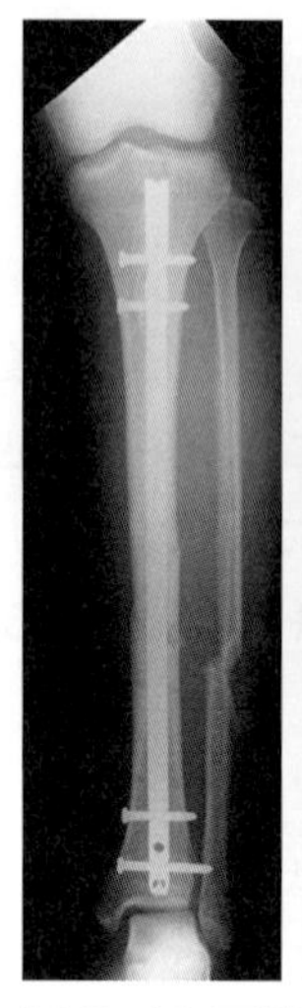
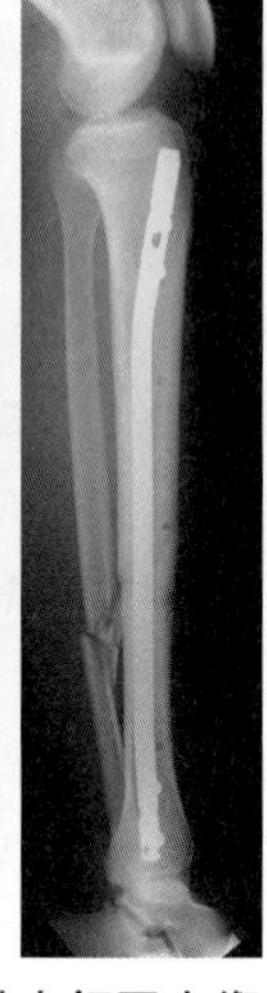

図5-43 髄内釘固定術後の単純X線画像

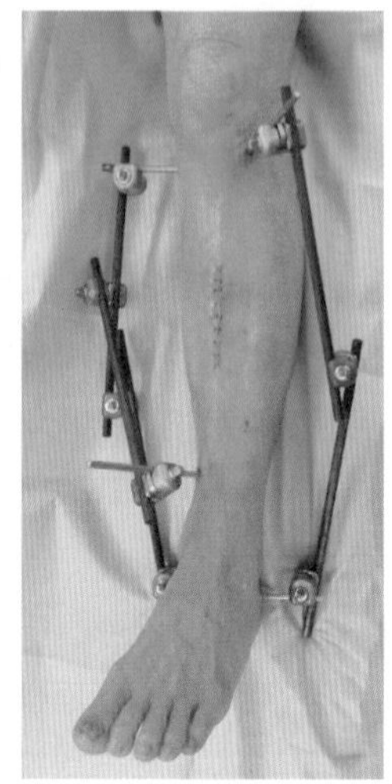

図5-44 創外固定
体外で固定具を連結させることで，受傷部位のダメージを低減させる．

創外固定

開放骨折で汚染が高度な場合や，皮膚欠損の範囲が広い場合には，創外固定法が適用される（図5-44）．緊急で創部の洗浄と汚染組織のデブリードマン*を行う．創処置が終了後，ピンを脛骨近位（または大腿骨遠位）と脛骨遠位（または踵骨）に刺入し，皮膚の外で骨折部に牽引をかけ整復・固定する．軟部組織の状態が落ち着いた後に，髄内釘などで最終固定することが多い．

用語解説

デブリードマン
創の壊死部分を除去すること．水圧をかけて創面を洗浄するなどの外科的（物理的）デブリードマンと，酵素製剤を用いた化学的デブリードマンがある．開放骨折の治療は受傷から6～8時間以内が望ましい．

筋膜切開

コンパートメント症候群を発症している時は，緊急で筋膜切開術を行う．治療時期を逸すると，筋肉が壊死し不可逆的な変化を来すため，疑わしいときは躊躇することなく手術を行うべきである．

2 脛骨骨幹部骨折患者の看護

7節2項「下肢の骨折患者の看護」p.135参照．

9 足関節骨折

ankle fracture

1 足関節骨折とは

1 原因

足関節骨折は全骨折の約10%を占める，非常に頻度の高い骨折である．1970～2000年にかけて，高齢者の低エネルギー外傷による足関節骨折が3倍以上増加した．今後さらに増加することが予想されている．足関節を捻転（ねんてん）すると発生し，その捻転方向と回旋，内外転の加わり方によって，さまざまな骨折型を呈する．

高所からの着地などにより，脛骨遠位関節面に軸圧がかかることで発生する**脛骨天蓋骨折**（けいこつてんがいこっせつ）（**ピロン骨折**）もあるが，メカニズムや治療法も異なる．

2 病態

足関節は脛骨，腓骨，距骨で構成され（図5-45），それぞれが靱帯結合によって安定化している．骨折または靱帯損傷によって不安定性が生じた場合には，脱臼することもある．

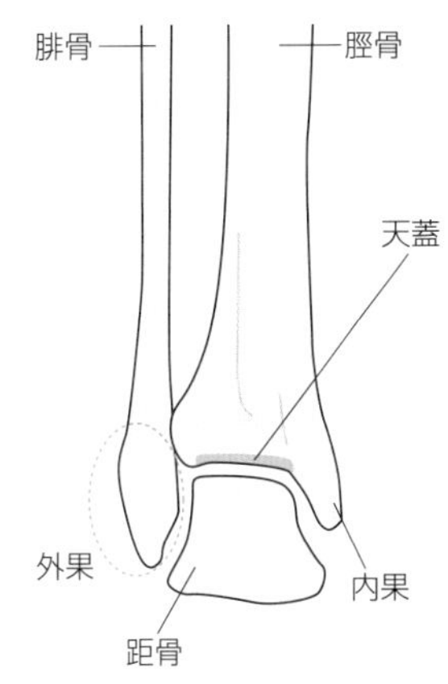

図 5-45 足関節周囲の骨構造

3 症候

受傷直後から骨折部に一致した疼痛，腫脹，圧痛を伴い，多くの場合歩行は困難である．高度の軟部腫脹を伴う場合には，水疱形成を来すこともある．

4 検査

診断および治療方針の決定に，単純X線検査は必須である．足関節を捻転した場合に，骨間膜を伝い腓骨近位～骨幹部に骨折が及ぶこともあるため，下腿全長撮影も行うことが推奨されている．骨折の詳細な評価にはCT検査が優れている．

5 診断

切断肢による実験で，受傷肢位と外力により骨折を分類したLauge-Hansen分類が，以前より骨折の理解と治療法の計画に有用とされ，汎用されてきた．近年では，これを異とする報告も出てきている．

6 治療

転位がなく，ストレステストで不安定性のない内果および外果の単独骨折は，保存療法の適応となる．また，靱帯付着部の裂離骨折のみの症例も保存療法が適応となる．免荷で4～6週間の外固定を行う．

ストレステストで不安定性を伴う内果・外果骨折，内・外果の両果骨折は手術適応となる．外果はプレート，内果はスクリューやテンションバンドワイヤリングで固定されることが多い（図5-46）．術

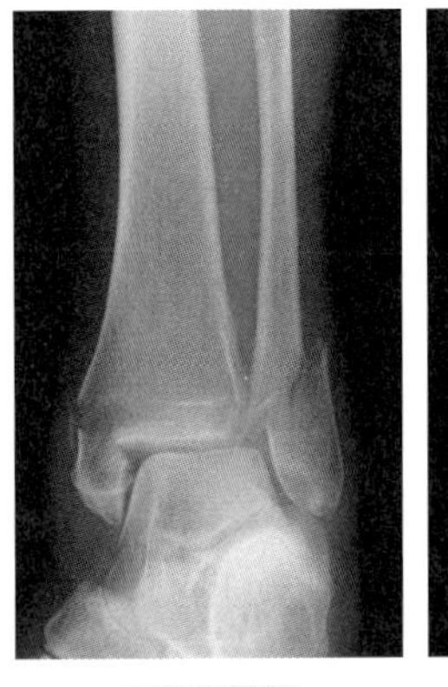

手術前

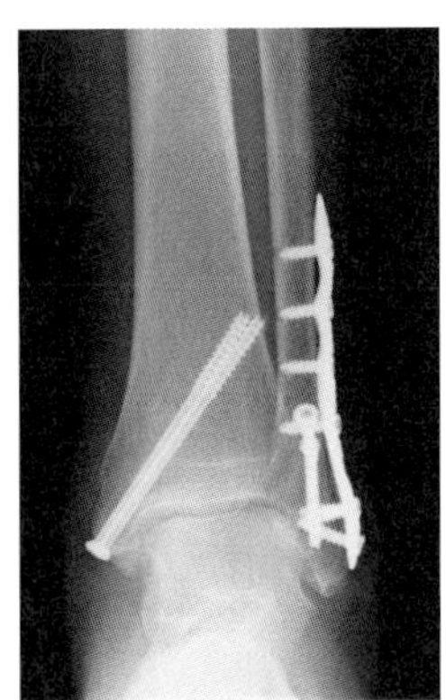

手術後

図 5-46 内果・外果骨折の術前・術後

後は訓練的に外固定を除去し，早期に可動域訓練を開始する方法や，固定性が十分であればギプスを巻き込んで荷重を開始する方法もあり，骨折型や術者の判断により決定される．

2 足関節骨折患者の看護

7節2項「下肢の骨折患者の看護」p.135参照.

10 踵骨骨折

calcaneus fracture

1 踵骨骨折とは

1 原因

踵骨骨折は全骨折の約2%を占める．高エネルギー外傷や高所からの転落で発生しやすいため，約10%が脊椎骨折を，約26%が他部位の四肢骨折を合併している．高齢で骨粗鬆症がある患者では，段差を踏み外すだけで骨折することもある．

2 病態

踵骨は足部で最大の骨である．荷重がかかる上方は距骨と前・中・後方関節面を形成し，前方は立方骨と関節を形成する．踵骨の後方にはアキレス腱が付着しており，強い牽引力が働き，足関節の底屈を行っている．骨折は後距踵関節面に発生しやすく，アキレス腱による裂離骨折を起こすこともある．

3 症候

転落などの病歴，局所の疼痛や圧痛，腫脹を伴うことが多い．他部位の損傷も多いため，全身の詳細な評価が必要である．

4 経過など

踵骨部，特に外側部は軟部組織が乏しく損傷しやすい(図5-47)．水疱形成

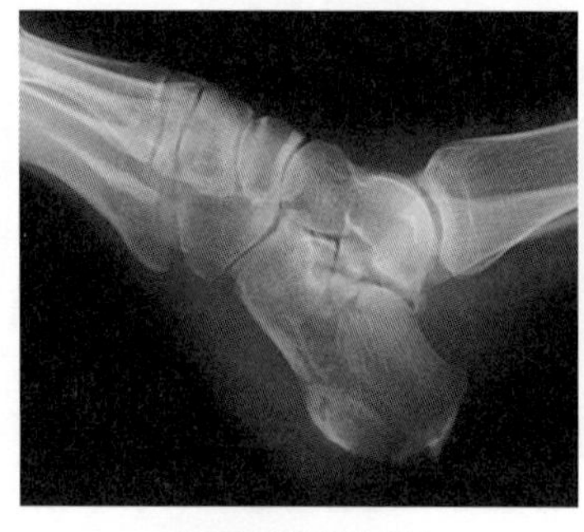

単純X線画像　　外観

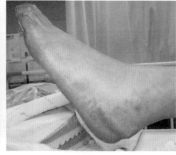

図5-47 ■踵骨骨折

や皮膚壊死も起こり，手術のタイミングを逃す原因にもなり得るため，転位が大きい場合には早期に手術または徒手整復を行うことが推奨される．

5 検査

単純 X 線検査で骨折の有無を確認する．骨折の判断が困難なこともあるため，健側も撮影し，詳細に観察する．踵骨は複雑な形態をしており，関節内骨折の評価には CT 検査が必須である．

6 診断

荷重がかかる上方に骨折が及ぶことが多く，CT 検査で骨折線の位置や転位などの評価を行う．前方の骨折や，アキレス腱による牽引力によって後方の裂離骨折を起こすこともあるため，踵骨全体の観察が必要である．

7 治療

以前は保存療法が行われることが多かったが，手術法やインプラントの進歩，CT 検査の普及などにより手術療法の適応が拡大してきている．

保存療法

関節外骨折または転位のない関節内骨折，全身状態や軟部組織の状態が不良な例に対して行われる．疼痛が強いため，可能であれば腰椎麻酔などで十分な除痛を行い，整復する．アキレス腱の牽引力がかからないように底屈位で外固定を行う．

手術療法

アキレス腱による裂離骨折で皮膚障害がある例や，転位のある関節内骨折に対して行う．前者は関節外骨折であるが，手術を行わないと整復が困難で，皮膚壊死の危険性も高いため，緊急手術の適応となる．関節内骨折に対する手術方法は，後方からピンを刺入し整復・固定を行う方法（Westhues（ウェスチェース）法）や，外側から広範囲に展開しスクリューやプレートを用いて固定を行う方法がある（図5-48）．前述のように，踵骨部は軟部組織損傷が発生しやすいため，低侵襲手術が普及してきている（図5-49）．外固定は必ずしも必要ではないが，局所の安静目的に行うこともある．

後療法

保存療法は 4 週程度，手術療法では早期から可動域訓練を開始することが多

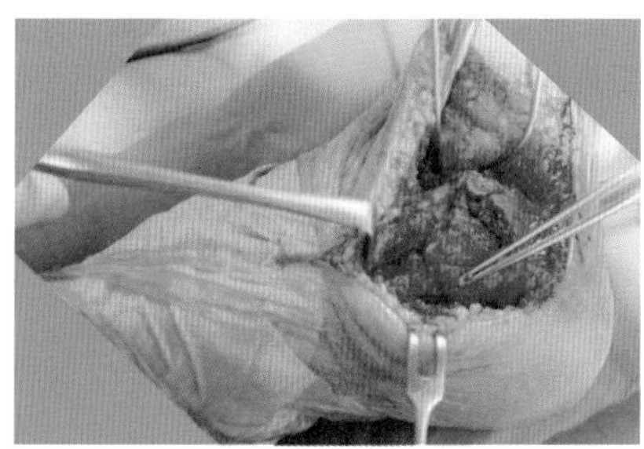
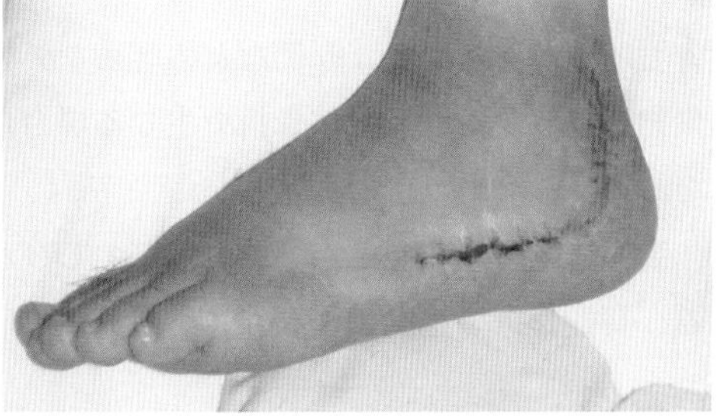

図 5-48 広範囲展開手術

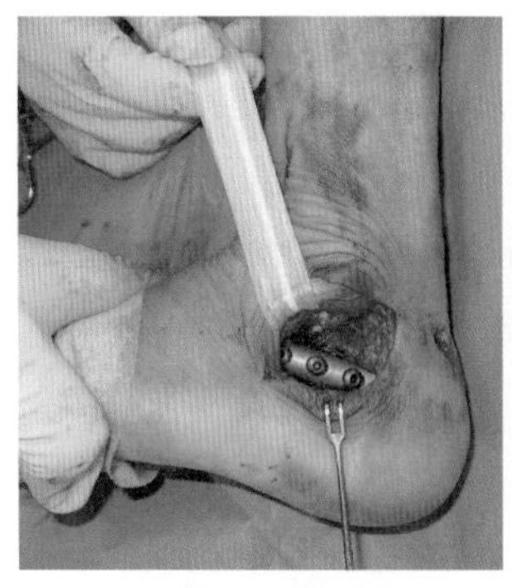
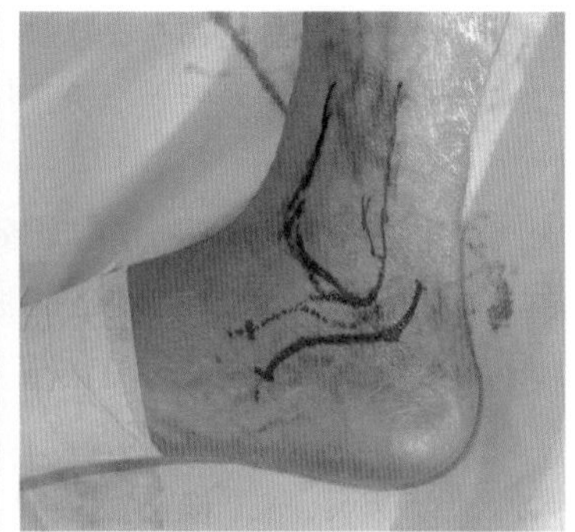

図 5-49 ■低侵襲手術

い．荷重は 3 ～ 6 週程度で開始することが多い．荷重開始を過度に遅らせると，疼痛が残存しやすいという報告もある．

2 踵骨骨折患者の看護

7 節 2 項「下肢の骨折患者の看護」p.135 参照.

11 脊椎骨折

spinal fracture

1 脊椎骨折（脊椎圧迫骨折，腰椎骨折，椎体骨折）とは

1 原因

脊椎骨折は転落などの大きな外力で生じるが，高齢者では，尻もちなどの比較的軽微な外力で胸腰椎の椎体骨折を生じる．

2 病態

脊椎は前方の椎体と後方の椎弓・横突起・棘突起から構成される（図5-50）．椎体の前方部分の損傷で前方椎体高が減少し，楔状変形が生じた場合を圧迫骨折といい，安定型骨折である（図5-51）．椎体前方と後方部分を損傷した場合，破裂骨折といい（図5-51），椎体後縁が脊柱管内に突出した場合，脊髄や馬尾損傷を合併することがある．椎体前方・後方に加えて椎弓部分の損傷を伴うと，不安定型骨折となる．

骨粗鬆症による骨脆弱性がある場合，転倒などの軽微な外力で椎体骨折を生じる．さらに，重量物を持っただけで椎体骨折を生じる場合がある．

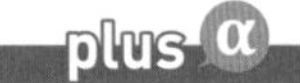

円背
矢状面における脊椎弯曲異常の一つで，椎体骨折などにより胸椎の生理的後弯が増強した状態．生理的な脊椎は，胸椎で後弯（後方に凸），腰椎で前弯（前方に凸）である．

3 症候

頚椎損傷の場合，脱臼骨折となることが多く，四肢のしびれや運動麻痺の症状を示すことがある．脊椎骨折の程度によるが，一般的に疼痛のため体動困難となることが多い．

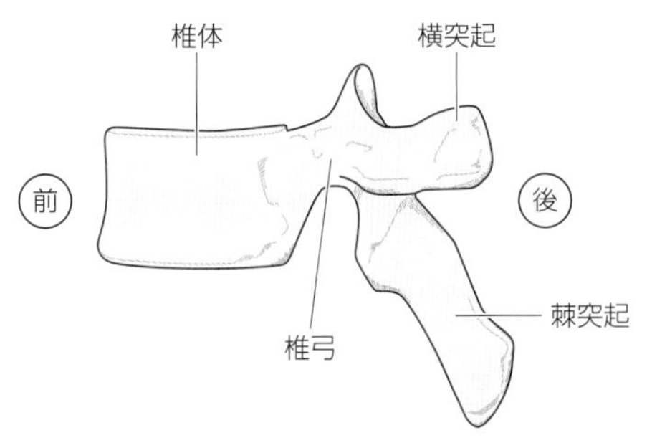

図 5-50 脊椎の名称（側面像）

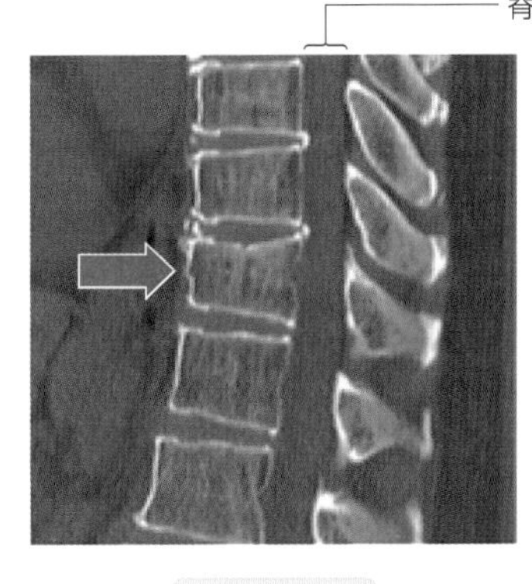

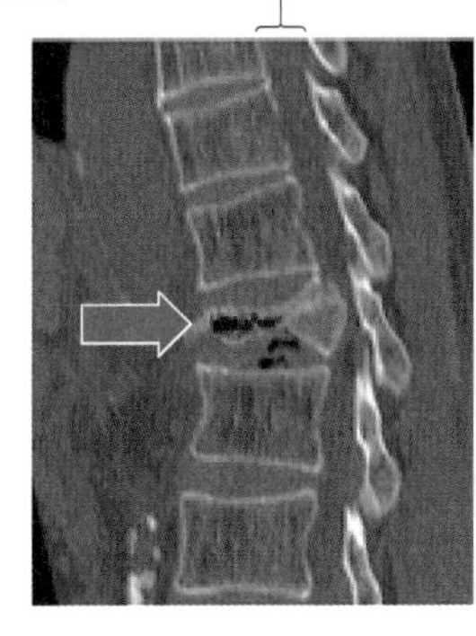

図 5-51 脊椎骨折

4 経過など

圧迫骨折の場合，予後は良好であるが，偽関節(ぎかんせつ)*となり，疼痛が遷延する場合がある．破裂骨折の場合，神経症状を呈することがある．高齢者の胸腰椎移行部での椎体骨折（破裂骨折）の場合，数カ月後に脊髄麻痺を生じることもある．

用語解説

偽関節
骨折部の不十分な固定や血行不良などから骨癒合が妨げられ続け，骨の再生が完全に停止してしまった状態のこと．異常可動性が認められ，骨折後の重篤な後遺症の一つ．

5 検査・診断

単純 X 線検査

通常，正面，側面の 2 方向撮影を行う．脊椎骨折や脱臼骨折の有無を評価する．

CT 検査

椎体の損傷部位や脊柱管の状態（破裂骨折による椎体後壁の損傷），椎弓や棘突起骨折の有無を評価する．

MRI 検査

単純 X 線検査ではわかりにくい骨折の有無，軟部組織損傷，脊髄損傷を評価する．高齢者の骨粗鬆症性骨折の場合，既存骨折（受傷時以前の骨折）と新規骨折を MRI で区別することができる(図5-52)．

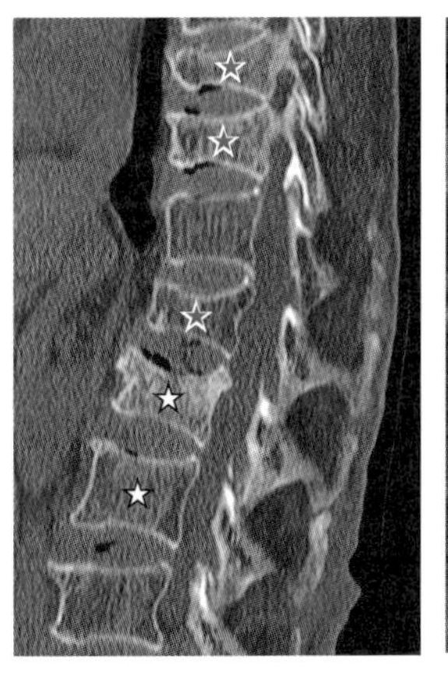

図 5-52 脊椎骨折の CT ／ MRI 画像
★：既存骨折，☆：新鮮骨折．

神経学的検査

感覚神経麻痺および運動神経麻痺の有無を評価する．

6 治療

安静と装具療法

安静臥床も行われるが，一般的に，圧迫骨折や重度でない破裂骨折の場合，安静および

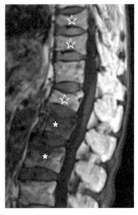

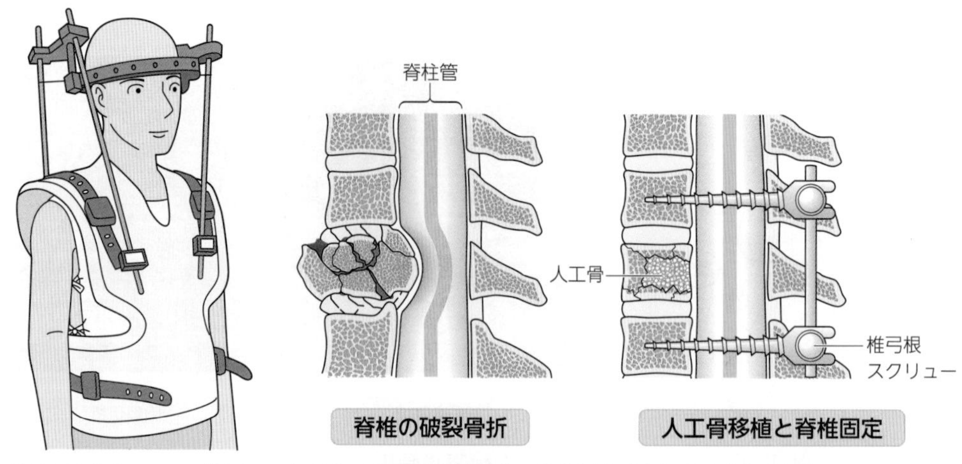

図5-53 ハローベスト　図 5-54 破裂骨折・偽関節に対する脊椎固定術

コルセットなどの装具療法を行い，早期にリハビリテーションを開始する．圧迫骨折の場合，疼痛が緩和する時期は約４週である．

牽引法と固定法

頚椎脱臼骨折の場合，頭蓋直達牽引で整復を行った後に，ハローベスト（図5-53）などを装着して固定する．

手術療法

破裂骨折で神経症状がある場合や，椎体骨折に椎弓や靱帯組織の損傷が認められ，不安定型骨折の場合には，脊椎固定術などの手術療法を行う（図5-54）．

2 脊椎骨折患者の看護

1 脊椎骨折の装具療法で必要になる看護

頚椎の骨折や脱臼に対する頚部固定

頚椎脱臼骨折の整復で，ハローリングによる頭蓋直達牽引とハローベストによる頚部固定が行われることがある．この場合，いずれも頭部にピンを挿入しており，感染予防のための清潔保持と感染徴候の早期発見が重要になる．脊椎骨折の場合，いずれの部位の骨折でも脊髄損傷を合併する可能性があることを念頭に置き，観察・ケアを行うことが重要になる．特に頚椎の骨折で頚髄損傷を合併していた場合，その範囲の拡大を防ぐために頚椎の保持が重要となる．側臥位などの体位変換は，医師の指示を確認し，医師とともに行うことが必要となる．

脊椎椎体骨折に対する体幹ギプス固定・装具固定

高所からの転落など，壮年期に多い高エネルギー外傷では，反張位（はんちょうい）で圧迫骨折部位を整復し，ギプス固定を行うことがある（図5-55）．体幹がギプスで固定されるため，①胸郭運動が妨げられていないか，②腹部が圧迫されていないか，③ギプス固定による上前腸骨棘（じょうぜんちょうこつきょく）や腰部の皮膚損傷が生じていないかを観察することが重要なケアとなる．また，入浴時にギプスを濡らすと強度の低下やギプス内のむれを生じることがあり，注意しながら清潔を保持する必要がある．

高齢者の脊椎圧迫骨折では，硬性コルセットや軟性コルセット（➡p.84 図4-5参照）などの体幹装具を用いることが多い．装着の際は，上前腸骨棘と腰椎棘突起の支えが重要になる．このため，装具の一番下のバンドの固定が最も重要になり，それに伴い皮膚損傷のリスクも大きくなる．上のほうのバンドは，胸郭運動などを考慮しながら調節が可能となる．就寝中は装具を外すことが可能だが，トイレへの移動時には装着が必要になる．また，医師の許可が出れば装具を外して入浴も可能となるが，このときも脊椎の屈曲や捻転に十分に注意し，骨折部位の骨癒合を妨げないことが重要となる．

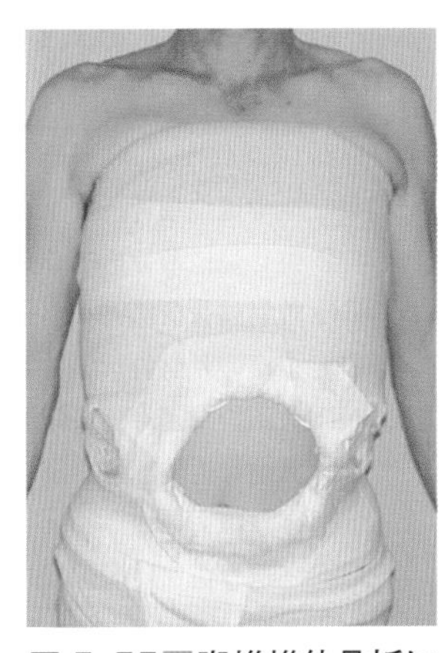
図 5-55 脊椎椎体骨折に対する体幹ギプス固定

いずれの装具の場合も，装具の完成までの間の臥床期間に骨・筋の萎縮が生じることが大きい課題であり，脊椎骨折が治っても筋力の低下によって日常生活に影響が出ることがある．このため，理学療法士と協働し，ベッド上臥床時の早期から，上肢や下肢の筋力維持のため生活の中でリハビリテーションを行っていくことが重要になる．

2 脊椎骨折の治療で必要になる看護ケア

安静臥床による合併症（深部静脈血栓症・褥瘡）の予防

急性期は疼痛が強いこと，また脊椎固定のための装具が完成していないことなどによりベッド上での安静を要する．深部静脈血栓症予防のためのフットポンプ・弾性ストッキングの装着が必要になる．加えて，早期発見のため下肢の色調，浮腫，ホーマンズ徴候*の観察が重要である．また，体位変換も困難となるため，体圧分散寝具を用いた褥瘡の予防と早期発見のための観察が重要となる．

用語解説

ホーマンズ徴候
膝を伸展した状態で足首を背屈することにより誘発される腓腹部の疼痛．下肢静脈血栓症や血栓性静脈炎のときにみられる．

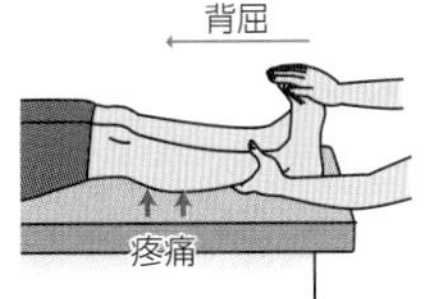

排泄

急性期は，骨折による膀胱直腸障害が生じていないか観察することが重要になる．膀胱留置カテーテルを挿入する場合は，尿路感染のリスクが高まるため，予防のための陰部洗浄と感染徴候の早期発見が重要である．

食事

ベッド上安静の時期は，上肢の麻痺がない場合，できるだけ患者自身で摂取できるよう工夫した上で食事介助が必要となる．折れ曲がるストローの使用，主食をおにぎりにする，副食を串刺しにするなどの工夫が可能である．

臨床場面で考えてみよう

Q1 橈骨遠位端骨折には，どのような症状や特徴があるか.

Q2 橈骨遠位端骨折や二次骨折を予防するために，看護師は患者にどのようなことを説明すればよいか.

Q3 骨盤輪骨折による出血には，どのような治療が必要か.

Q4 重度の骨盤骨折患者に予測される看護上の問題には，どのようなものが考えられるか.

Q5 大腿骨頚部骨折と転子部骨折の手術方法が異なるのはなぜか.

Q6 大腿骨近位部骨折後の骨接合術を受けた患者では，術後の離床を進める上で，どのようなことに気を付ければよいか.

Q7 圧迫骨折と破裂骨折の違いは何か.

Q8 脊椎圧迫骨折のため硬性コルセットを装着している患者に，医師からコルセットを外してのシャワー浴の許可が出た．看護師はどのようなことに気を付ければよいか.

考え方の例

1 手関節の疼痛やフォーク状変形を伴うことが多く，骨粗鬆症患者が転倒して受傷することも多い．また，女性に多いのも特徴である.

2 骨量を減少させないためや，下肢筋力を低下させないための食事と運動について具体的に説明する．冬の雨や雪の日には，転倒・転落を予防するため不要不急の外出は控え，もし外出する際には滑りにくい靴や道路を選ぶよう説明する（ただし，過度の安静や外出を控えることは下肢筋力の低下や精神機能の低下につながる場合もあるため，注意する）.

3 骨盤輪骨折では出血性ショックを伴うことが少なくなく，十分な輸液や輸血以外に骨盤を締めるシーツラッピングや骨盤ベルト，創外固定や動脈塞栓術が行われる．創外固定は骨折部を整復固定することによって出血を抑制し，骨盤輪を安定させる.

4 例えば，以下のようなことが考えられる.

- 急性・慢性疼痛.
- 体位制限による安楽障害.
- 変形治癒に伴う疼痛や身体可動性障害.
- 死への恐怖感や予後に対する不安感に伴う睡眠障害.
- 異常姿勢や歩行障害のようなボディーイメージの混乱.
- 外観の変化に起因する自尊感情や自己概念の低下.
- 身体・心理的変化に起因する性的機能の低下などのセクシュアリティー障害.
- 感覚・運動障害などの QOL を低下させる後遺障害.

5 大腿骨頚部内側には栄養血管が走行しており，骨折して転位が大きくなると血行が遮断され大腿骨頭壊死に陥る．そのため，転位が大きい頚部骨折には人工骨頭または人工関節置換術が行われ，転位の小さい頚部骨折や転子部骨折は骨頭壊死の危険性が低いことから骨接合術が選択されることが多い.

6 骨接合術後は人工骨頭置換術に比べて術後の疼痛が強い．動作時や荷重による痛みを予防するため，非ステロイド性抗炎症薬などを用いて除痛を図りながら離床を行う.

7 圧迫骨折では椎体後方の後壁損傷はみられないが，破裂骨折では後壁損傷がみられる．高齢者の椎体骨折では圧迫骨折とされることが多いが，CT や MRI で検査すると，かなりの割合で破裂骨折が判明する．圧迫骨折は４週間ほどで治癒するが，破裂骨折は偽関節や脊髄麻痺のリスクが高く，注意が必要である.

8 脊椎の屈曲や捻転に注意しながら骨折部位の骨癒合を妨げないことが重要である．このため，頭髪や体を洗っているときに前屈姿勢をとらないよう説明し，援助したり，振り返って腰をひねらないよう患者の前に必要物品を準備する.

引用・参考文献

1）日本整形外科学会診療ガイドライン委員会ほか．橈骨遠位端骨折診療ガイドライン 2017．改訂第２版．南江堂，2017，p.15.
2）Schuurmans, MJ. et al. Elderly patients with a hip fracture：the risk for delirium. Applied Nursing Research. 2003, 16（2）, p.75-84.
3）Kakihana, H. et al. Effect of pain on fear of falling in patients with femoral proximal fracture. Journal of physical therapy science. 2017, 29（11）, p.2009-2012.

6　脱　臼

脱臼とは

関節を構成する骨の関節面が正常な位置から外れ，接触を失った状態．脱臼は回数を増すと，小さな外力（日常動作）でも起こりやすくなる．

- 脱臼：関節面の相互の位置関係が失われ，完全に接触を失ったもの
- 亜脱臼：関節面の相互の位置関係が失われるが，一部接触を保っているもの

脱臼と亜脱臼の違い

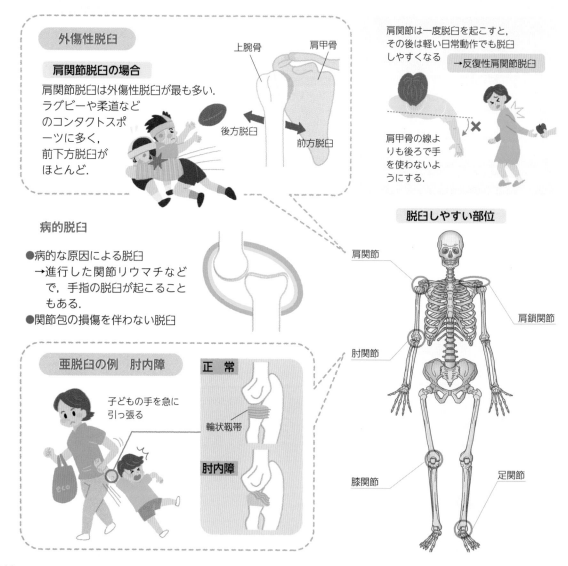

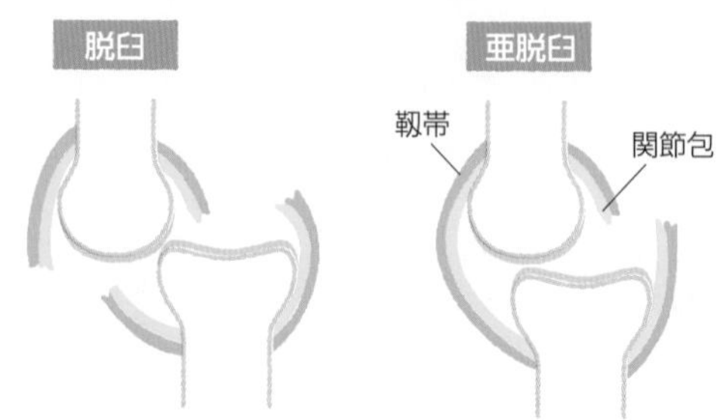

外傷性脱臼

肩関節脱臼の場合

肩関節脱臼は外傷性脱臼が最も多い．ラグビーや柔道などのコンタクトスポーツに多く，前下方脱臼がほとんど．

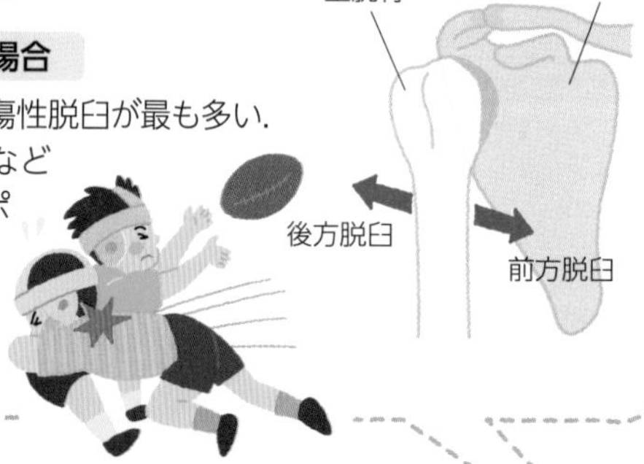

上腕骨
肩甲骨
後方脱臼
前方脱臼

肩関節は一度脱臼を起こすと，その後は軽い日常動作でも脱臼しやすくなる　→反復性肩関節脱臼

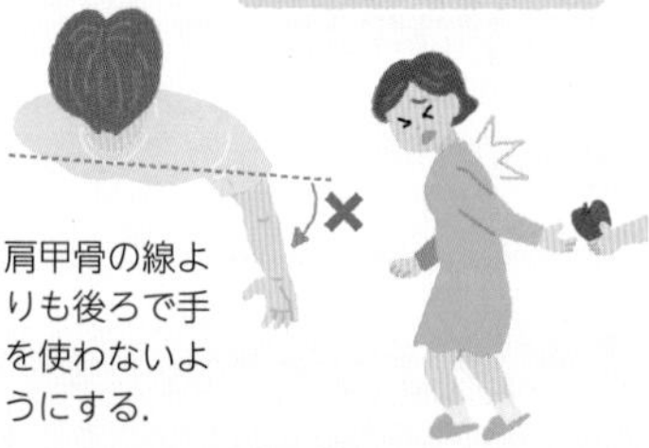

肩甲骨の線よりも後ろで手を使わないようにする．

病的脱臼

- 病的な原因による脱臼
  →進行した関節リウマチなどで，手指の脱臼が起こることもある．
- 関節包の損傷を伴わない脱臼

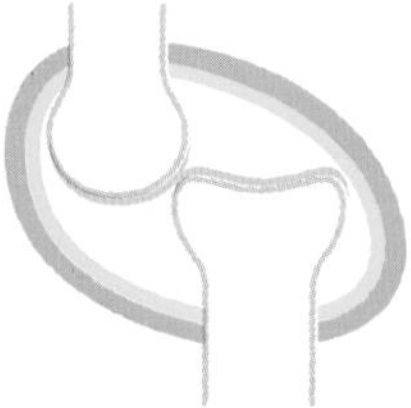

亜脱臼の例　肘内障

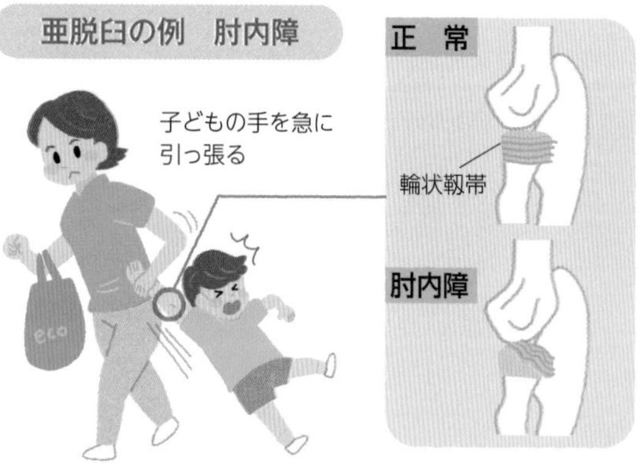

子どもの手を急に引っ張る

正　常
輪状靱帯
肘内障

脱臼しやすい部位

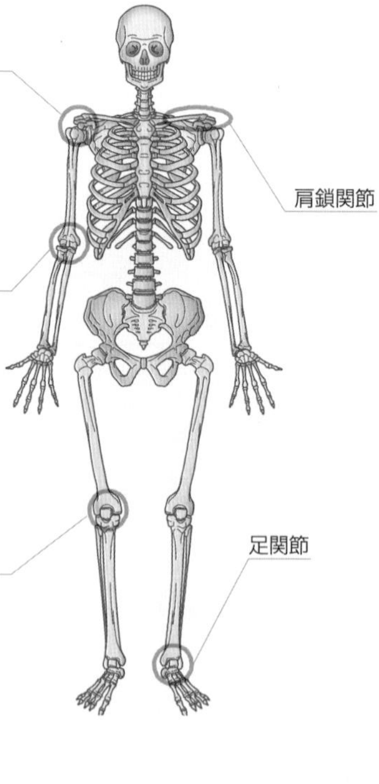

肩関節
肩鎖関節
肘関節
膝関節
足関節

1 肩関節脱臼

dislocation of shoulder

1 肩関節脱臼とは

1 原因・病態

肩関節は肩甲骨の関節窩と上腕骨の骨頭で構成され，広い可動域を有する反面，骨性の支持の少ない関節である．そのため，肩関節脱臼は全関節のなかで最も脱臼の頻度が高く（約50%），さらにその約95%が前方脱臼である．

肩に外力が加わることで起こる脱臼は**外傷性脱臼**と呼ばれ，脱臼に伴い関節唇（かんせつしん）や関節包靱帯（かんせつほう）が損傷し，関節の安定化機構が損なわれる．患者の活動性にもよるが，初回の脱臼年齢が20歳以下の人では90%，20代では80%，30代では50%が再発し，反復性に移行するといわれている．反復性に移行し脱臼を繰り返すと，骨の摩耗を生じ，さらに不安定な関節となる．生まれつき関節弛緩性がある場合，明らかな外力が加わらなくても脱臼することがあり，**非外傷性脱臼**と呼ばれ，前方だけでなく，後方，下方にも脱臼（亜脱臼）を生じるという病態もある．

2 症候

前方脱臼の場合は，肩峰（けんぽう）下が陥凹（かんおう）し，烏口突起（うこうとっき）下に骨頭を触れ，自発痛，運動時痛ともに顕著となる．また，脱臼した骨頭によって神経血管束が圧迫・牽引され，麻痺や循環障害を生じることがある．

3 検査・診断

ほとんどが身体所見とX線画像（図6-1）で診断可能だが，まれに後方脱臼もあり，見逃しに注意が必要である．よって，X線撮影は正面とスカプラY撮影*の2方向が必須である．

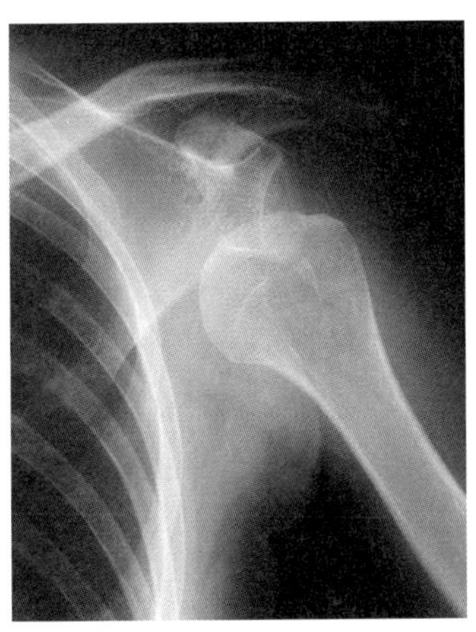

図6-1 肩関節脱臼のX線画像

用語解説

スカプラY撮影
肩関節撮影法の一種で，肩峰，烏口突起，肩甲骨がY字に見えるように側面像を撮影する．

4 治療

脱臼の整復法は多種報告されているが，痛みが少なく，二次損傷のリスクの低い**挙上位整復法（Milch（ミルヒ）法）**や，**Stimson（スティムソン）法**が推奨される（図6-2）．整復後は3週間の外固定を行うが，固定肢位は肩内旋位より外旋位のほうが，再脱臼率が下がるといわれている（図6-3）．

反復性に移行した場合，根本的な治療は手術となる．術式は損傷の度合いや患者の活動度によって決定されるが，基本的には関節鏡下に関節唇や関節包靱帯の修復を行い，骨の欠損が大きい場合は骨移植を行うこともある．

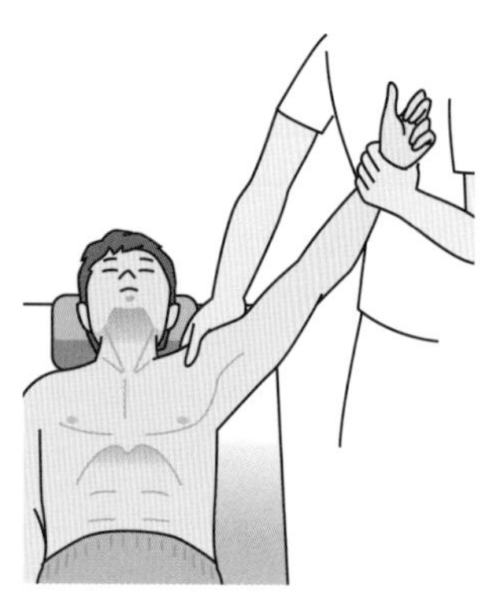

牽引を加えながら，患肢を前側方へゆっくりと挙上する

挙上位整復法

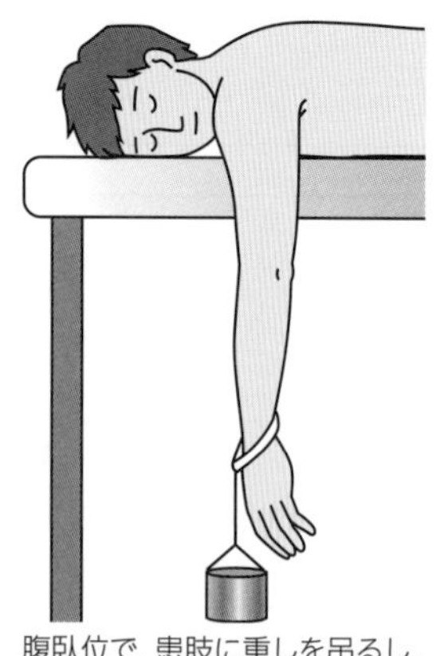

腹臥位で，患肢に重しを吊るし，患肢と肩を台の縁から垂らす

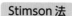

Stimson 法

図 6-2 ■肩関節脱臼の整復法

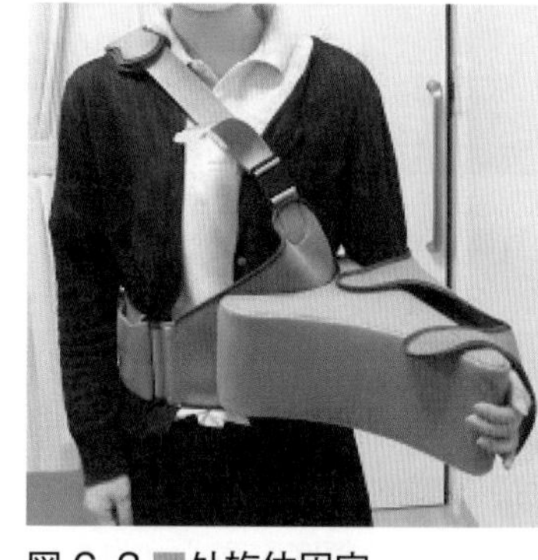

図 6-3 ■外旋位固定

2 肩関節脱臼患者の看護

肩関節の脱臼は，肩の骨の位置が正常な肩関節部分（本来収まるべき関節部分）から完全に外れてしまっている「脱臼」（完全な脱臼）と，腕の骨が完全に外れてしまってはいないものの，本来の位置からずれてしまっている「**亜脱臼**」（不完全な脱臼）に分けられ，通常，転位が大きければ痛みや炎症が強い．日常の生活動作では，脱臼は起こらないが，外力が強く加わることで発症する．外力が加わる際に，肩関節周辺の骨折を起こしていることもあるので，痛みの強い場合は，脱臼だけでなく骨折も考慮してケアを行う．

看護では，脱臼による症状と，それによって起こる日常生活への影響，そして選択された治療方法によってアセスメントすべきことが異なる．また，ひとたび脱臼を起こすと繰り返し起こすことが少なからずあり，その予防が必要となる．亜脱臼の場合には，患者自身で元の正常な関節の位置へ戻せる場合もある．

初回の脱臼では，大きな外力がきっかけとなって発症するので，予防が難しい．それに対して，その後に起こる反復性脱臼は，くしゃみや寝返りなど，わずかな動作がきっかけとなることもある．つまり日常生活の中で，肩関節への負荷や外力が強く生じる動作に留意して生活することで，ある程度の予防はできる．

原因を分類すると，表6-1 のように分けられる．このうちスポーツによる脱臼は，そのスポーツをすることを選択する人の意思によるので，外力を避けるよりは，予防できることはできるだけしておくことを勧める．

1 看護における症状アセスメント

肩関節の脱臼が起こると，次のような症状がみられる．

▍肩の動きの制限

正常の関節可動域がない，肩関節の動きに左右差がある．

表 6-1 肩関節・肩鎖関節脱臼の原因

a. 強い外力が加わるコンタクトスポーツが原因となるもの (例) 柔道，相撲，レスリング，アメリカンフットボール，ラグビー
b. 激しく転倒する可能性の高いスポーツが原因となるもの (例) スノーボード，スキー，アイスホッケー
c. 日常生活での転倒による肩関節の打撲，あるいは転倒などのような体幹のバランスを崩すことにより腕を突いてしまうことが原因となるもの

肩関節の痛み

肩関節を動かさない状態でも自発痛があり，動かすことでさらに痛みが増強する．また，肩関節を保護しないと腕の痛みが関節にかかるため，痛みが強く感じられる．

肩関節周囲の痛み

肩関節から前腕に響くように感じ取れる痛みがあり，主に肩，腕，指にしびれを感じる．肩関節の上下の動きによって，痛みが助長される．

肩関節の変形

肩峰部分が下方に下がる．肩の高さが左右で異なる．

これらによって，肩関節が動かせないことによる日常生活の制限が起こる．日常生活では，更衣動作時の痛み，温熱刺激による痛みの変化，入浴などの体幹部の大きな動きによる刺激性の痛みの発生などについて情報収集し，生活上の困難を確認する．

2 ケアのポイント

肩関節とその周囲の痛みを緩和する

治療は，まず整復，固定による保存的方法が選択される．整復される前の痛みはかなり強いが，整復することで痛みが緩和される場合もある．関節が整復されると，その後の安静期間はできるだけ関節の動きを制限し，指示された期間が終わったあとは徐々に動きを加えていく．動きを加えていく手順や期間は，医師の指示に従って，動かしてもよい範囲を守りながら，本人が自覚する痛みを目安に進めていく．

▸ **生活動作が自立できるよう援助する**

最も困難となる生活動作は，更衣と両手での作業である．袖を通すことや，片手で何かを持って，もう一方の手で作業することは，重いものであれば相応の負担がかかる．かぶりの衣服を避ける，下から，そして患側から袖を通す，重いものは何かに載せておいて作業をするなど，工夫をして一人で動作ができるよう援助する．

▸ **痛みがある場合は，痛みが強くなるような動きをしない**

肩関節の動きをできるだけ痛みのない範囲にとどめ，日常生活動作を行う．痛みが生じた場合は，再び関節の動作範囲を制限し，負荷をかけないようにする．

また，痛みが助長された場合は，安静にし，保護する．

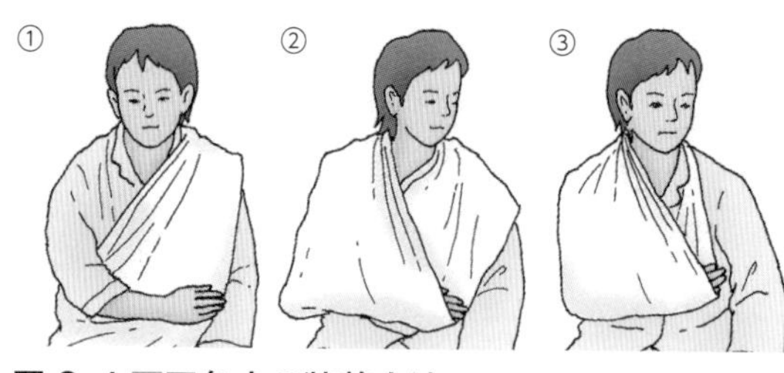

①三角巾の頂点を患側の肘関節に，片端を健側の肩に置く．
②下に垂らしたもう一方の端を患側の肩まで折り返し，後頸部で両端を結ぶ．
③肘関節を包み込むように，三角巾の頂点を結んで袋状にする．上肢の重みが頸部に直接的にかからないよう，患側の肩を包み込むようにして固定する．

図 6-4 三角巾の装着方法

▸ 医師に指示された関節の保護を行う

三角巾（図6-4），サポーターなどを処方されている場合は，できるだけ上肢の重みで肩関節の痛みを助長しないように保護する．

肩関節の拘縮を予防する／日常生活を拡大する

痛みを発しない範囲で自然の日常生活の動きをとり，肩関節の動きを維持する．できるだけ，日常生活の中で自然な動きで肩関節を使う生活を広げていく．

①反対側の腕で脱臼を起こした腕を動かすことが可能ならば，反対側を使って日常生活動作を完遂する．

②腕の上げ下ろしによって痛みが生じるため，できるだけ痛みのある動きを避けて日常生活上の動きを拡大していく．肩関節を使う入浴や更衣の際には，反対側の手で保護しながら行う，または関節の動きを少なくするように，反対側の手でカバーしながら日常生活動作を行う．

脱臼の再発を予防する

①脱臼による痛みや炎症が残っている間は安静を保持し，脱臼肢位である外転・外旋位を避ける．また，痛みを助長しやすい肩関節の上下運動は避ける．

②医師の指示するテーピングやサポーターがあれば，指示期間は持続する．肩関節の安静を保持し，痛みのない動きの範囲にとどめる．

③強い外力による初回の発症は避けることが難しいが，その後に起こる反復性脱臼は避けたい．直接肩関節へ外力を加えないために，また，その後の脱臼を避けるために，サポーターやテーピングなどで保護することは多少の予防にはなるが，他者との接触による外力は避けるのが難しい．

2 肩鎖関節脱臼

dislocation of acromioclavicular joint

1 肩鎖関節脱臼とは

1 原因・病態

肩鎖（けんさ）関節は一見小さな関節だが，体幹と上肢を結合し，上肢を支える重要な働きをもっている．肩鎖関節靱帯（関節包）や烏口鎖骨靱帯で安定化されているが，転倒などで肩外側に大きな外力が加わることでこれらが破綻し，脱臼を生じる．

2 症候

局所の腫脹，皮下出血を認め，鎖骨遠位端を指で押さえると反跳（はんちょう）する**ピアノキーサイン**が特徴である．

3 検査・診断

身体所見とＸ線（図6-5）で大部分が診断可能であるが，転位の方向の確認にはCTが有用である．

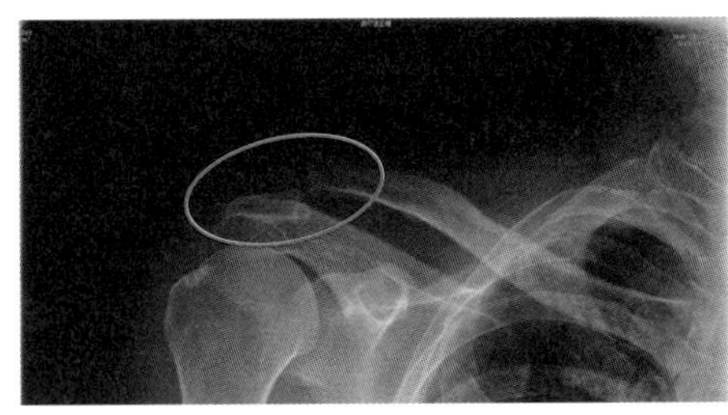

図 6-5 肩鎖関節脱臼のＸ線画像

4 治療

関節の整復が保持できれば，ばんそうこう固定や装具固定で保存療法を行うが，転位が残る場合の治療は今なお議論が続いている．転位を残したままでも症状は残らないとされる報告はあるが，必ずしも成績が良いものばかりではない．肩鎖関節の機能とメカニズムと患者の要望を理解した上で，保存療法か手術療法かを選択すべきである．

2 肩鎖関節脱臼患者の看護

1節2項「肩関節脱臼患者の看護」p.150参照．

Study

肩鎖関節脱臼の程度と日常生活の目安

Ⅰ型（捻挫）	・三角巾で手を吊り肩関節の負荷を避ける ・受傷後の2～3日は患部の安静と必要時に冷罨法を行う ・痛みと腫れが引いてきたら肩関節の運動を開始する ・三角巾の固定は2～3週間が目安
Ⅱ型（亜脱臼）	・三角巾またはテーピングによる固定を2～3週間行う ・肩関節周囲の筋に負担をかけないようにして肩関節の動きを開始する ・肩関節の動きが良くなれば，筋力の回復訓練へと進める ・2カ月間は重量物の持ち上げやコンタクトスポーツは禁止する
Ⅲ型（完全脱臼）	・Ⅱ型（亜脱臼）と同様 ・若者やスポーツ・仕事で肩をよく使う人には手術を推奨する
Ⅳ，Ⅴ，Ⅵ型（完全脱臼）	・手術適応となる．手術によって，損傷した靱帯・筋を修復し，脱臼した関節を整復する

・脱臼による痛みや炎症が残っている間は安静を保持する．
・脱臼肢位（外転外旋位）を避ける．
・痛みを助長しやすい肩関節の上下運動は避ける．
・医師の指示するテーピングやサポーターがあれば使用する．
・肩関節の安静を保持し，痛みのない動きの範囲にとどめる．

・強い外力による初回の発症は避けることが難しいが，その後に起こる繰り返しの脱臼は避けたい．
・直接肩関節への外力を避けるとともに，その後の脱臼を避けるためにサポーターやテーピングなどで保護することが多少の予防にはなるが，外力が競り合う他者との接触によるものは避けることが難しい．

3 肘内障

pulled elbow

1 肘内障とは

1 原因

乳児期や幼児期に手を引っ張られた後，肘外側を痛がって動かさなくなり，「肘が抜けた」といって受診するのが典型的なパターンである．まれに，自分で物を取ろうとして手を伸ばし，ひねりが加わった際に生じることもある．

2 病態

乳児期や幼児期は骨格が未熟で，靱帯など軟部組織の柔軟性が高い．肘外側にある橈骨頭（とうこっとう）の周囲には輪状靱帯があるが，肘に牽引とひねりが加わった際にこの輪状靱帯がまくれ返ってしまうのが病態と考えられている．

3 症候

患児は上肢を回内位で下垂し，肘から前腕の外側を痛がるが，手関節の痛みを訴えることもある．「手でキラキラをして」と回内・回外の動作を促しても，痛みのため行えず，肘の屈伸や挙上動作もできないことが多い．

4 経過

整復操作などでまくれ返りが整復されると，速やかに症状は軽快する．その後，外固定などは必要ない．幼児期の間に肘内障を繰り返す場合があるが，小学校に入学するころになると，骨格，靱帯とも成長するため，肘内障はほぼ生じなくなる．したがって，肘内障は乳幼児特有の疾患である．

5 検査・診断

丁寧な問診と患肢の肢位，動きで診断する．問診から骨折や脱臼が疑われる場合は，X 線でのチェックが必要である．

6 治療

可及的早期に整復を行う．整復方法はいくつかある．筆者は肘外側の橈骨頭付近に親指を当て，患児の前腕を回内もしくは回外する．かすかな整復感を感じれば整復されている．整復感を感じなければ，回外したまま肘を屈曲していく．この操作までに整復されることがほとんどである．整復後は外固定を行わず，通常通りに使用してもらう．

7 予防

一度肘内障を生じると，乳幼児期の間は繰り返すことがあるため，保護者にはその旨を伝え，腕を引っ張るような動作を避けるように指導する．小学生になるころには生じなくなることを併せて説明しておく．

2 肘内障患者の看護

肘内障は，乳幼児から小学生前半までの子どもに多いことと，子どもが痛みを表現しないあるいは表現できないことが多いので，症状アセスメントが必要になる．これは最初に見つけることができる親や周囲の人が子どもの異変に気づいてあげられないと，見つからないまま放置される．

乳幼児では，突然激しく泣き出す，腕をだらりとしていて力を入れない（力を入れられない），前腕を内側に動かそうとしない，肘の部分に発赤や腫脹はみられないなどの症状があれば，肘内障を疑う．

看護アセスメントやケアのポイントについては，4節2項「肘関節脱臼患者の看護」p.156参照．

Study

肘内障が子どもに多い理由

子どもの肘関節を構成する輪状靱帯は脆弱であるということがある．成長とともに輪状靱帯はしっかりと固定されてくるので，大人には肘内障は起こらない．乳幼児期～学童期前半までの子どもに発症する．寝返りや転んだときに手を突いたり，親が子どもの手を引っ張ったりしたときなどにも生じる．

肘内障と肘関節脱臼の違い

肘内障は前腕の頭骨小頭が少し輪状靱帯から外れた亜脱臼の状態であり，脱臼には至っていない状態である．この亜脱臼状態は容易に修復できるが，まれに骨折していることもあるので，診断を受けておくことも必要である．

4 肘関節脱臼

dislocation of elbow

1 肘関節脱臼とは

1 原因・病態

転倒して手を突いた際に，肘が過伸展されて受傷する．まれに肘に直接外力が加わり，脱臼することもある．後方脱臼がほとんどであり，骨折や靱帯損傷を合併することが多い．

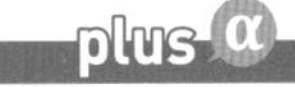

terrible triad

脱臼に橈骨頭骨折と尺骨鉤状突起骨折を合併した場合は，terrible triad と呼ばれ，治療の難しい外傷の一つである．

2 症候

肘関節の変形，腫脹，運動時痛が顕著である．神経損傷や血管損傷を合併することもあるので，手指の運動，感覚と循環を必ず確認する．

3 検査・診断

まずX線撮影を行い，脱臼の方向，骨折の有無を確認する(図6-6)．CTは骨片の位置や方向など有意義な情報が得られ，手術の際の参考になる．

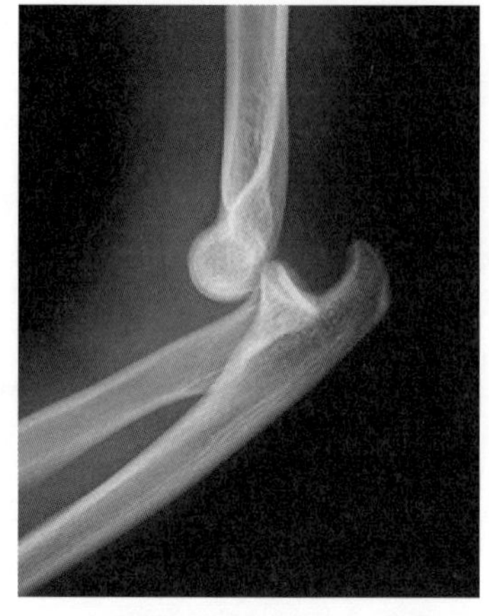

図6-6 肘関節脱臼のX線画像

4 治療

診断後，可及的速やかに整復を行う．受傷後数時間以内であれば，無麻酔でも軽度屈曲位で前腕軸方向への牽引で整復できるが，4～5時間以上経過すると局所麻酔や神経ブロック，全身麻酔を行わないと整復できないことがある．神経・血管損傷がある場合には緊急手術の適応となるので，整復後に手指の皮膚温，色調と橈骨動脈の触知，手指の運動を必ず確認しなければならない．また，腫脹の増強によりコンパートメント症候群を生じることがあるので，注意が必要である．

その後の治療は，整復後の安定性がポイントである．伸展位でも安定していれば外固定による保存療法で問題ないが，軽度屈曲位で再脱臼するようであれば靱帯を含めた軟部組織損傷が高度であるので，手術適応となる．

➡コンパートメント症候群については，15章p.275参照．

2 肘関節脱臼患者の看護

肘関節脱臼は，小児や高齢者では骨折を伴うことが多い．ほとんどが後方脱臼である．転倒時に肘関節伸展位，前腕回外位で手を突いたことにより，肘関節の伸展を強制する外力が加わって生じる．

1 看護における症状アセスメント

肘関節の疼痛と腫脹，肘頭の後方突出，前腕のばね様固定，自動運動不能などの主要症状を確認する．

特に，日常生活に支障をきたす自発的な痛みと可動による痛み，動かせないことによる日常生活への援助が必要になる．

速やかに整復できないとき，あるいは受診前の経過が長かったときには，合併症として脱臼骨折，拘縮の徴候，尺骨神経麻痺の症状にも注意する．

2 ケアのポイント

肘関節とその周囲の痛みを緩和する

治療は，まず速やかに整復する．肩関節同様，脱臼がある関節では，整復される前の痛みはかなり強いが，整復することで痛みが緩和されることもある．

関節の整復後の安静期間は，できるだけ関節の動きを制限し，制限指示の期間が終わったあとは徐々に動きを加えていく．動きを加えていく手順や期間は医師の指示に従い，動かしていい範囲を守りながら，本人が自覚する痛みを目安に進めていく．

痛みがある場合は，しばらくの間，患部を安静にし，できるだけ患側を使わない．作業手を痛みのないほうの手に切り替え，日常生活を送るようにする．

医師に指示された関節の保護を行う．サポーターなどを処方されている場合は，それを使用し，負荷がかからないような工夫をする．

肘関節の拘縮を予防する／日常生活を拡大する

最初は，痛みを発しない範囲で肘関節の屈曲・伸展を開始する．その後，日常生活の自然な動作の中で，ゆっくりと肘関節の可動域を広げていく．

肘サポーターは，痛みがある場合は継続して使用しながら，肘関節の可動域は広げていく．

痛みが治まってきたら，できるだけ関節の屈曲・伸展運動を進め，関節拘縮を予防する．運動は，プログラムを組んで回数を増やしながら，通常の関節の動きが回復するまで進める．

脱臼の予防

脱臼肢位を避け，外力を強く加えないようにする．脱臼を繰り返す場合は，特に留意して日常生活上の外力の負荷を避ける．

医師の指示するテーピングやサポーターがあれば，指示期間は持続する．肘関節の安静を保持し，痛みのない動きの範囲にとどめる．

乳幼児の場合は，育児に携わる人に向けて，肘関節を保護する抱き方，遊びの種類などを指導する．

! 臨床場面で考えてみよう

Q1 肩関節脱臼の整復法には，どのようなものがあるか．また，整復時にはどのようなことに注意が必要か．
Q2 肩関節を脱臼した場合，痛みを緩和するためにどのようにすればよいか．
Q3 小児が肘を痛がる場合は，肘内障と骨折を鑑別しなければならない．このときに重要なポイントは何か．
Q4 肘内障を予防するために，日常生活ではどのようなことに注意が必要か．

考え方の例

1 骨折などの二次損傷のリスクが低い整復法は，挙上法（Milch 法）や Stimson 法である．患者に力が入ると整復しにくくなるので，整復時には声を掛けたり周囲の環境に配慮するなどして，なるべく緊張を和らげることが重要である．

2 まず整復する．受診するまでは，腕の重みが肩関節にかからないように健側で肩関節を支えるようにして保護する．また，痛みが増強しないよう肩関節を動かさない．受診後も，三角巾や保護帯で腕を支えるようにして，安静にする．

3 受傷した際の状況を丁寧に問診することが重要である．子どもはうまく答えられないことが多いので，保護者からもきちんと話を聞く．手を引っ張られた場合は肘内障を疑い，高いところから落ちたり，転倒して手をついた場合は骨折を疑う．

4 子どもの手を引っ張らないこと以外にも，以下のようなことに注意する．

- 衣服は前開きのもので，更衣の際は健側から脱いで，患側から着るようにする．
- 両手で重いものを持たないようにする．
- 子どもの年齢に合った，肘を使わない遊びを選択する．

7　靭帯損傷

靭帯損傷とは

関節に強い外力が加わることにより，可動域外の運動が強制される，または，通常のまっすぐの状態を超えてさらに伸びた状態を強制されたことで，靭帯が断裂した状態.

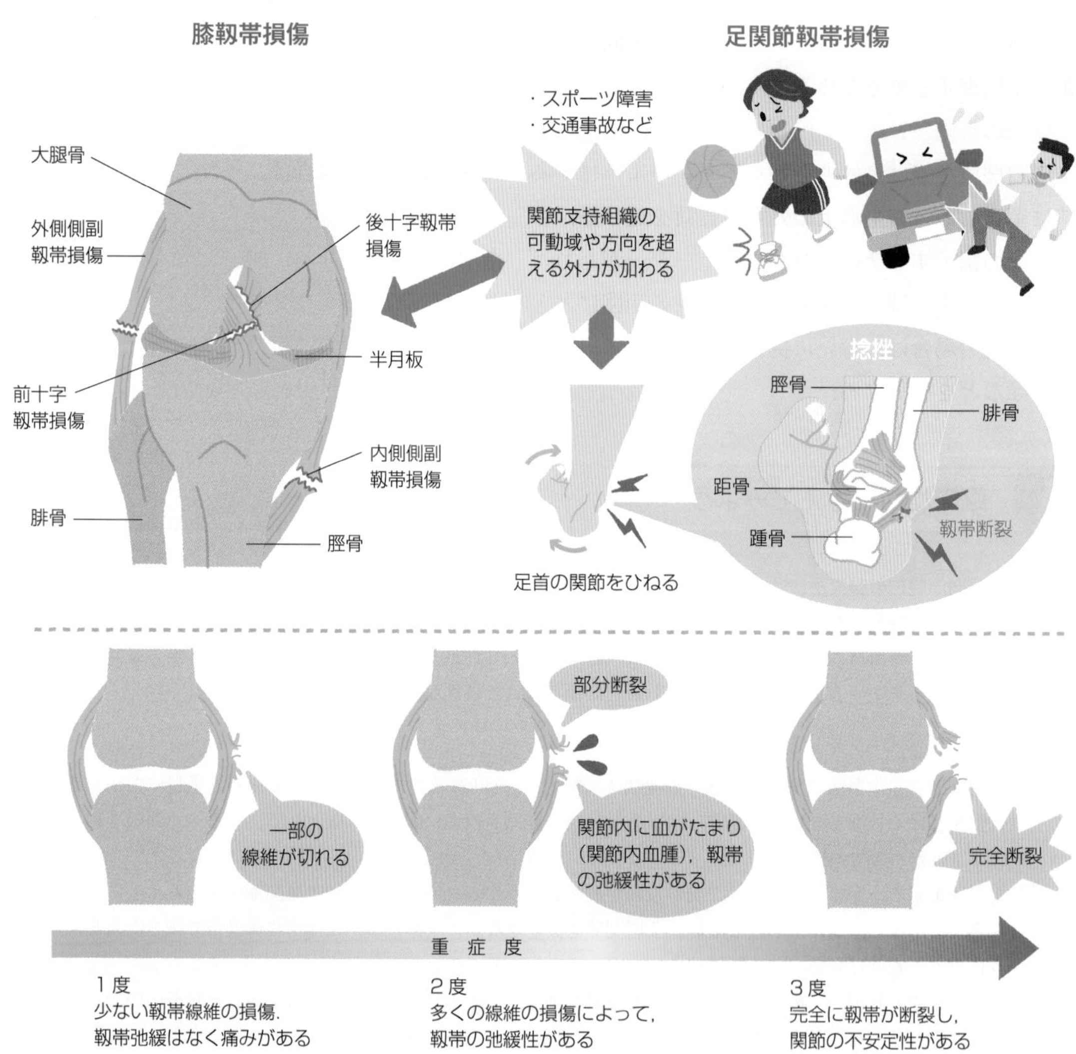

1 膝靱帯損傷

knee ligament injury

1 膝靱帯損傷とは

膝関節は骨性には不安定な関節で，関節の安定性には半月板や靱帯が強く関与する．**膝靱帯損傷**はさまざまな外力によって生じるが，単一の靱帯組織が損傷する単独損傷はむしろ少なく，軽微な損傷を含めれば，多くの場合は**複合靱帯損傷**であると認識すべきである（図7-1）．

靱帯損傷の重症度は3段階で評価され，1度：少ない靱帯線維の損傷であり，靱帯弛緩はなく痛みが存在する，2度：多くの線維の損傷によって靱帯の弛緩性がある，3度：完全な靱帯断裂による著明な関節不安定性がある，と定義されるが，複合靱帯損傷の場合は，疼痛や腫脹によって不安定性の評価が十分にできないため，画像検査と併せた正確な評価が必要である．

1 内側側副靱帯損傷　medial collateral ligament（MCL）injury

膝に外反力が加わって生じる（図7-2）．膝靱帯損傷の中で最も多い損傷である．1・2度の損傷が多く，保存療法が奏効することが多い．

診断

膝関節内側に腫脹，圧痛，皮下出血斑を認める．多くは内側側副靱帯大腿骨付着部～実質中央での損傷であるが，まれに末梢側での損傷がある．末梢側の損傷では保存療法が無効な場合もあり，注意を要する．完全伸展位と軽度屈曲位（30°）で**外反ストレステスト**を行う．2度以上の損傷では，軽度屈曲位での不安定性が検出される．単独損傷では，完全伸展位での不安定性は認められない．

単純X線では，裂離した小骨片を認めることがある．またストレスX線では不安定性の程度が診断できる．MRIでは損傷部位，程度を診断でき，有用である．特に末梢側での損傷では，損傷した断端の末梢側が鵞足(がそく)*の表層側に転位したり，関節内に嵌入した形がみられる場合，手術治療の適応となる．

用語解説

鵞足

膝を曲げる筋肉である縫工筋，薄筋，半腱様筋が付着する部位．その形状がガチョウの足のように見えるため，このように呼ばれる．

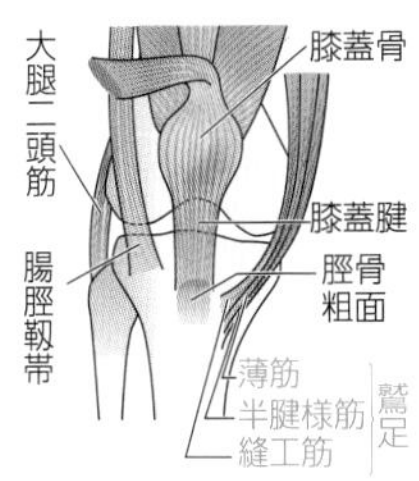

Study

捻挫と靱帯損傷

関節包や靱帯は大切な関節支持組織であり，関節に安定性と生理的な運動を付与する．関節支持組織は生理的な可動域や方向を超える外力が作用した場合に損傷するが，その重症度によって病名を使い分けられる．多分に包括的な呼称ではあるが，関節面相互の位置関係が正常に保たれている状態が「捻挫(ねんざ)」であり，靱帯損傷の部分（不全）損傷を伴う軽・中等症例を指す．これに対し，主要靱帯の完全損傷を伴う重症例は「靱帯損傷」という病名とするのが妥当であり，軽・中等症である「捻挫」とは区別すべきである．

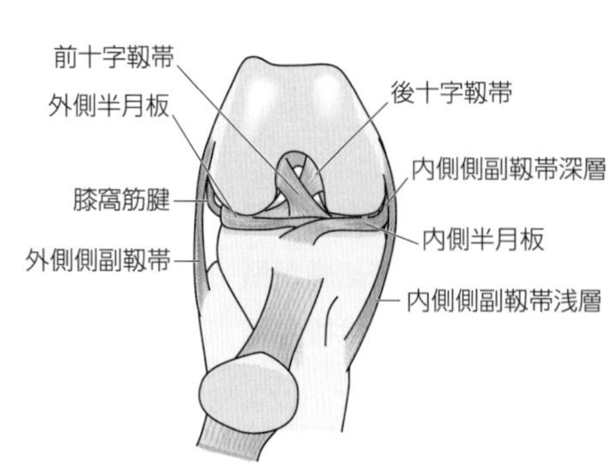

図 7-1 内側側副靱帯を含む膝の靱帯

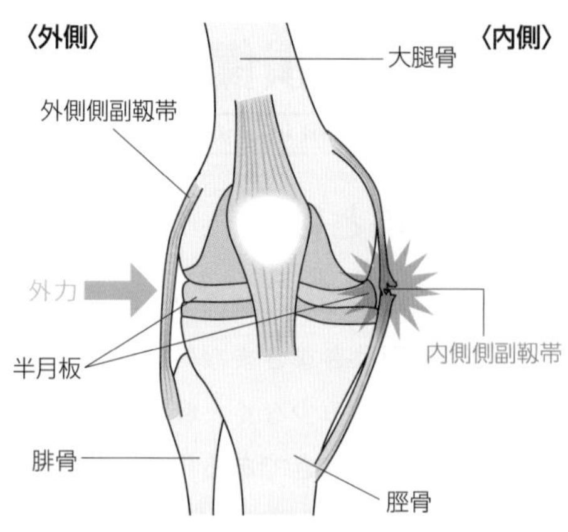

図 7-2 内側側副靱帯損傷の機序

治療

新鮮例は，装具などによる保存療法の適応となる．単独損傷の場合は，保存療法の治療成績は良好だが，複合靱帯損傷の場合や陳旧例では再建術も検討すべきである．

2 前十字靱帯損傷 anterior cruciate ligament（ACL）injury

ジャンプの着地時や急な方向転換での受傷が多い．受傷時に断裂音を体感している場合もある．多くは受傷後早期の関節の腫脹がみられるが，まれにほとんど腫れのみられない場合もある．ピボットの動き（左右のどちらかの足を軸足とした回転の動き）での回旋不安定性が出現するため，スポーツの継続が困難となることが多く，経年的には半月損傷や軟骨損傷の合併が増加する．

診断

前十字靱帯損傷を診断する上で最も重要な診察手技が，Lachman（ラックマン）テスト（図7-3）である．膝関節の軽度屈曲位で，大腿骨に対する脛骨近位の前方移動量と停止点で判定する．新鮮例と陳旧例での判定は比較的容易だが，亜急性期には腫脹の残存や関節内での瘢痕（はんこん）形成による可動域制限が存在すると判定が難しい場合がある．

90°屈曲位での**前方引き出しテスト**（図7-4）は，ラックマンテストと比較し陽性率は低い．前十字靱帯の機能で重要な前外方回旋不安定性への制動をみるための徒手検査で，jerk（ジャーク）テスト（N-テスト，図7-5）がある．下腿に外反・内旋を加えつつ，膝屈曲位から伸展していくと，屈曲20°付近で脛骨が内旋しながら前方へ急激に移動することで，前十字靱帯の回旋への制動不全を検出する．

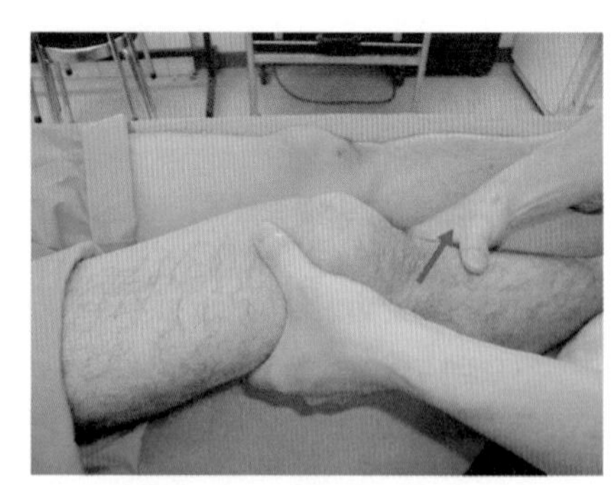

図 7-3 ラックマンテスト

大腿骨に対する脛骨近位の前方移動を計測するのにarthrometer（図7-6）があり，前十字靱帯機能不全の定量

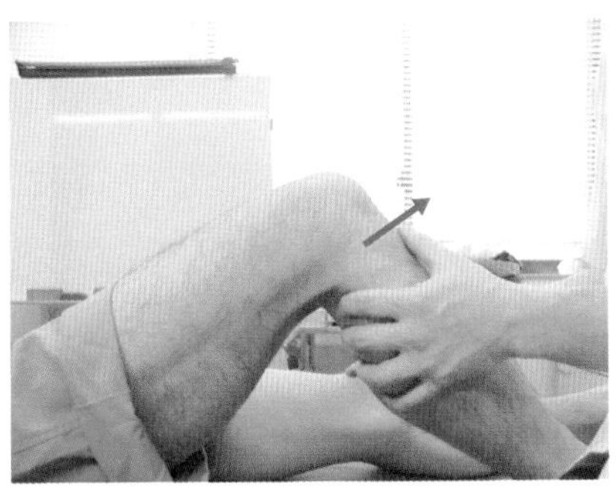
図 7-4 前方引き出しテスト

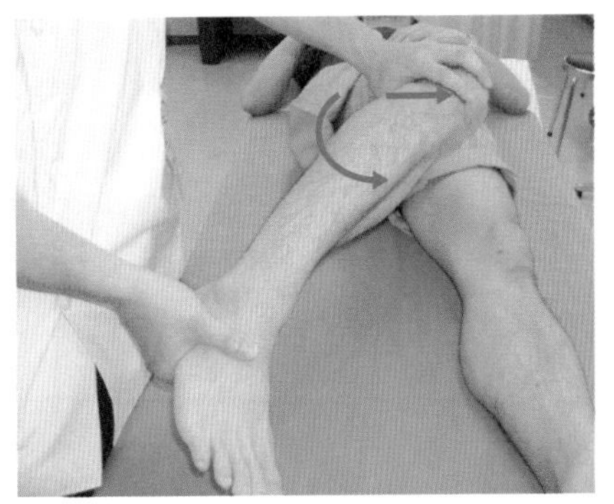
図 7-5 N-テスト（回旋不安定性テスト）

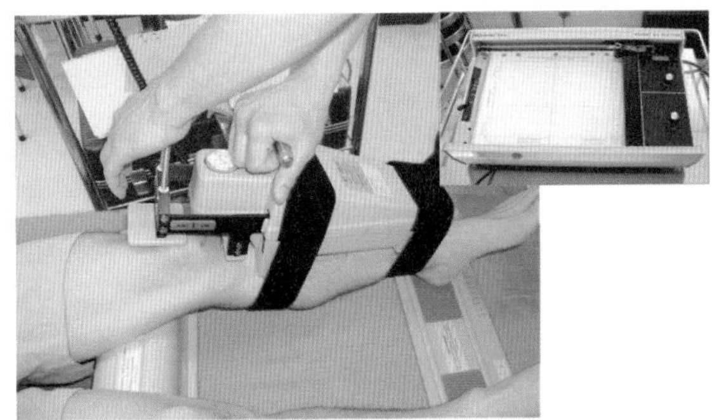
図 7-6 arthrometer による定量的検査

化に有用で，一般的に患健側差 3mm 以上を前十字靱帯機能不全とされる．

多くの場合，単純 X 線での異常所見は認めないが，脛骨顆間隆起の骨折や脛骨前外側関節包の付着部での裂離（れつり）骨折を認める場合がある．MRI（図7-7）では前十字靱帯の走行の途絶や不明瞭な所見，大腿骨外側顆部と脛骨外側顆後方に骨挫傷（ざしょう）（bone bruise）を認める．

治療

前十字靱帯に対する保存療法では，十分な靱帯機能を再獲得することは少なく，ある程度の前方および回旋不安定性は残存する．前十字靱帯機能不全の残存により，長期的には変形性膝関節症となる危険性が高いため，患者の活動量が多く，年齢が比較的若い場合には手術治療を選択すべきである．手術のタイミングは，受傷時の腫脹が軽減し，可動域制限が消失してからが望ましく，術後の関節線維症の発症の危険性を減らすことができる．術式は関節鏡下の再建術で，再建材料として自家組織として骨付き膝蓋腱（しつがいけん）や半腱様筋腱（はんけんようきんけん）・薄筋腱（はっきんけん）を使用することが多い（図7-8）．原則，解剖学的な走行や付着部を再現する術式とする．術後は，筋力強化やバランス訓練などのリハビリテーションを行い，スポーツへの復帰時期は術後 8 ～ 10 カ月を目標とする．

3 後十字靱帯損傷 posterior cruciate ligament（PCL）injury

高エネルギー外傷*やスポーツ外傷が原因で，膝関節屈曲位で脛骨近位前方からの外力が加わることで受傷することが多い．自動車事故による膝屈曲位での受傷（**ダッシュボード損傷***）が有名である．症状は前十字靱帯損傷より軽いことが多く，腫脹も強くない症例が散見される．後方への不安定性が強い場合は，しゃがみ込み動作で強い不安感を訴える．

＊用語解説

高エネルギー外傷
高所からの飛び降りや転落，あるいは交通事故などによって，強い力や速いスピード（高エネルギー）での衝撃を受けた外傷．目に見える徴候がなくても，生命に危険のある損傷を負っている可能性が無視できない状態とされる．

ダッシュボード損傷
自動車事故では，膝の屈曲位で膝前下方を打撲して受傷するために，こう呼ばれる．

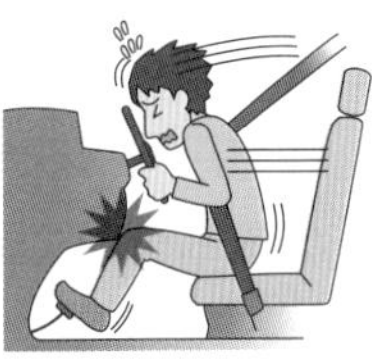

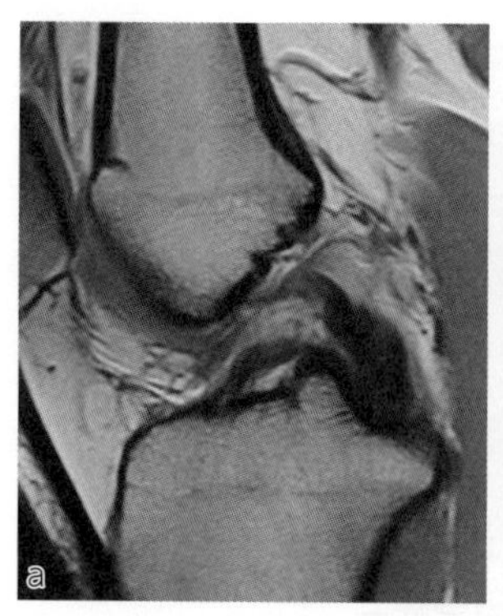

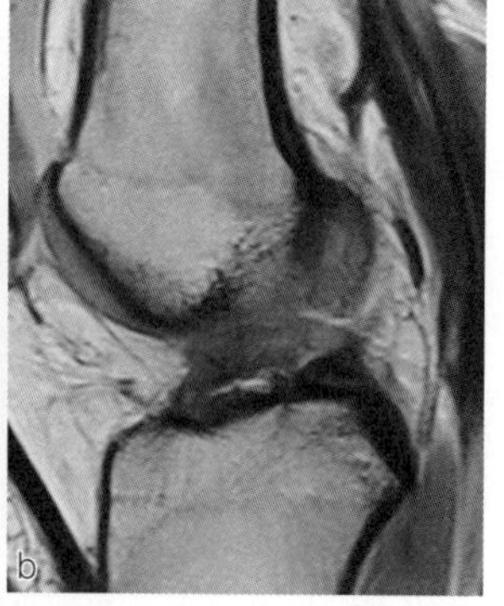

図 7-7 ■前十字靱帯断裂の MRI 像

a：実質部で走行が途絶している．b：実質部が膨化し，走行が不明瞭である．

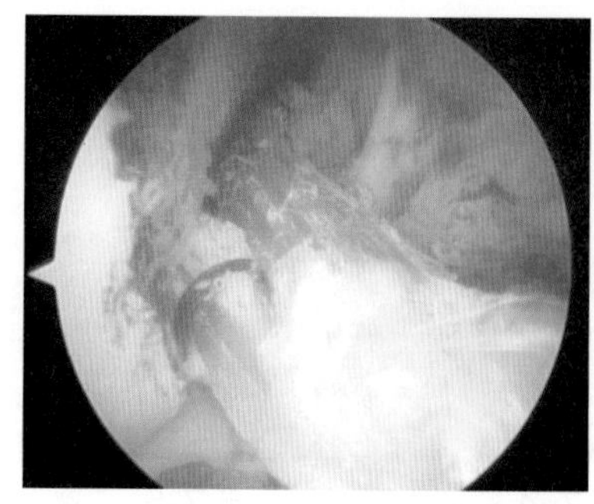

図 7-8 ■右膝の半腱様筋腱を用いた二重束再建

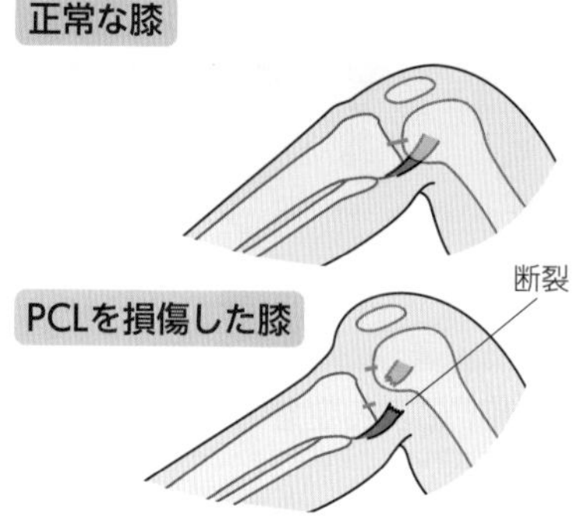

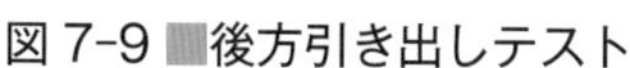

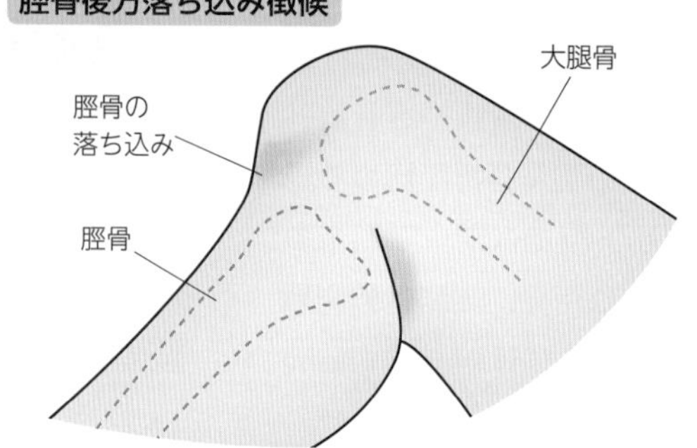

図 7-9 ■後方引き出しテスト

診断

膝前面の脛骨粗面付近に擦過創（さっかそう）や打撲痕がみられる場合が多い．関節血腫や膝窩部（しつかぶ）付近の腫脹に留意し，数日経過した症例では腓腹部（ひふくぶ）の皮下出血斑などがみられる場合がある．陳旧例では，膝蓋大腿関節や内側大腿脛骨の変形性関節症変化による疼痛がみられる．不安定性は背臥位での膝立て肢位（90°屈曲位）で脛骨近位が後方に落ち込む現象（**sag サイン**（サグ））が特徴的である．

後方引き出しテストは前方引き出しテストと同じ肢位で脛骨近位部を後方に押し込み，脛骨近位部の後方移動量を評価する（図7-9）.

画像検査ではＸ線では裂離骨折が評価可能であり，ストレスＸ線では実際の後方への移動距離が計測可能である．MRI では後十字靱帯損傷部位が確認されると同時に，関節軟骨や半月損傷の評価が可能である（図7-10）.

治療

後十字靱帯損傷後の機能的予後は比較的良好であり，装具などによる保存療法が原則となる．放置例や陳旧例で高度の後方不安定性が残存する場合，再建術が選択される（図7-11）.

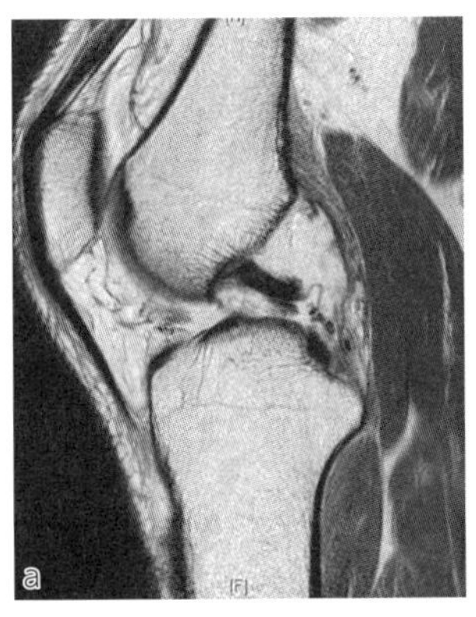

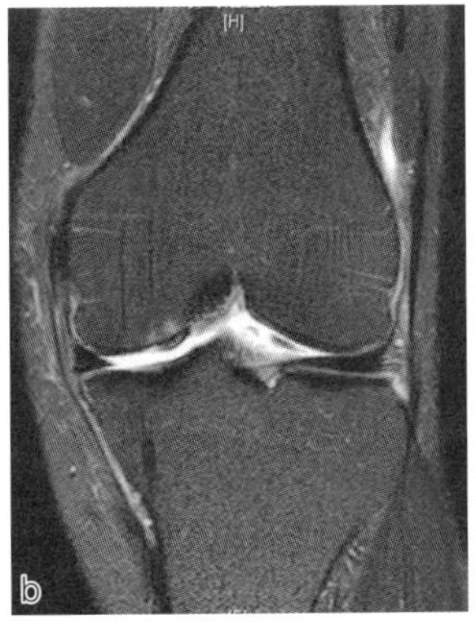

図 7-10 ■陳旧性後十字靱帯損傷例の MRI 像

a：後十字靱帯実質が不連続となっている（プロトン強調画像）.

b：大腿骨内側顆に軟骨欠損がみられる.

再建された後十字靱帯

前十字靱帯

図7-11 ■再建後十字靱帯の鏡視像

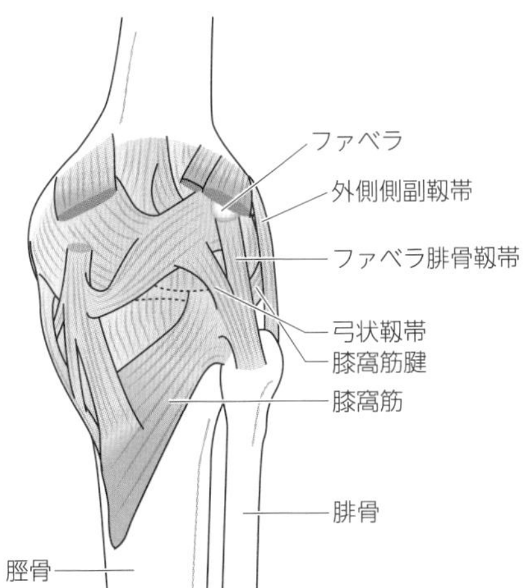

図 7-12 ■後外側支持機構

膝を後方から見た靱帯.

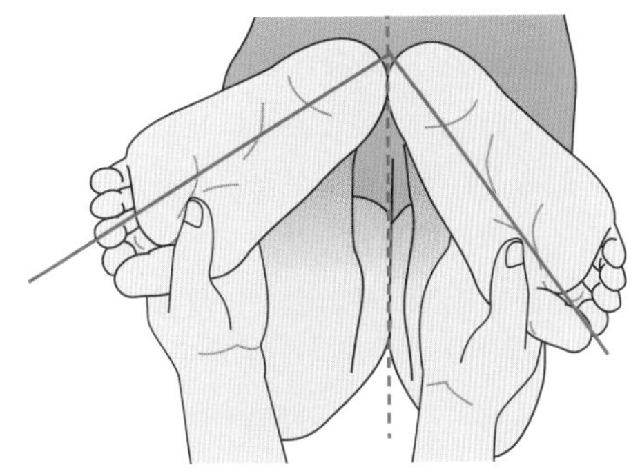

図 7-13 ■ダイアルテスト

側臥位で膝屈曲 30° と 90° で徒手的に脛骨を外旋させる．健側と外旋角度を比較して評価を行う.

4 後外側支持機構損傷

高エネルギー外傷によって膝関節後外側支持組織（外側側副靱帯，後外側関節包，膝窩筋腱腓骨靱帯，膝窩筋腱）に膝関節の内反，外旋，脛骨後方方向に力学的ストレスがかかって受傷する（図7-12）．単独損傷は少なく，後十字靱帯損傷との合併が多い.

診断

新鮮例では，皮下出血斑や腫脹がみられる．不安定性の評価は内反や外旋不安定性テスト（**ダイアルテスト**）が有用である（図7-13）．X 線では剝離骨折の有無を，MRI では軟部組織の損傷部位を判定する.

治療

新鮮例では，できるだけ早期に外科的に修復することが望ましい．歩行時の不安定感を訴える高度不安定症例では手術の適応となり，後十字靱帯と後外側支持機構の同時再建を行う.

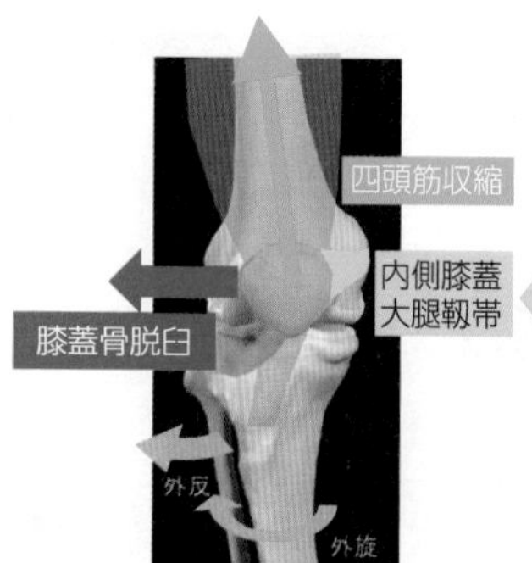

図 7-14 外傷性膝蓋骨脱臼の発症メカニズム

5 内側膝蓋大腿靱帯損傷

膝蓋骨の脱臼，亜脱臼を繰り返すもの，膝蓋骨の異常可動性による不安感を示すものを併せて**膝蓋骨不安定症**という．膝蓋骨には生理的に外側方向へのストレスがかかるため（図7-14），膝蓋骨を内方へ制動する靱帯として**内側膝蓋大腿靱帯**が主に機能している．外傷を契機に発症した膝蓋骨不安定症を呈する膝では，内側膝蓋大腿靱帯の機能不全がみられるが，純粋に外傷によってのみ発症する症例は少なく，骨形態異常，アライメント*異常，関節弛緩性などの複合的な危険因子が存在する膝が多いことに留意すべきである．

> **用語解説**
> アライメント
> 身体の軸位の相対的な位置関係や配列のこと．骨折や脱臼などによって生じた軸位，骨の位置関係や配列に異常が起こった際に本来あるべき骨・関節の配列，骨の並び方に整えること．

診断

愁訴が不明確なことも多く，問診の段階で膝蓋骨不安定症に絞り込むのが困難なことがある．本疾患を疑った場合，外傷の有無や脱臼，亜脱臼のエピソードの有無について聴取する．

身体所見では，全身関節の弛緩性や下肢のアライメントをチェックする．膝関節の診察では，腫脹や圧痛の有無，全可動域における膝蓋骨の動きを確認する．膝蓋骨を外方へ亜脱臼する力を加えながら膝を屈曲させる膝蓋骨不安感テストが有用である．

X 線検査では，膝蓋骨軸射像で膝蓋骨の外方偏位，傾斜，脱臼の有無が確認できる．大腿骨滑車の形成不全などの有無も評価する．明らかな外傷がある場合，小骨片が確認できることがある．X 線の下肢長尺撮影*ではアライメント，大腿骨や脛骨顆部の形成不全や関節面の角度を評価する．CT では，主に回旋異常の評価を行う．すなわち，大腿骨顆部の回旋異常や脛骨粗面の位置異常について計測を行う．MRI では，関節軟骨損傷や軟部損傷の評価を行う．

> **用語解説**
> （下肢）長尺撮影
> 脊椎側弯症の診断，股関節・膝関節・足関節などの加重関節の診断の際に用いられる X 線の撮影法で，広い撮影範囲をカバーできる利点がある．

治療

初回脱臼症例では，原則シーネ固定や装具による保存療法を行い，四頭筋強化訓練を加えて再発を予防する．外傷後の骨片を伴う場合は外科的治療を早期に行う．脱臼や亜脱臼を反復する症例には手術治療を行う．複数の危険因子が存在する症例が多く，それらを解決するため，さまざまな術式があるが，内側膝蓋大腿靱帯の再建が行われることが多い．明らかな骨形態異常や回旋異常が存在する場合，上記靱帯再建と膝蓋骨アライメントを矯正する骨切り術などを同時に行う．

6 複合靱帯損傷 multiple ligament injury

接触型の高エネルギー外傷によるものが多い．受傷時の脱臼が整復された状態で受診することがほとんどであるため，多方向性の不安定性を呈する場合，神経血管の合併損傷を詳細に評価する必要がある．初診時に血行が保たれている場合でも，短時間で血栓などが生じ阻血（そけつ）となる場合があり，動脈の内膜損傷の存在を念頭に置いておくべきである．

神経血管損傷がある場合には，可及的速やかに外科的修復を行う．また同時に，修復可能な靱帯や関節包についても一次修復を行う．受傷時のダメージコントロールのため外固定を行い，経過に応じて可動域訓練や筋力訓練を行う．最終的に機能不全を呈する靱帯の再建を行う（図7-15）．

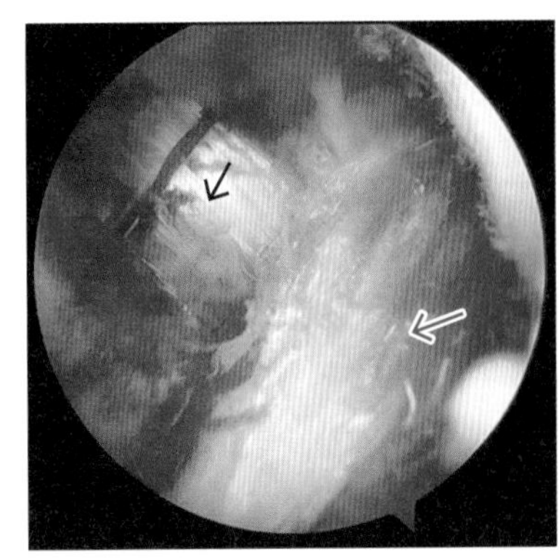

図 7-15 複合靱帯損傷例
前十字靱帯損傷，後十字靱帯損傷，内側側副靱帯損傷，後外側支持機構損傷に対し，すべての靱帯の再建術を行った．
再建前十字靱帯（→）と後十字靱帯（⇒）の鏡視像．

2 膝靱帯損傷患者の看護

膝関節は，伸展0°から屈曲130°，正座では140°程度屈曲する広い可動域を持ち，下腿の回旋にも関与する．座る，立ち上がる，しゃがむ，立つ，歩く，走ることに重要な運動器である．この広い可動域を可能にしているのが靱帯であり，その損傷は，これらの機能障害を持つことを意味する．

膝の靱帯損傷は，スポーツ外傷，交通外傷など，なんらかの外傷によって突然生じる．外傷は，身体的な痛みを伴うだけでなく，その出来事により大きな心理・社会的ストレスをもたらす．そのため，受傷からの経過に沿って，どのような看護が必要かを述べる．

1 来院時

まず，受傷時には激痛があり，動作による損傷の拡大を予防する必要があるため，**RICE（ライス）処置**（➡ p.77 表4-1 参照）の実施が重要とされている．RICE処置の普及やアイシングには異論もあり，応急処置がなされていない状態で来院する患者もいる．しかし，痛みがあるため，ほとんどの患者は周囲に支えられ健肢の片足飛びで移動するか，車椅子に乗車して救急外来や整形外科外来を受診する．受傷後数日を経過してから来院する場合もあるが，膝の腫脹や熱感，動作時痛を尋ね，診察を待つ時間にも，少なくとも痛みを増強させず安楽な肢位で過ごせるような環境を用意する．

2 検査・診察時

医師は疼痛に配慮しつつも，関節の不安定性などの確認のため，慎重に徒手的にテストを行うが，この診察には痛みを伴う．ほぼ確実に単純X線撮影が必要で，時にMRI検査も行われるが，撮影場所への移動は車椅子でできるようにし，撮影場所でも，動作や荷重による痛みを増強させずにすむように，本人および同行者や検査室技師などと情報を共有し，常に患肢に注意が払われ，苦痛に配慮して実施できるようにする．また診察時には，どのような外力がかかったかを知るために，受傷の状況に関する問診も行われる．この受傷場面の想起が，時に強い心理的ストレスになることがあるので，心理的危機状況にないか判断しながら，支援的に関わる．

➡心理的危機状況については，ナーシング・グラフィカ『成人看護学②健康危機状況／セルフケアの再獲得』２章４節参照.

3 治療時

保存療法

シーネやニーブレース(図7-16)などの装具を装着して帰宅となる場合も多々ある．その場合は，疼痛が落ち着き，炎症が治まるまでには数日を要すること，関節内で出血していたら２，３日後に膝の後面や下腿に内出血斑が現れることなどを説明する．また，膝の症状に伴い，歩行・移動のみならず，睡眠・休息，排泄，清潔，食事，通勤・通学など，どのような環境でどのように工夫して過ごすことができるか，本人のセルフケア能力および周囲のサポートを把握しながら，患者自身が「帰宅して過ごせそうだ」と思えるように，ともに対策を検討することが重要である．

手術療法

前十字靱帯・後十字靱帯損傷などによって，手術療法になる場合は，術式や麻酔法などを含め，創部治癒までの経過や合併症について医師から説明があるが，必要に応じ，入院準備から退院後の長期的な回復までの経過を含めた情報を提供し，周術期看護を行う．また，手術待機期間中，患部を安静にしていることが重要であるが，それ以外の全身の筋力低下などを招かないよう，必要に応じ，理学療法士と連携し，術前からリハビリテーションに取り組めるようにする．

➡周術期看護については，ナーシング・グラフィカ『成人看護学④周術期看護』参照.

靱帯再建術などを受ける患者への入院中の看護では，術後痛，関節拘縮，神経障害，循環障害，手術部位感染症などの合併症予防とともに，退院後を見通して，膝装具を装着した状態での松葉杖による歩行練習をしたりしながら，生活への影響を考え(表7-1)，数カ月以上にわたる回復期のセルフケアを再獲得できるよう支援する．

➡セルフケアの再獲得については，ナーシング・グラフィカ『成人看護学②健康危機状況／セルフケアの再獲得』4章2節参照.

機能回復訓練

保存療法にせよ，手術療法にせよ，膝の靱帯損傷の治癒の間に，関節拘縮が生じないようにし，膝周囲の筋力を増強できるような機能回復訓練が非常に重要である．特に，スポーツ復帰を願う青年には，専門的なアドバイスが得られる状況でない場合も多く，そのことによって将来像への絶望感を抱くなど，

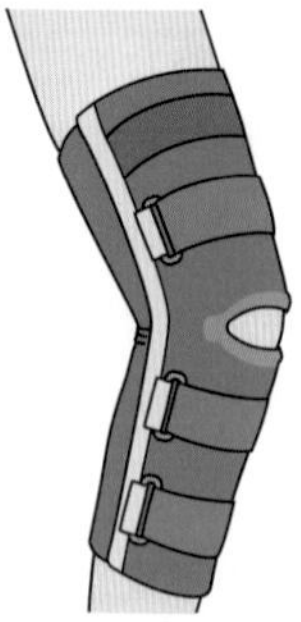

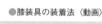

●膝装具の装着法〈動画〉

・膝靱帯の術後に一般的に使用される軟性装具.
・装着することで，膝関節の軽度屈曲を保つことができる.
・きつく締めすぎると，腓骨神経麻痺などを引き起こすことがあり，注意する.

図 7-16 ニーブレース

表 7-1 膝の装具装着・松葉杖使用による生活への影響の例

睡眠・休息	膝を伸ばし，挙上した状態では，寝返りしにくい．腰痛につながる
排泄	・和式トイレは，かなり使いにくい ・洋式トイレで，健肢で立ち，つかまりながら排泄時の着脱 　→患肢を伸ばした状態で過ごせるスペースが必要 ・男性用トイレは，慣れてくれば可能
更衣	・パンツ・ズボンは，患肢から履き，健肢から脱ぐ ・装具による皮膚トラブルを予防する工夫 ・装具装着が可能な衣類を選ぶ必要がある ・脱衣・着衣のスペース，松葉杖を置くところも必要
清潔	・炎症の強い時期の入浴は避ける ・膝を伸ばした状態で座って，体や頭を洗う ・転倒予防に注意 ・浴槽には，患肢への荷重を避けて，手すりや浴槽の縁などに両手でつかまって，健肢から入る．出るときも浴槽の縁を利用して座り，健肢を出して，両手でつかまりながら立ち上がる
食事	膝を伸ばし，挙上した状態で食事する準備，環境が必要
移動（通勤・通学）	・リュックサックなどで手をフリーにする ・改札口でのカード操作などはすばやくできない ・エスカレーターは乗り降りの際が危険 ・階段は周囲に人が少なければ，ゆっくりなら可能 ・電車の乗り降りの人混み，スピードへの恐怖 ・電車内では，患肢を伸ばして座ることができる場所があればよい ・移動中・移動先の使いやすいトイレを知っておく ・自動車では，患肢をシートに載せて後部座席に座る

アイデンティティーの危機のリスクもあるため，理学療法士などと連携し，民間のアスレチックトレーナーなどの活用も含め，回復後の再発予防も考慮したさまざまなソーシャルサポートについても考えてみるなどの配慮が必要である．

2 足関節靭帯損傷

ankle ligament injury

1 足関節靭帯損傷とは

1 原因・病態

歩行やスポーツ活動中に足関節の内がえしが強制されて外側靭帯損傷が生じることが多く，特にスポーツ外傷では最も発生頻度が高い．主に荷重時の疼痛であるが，陳旧例では踏み込んだ際の不安定感（ずれる感じ）を訴えることがある．一般的に，急性期の外側靭帯損傷では荷重可能なことが多い．一方，急性期の三角靭帯・脛腓（けいひ）靭帯損傷では荷重困難なことが多い．

2 診断

問診で受傷時期や肢位を聴取することが重要であり，身体所見での腫脹や皮下出血の有無によって重症度が推測でき，圧痛で損傷部位が特定できる．徒手

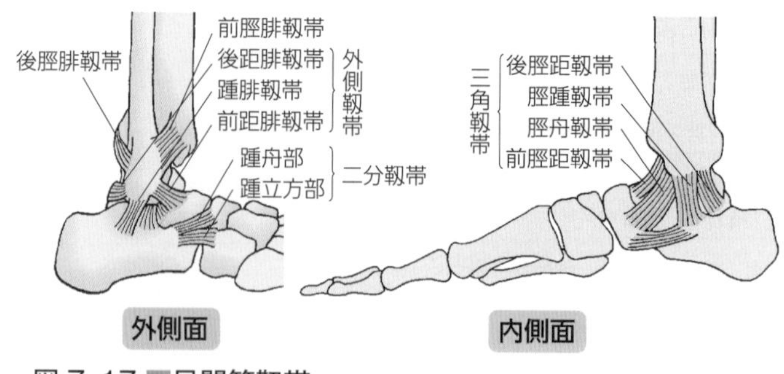

図 7-17 足関節靱帯

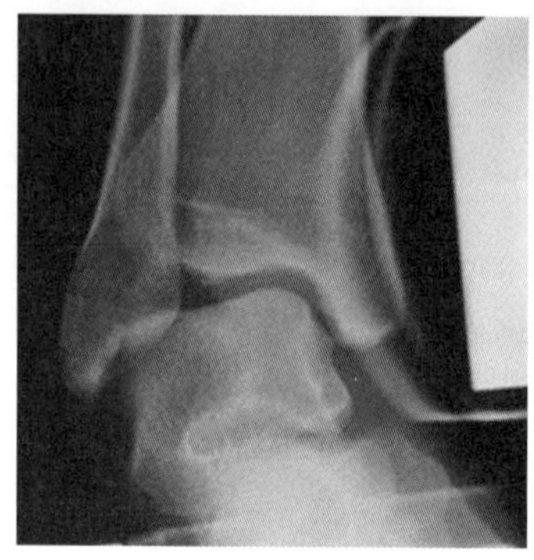
図 7-18 足関節内反ストレス X 線
距骨傾斜角が大きい.

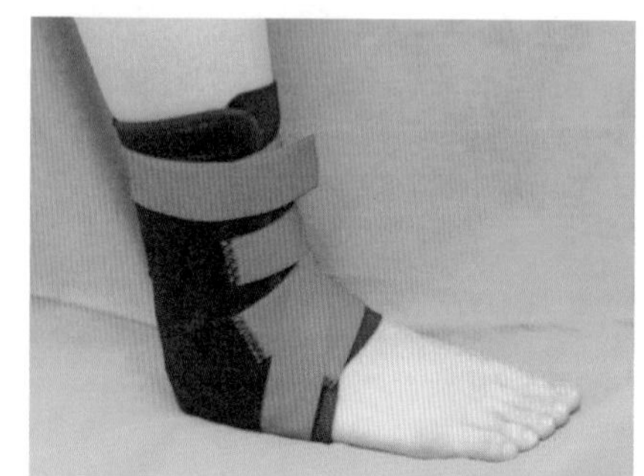
図 7-19 足関節固定用の軟性装具

的不安定性テストで不安定性の程度を確認するが，腫れが強い場合には判定不可能なことがある．内がえしでは外側の靱帯（前距腓靱帯（ぜんきょひ），踵腓靱帯（しょうひ），二分靱帯）の損傷，外がえしでは三角靱帯，脛腓靱帯の損傷がみられる（図7-17）．X 線検査では骨折の有無を判定する．靱帯損傷であれば，ストレス撮影を行うことで関節不安定性の評価が可能である（図7-18）．関節軟骨損傷の可能性もあり，疼痛が持続する場合は MRI 検査が必要である．

3 治療

受傷時期，身体所見，画像検査により治療方針を決定する．一般的に軽症から中等症であれば数週間の外固定（ギプスや装具）による保存療法を行い，徐々にスポーツ復帰が可能である．特に前距腓靱帯単独損傷の保存療法の成績は良好で，1 週間程度のギプスまたはシーネ固定を行い，3 週間程度の装具固定を行う（図7-19）．前距腓靱帯・踵腓靱帯複合損傷は 3 ～ 4 週間のギプス固定を行う．不安定性の強い単独靱帯損傷や複数の靱帯損傷がみられる新鮮例，また捻挫を繰り返している症例については手術適応となる．新鮮例では一次修復を行うが，陳旧例では靱帯再建術を行うことがある．

2 足関節靱帯損傷患者の看護

足関節靱帯損傷は，いわば，「足首の捻挫」のひどい状態であり，スポーツ外傷で頻繁にみられ，軽症であれば自然に治癒する．膝関節の靱帯損傷と同様に，受傷時には動作時痛，腫脹，不安定性がみられるが，荷重できる場合が多いことも知られている．

治療のほとんどは，ギプスまたは装具を装着した状態での保存療法で，歩行が可能，または片松葉杖での歩行でよいため，外来における生活指導が重要である．

特に，ギプス固定の場合は，ギプス固定による合併症を本人が早期発見し，異常があればすぐに連絡してもらうよう指導が不可欠である．また，ギプスや装具を着けた状態での歩行時に必要なギプスサンダル，ギプスシューズ，入浴に便利なギプスカバーなどを適切に紹介する．

さらに，スポーツなどの復帰後，繰り返し生じる場合もあるため，治癒後の再発予防が非常に重要になる．しかし，これらは主にスポーツ医学やスポーツトレーナーの間で議論されているため，看護学もこれらの知見を共有し，学校保健や住民支援などにおけるスポーツ外傷予防について協働できるようになることが課題であろう．

plus α

ギプス固定による合併症
ギプス固定によって，循環障害，神経麻痺，圧迫創，筋力低下，筋萎縮，キャスト症候群（体幹や広範囲ギプスの場合）などの合併症が生じるリスクがある．ギプス障害として不可逆的な神経麻痺が残る場合もあるため，厳重な注意が必要である．

7 靱帯損傷

臨床場面で考えてみよう

Q1 膝複合靱帯損傷患者の診察で，重要となる観察ポイントは何か．
Q2 患者から「ニーブレースが暑いので，外したい」と相談された場合，どのように対応すればよいか．
Q3 ギプス固定をし松葉杖で歩いて帰宅する外来患者に対して，ギプス合併症を予防するためにどのような説明をすればよいか．

考え方の例

1 神経血管の合併損傷を評価することが重要である．特に動脈の内膜損傷の場合は，受傷後しばらくは良好であっても，短時間で血栓などが生じ阻血となる場合がある．感覚鈍麻などの神経症状や色調・冷感などの循環状態に注意が必要であり，入院による管理も考慮する．

2 ベッドの上など肢位を安静に保持できる環境であれば，短時間ニーブレースを外すことは可能である．膝関節を固定して損傷した靱帯の回復を促進し，再損傷を防ぐためにニーブレースが重要であることも説明する．

3 足関節のギプス固定による合併症は，循環障害，神経麻痺，圧迫創，筋力低下，筋萎縮などである．患者自身が合併症を予防・早期発見できるように，腫脹やしびれがないかを定期的に観察するよう説明する．また，患部が腫れてギプスがきつくなる前に患側を挙上して，足趾の運動をこまめに行うよう伝える．

8　その他の外傷

脊髄損傷とは

外傷などによって脊髄が損傷され，四肢・体幹の運動障害や感覚障害を来す状態.
脊髄は損傷すると修正・再生することは少ない．そのため，残存機能の維持と強化を目的とする.

症　状

●運動麻痺　●感覚障害　●膀胱直腸障害

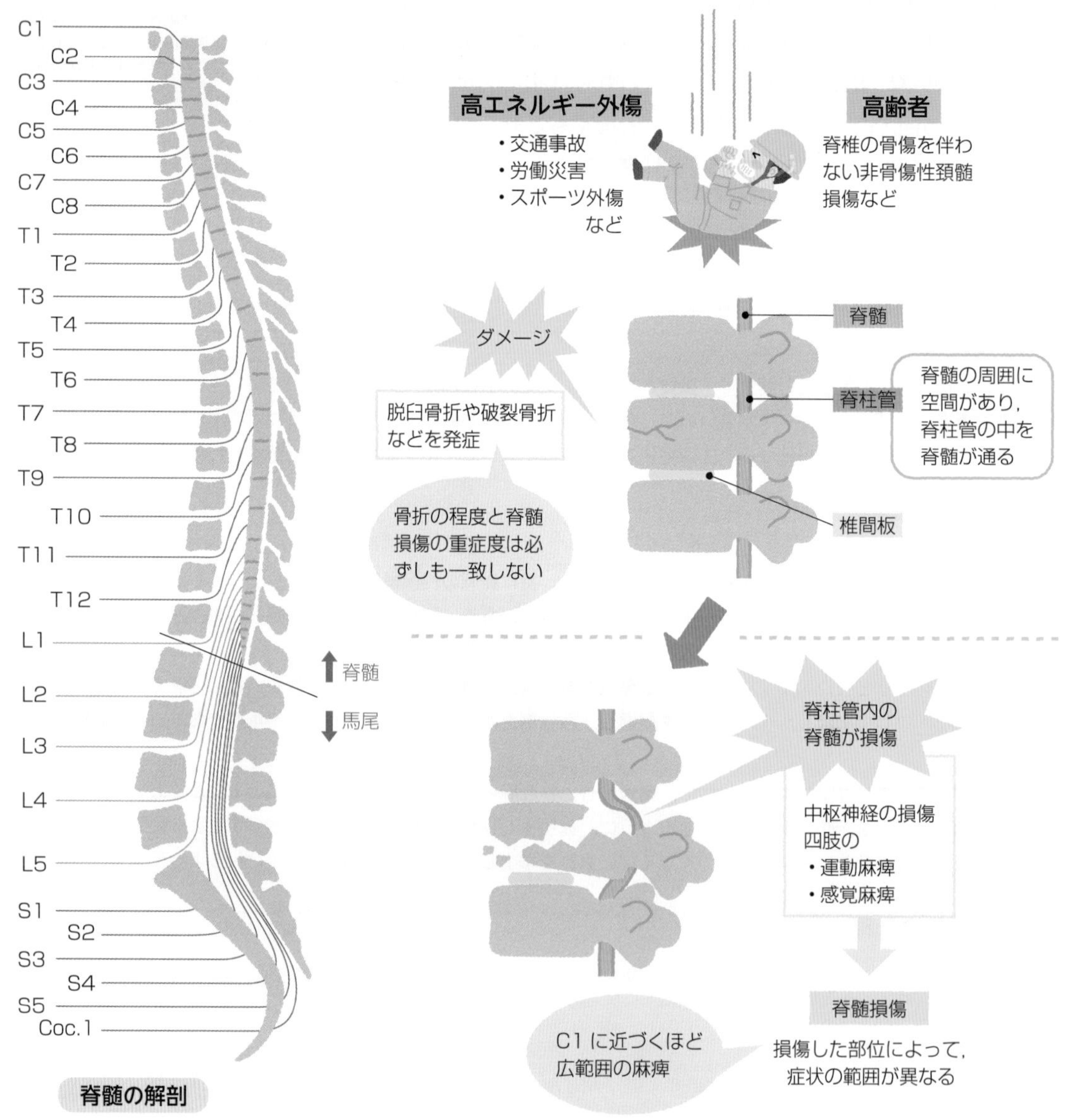

四肢・手指切断とは

手や足，手指が身体から切り離された状態.

切断肢・指が再接着可能な状態であれば，再接着術を行う.

外傷以外にも，糖尿病や閉塞性動脈硬化症が原因の末梢循環障害による四肢末梢壊死に対する切断がある.

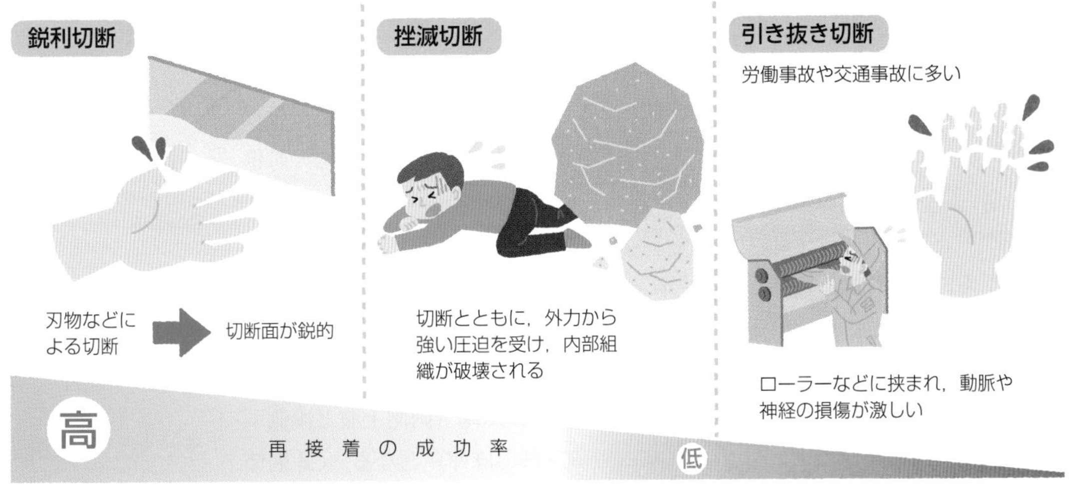

鋭利切断
刃物などによる切断
切断面が鋭的
挫滅切断
切断とともに，外力から強い圧迫を受け，内部組織が破壊される
引き抜き切断
労働事故や交通事故に多い
ローラーなどに挟まれ，動脈や神経の損傷が激しい
高
再接着の成功率
低

肩腱板断裂とは

腱板断裂により，
断裂した筋の筋力低下や疼痛を生じる状態.

症状

- 肩の疼痛(運動時，安静時，夜間)
- 肩の挙上困難

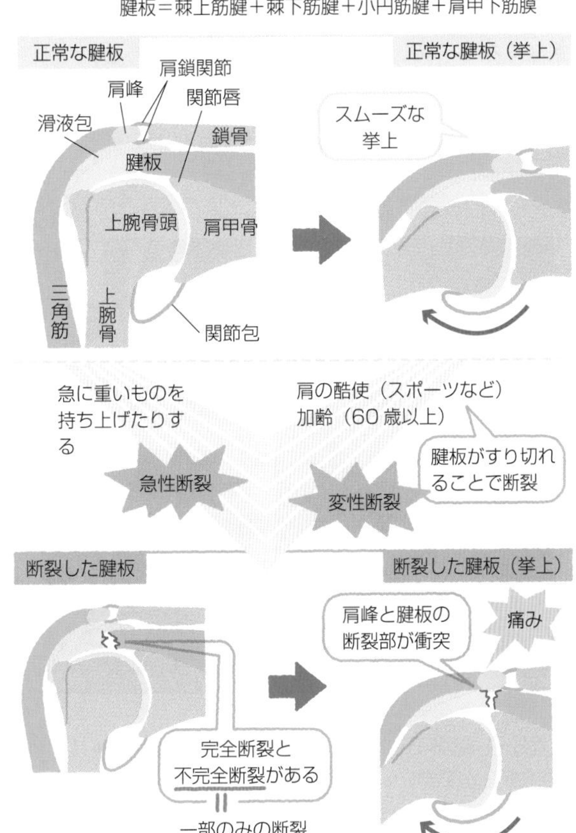

1 脊髄損傷

spinal cord injury

1 脊髄損傷とは

1 原因

脊髄損傷は，外傷によって脊髄が損傷され，その機能が障害された状態である．原因として，交通事故，転落，転倒によるものが多い．脊椎の骨傷（骨折や脱臼）に伴うことが多い（図8-1）が，近年では高齢化によって，脊椎の骨傷を伴わない**非骨傷性頸髄損傷**（図8-2）が増えている．

2 病態

脊髄損傷では，脊髄の機能が障害される．すなわち，損傷高位以下の運動麻痺，感覚麻痺が生じ，膀胱直腸障害も来す．筋力が0で感覚も全くわからない状態を**完全脊髄損傷**といい，運動や感覚がいくらか残存している状態を**不完全脊髄損傷（不全脊髄損傷）**という．頸髄損傷では**四肢麻痺**（両側上肢と両側下肢の麻痺），胸髄損傷と腰髄損傷では**対麻痺**（ついまひ）（両下肢の麻痺）となる．C4 髄節よりも高位の損傷では，呼吸性四肢麻痺（人工呼吸器がないと生存することができない四肢麻痺）となる．頸髄損傷では，交感神経が障害されて副交感神経優位となり，徐脈や血圧低下なども認める．また，損傷高位以下では発汗ができなくなるので，異常高温を来すこともある．

3 症候

しびれ，麻痺，筋力低下，筋萎縮などの症状がある．

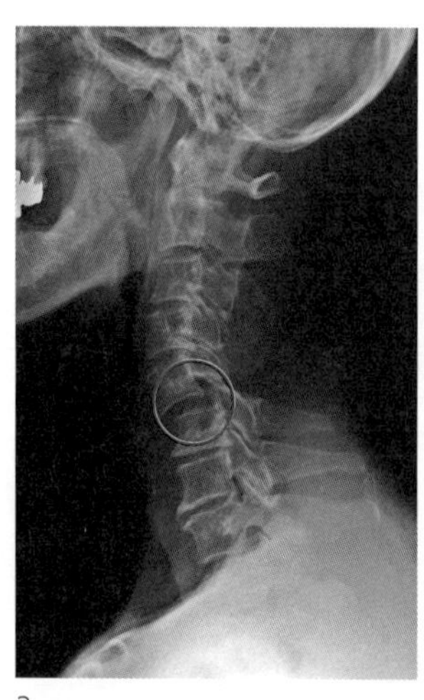
a.

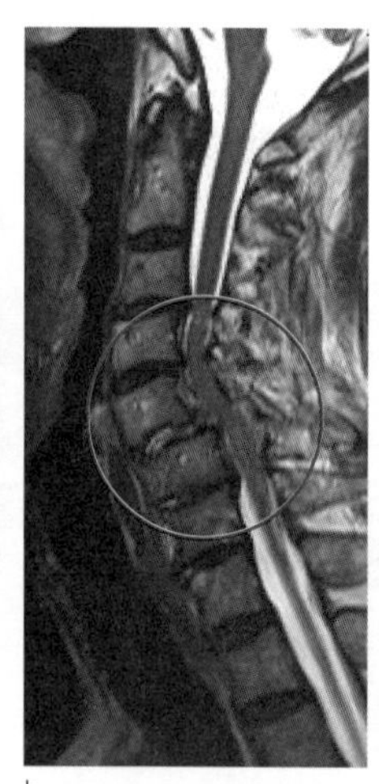
b.

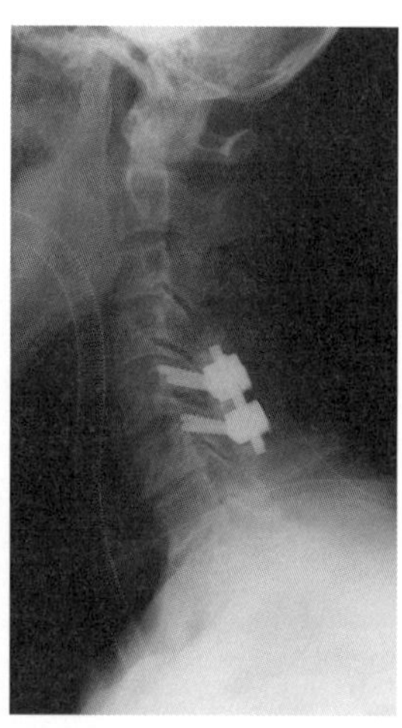
c.

図8-1 第5頸椎脱臼骨折による頸髄損傷（73歳，男性）

頸椎側面X線写真（a）でC5脱臼骨折を認め，MRI（T2強調矢状断像：b）ではC5/6を中心に脊髄の圧迫と脊髄内に高信号領域を認める．この症例に対して，観血的に整復してから後方固定術（C5-6）を行った（c）．

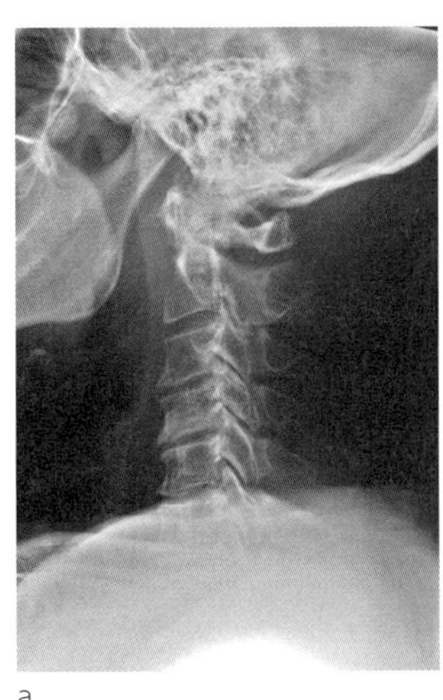

a.

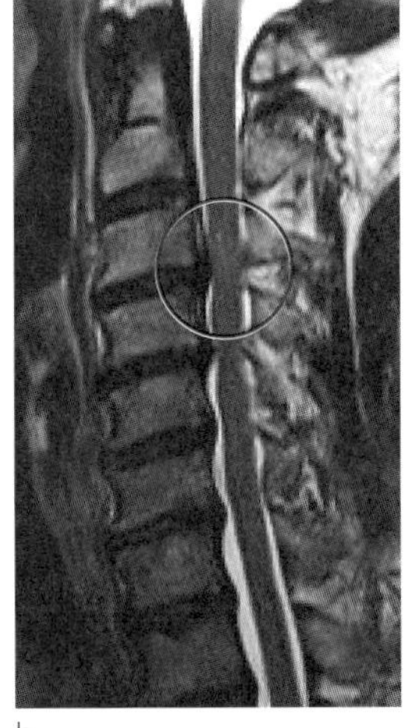

b.

図8-2 ■非骨傷性頚髄損傷

頚椎側面X線写真（a）では，C3/4～C5/6に骨棘形成と椎間板腔狭小化を認める．MRI（T2強調矢状断像：b）では，脊柱管狭窄とC3/4高位では脊髄内に高信号領域を認める．

4 経過など

完全頚髄損傷の場合，受傷直後には**脊髄ショック**の状態となっていることが多い．通常は脊髄障害があると障害高位以下の腱反射は亢進するが，脊髄ショックの状態では腱反射は消失する．受傷から1週間ほど経過すると，脊髄ショックの状態から離脱して，腱反射亢進に転じる．

受傷後早期には，麻痺の範囲が拡大したり，麻痺の程度が悪化することがある（二次損傷）．四肢の外傷でも，受傷から数時間経過するにしたがって腫脹が拡大していくが，脊髄内でも同じことが起きることで，二次損傷が生じるとされている．

その後は，麻痺は少しずつ回復してくるが，麻痺の程度が高度であるほど，その可能性は低くなる．

5 検査

神経学的検査，単純X線検査，CT検査，MRI検査などを行う．

6 診断

神経学的所見から，損傷高位を診断する．単純X線，CT，MRIによって損傷高位を説明できる所見があれば，確定診断となる．単純X線とCTでは脊椎の骨折や脱臼などを，MRIでは脊髄や靱帯，椎間板などの損傷を評価する（図8-1）．四肢麻痺を認めるものの，単純X線とCTで脊椎の骨折や脱臼がなく，MRIで脊髄の信号変化（T2強調像で高信号）があれば，非骨傷性頚髄損傷と診断できる（図8-2）．

7 治療

脱臼骨折がある場合

麻痺を悪化させる危険性があるので，むやみに動かしてはならない．術前に体位変換する場合は，複数のスタッフ（患者の体格によって３～５人）で脊椎を動かさないように，いわゆる棒状体交を行う．

麻痺のある脱臼骨折では，速やかに整復を行う．まずは，救急室や透視室で整復を試みる．その際，しびれや麻痺の変化に注意しながら進める．非麻酔下で整復できなければ，手術室で麻酔をかけて整復してから手術を行う．非観血的整復でも観血的整復でも構わない．手術は基本的に脊椎固定術であり，前方法や後方法（図8-1）あるいは前方・後方法がある．

麻痺がない場合，非麻酔下で整復できた場合

緊急で手術を行う必要はないが，積極的なリハビリテーションを速やかに開始できるようにするため，また体位変換を安全に行うためにも，早急に手術を行うことが望ましい．

骨折や不安定性のない非骨傷性頚髄損傷の場合

頚椎カラーを装着して，早期にリハビリテーションを開始する．手術を行うかどうかについては，いまだ議論は尽きない．筆者は受傷前から頚部脊髄症の症状がある場合には，椎弓形成術を行っている．受傷前に症状がなかった場合には，経過観察をしながらリハビリテーションを進めていくが，回復の兆しが乏しければ椎弓形成術を行っている．ただし，最近では早期の手術が望ましいとする海外からの報告が増えてきている．

8 予防

脊髄損傷の三大原因である**転倒**，**交通事故**，**転落**を避けることが予防策になる．シートベルト装着の義務化や交通法規の厳格化に伴って，交通事故による割合は減少している．エアバッグを備えた自動車が増えたことも寄与していると考えられる．超高齢社会となった日本では，転倒による脊髄損傷の割合が増えているので，屋内での段差をなくすことや，こたつのコード類など，床面の整理整頓を徹底することも予防になる．さらに，高齢者のロコモティブシンドローム対策として，ロコトレやロコトレプラスなどの運動も，転倒予防策として期待されている．

➡ロコモティブシンドロームについては，18章1節p.302参照．

2 脊髄損傷患者の看護

脊髄損傷の経過は，急性期，回復期～慢性期に分けられる．

1 急性期

搬送～入院時の看護

二次損傷を防ぐために，受傷後は迅速かつ安全に搬送することが重要である．損傷部位を安静に保つために，頚椎装具を使用し体幹の固定を行う．ストレッチャーからベッドへの移動は，スライド式の移乗器具を使用し，背部観察など

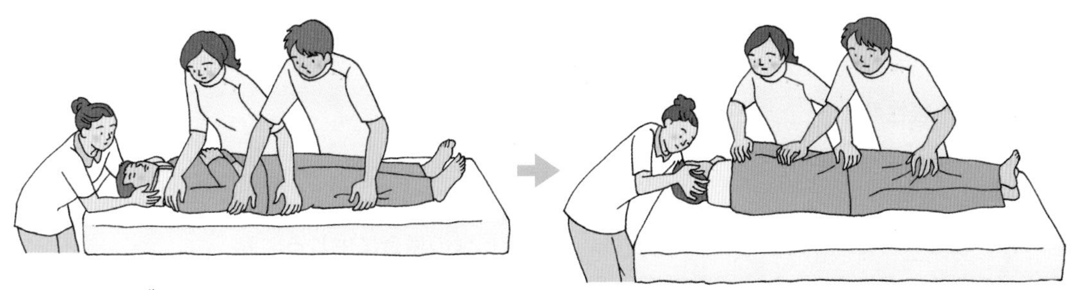

図8-3 ログロール

丸太を転がすように，体がねじれないように体幹を保持しながら体位変換する．

のために体位変換をする際には，体幹に捻転が加わらないようログロールで行う（図8-3）．脊髄損傷によって感覚麻痺があるため，褥瘡予防が重要となる．減圧マットレスなど，皮膚への負担の少ないものを選択する．

呼吸管理（呼吸の補助）

頚髄損傷の場合は，呼吸の観察が重要となる．横隔膜神経が存在するC4より高位の完全損傷では，人工呼吸器による呼吸管理が必要となる．また，自発呼吸があっても呼吸運動に関与する筋肉が麻痺している場合には，肺活量が低下するために気管切開が必要となる場合がある．気管内分泌物の増加による無気肺や肺炎を予防するため，適宜喀痰の吸引を行い，無気肺，肺炎などの合併症を予防する必要がある．

脊髄ショック期の観察と看護

脊髄ショックの時期には弛緩性麻痺となり，反射は消失する．副交感神経が優位となり，徐脈や低血圧を生じやすい．また，口腔内や気管吸引時，体位変換時の脈拍の変化にも注意する必要がある．循環動態が不安定な時期であり，モニター管理が必要となる．

また，この時期は尿閉となるため，膀胱留置カテーテルによる尿路管理を行う．また，麻痺性イレウス，消化性潰瘍を生じることがある．バイタルサインの観察，全身状態の観察を行い，異常時は速やかに報告し，処置を行うことが重要である．

治療時の看護

脊髄損傷の治療には，ステロイド大量投与，外科的処置，脊椎固定装具による安静保持などがある．

▶ステロイド大量投与

感染症，創傷治癒の遅延，消化性潰瘍の悪化，高血糖などに注意する．

▶外科的処置

手術前後の看護に準ずるが，術後の体位が適切かどうか観察し，治療に合った体位を保てるよう援助する．

▶脊椎固定装具による安静保持

正しく装着されているか，皮膚損傷の有無や，必要に応じてピン刺入部の観察を行う．固定装具の装着についての理解度や，治療による心理的ストレスの緩和を行う．

2 回復期～慢性期

主な随伴症状や合併症

▶ 自律神経過反射

自律神経過反射とは，一般的に T6 より高位の脊髄損傷の場合に生じる．麻痺域への刺激により誘発される交感神経系の反応で，急激な血圧上昇，徐脈，頭痛，非麻痺域の発汗，皮膚紅潮などが起こる．膀胱充満，浣腸などが引き金になることがあるため，膀胱留置カテーテルの管理や排泄の援助の際には，十分に注意する．

▶ 静脈血栓塞栓症の予防

脊髄損傷患者には，静脈血栓塞栓症が起こりやすい．間欠的空気圧迫法，弾性ストッキング装着などによる予防を行う．

疼痛

受傷直後は受傷部の痛みを訴えるが，固定や安静により緩和する．回復期に入ると，麻痺域や麻痺境界域の痛みを訴えることがある．また，温覚や冷覚が戻ってきた場合に痛みを訴える場合があり，風に当たることで増強することがある．痛みのあることを理解し，心理・社会的な影響をアセスメントすることも重要である．疼痛緩和のために，鎮痛剤の使用，理学療法，心理的アプローチなどが行われる．

排泄の援助

脊髄ショック期を過ぎてから，自然排尿，間欠的導尿，反射性排尿での排尿に移行する．不全麻痺の場合は排尿機能が回復し，自然排尿となる場合が多い．間欠的導尿は，C6 レベル以下では自己導尿が可能であるため，その指導を行う．反射性排尿は，仙髄神経が温存されている場合に，下腹部や大腿部などを刺激することによって排尿を促す方法であるが，陰茎に集尿器を装着することが可能な場合に限られる．

また，脊髄ショック期を過ぎて，食事が開始されたころから，規則的な排便習慣をつけるようにする．便の硬さの調整，マッサージや坐薬，浣腸などによる排便の誘発が必要になる．排便の回数などを観察・記録し，イレウス*の予防を行う．

用語解説

イレウス
器質的な通過障害がないのに，腸管の運動麻痺やけいれんが起こり，内容物が停滞する状態．

日常生活動作の自立

損傷を受けた脊髄は修復・再生することは少ないため，残存機能を最大限活用できるように目標を設定する．理学療法士，作業療法士などと協働・連携して，日常生活動作の自立に向けた援助を行う．脊髄損傷の運動レベルと日常生活動作は表8-1 の通りである．

3 患者の心理状況と精神的支援

脊髄損傷の患者の多くは，予期せぬ事故によって突如，身体に不可逆的な障

表 8-1 ■脊髄損傷の運動レベルと日常生活動作

運動レベル	移動能力のめやす		生活活動のめやす
C4	舌，顎，頚椎の運動でコントロールする電動車椅子		自力呼吸が可能 ADL 全介助
C5	電動車椅子または車椅子		自助具を利用して食事，整容動作，書字，パソコン操作可能
C6	車椅子（上腕二頭筋駆動）	ベッドと車椅子の移乗 障害者用自動車運転 補助具を利用して自動車への移乗	自助具を利用して ADL 自立可能 床上動作の多くが可能 整容動作の多くが可能 棒，紐を引き寄せる形での殿部挙上可能 自己導尿可能
C7	車椅子（上腕三頭筋駆動）	紐を利用しての起座可	・日常生活全般は一部介助〜ほぼ自立 ・プッシュアップによる殿部挙上可 ・自力にて浴槽の出入りを含めて入浴自立，洋式トイレ利用可能
C8〜T1	普通車椅子可	移乗はすべて可 ・長下肢装具と両松葉杖または歩行器で歩行可能，実用には車椅子 ・短下肢装具（＋杖）で実用歩行可能	ADL 自立可能
T2〜10			
T11〜L2			
L3〜S3			

中村博亮．“脊椎・脊髄損傷”．標準整形外科学．中村利孝ほか監．第13版，医学書院，2017，p.836を参考に作成．

コンテンツが視聴できます（p.2参照）

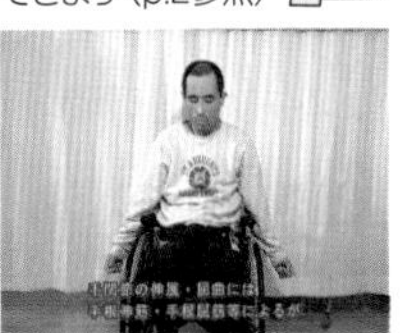

●脊髄（頚髄）損傷患者の更衣〈動画〉

表 8-2 ■障害受容の段階による特徴

受容（適応）の段階	特徴
ショック期	起こった障害に対して精神的に対応ができず，一時的に心を閉ざして何も感じていない．静かに見守ることが重要である．
否認期	回復するのではないか，突発的に起こった障害は急に治るのではないかと幻想を抱く．この反応は心理的な防衛反応であり，無理に現実に目を向けさせるのではなく，温かく見守ることが重要である．
混乱期	障害の現実を認めざるを得なくなって反発する時期．やり場のない怒りから，家族や医療者など周りの人を責めたり，自分を責めて自殺を考えることもある．感情的な起伏がみられなくなったり，ふさぎ込み抑うつ反応を示すこともある． この時期には，これまで通り一貫した支援が重要であり，他者から受け入れられている自分に気づくことで，障害受容に向かうのを促進することになる．
解決への努力〜受容（適応）	現状を自分の運命として気持ちの上で納得しようとすることで，価値観を見直し，人生観を切り換えていく時期．復学，復職などの将来設計への取り組みが再開される一方で，受傷前と比較されるのをきらい，以前からの知人との交流を避けたがる場合もある． この時期は，友人，家族らの変わらない支援，回復状況，同じ障害をもった人々との交流を通して，新たな自己概念が構築されていく．

害を受ける．身体機能の変化は，自己概念や社会的役割に大きな影響を与える．不可逆的な障害という告知を受けた患者の障害受容の過程は人それぞれであるが，ショック→否認→混乱→解決への努力→受容（適応）という５段階で説明しているものがある（表8-2）．障害の受容過程において，身の回りの生活

が整えられること，生活機能が拡大すること，気持ちが満たされること，自己の存在が大事にされること，生活の見通しが描けること，自己を見つめ直すことができるといったことが重要とされており，これらを理解した上で関わる必要がある．

2 四肢・手指切断
dismemberment

1 四肢・手指切断とは

1 原因

農林業で使用される電動機器（電動のこぎり，草刈り機，コンバインなど），工場内の加工機器，ベルトコンベヤーなどの操作を誤ることで受傷することが多い（図8-4）．また，外傷がなくとも，糖尿病や閉塞性動脈硬化症（ASO）による末梢循環障害で四肢末梢の壊死を起こした場合でも，切断が必要となる．

2 病態

骨，軟部組織（筋腱，靱帯，神経血管），皮膚の連続性が絶たれた状態をいう．動脈損傷により末梢への血行は絶たれているが，一部の軟部組織，皮膚で部分的に連続性が維持されているものは**不全切断**という．組織は血行がないと壊死に陥るため，早期に動脈修復や再建を行い，末梢肢の血行を回復する必要がある．

静脈損傷のみでは切断端から末梢の血行は維持されるため，不全切断といわない．静脈の修復は不要で，止血のみで対応できる．

デグロービング損傷（皮膚剝脱損傷）*

ベルトコンベヤーなどに挟まれて受傷することが多い．切断ではないが，損傷部から末梢の広範な血管障害を伴うため，血行の再建が困難な場合が多い特殊な病態である．初療から遊離，有茎の複合組織移植*などの専門的な治療と知識を必要とすることが多い（図8-5）．

3 症候

完全切断は，肉眼所見通りで，血行再建が成功しなければ切断部から末梢肢

用語解説

デグロービング損傷
交通事故や機械に巻き込まれるなどの外傷などによって，皮膚がねじれるような形で広範囲に剝脱されたもので，皮膚剝脱損傷ともいう．手袋を脱ぐように皮膚組織が剝離されることから，このように呼ばれている．

複合組織移植
ほかの部位の組織を血管付きで移植すること．高度な技術が要求される．

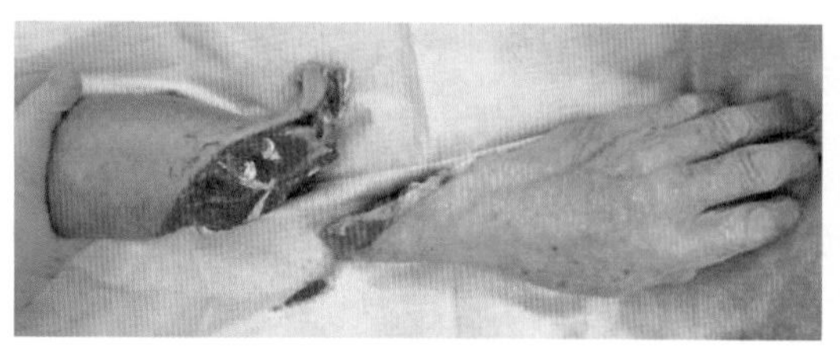
受傷時

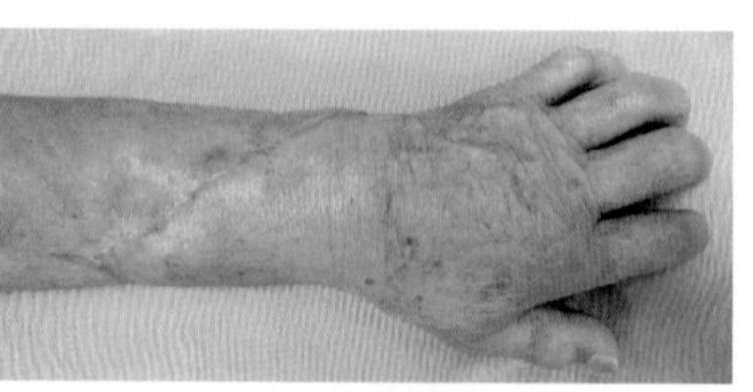
術後３カ月

図8-4 電動のこぎりによる前腕切断

は喪失する.

不全切断を疑う場合，動脈損傷の有無を判別することが重要である．拍動性の出血があれば動脈損傷を疑わねばならない．いったん駆血を解除して，創内に拍動性の出血を確認する．駆血したままでも創内に拍動している血管の断端を肉眼的に確認できる場合もある．血行が途絶していれば末端部の色調は蒼白で，皮膚温も冷たい.

毛細血管再充満時間*も参考とする．側副血行路で末梢の血行が維持されていれば，動脈の修復を必要としない場合もある（例えば，手関節掌側で橈骨動脈を損傷しても，尺骨動脈，後骨間動脈で血行が維持され得ることがある）.

4 検査

単純 X 線撮影

関節内骨折，骨端部の粉砕が重度であれば，一期的に関節固定も検討する．異物残留の確認も重要である．プラスチック，木片などでは X 線が透過するが，軟部組織陰影のコントラストを調整することで確認できることもある.

超音波ドプラ血流計，ドプラエコー

超音波ドプラ血流計は無侵襲で簡便なため，救急外来に常備しておきたい．創傷部よりも末梢で拍動音が聴取できれば，血液が流れていることが確認できる．しかし流れの方向は確認できないため，動脈が連続しているのか，側副血行路からの血流なのかは判別できない.

エコーにカラードプラモードとリニアプローブがあれば，血管内の血流の方向も確認できるため，動脈が連続しているのか側副血行路による血流なのかを判断できることもある.

造影 CT

不全切断の場合，動脈損傷の有無と位置の特定に有用である．腎障害が強い場合は避けるべきだが，必要であれば検査後の透析も準備して施行する.

5 診断

完全切断の診断は，肉眼的に容易である.

用語解説

毛細血管再充満時間
(capillary refilling time)
ブランチテストともいう．爪床を５秒間圧迫することで毛細血管内の血液を排除し，解除後に毛細血管内に再度，血液が充満されることで赤くなるまでの時間を計測する．２秒未満なら末梢の循環は問題ないと判断できる.

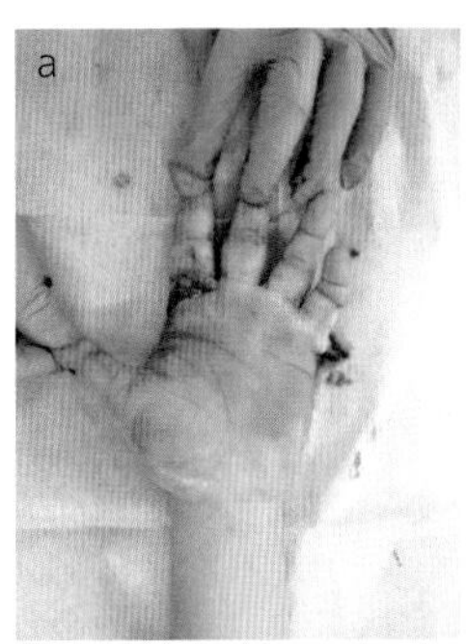

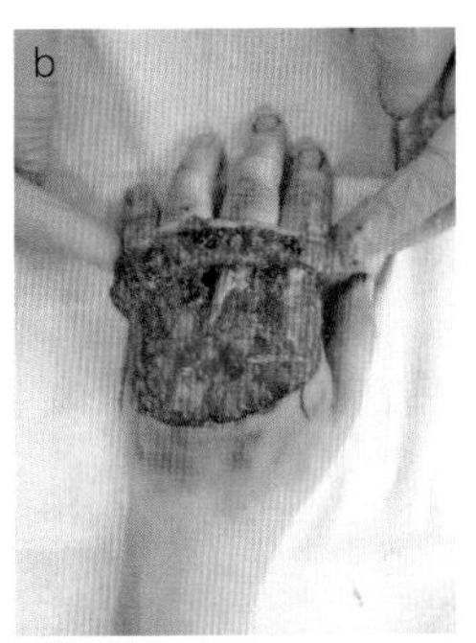

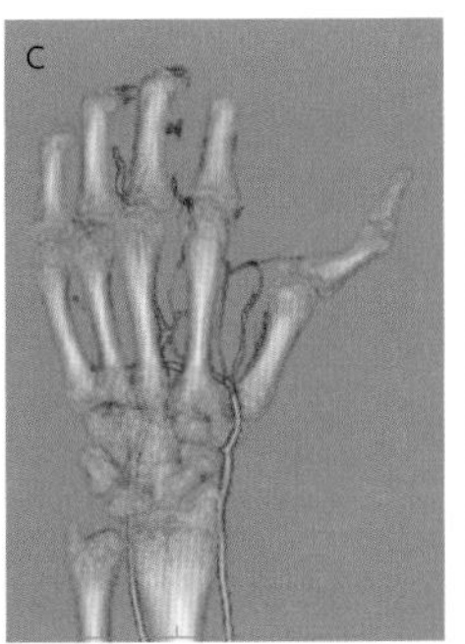

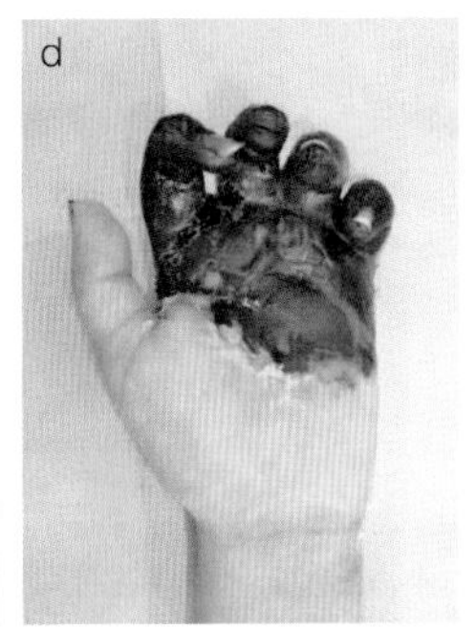

図8-5 手部のデグロービング損傷

a．受診時：掌側．b．受診時：背側．c．受診時：血管造影 CT で指動脈の描出不良を認める．d．受傷後４週：手指は壊死した.

不全切断は末梢組織の色調，皮膚温度，前項に述べた検査で評価する．側副血行路が存在する場合は，逆に健常部位と比較して発赤がみられ，皮膚温が上昇する症例を経験することもある．しかし側副血行路が不十分な場合，時間の経過とともに色調は暗紫色のうっ血となり，皮膚温も下がり壊死となる．不全切断を疑う場合は，安易に診断を行わずに経験豊富な医師や施設へ相談すべきである．

6 治療

再接着を検討する．しかし，適応には吟味が必要である．末梢肢が存在しない場合や，ベルトコンベヤーでの受傷のように末梢肢の挫滅（ざめつ）が著明な場合は，断端形成が適応となる．ほかの部位の外傷や，脳・腹部の動脈瘤があれば，適応は慎重に判断すべきである．なぜならば，修復血管の塞栓を防ぐため術後にヘパリンなどの抗凝固薬を持続点滴する必要があり，術後の止血困難が予想されるからである．可動域回復のリハビリテーションには長期間を要し，感覚回復も防御感覚までしか回復しないことが多い（図8-6）．早期の社会復帰を望む患者には丁寧な術前インフォームドコンセントが必要である．患者の全身状態，既往歴，社会背景を考慮の上，適応を決定すべきである．

受傷から搬送まで

切断肢の搬送方法は，再接着の成功の重要な要素である．①生理食塩水で湿らせて固く絞った多めのガーゼで覆う．②しっかりと密封したナイロン袋に入れる．③氷水の入った容器に入れる（図8-7）．この際，直接，氷水が切断肢に触れると組織が凍傷を起こすため注意する．

切断部位が手指，足趾の場合は，6～12時間以内，切断部位が手指，足趾よりも近位の場合は，4～6時間以内の血流再開を目指すべきである．切断肢に筋肉が多い場合は，再灌流障害*の危険性が高くなり，再接着後に透析が必要になる．

用語解説

再灌流障害
急速に血流が再開通するために，臓器や組織内の微小循環における障害や，血管内皮細胞傷害などが引き起こされること．

手術

まずは骨折を内固定する．その後，深い組織から修復していく（手指の場合

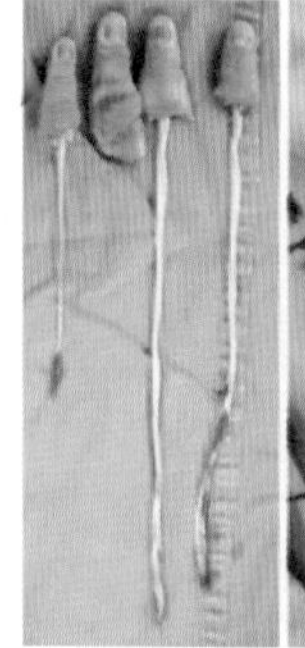
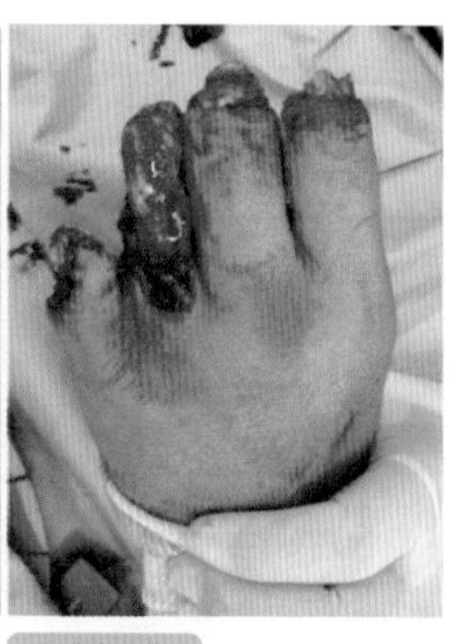
受傷時

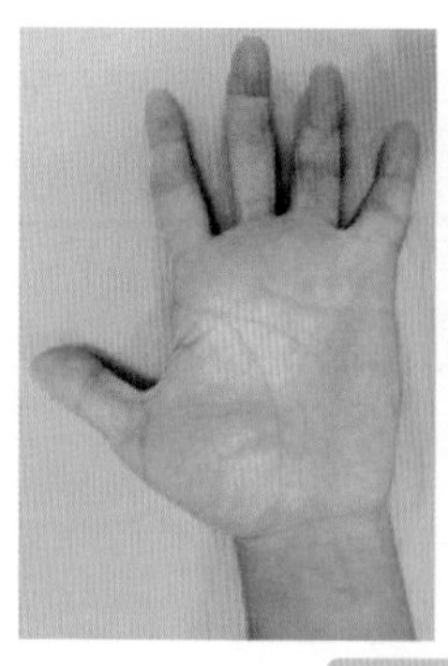
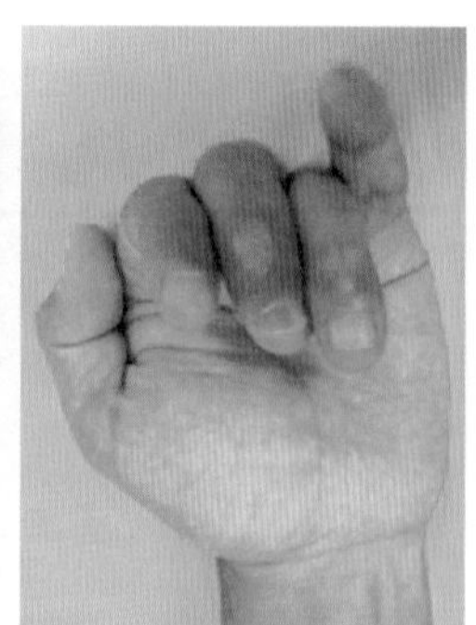
術後１年

図８-６ 多数指切断
再接着が成功しても可動域回復は不十分なことが多い．小指の可動域はほとんど回復していない．

は腱，動脈，神経，静脈，皮膚の順になる）．神経，血管は顕微鏡下に修復する．末梢肢尖端皮膚に切開を加えて瀉血（しゃけつ）*をすることは，静脈吻合と同じ効果がある．術後は神経，血管の縫合部に緊張がかからない肢位で外固定を行い，患肢挙上で静脈還流阻害によるうっ血を最小限にする努力をする．

術後管理

術後は，血行が安定するまでベッド上で絶対安静とする．排泄もベッド上で行う．

頻回に末梢肢の色調，毛細血管再充満時間，皮膚温，SaO_2をチェックする．SaO_2モニターは，クリップタイプでなく，新生児用の貼布タイプが便利である．末梢肢の蒼白，皮膚温の低下を認めれば吻合動脈の塞栓を疑い，暗紫色，浮腫を認めれば静脈塞栓を疑う．動脈塞栓が疑われる場合は，速やかに再手術で血栓除去を行い，動脈の再開通を目指す．静脈血栓の場合は，瀉血目的に作製した指尖部の切開部の再出血を促し，色調の改善を認めた場合は手術を回避できることもある．効果が不十分であれば，動脈と同様に血栓除去を行うか，新たに静脈を追加吻合する．

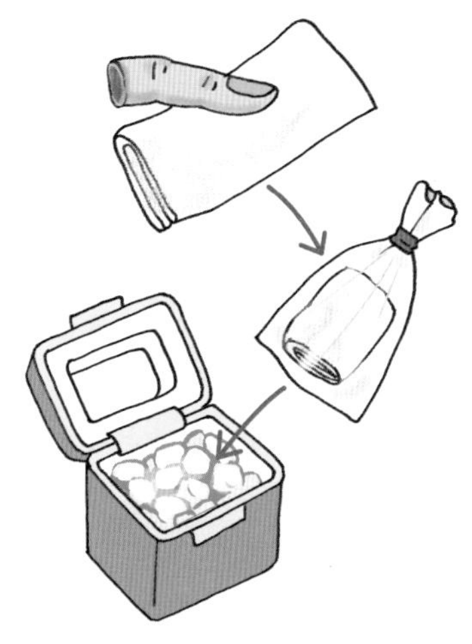

図8-7 切断肢の搬送方法

血流にトラブルがなければ，術後2～3週で血行は安定する．歩行可能とするが，血管の攣縮（れんしゅく）を起こすような環境を避けるように指導する．副流煙も含めた喫煙，激しい運動，カフェインなどの末梢血管に影響する刺激物の摂取を禁止し，外出時の保温を指導する．

用語解説

瀉血
治療の目的で，静脈血の一部を体外に除去すること．

リハビリテーション

骨折部の安定性，神経修復の有無，縫合した腱の位置や強度に応じたプログラムを，オーダーメイドで作成して行う．

2 四肢・手指切断患者の看護

1 初期対応における看護

止血を行うと同時に，切断肢・指の保存を行い，速やかに専門医に搬送する．可能な場合は切断肢・指の再接着術が行われる．切断肢・指の保存は，固く絞った生食ガーゼで包み，ビニール袋に入れ，氷の中で保存して運搬する（図8-7）．血管や組織の破壊をまねくため，切断肢・指をアルコールや水で洗わない．

2 再接着術時の看護

再接着術後は，患部の保護，挙上，保温に留意し，皮膚の色，温度，感染徴候などの観察をする．長時間の温阻血におかれた切断肢・指を再接着することで，再接着中毒症を起こすことがある．これは，再接着によって血行が再開した際に，壊死筋から流出したカリウムやミオグロビンが全身循環に放出されることで，高カリウム血症による不整脈，ミオグロビンに関連した急性腎不全を起こすことがある．検査データ，バイタルサイン，尿量などの観察が重要となる．

3 切断術を受ける患者の看護

重度外傷の場合は，切断術を受けなければならないことがある．切断術を受けることで，歩行や日常生活動作に支障を来すほか，形態的な変化は患者の心理に大きな影響を与え，ボディーイメージの混乱，自尊感情の低下などを引き起こすことがある．特に，外傷による切断は予期せぬ事態であり，心理的にも大きなダメージを受けることが多い．精神的な支援とともに，術後は合併症を防ぎ，断端部の管理を正しく行い，順調に義肢を装着して社会復帰ができるよう援助することが重要となる．

Study

閉塞性動脈硬化症や糖尿病による切断

切断が適応となる疾患として，閉塞性動脈硬化症（arterio-sclerosis obliterans：ASO）や糖尿病がある．ASOは，動脈硬化によって血管が狭窄・閉塞して血流が悪くなり，冷感やしびれ感などの症状が起こる．重症になると，末梢に血流が届かず壊疽などを起こし，切断が必要になる．糖尿病で血糖コントロールが悪い場合には，動脈硬化からASOを起こしやすい．外傷による切断はあらゆる年齢層であるのに対し，ASO，糖尿病による切断は60代以上に多い．また，糖尿病の場合には，感染しやすく創治癒が遅延しやすいため，断端部の観察と感染予防が重要である．

術前の看護

外傷による切断は，疾患による切断のように，治療とその必要性を理解するための十分な時間がないことが多い．また，患者の病状によっては切断術の意思決定が家族に委ねられることもあり，家族への精神的援助も重要となる．可能な限り十分な説明を行い，感情を表現できるような関わりを行う．また，社会復帰までのリハビリテーションについて説明を行い，不安の軽減に努める．

術後の看護

術後は，観察により血腫，縫合不全，感染の早期発見に努める．断端の浮腫を除去し，義肢装着のために断端部形成が必要となる．術直後よりギプス包帯を巻くリジッドドレッシング法，エアバッグなど弾力のある素材のもので断端を包み込むセミリジッドドレッシング法，弾性包帯を巻くソフトドレッシング法がある．

術後は，断端部痛だけでなく，幻肢痛*を訴えることがある．痛みに対して速やかな除痛が必要である．幻肢痛が著しい場合には，薬物療法や心理療法を行う．

術後のリハビリテーション

切断後の四肢は，関節拘縮を予防することが重要である．良肢位の保持について指導し，関節可動域を保つ運動を勧める．特に，大腿切断の場合は，股関節の屈曲，外転，外旋拘縮が起こりやすい．車椅子に長時間乗ることや，枕な

*用語解説

幻肢痛
失われた四肢がまだ存在しているように感じることを幻肢といい，6カ月～2年持続するといわれている．幻肢に痛みを感じることを幻肢痛という．

どの上に断端部を乗せることは避ける．時間を決めて腹臥位をとり，大腿前面とベッドの間に枕などを入れて，股関節を伸展位に保つ．良肢位保持のために砂嚢を活用することもある．

また，義足による歩行に向け，筋力増加トレーニングやバランスを保つ練習などを行う．義肢装着に際しては，義肢装具士や理学療法士と連携をとりながら，適切に装着し，自己管理ができるよう指導する．

3 肩腱板断裂
rotator cuff tear

1 肩腱板断裂とは

1 病態・原因

病態

腱板は肩関節の動きに関して非常に重要な役割を担っており，「**インナーマッスル**」として知られている．腱板は肩甲骨に起始を持つ四つの筋（**棘上筋**，**棘下筋**，**小円筋**，**肩甲下筋**）から成る．この四つの筋は肩甲骨から外側に向け走行し，最終的に合わさって腱の板のようになり，上腕骨頭を包み込んで，大結節，小結節に停止する．肩関節の動作筋，安定化機構として働き，日常生活を行うだけでも140N*（14.3kg）～200N（20.4kg）の力が伝達され，常に大きな負担を強いられているため，断裂が生じやすい．

原因

原因としては①外傷，②腱板の周囲からの作用（外因性），③腱板自体に内在する原因（内因性）の三つが挙げられ，実際には加齢による腱の脆弱化・易損性を基盤として，これに繰り返される動きや外傷が加わり，断裂が生じると考えられている．そのため，年齢が増すごとに有病率が増し，一般人を対象とした超音波装置による調査では，60代で25%，70代で45%，80代で50%に断裂を認めたと報告されている．

2 症候

病院を受診する腱板断裂患者の一般的な症状は，肩の運動時痛，夜間痛，筋力低下である．筋力低下の程度はさまざまで，挙上が不可能なものから，ほぼ正常なものまである．頻度の高い徴候としては，**有痛弧徴候**（painful arc sign）*，**腕落下徴候**（drop arm sign）*，**インピンジメント徴候**（impingement sign）*がある．

しかし，肩の症状が全くない腱板断裂患者も多い，断裂を残したままでも症状が軽減する症例がある，修復術後に再断裂を生じても臨床的には満足のいく結果が得られるなど，断裂と症状が必ずしも結びつかないことが腱板断裂の特徴ともいえる．

用語解説

N（ニュートン）
物体に働く力（重力）の単位．1N＝約102g．

有痛弧徴候
上肢を挙上あるいは下降する際に，60～120°付近で痛みが生じる現象．

腕落下徴候
検者が他動的に挙上し，手を離すと腕が落下してしまう現象．

インピンジメント徴候
検者が肩甲骨を固定しながら，他動的に挙上や回旋を加えると，痛みが誘発される現象．

3 検査・診断

単純X線

腱板は軟部組織のため，断裂部を確認することはできないが，断裂が進行すると上腕骨頭の上方化や肩峰下面の臼蓋化（acetabulization）などの二次的な変化を確認できる．

関節造影

以前は診断に用いられていたが，MRIや超音波検査の画像の解像度が高くなり，また侵襲的な検査でもあるため，現在では頻度は減っている．

超音波（エコー）

侵襲がなく動的な評価が行え，近年では画像の解像度が高くなっているため，広く普及してきているが，検者の手技により描出の程度に差が出るため，ある程度のトレーニングが必要である．

MRI

腱板断裂部が確認できるだけでなく，断裂した筋の脂肪変性・筋萎縮の評価も行えるため，最も有用でスタンダードな検査である（図8-8）．

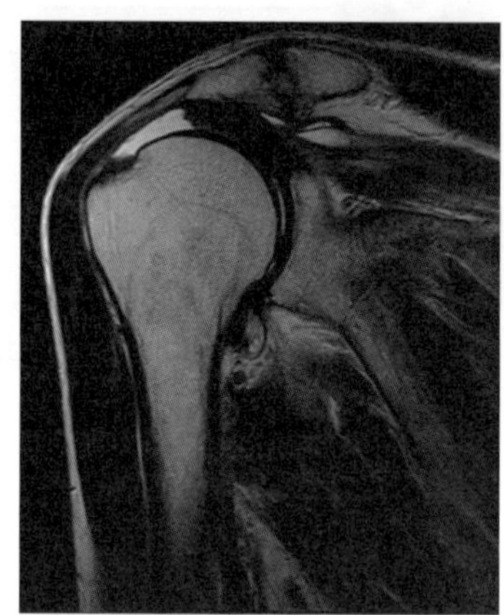

図8-8 腱板断裂のMRI画像

4 治療

先にも述べたが，腱板断裂は画像所見と症状が結びつかないことがあるため，治療方針に画一的なものはない．症状，患者背景（年齢，職業，ADLなど），画像所見，患者本人の希望を総合的に判断し，治療方針を決定する．

保存療法

変性断裂で症状の悪化や改善を繰り返している例，自動挙上が可能な例，高齢で活動性が低い例などは，保存療法が第一選択となる．保存療法の目的は，疼痛の軽減と可動域の回復である．疼痛に対しては，消炎鎮痛薬の内服・外用，ステロイドやヒアルロン酸の関節注射，物理療法などを行う．リハビリテーションでは，残存する腱板筋力の強化と関節可動域訓練，肩甲骨の機能向上訓練などを行う．

手術

運動時痛や夜間痛が強い例，日常生活に支障を来す可動域制限や筋力低下がある例，保存療法の効果が不十分な例などは手術適応となる．また年齢が若く，明らかな外傷による断裂例は早期の修復術を勧めている．放置すると腱が変性・退縮し，筋萎縮が進行して一次修復が不可能になってしまう場合があるためである．

近年，関節鏡視下の腱板修復術が増加しており，中等度までの断裂に対する手術成績は良好である（図8-9）．修復不能となった変性の強い大きな断裂に対しては，腱移行術やリバース型人工肩関節置換術などが行われているが，なかなか良好な成績が得られないため，今後の課題である．

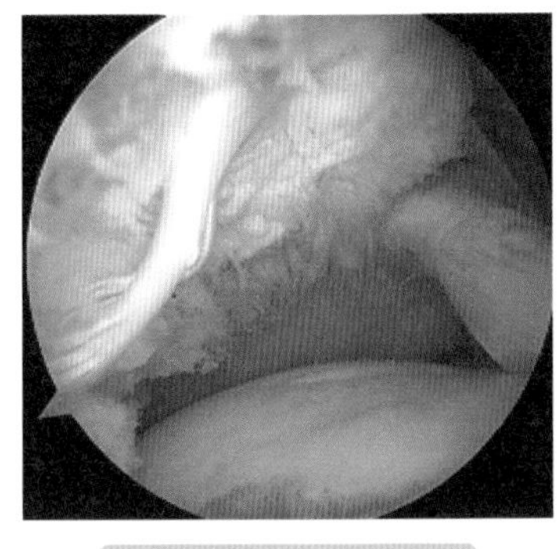

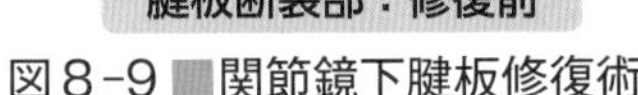

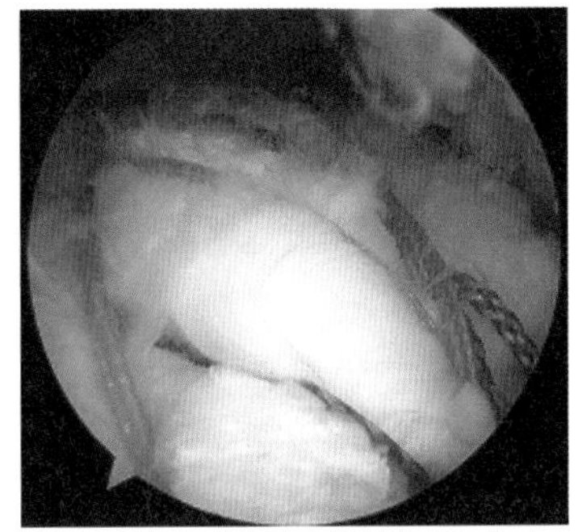

図8-9 関節鏡下腱板修復術

Study

肩関節周囲炎（五十肩）との鑑別

腱板断裂による肩痛が続いているにもかかわらず，「五十肩で，そのうち治る」といわれ，十分な診察，説明，治療を受けていない患者は多くいると思われる．五十肩の場合は拘縮が主体であるので，自動他動ともに可動域制限を認める．

これに対し，腱板断裂の場合は，有痛弧徴候やインピンジメント徴候はあるものの，他動での可動域が保たれることが多い．腱板断裂であれば手術の適応，タイミングが重要となるため，これらの診察所見を認めた場合には超音波や MRI の画像検査を行い，患者に診断，治療方針について説明を行うべきである．

2 肩腱板断裂患者の看護

1 看護における症状アセスメント

腱板断裂では，肩関節脱臼や五十肩と類似した症状がみられるが，特徴的な症状としては，肩関節の挙上はできても力が入りにくいこと，肩関節周辺に生じる軋轢（あつれき）音である．また，夜間痛が生じることも特徴で，多くは自発痛であるが，肩関節を動かすことで刺激を受けて増強する．高齢の男性患者で，長い間，肩の痛みを継続的に体験している，肩関節を挙上させてみたときに力が入らない，軋轢音がある，といった症状があれば，腱板断裂を疑う．痛みのために関節を動かさずに生活していたため，関節の拘縮がある場合は治療が長引くことがある．

以下の症状を観察する．

肩関節の痛み

自発痛の程度，可動による痛みの発生と強度，痛みの変化を確認する．

肩関節の可動域と拘縮

肩を挙上する際のジョリジョリするような軋轢音の有無を確認する．

背景・原因

患者が自覚できる腱板断裂の原因となったと推察される生活情報を聴取する．

痛みによる生活への影響

夜間睡眠がとれているかどうかを確認する．

2 ケアのポイント

保存療法の場合

日常生活における患部の安静を図ることが必要であり，加齢による日常生活での自然発生も少なくないので，受診するまでには，かなりの時間が経過している場合があり，患者が痛みの少ない肩関節の使い方ができている場合は，受診前のような生活上の工夫を継続させる．

痛みが強い場合は，まずは安静保持に努め，しばらくの間は健側を使った生活をしていく．

表8-3 のように，疼痛緩和を図る．

手術の場合

▸ 感染の予防

1 週間程度の安静とし，発汗を避ける．

処方される薬剤（予防的抗菌薬）を服用し，創部の発赤，疼痛の観察を行う．

▸ 神経損傷の有無の確認

しびれ，筋力低下の出現がないか観察する（一過性に発現することはある）．

▸ 術後出血

創部の腫脹，疼痛を観察し，安静を保持する．

▸ 術後のリハビリ

3 週間程度の安静後，関節可動域訓練を開始する．関節可動域は元の可動域にまで回復することを目標とする．

関節可動域訓練

リハビリテーションは，医師から安静解除された時期から開始する．初期は

表 8-3 ■肩腱板断裂の疼痛緩和

急性外傷により発症した場合	三角巾で上肢を動かさないように固定して，腱板断裂部の刺激を避ける． 三角巾による安静は，通常 1 ～ 2 週程度で，長期化しているときには，医師の指示に従って 3 週間程度の安静を保持させ，患部を動かすことによる痛みを緩和する．
生活による自然発生の場合	受診までの期間が，やや長期化している可能性があるため，安静指示を守った上で，早期に肩関節のリハビリテーションを開始する．
夜間痛がある場合	臥床時の痛みを増強しないように，患部全体を覆えるくらいの大きめのクッションを活用して保護する．疼痛部位を上にして臥床するなど，本人にとって痛みを増強しない体位を保持し，上肢の肢位やクッションの位置を工夫する．
患側の痛みが強い場合	日常生活での健側の活用を促す．あるいは肩関節を動かさずに肘から先の動きを活用して，生活のニーズを満たせるような動作をとるよう促す．

理学療法士による他動的な関節可動域訓練を進める．徐々に通院でのリハビリテーションとなり，患者自身の自動運動に切り替えていく．

患者自身は，日常生活の中で，少しずつ関節可動域を広げられるように，肩を使用する動きを広げていく．

安静が解除されたら，3～6週間は，1日に数回の可動域訓練（肩関節挙上，外・内転など）を自主的に組み入れる．通院リハビリテーションでの可動域訓練の指示範囲を守りながら進める．

! 臨床場面で考えてみよう

Q1 近年の脊髄損傷にはどのような特徴があるか．

Q2 登山中の滑落により受傷したC6レベルの脊髄損傷の成人男性患者．回復期から慢性期における生活への援助や指導はどのように行えばよいか．

Q3 手指切断の患者を他院へ転送する場合，どのようなことに注意して切断された指を取り扱えばよいか．

Q4 肩腱板断裂の以下の疼痛に対して，それぞれの痛みの発生の特徴を踏まえ，どのようなことに配慮すればよいか．

①外傷による場合

②生活による自然発生の場合

③夜間痛がある場合

④患側の痛みが強い場合

考え方の例

1 高齢化に伴い，高齢者の脊髄損傷が多くなっている．特に，転倒などの軽微な外傷による非骨傷性頚髄損傷が増加している．

2 C6レベルでは，ベッドから車椅子への移乗や自助具を利用しての食事，整容などが可能である．車椅子への移乗動作や操作方法を習得し，適切な自助具を選んで，自立できるように援助する．排尿のアセスメントを行い，必要に応じて自己導尿を指導する．

3 切断された指は氷で冷却しながら運ぶことが重要であるが，過冷却によって凍傷を起こした組織は血行再建がなされても再接着が成功しない場合がある．生理食塩水に浸し過ぎるのもよくない．冷却などが難しい場合は，常温で乾いたガーゼにくるんだ状態でもよい．

4 例えば，以下のような配慮を行う．

①外傷による場合：上肢を動かさないようにして刺激を避ける．

②生活による自然発生の場合：早期にリハビリテーションを開始する．

③夜間痛がある場合：疼痛部位を上にしたり，クッションを使用して患部を保護する．

④患側の痛みが強い場合：できるだけ肘から先だけを使って，生活のニーズを満たせるような動作をとる．

9 骨粗鬆症

骨粗鬆症とは

骨の脆弱化によって，骨折の危険性が増大する疾患．
高齢者に多くみられ，男性より女性の発症が多い．

定　義

骨強度の低下を特徴とし，骨折のリスクが増大した骨格疾患
(2000年，NIHコンセンサス会議のステートメント)

骨強度＝骨密度(7割)＋骨質(3割)

骨粗鬆症による骨折が生じやすい部位

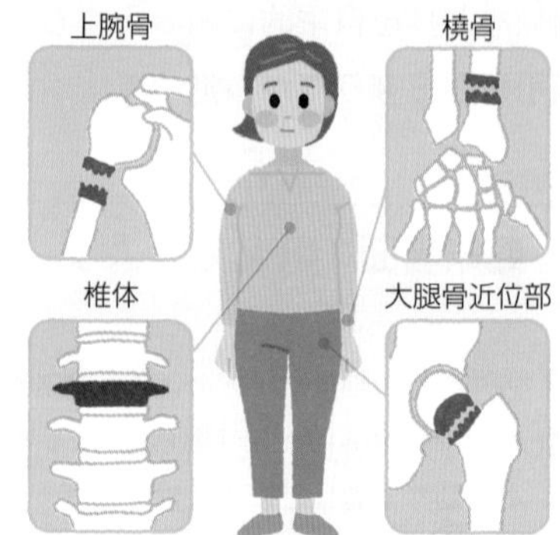

正常な骨の断面　　**骨粗鬆症患者の骨の断面**

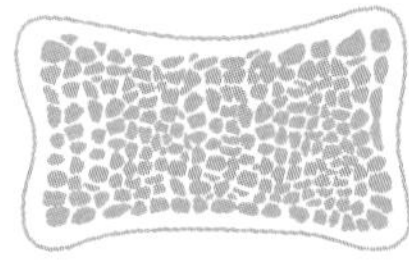

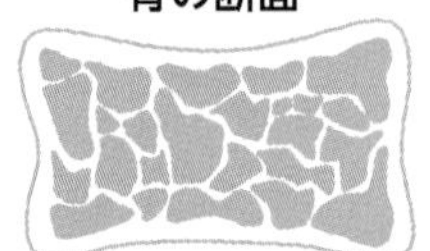

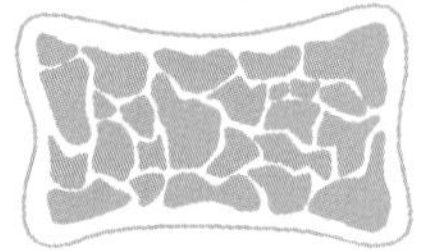

骨がスカスカ

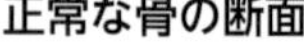

骨を壊すはたらき ＝ 骨吸収

骨をつくるはたらき ＝ 骨形成

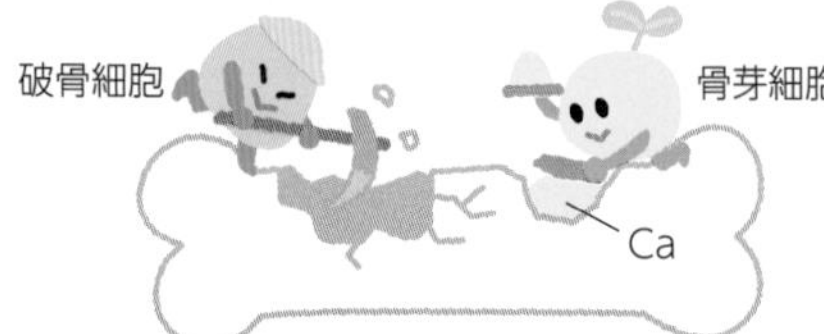
破骨細胞
骨芽細胞
Ca

この二つのはたらきがバランスを保ち，正常な骨を維持している

ところが…

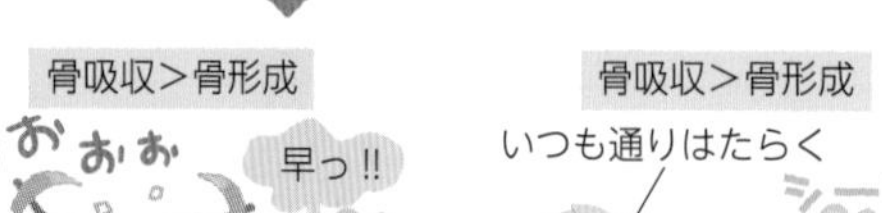
骨吸収＞骨形成
うおおお
早っ!!
いつも通り
骨吸収＞骨形成
いつも通りはたらく
シーン
さぼる

高代謝回転型　　**低代謝回転型**

骨形成が骨吸収に追いつかず，骨がもろくなっていく

<原因>

●加齢（骨量の減少）

ホルモンの影響
・副甲状腺ホルモン
血液中の Ca が不足
→骨吸収の促進
・エストロゲンの低下
骨形成を進め，
骨吸収を抑える作用

そもそも Ca が少ない

高齢者はカルシウムの摂取不足で血液中の Ca が不足する

骨吸収により，骨がスカスカに

●女性の閉経

閉経によるエストロゲンの減少

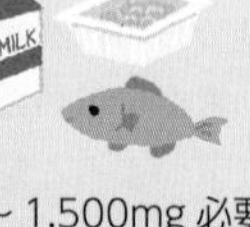

→急激な骨量減少
※男性は男性ホルモンによって骨形成をすすめている
(加齢による男性ホルモンの減少はあまりない)

●カルシウム不足

推奨量 1 日 800mg
(少なくとも 1 日 600mg)
成長期・閉経後は 1,000 ～ 1,500mg 必要

●ビタミン D 不足

腸におけるカルシウムの吸収にビタミン D が必要

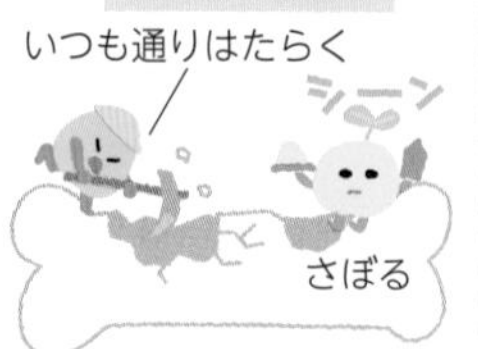

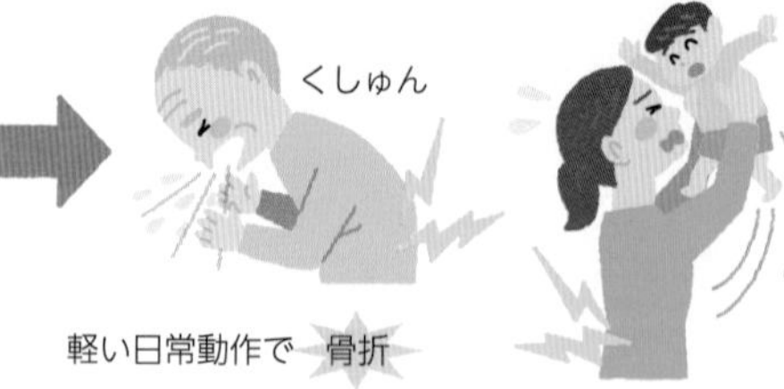
くしゅん

軽い日常動作で 骨折

足腰に発症した場合，寝たきりになってしまい，ロコモティブシンドローム (p.302) につながる

1 骨粗鬆症

osteoporosis

1 骨粗鬆症とは

1 原因

骨粗鬆症は「骨強度の低下を特徴とし，骨折のリスクが増大しやすくなる骨格疾患」と定義される．骨折はもちろんのこと，腰背部痛などが全くなくても，骨粗鬆症と診断される．

骨強度は骨密度と骨質の二つの要素によって決まる．例えば糖尿病やステロイド性骨粗鬆症では骨密度が正常でも骨折しやすいため，骨質の劣化があると考えられている．しかし，現時点では臨床的に骨質を評価することはできない．

骨粗鬆症は**原発性骨粗鬆症**（退行期骨粗鬆症）と**続発性骨粗鬆症**とに分類され，原発性骨粗鬆症は閉経後骨粗鬆症と男性における骨粗鬆症，特発性骨粗鬆症に分かれる（図9-1）[1]．日本では約1,280万人（2005年時点）の骨粗鬆症患者が存在すると推計されている[1]．

2 病態

原発性骨粗鬆症は，①20代までに獲得する最大骨量が少ないこと，②成人以降の骨形成と骨吸収の不均衡によって骨量が減少することで発症する．最大骨量とは，生涯に最大となる骨量で，その獲得には遺伝的要因，成長期の栄養・運動，内分泌ホルモンなどが関与する（図9-2）．骨は生涯にわたって**骨リモデリング**と呼ばれる新陳代謝を繰り返している．リモデリングとは，既存の古い骨が破骨細胞によって吸収され（骨吸収），その部位に骨芽細胞によって吸収されたのと同じ量の新しい骨が添加される変化（骨形成）を指す．閉経，加齢，運動不足などが原因で骨吸収が亢進して，それに骨形成が追いつかないため，骨の脆弱化が進行し，骨粗鬆症を発症する．

3 症候

骨粗鬆化のみでは臨床症状を発現しない．しかし，ひとたび骨折を併発すると，疼痛を生じると同時に，新たな骨折のリスクが高まり骨折を繰り返すことが多い．

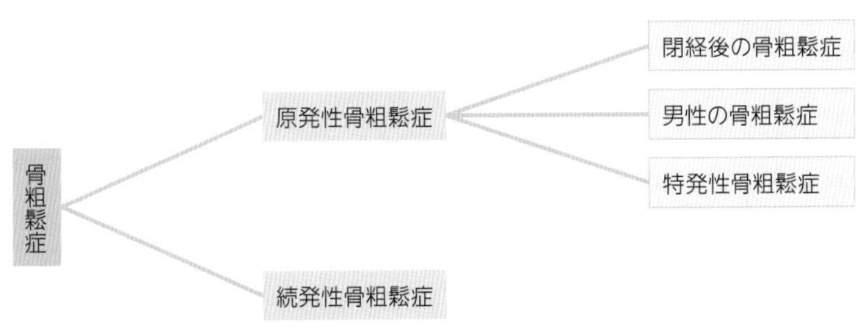

図9-1 骨粗鬆症の分類

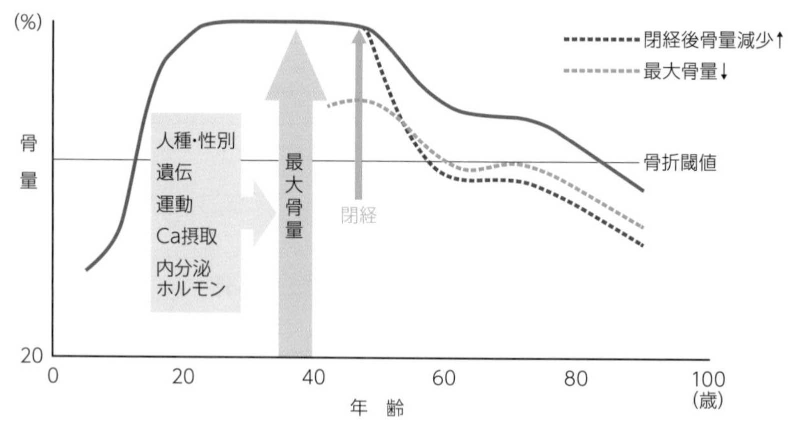

図 9-2 生涯における骨量の変化

骨粗鬆症は低体重例（低 BMI）での発生率が高い．また，身長低下も椎体骨折を疑う重要なサインで，25 歳から 4cm を超える低下が見られたら 2.8 倍，3 年間で 2cm 以上の身長低下が見られると，13.5 倍の椎体骨折リスクがある[1]．また，簡便な椎体骨折による亀背（きはい）*の診断法として，壁－後頭テストや肋骨－骨盤テストが考案されている．

用語解説

亀背
脊柱後弯症の一般の呼称で，脊柱が曲がって背中が丸くなっている状態．円背と同義．亀背は肺活量の低下や逆流性食道炎などの原因になる．

4 経過など

脆弱性骨折の既往があると，加齢や骨量減少がなくとも骨折のリスクが上昇する．骨折リスクが高い例を治療対象にするほど，骨折を抑制する効果は高いため，脆弱性骨折を対象にその連鎖を断つこと（二次骨折予防）は治療効率に優れる．これに加えて，脆弱性骨折の患者は骨折治療期間には医療施設で治療を受けるため，把握が容易である．さらに，脆弱性骨折の患者は骨折に伴う疼痛や生活機能制限を自ら経験しているため，骨折予防のための骨粗鬆症治療に対する理解が得られやすい．

plus α

壁－後頭テスト
患者に壁際に直立してもらい，壁に後頭部が着けられない場合，胸椎レベルの椎体骨折を疑う[1]．

肋骨－骨盤テスト
患者を立位にして後方から肋骨と骨盤の間に手を入れて２横指未満の場合，腰椎椎体骨折を疑う[1]．

5 検査

単純 X 線検査

椎体骨折の有無を評価する．

骨密度

3 章 14 節「骨密度検査」p.69 参照．

血液・尿検査

原発性骨粗鬆症の診断では，続発性骨粗鬆症の鑑別が重要である．血液検査では血算，生化学検査（血中カルシウム，血中リン，肝機能，腎機能，血糖，CRP，尿中カルシウム，尿中クレアチニン），一般尿検査を実施する．

骨代謝マーカー*には骨形成マーカーと骨吸収マーカーがあり，血中あるいは尿中で定量が行われる．骨粗鬆症の薬物療法を開始するに当たって，骨代謝マーカーの測定を行うことは，骨代謝の状態を把握すると同時に薬剤治療効果判定の一助にもなる．また骨代謝マーカーが異常高値を示す場合は，骨粗鬆症

用語解説

骨代謝マーカー
骨の新陳代謝（骨形成と骨吸収）の状態を反映する血中・尿中のペプチドや酵素．

以外の代謝性骨疾患や悪性腫瘍の合併が疑われるため，再度，鑑別診断を行う必要がある．

6 診断

脆弱性骨折の有無と骨密度で診断される（表9-1）．脆弱性骨折のうち椎体または大腿骨近位部骨折があれば，骨密度にかかわらず骨粗鬆症と診断される．それ以外の脆弱性骨折がある場合は，骨密度が YAM *の 80%未満の例を骨粗鬆症と診断する．脆弱性骨折の既往がない例では，骨密度が YAM の 70%または－ 2.5SD *以下で診断される．

なお，原発性骨粗鬆症の診断には鑑別診断が欠かせず，低骨量をきたす骨粗鬆症以外の疾患の除外を行った上で診断基準を用いることが重要である．

続発性骨粗鬆症については，ステロイド性骨粗鬆症以外には診断基準，薬物治療開始基準が設定されていない．『ステロイド性骨粗鬆症の管理と治療ガイドライン』[2)] では経口ステロイドを 3 カ月以上使用中あるいは使用予定の患者には，年齢，既存骨折，骨密度，ステロイド投与量から評価したスコアによって薬物治療が必要となる．

＊用語解説

YAM
Young adult mean．若年成人平均値（腰椎では 20 ～ 44 歳，大腿骨近位部では 20 ～ 29 歳）．骨粗鬆症診断のための目安の骨密度の値．

SD
Standard deviation．標準偏差．

7 治療

骨粗鬆症治療の目的

骨粗鬆症は骨強度の低下のみでは臨床症状が発現することはなく，骨折を併発すると，著しい疼痛，機能障害，QOL 低下を招く．したがって，骨粗鬆症を治療する目的は骨折の予防である．すでに骨折している患者では骨折リスクが

表 9-1 原発性骨粗鬆症の診断基準（2012 年度改訂版）

低骨量をきたす骨粗鬆症以外の疾患または続発性骨粗鬆症を認めず，骨評価の結果が下記の条件を満たす場合，原発性骨粗鬆症と診断する．

Ⅰ．脆弱性骨折（注 1）あり
1．椎体骨折（注 2）または大腿骨近位部骨折あり
2．その他の脆弱性骨折（注 3）があり，骨密度（注 4）が YAM の 80%未満
Ⅱ．脆弱性骨折なし
骨密度（注 4）が YAM の 70%以下または－ 2.5SD 以下

YAM：若年成人平均値（腰椎では 20 ～ 44 歳，大腿骨近位部では 20 ～ 29 歳）

注 1　軽微な外力によって発生した非外傷性骨折．軽微な外力とは，立った姿勢からの転倒か，それ以下の外力をさす．

注 2　形態椎体骨折のうち，3 分の 2 は無症候性であることに留意するとともに，鑑別診断の観点からも脊椎 X 線像を確認することが望ましい．

注 3　その他の脆弱性骨折：軽微な外力によって発生した非外傷性骨折で，骨折部位は肋骨，骨盤（恥骨，坐骨，仙骨を含む），上腕骨近位部，橈骨遠位端，下腿骨．

注 4　骨密度は原則として腰椎または大腿骨近位部骨密度とする．また，複数部位で測定した場合にはより低い%値または SD 値を採用することとする．腰椎においては L_1 ～ L_4 または L_2 ～ L_4 を基準値とする．ただし，高齢者において，脊椎変形などのために腰椎骨密度の測定が困難な場合には大腿骨近位部骨密度とする．大腿骨近位部骨密度には頚部または total hip（total proximal femur）を用いる．これらの測定が困難な場合は橈骨，第二中手骨の骨密度とするが，この場合は%のみ使用する．

付　記

骨量減少（骨減少）[low bone mass（osteopenia）]：骨密度が－ 2.5SD より大きく－ 1.0SD 未満の場合を骨量減少とする．

日本骨代謝学会 日本骨粗鬆症学会合同原発性骨粗鬆症診断基準改訂検討委員会．原発性骨粗鬆症の診断基準（2012 年度改訂版）．日本骨粗鬆症学会雑誌．21（1），2013，p.9-21.

9 骨粗鬆症

高まっており，新たな骨折（骨折の連鎖）を防ぐことが極めて重要である．

骨粗鬆症の治療の3大柱は**食事療法**，**運動療法**，**薬物療法**である．このうちエビデンスの高い臨床研究によって骨折抑制効果が確認されているのは，薬物療法のみである．これらの3本柱に加えて，転倒予防対策を実施し，転倒時の衝撃緩衝材（ヒッププロテクターなど）の使用を検討する．

食事療法

食事療法はそれのみでは十分な骨量の増加や骨折の予防は期待できないため，骨粗鬆症の基本治療に位置付けられる．骨粗鬆症性骨折と食事に関するこれまでの報告によれば，カルシウム，ビタミンDが骨折リスクを低減し，アルコール過剰摂取が骨折リスクを上昇させる．

運動療法

非運動群に比較して，運動実施群で骨密度が有意に維持・増加されることが明らかとなっている．有酸素運動，荷重運動，筋力増強運動のいずれも骨密度の維持・増加に有効である．しかしながら運動療法によって骨折発生率が低減したとする報告は少ない．一方で，運動療法により骨密度が改善し，転倒が予防されることから，運動療法には骨折予防効果があると考えられている．転倒予防にはバランス運動が有効で，開眼片足立ちや太極拳などにより転倒リスクが低減する．

骨粗鬆症例は，比較的若年で合併症がなく身体能力の高い患者から，高齢で多数の骨折を有して日常生活動作（ADL）の制限が著しい症例までさまざまである．したがって，運動療法の実施にあたっては，個々の症例によって運動能力や四肢の機能障害の程度が異なることを理解し，それぞれに合った運動療法を考慮する必要がある．例えば，腰椎屈曲運動により有意に椎体骨折の増加が観察されたとする報告があり，著しい骨粗鬆症を有する患者には注意が必要である．また，高齢患者には急激なストレスを加えずに四肢・体幹の筋力増加を図るために，臥位で運動を行い，脊柱の屈曲を避けて，主に等尺性（とうしゃくせい）運動を用いたプログラムを勧める．

運動の前にはウオーミングアップやストレッチを行い，運動後にはクールダウンを行う．運動療法は楽しみながら行う方法を取り入れるべきで，長期間にわたって継続できるような工夫も大切である．最初から無理をせず，徐々に回数（負荷）を増やしていき，少しずつでいいので毎日続けるように説明することも重要なポイントである．

薬物療法

骨粗鬆症の治療に用いられる薬剤はその作用機序から，破骨細胞による骨の吸収を抑制する骨吸収抑制剤と，骨芽細胞により骨形成を促進する骨形成促進剤とに分類される．**骨吸収抑制剤**にはビスホスホネート（BP）製剤（窒素含有BP：アレンドロネート，リセドロネート，ミノドロン酸，イバンドロネート，窒素非含有BP：エチドロネート），カルシトニン製剤，選択的エストロゲン受

表 9-2 ■骨量の変化と予防の視点

	一次予防	二次予防	三次予防	
骨量変化	増加・維持	減少開始～減少進行	骨粗鬆症・骨折	回復
予防方針	健康増進	早期発見・早期治療	障害の予防	リハビリテーション
予防対策	健康教育：骨の貯金 生活指導：栄養・運動 →	健康診断：骨量測定など 危険因子チェック ・閉経年齢と体調変化 ・続発性骨粗鬆症に注意	薬物療法	機能訓練 再発防止

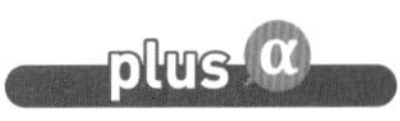

骨の貯金
骨密度のピークは 20 代であるため，その時期に最大骨量を獲得しておくことが，骨粗鬆症予防につながる．

容体モジュレーター（selective estrogen receptor modulator：SERM）（ラロキシフェン，バゼドキシフェン），抗ランクルモノクローナル抗体（デノスマブ），女性ホルモン製剤がある．

骨形成促進剤には副甲状腺ホルモン（テリパラチド），抗スクレロスチン抗体（ロモソズマブ）がある．活性型ビタミン D_3 製剤（エルデカルシトール，アルファカルシドール，カルシトリオール）およびビタミン K_2 製剤（メナテトレノン）は骨吸収抑制剤，骨形成促進剤のいずれにも明確には分類されない．

2 骨粗鬆症患者の看護

1 疾患に特徴的な看護（観察・注意事項，援助行為，患者指導，アセスメント）

予防の重要性

出生時の骨の重さは体重の 100 分の 1 であり，その後，骨量は増加し 20 代でピークを迎え，40 代前半まで骨量を維持するが，40 代後半から徐々に減少し，50 代からは減少が加速する．そのため，ピーク時の骨量をできるだけ多く保つ必要がある．骨粗鬆症患者は年齢とともに増加するため，若年のころからの予防が重要となる．予防は骨量の変化に応じて，一次予防から三次予防に分けられる（表9-2）．

病歴聴取と危険因子の確認

病歴聴取[1] では，①続発性骨粗鬆症や低骨量を来す疾患の有無とその既往，②使用薬剤，③骨粗鬆症による骨折の危険因子（表9-3），④生活習慣，⑤家族歴（特に骨粗鬆症と骨折），⑥閉経などを聴取し，その後の治療にも役立てる．続発性骨粗鬆症では，糖尿病や未治療の甲状腺機能亢進症などの疾患と内服薬を含む治療状況も確認する．

危険因子は，本人には避けられないものと生活習慣により改善するものがある．生活援助に活用するアセスメントの視点として重要な情報源となるため，危険因子と生活習慣は，ともに聴取する．

表 9-3 骨粗鬆症性骨折の危険因子

本人では変えられない危険因子	年齢（加齢）
	両親の骨折歴
	女性：閉経（年齢，自然か人工的か）
生活習慣改善などで回避可能な危険因子	喫煙
	過度な飲酒
	不適切な生活習慣 ・運動不足，栄養不良／偏食 ・摂取不足：カルシウム，ビタミンD，ビタミンK ・過剰摂取：食塩，カフェイン，リン
	BMIの低値
	日照不足
その他	ステロイド投与
	脆弱性骨折の既往
	関節リウマチ

2 検査・治療における看護

骨粗鬆症の診断には，単純X線，血液・尿検査，骨密度検査があり，いずれも低侵襲ではあるが，妊娠の可能性などを確認する必要がある．また高齢者の場合，筋力低下や脆弱性骨折後の疼痛などから，移動や移乗に介助を要することがある．また認知機能の低下などによって検査の理解が不十分な場合は，安全に検査が終了できるようにそばで援助する．

前述のように，治療は食事療法・運動療法・薬物療法が中心となる．子どもや高齢者などの対象年齢や患者本人の生活習慣に対する改善の意欲によって，家族など重要他者の支援を要する場合がある．

3 日常生活への援助

毎日のことであるため，今までの生活を十分に聴取し，患者と話し合いながら継続可能なかたちで援助する．

食事療法ではバランスのとれた食事が重要で，偏食や欠食は改善する必要がある．骨代謝に必要な栄養素について，1日あたりの目標摂取量[3]は，カルシウム：800mg，タンパク質：女性50g，男性60g，ビタミンD：10～20μg，ビタミンK：250～300μgである．喫煙やお酒・カフェインの過剰摂取は骨量減少に関与するので，禁煙や適量のカフェイン摂取を指導する．

運動療法では，年齢に応じた適度な運動を選択する．若年層ではランニング，エアロビクス，中高年ではウオーキングや散歩も有効である．

薬物療法では，年齢や性別，あるいは骨粗鬆症の病態に応じた薬剤の選択が重要となる．薬剤によって投薬方法が違うため，その患者に合ったものを医師と話し合って選ぶことを勧める．

年代による生活援助の差異を表9-4に示す．

表 9-4 ■年代別にみた生活援助のポイント

若年層	中高年	高齢者
・骨の貯金：食事，運動 ・規則正しい生活習慣 　朝食抜き，過度の飲酒 　運動不足，ストレス注意 ・過度なダイエット防止 ・妊娠・出産時の支援 ・禁煙指導 　受動喫煙注意	・健診の勧め：骨量測定 　続発性骨粗鬆症に注意 ・早期発見／早期治療 ・閉経年齢と体調変化 ・生活習慣の見直し 　適正体重，禁煙 　無理のない運動習慣	・脆弱性骨折／骨折の有無 ・体力過信の注意 ・転倒・転落予防 ・住環境整備 　手すり，段差解消 　照明の見直し ・薬物療法 ・認知機能：指導の理解と遂行

臨床場面で考えてみよう

Q1 骨粗鬆症を疑うのはどのような例だろうか．

Q2 骨粗鬆症患者に対して，どんな生活指導を行えばよいか．

Q3 過度なダイエット中の女子高校生に対して，骨粗鬆症予防の重要性をどのように説明すればよいだろうか？

考え方の例

1 骨粗鬆症は閉経後の女性，高齢者，低体重例で発生率が高い．問診で脆弱性骨折の既往があれば，骨粗鬆症を強く疑う．また，身長低下や円背がある例は，椎体骨折を疑う重要なサインである．ステロイド使用，糖尿病，慢性閉塞性肺疾患，慢性腎臓病などは続発性骨粗鬆症の原因となる．

2 骨折のリスクが高いことを説明し，骨折を予防することが大切であると理解してもらう．すでに骨折を起こしている例では，再び骨折が起こるリスクが高まっていることを説明する．治療は，薬物治療とともに運動・食事療法も実施し，継続が重要であることを指導する．

3 骨密度のピークは 20 代であり，骨の貯金が最大の予防であることを伝える．危険因子として両親の骨折歴や加齢，閉経など避けられない因子があることを説明する．適正体重を指標に目標体重を決め，健康的な減量に向けた生活習慣を指導し，過剰な減量を予防する．

引用・参考文献

1）骨粗鬆症の予防と治療ガイドライン作成委員会編．骨粗鬆症の予防と治療ガイドライン 2015 年版．ライフサイエンス出版，2015，208p.

2）日本骨代謝学会ステロイド性骨粗鬆症の管理と治療ガイドライン改訂委員会作業部会ほか．ステロイド性骨粗鬆症の管理と治療ガイドライン：2014 年改訂版．http://jsbmr.umin.jp/guide/pdf/gioguideline.pdf，（参照 2024-05-21）.

3）細井孝之．知って得する骨粗鬆症の予防と治療ガイドライン Q & A2011年版．2012，https://minds.jcqhc.or.jp/docs/minds/op/osteoporosis_guideline_Q&A.pdf，（参照 2024-05-21）.

10 関節炎・腱鞘炎

関節炎とは

関節の炎症を伴う疾病の総称.

急性関節炎の場合

局所熱感や全身の発熱がみられる.

経過が長期の場合

- 炎症が沈静化しても痛みや可動域制限が残ることがある.
- 廃用による筋萎縮・筋力低下.

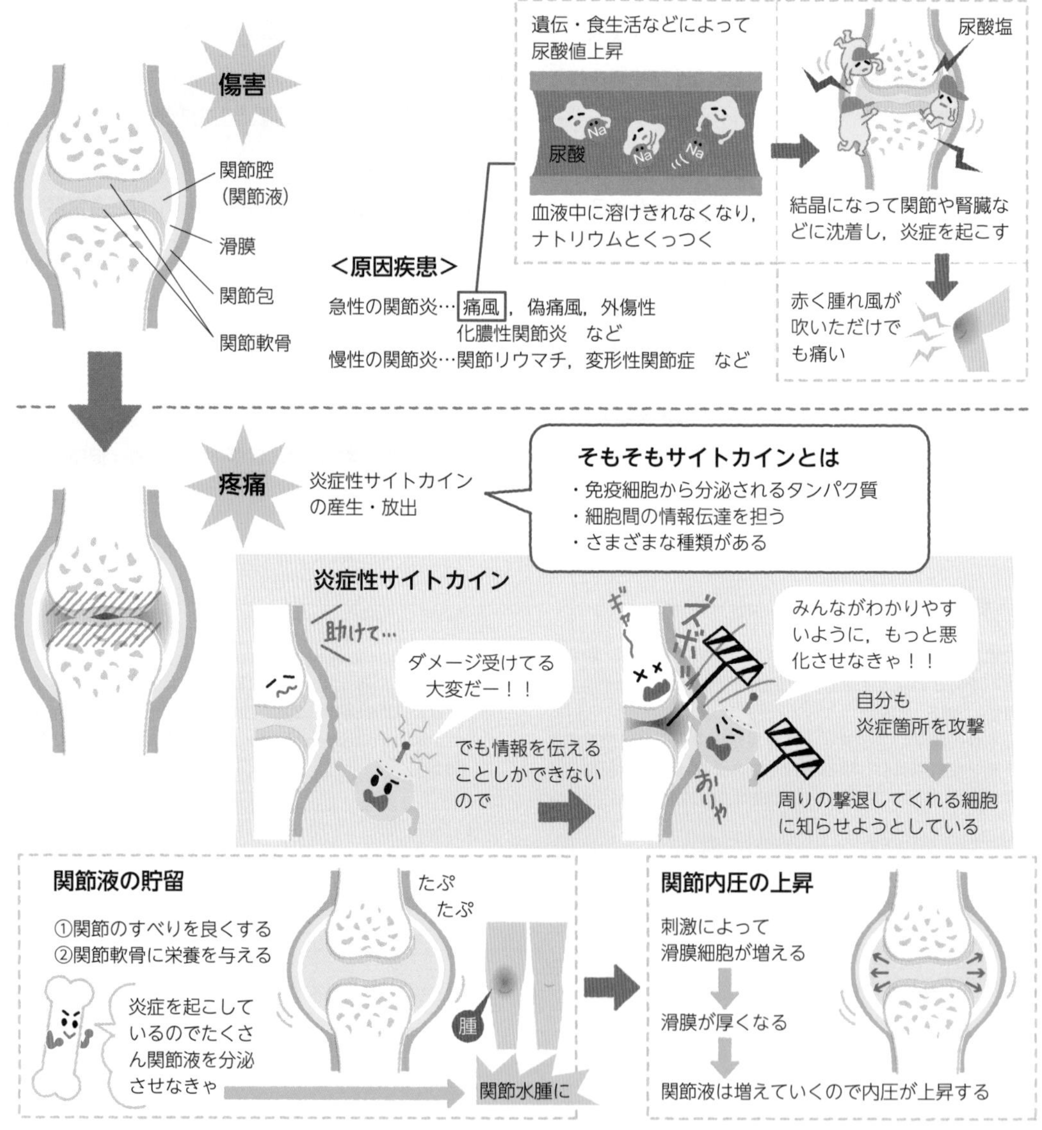

傷害
関節腔
(関節液)
滑膜
関節包
関節軟骨
遺伝・食生活などによって
尿酸値上昇
尿酸
Na
血液中に溶けきれなくなり,
ナトリウムとくっつく
尿酸塩
結晶になって関節や腎臓などに沈着し,炎症を起こす
赤く腫れ風が吹いただけでも痛い
<原因疾患>
急性の関節炎…痛風,偽痛風,外傷性
化膿性関節炎　など
慢性の関節炎…関節リウマチ,変形性関節症　など
疼痛
炎症性サイトカインの産生・放出
そもそもサイトカインとは
・免疫細胞から分泌されるタンパク質
・細胞間の情報伝達を担う
・さまざまな種類がある
炎症性サイトカイン
助けて…
ダメージ受けてる
大変だー!!
でも情報を伝えることしかできないので
ギャ〜
ズボッ
おりゃ
みんながわかりやすいように,もっと悪化させなきゃ!!
自分も
炎症箇所を攻撃
周りの撃退してくれる細胞に知らせようとしている
関節液の貯留
①関節のすべりを良くする
②関節軟骨に栄養を与える
炎症を起こしているのでたくさん関節液を分泌させなきゃ
たぷ
たぷ
腫
関節水腫に
関節内圧の上昇
刺激によって
滑膜細胞が増える
滑膜が厚くなる
関節液は増えていくので内圧が上昇する

腱鞘炎とは

腱と腱鞘の間に炎症が生じた状態．手指をよく使用する人に生じやすく，炎症部位での腫脹や疼痛，運動制限がみられる．

ばね指

指を屈伸させると，ばねのように弾かれたように動く．

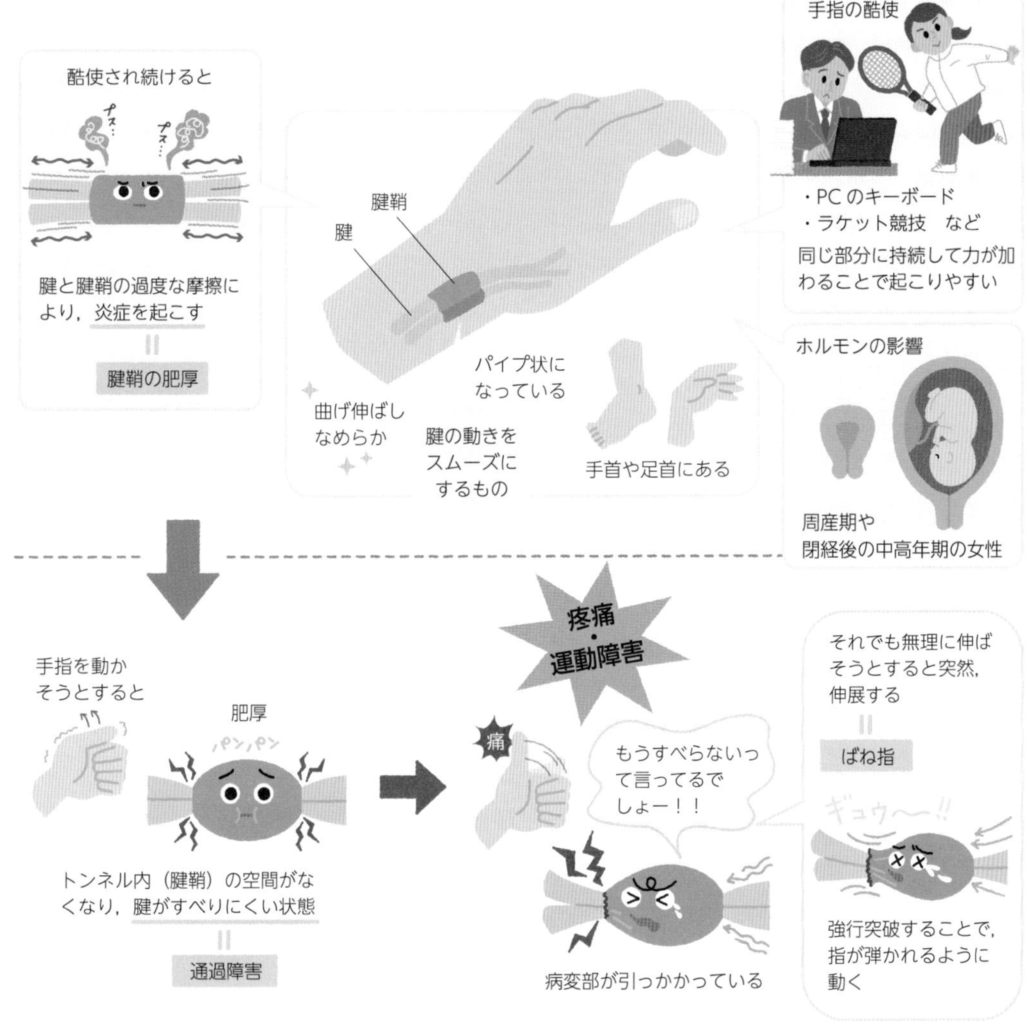

10
関節炎・腱鞘炎

1 関節炎

arthritis

1 関節炎とは

1 原因

関節炎とはその名の通り関節が炎症を起こすことであり，数多くの疾患がその原因となり得る．**急性関節炎**では，日常診療で多く遭遇する偽痛風(ぎつうふう)をはじめ，痛風，細菌性関節炎，外傷性，リウマチ熱，全身性エリテマトーデス，Reiter(ライター)症候群などがある．**慢性関節炎**では変形性関節症，関節リウマチ，強皮症，サルコイドーシス，結核性関節炎，真菌性関節炎，乾癬(かんせん)性関節炎などがある（表10-1）．

2 病態

原因疾患によって機械的あるいは生化学的に関節を構成する関節軟骨，骨，滑膜，関節包，靱帯，半月板が傷害されると，さまざまな炎症性サイトカインが産生，関節内へ放出され関節炎が起こる．滑膜はそれ自体への傷害や関節内の傷害による異常状態に対して，炎症性細胞浸潤や間質の浮腫という滑膜炎の形で反応する．滑膜炎によって滑液が増加して貯留するため，関節水腫が生じる．炎症性サイトカインによって軟骨細胞が活性化し，マトリックスメタロプロテアーゼ*や活性酸素を産生し，軟骨の変性が起こる．これによって軟骨下骨への機械的負荷が増大し，骨棘(こつきょく)の形成といった関節の変形へと至る．

用語解説

マトリックスメタロプロテアーゼ
滑膜に特異的に発現する酵素の一つで，関節リウマチで早期から上昇する関節破壊マーカー．痛風や変形性関節症では上昇しない．

3 症候

関節炎では関節液の貯留による**腫脹**(しゅちょう)と，関節内圧の上昇による**疼痛**を生じる．急性関節炎では，さらに局所熱感あるいは全身の発熱を伴う．腫脹と疼痛の程度によって，関節可動域の制限が生じる．経過が長期になると廃用による筋萎縮，筋力低下も伴ってくる．関節炎によって関節の変形を生じた場合には，炎症が沈静化しても痛みや可動域制限を残すこともある．

表 10-1 関節炎の鑑別診断

	急性関節炎	慢性関節炎
単関節炎	偽痛風 痛風 細菌性関節炎 外傷	変形性関節症 結核性関節炎 真菌性関節炎
多関節炎	リウマチ熱 Reiter 症候群 膠原病の初期 淋菌性関節炎 全身性エリテマトーデス	関節リウマチ 全身性エリテマトーデス リウマチ性多発筋痛症 強皮症 サルコイドーシス 乾癬性関節炎

4 経過

一般的には，関節炎を来す原因が除去されれば，関節炎は速やかに消失する．局所熱感や発熱，痛みが軽快しても関節水腫が残ることがあるが，時間とともに吸収され消失する．感染性の関節炎は難治性であり，長期間の治療を要することが多い．炎症が遷延化すると，関節の変性・破壊に至る．

5 検査

血液検査

急性関節炎では白血球増多，CRP（C 反応性タンパク）値の上昇，赤血球沈降速度（赤沈）亢進などの急性期炎症所見がみられるが，疾患特異性はない．関節リウマチのような慢性関節炎でも，全身性の炎症を伴う関節炎では同様の炎症所見がみられる．原因疾患を特定するためには，種々の検査を追加する必要がある．一方で，変形性関節症のような慢性的な単関節炎では，炎症反応はみられない．

関節液検査

関節炎では，関節液の性状が原因の鑑別の一助となる．肉眼的に色調，混濁の有無，膿性かどうかを確認する．関節液中の血球数計測が診断の一助となる場合もある．後述するように，診断には関節液の細菌検査や結晶成分の検出が必要な疾患がある．

画像検査

単純 X 線撮影では主に骨病変，すなわち外傷，変性，骨溶解，関節内沈着物について確認する．これに加えて，CT では軟部組織の状態や液体貯留や膿瘍形成の有無の把握を行う．さらに MRI では，より詳細な病変の範囲や質的な評価も可能である．また，超音波検査はベッドサイドでも簡便に施行でき，液体貯留の有無の確認や，カラードプラを用いれば血流量の評価によって炎症部位の特定も可能である．

6 診断

偽痛風では関節液が黄白色に混濁し，顕微鏡検査で角柱状のピロリン酸カルシウムの結晶が存在し，単純 X 線像で関節内の石灰沈着がみられる．膝や肘，足関節に多い．痛風は高尿酸血症が特徴だが，発作時には必ずしも高値でないことに注意を要する．関節液を偏光顕微鏡を用いて観察すると，針状の尿酸結晶が検出される．

罹患関節周囲の皮膚発赤が特徴的で，第 1 足趾 MTP 関節での発生が有名だが，膝やほかの大関節にも発症し得る．関節液の混濁が強く，膿性であれば細菌性（化膿性）関節炎を疑う．特に，関節注射や手術などの関節への処置後では強く疑う必要がある．関節液中の好中球数が増多し，血液検査では炎症反応が上昇し，重症例では血中プロカルシトニン*が陽性となることもある．

細菌性，結核性，真菌性関節炎では，診断の確定には関節液の細菌検査による菌の証明が必要であり，治療の成功には菌培養による原因菌の同定が極めて

用語解説

プロカルシトニン
カルシウム調節ホルモンであるカルシトニン，カタカルシンの前駆体である．全身性感染症，特に細菌感染症において重症度の指標となるとされている．

重要である．

全身性疾患に伴う関節炎では，関節炎以外の症状や所見を加味して診断を進めるが，それぞれに特異的な検査項目があることが多い．

7 治療

関節炎の原因となる疾患の治療が第一である．対症療法として，関節の熱に対し冷却し，固定によって安静を図ることが有効である．症状が強い場合は，炎症を抑える目的で非ステロイド性抗炎症薬の内服や，副腎皮質ステロイド薬の関節内投与を行うこともある．

関節リウマチや変形性関節症では，内服や関節注射などの保存療法が奏効しない場合は，関節鏡視下滑膜切除術を行うことがある．

細菌性関節炎では発症から数時間単位で関節軟骨の破壊が進行するため，緊急手術での関節内洗浄，デブリードマンが原則である．

長期的には関節炎によって関節包の拘縮や変形による可動域制限，廃用による筋力低下が生じることが多く，症状が落ち着けばリハビリテーションを実施し，機能回復に努める．

2 関節炎患者の看護

1 関節炎の特徴と治療

関節の炎症を伴う疾患の総称である．発症の原因はさまざまであり，急性か慢性，単関節か多関節かで主に四つに分類される．症状は全身と局所に分けられる．全身症状には発熱，体重減少，全身倦怠感などがあり，局所症状には発赤，腫脹，圧痛，こわばり，可動域制限などがある．

治療は，原疾患の治療が最優先で，対症療法や薬物療法・リハビリテーションなども組み合わせて行う．細菌性関節炎などの緊急を要する疾患もあるため，迅速かつ的確な診断が重要である．

2 的確な診断に向けた段階的アプローチ

関節炎は，四つのいずれの分類でも疼痛を伴う．安静時も疼痛がある場合を**炎症性**，体動時に増強する場合を**非炎症性**という．そのため，関節痛を正確に評価・診断することが的確な治療・看護につながる．看護師は，医師の診断がスムーズに進むように患者の訴えや生活背景などを含めた情報収集を行う．また，症状に伴うADLの支援やQOLの維持など，個別的な支援が必要である．関節痛患者の診療については，看護の視点を含めて三つのステップにまとめた（表10-2）．このステップで医師と共に的確な診断につなげる．

診断後は，治療内容に沿った援助を行う．関節可動域制限などの障害が残る場合もある．その際は，患者の生活上の困りごとに目を向け，利用可能な制度や公的サービスを紹介し，今までの生活が継続できるよう他職種と連携し，サポートする．

表 10-2 ■関節炎の診察と看護

ステップ 1　関節痛か関節周囲痛かを見極める		看護
関節痛	自動／他動運動の両方で増強 すべての関節可動域方向で疼痛あり 腫脹・熱感・圧痛・可動域制限を伴う	・疼痛部位と疼痛関節数の確認 ・自覚症状と他覚症状の観察 ・症状に応じた ADL 支援 ・生活上の困りごとの有無など
関節周囲痛	自動運動で増強	
ステップ 2　疾患を想起した問診＋身体診察		**看護**
既往歴	光線過敏　→全身性エリテマトーデス（SLE） レイノー症状　→膠原病 先行感染症　→反応性関節炎 抜歯歴　→感染性心内膜炎（IE） 結核歴など　→結核性関節炎 薬剤歴　→薬剤誘発の SLE や痛風	・性別と年齢の確認 ・左記既往の治療状況確認 ・左記以外の既往の確認 ・現在の内服薬確認など （効果と副作用の有無）
生活歴 嗜好歴 旅行歴 その他	 飲酒歴　→痛風，阻血性骨壊死 喫煙歴など　→反応性関節炎 登山，屋外作業　→ライム病，リケッチア症 性交渉歴　→クラミジア，淋病，HIV，HCV，HBV など 月経歴　→更年期に関連した関節痛	・現在の嗜好品の頻度 ・治療状況と現在の生活状況 ・仕事や役割の遂行状況など
ステップ 3　関節痛の OPQRST3a		**看護**
Onset　発症	急性（痛みが 6 週間以内）vs 慢性（6 週間以上）	・今回の症状の経過確認 ・検査時の援助 　→姿勢保持や疼痛緩和 　→検査前後の注意など ・症状の日内変動の把握 ・薬物療法の効果と副作用 ・診断・治療上の理解確認 ・不眠やストレスへの対応など
Position　場所	関節 vs 関節周囲，患者に疼痛部位を指差してもらう	
Quality　性質	鈍痛（関節炎）vs　しびれ・灼熱痛（ニューロパチーなど）	
Radiation　放散痛	神経根障害，脊髄病変など	
Severity　重症度	VAS などで疼痛評価，治療方針を検討	
Time　時間 duration 継続時間	朝のこわばり 30 分以上：関節リウマチ 30 分以下：その他，非炎症性関節炎	
Aggravating and Alleviating factor （増悪／寛解因子） Associated symptoms （関連症状）	炎症性関節炎　：安静時・活動時両方増悪 非炎症性関節炎：活動後のみ増悪し，安静で寛解	

夏本文輝．関節痛．レジデント．2015，8（1），p.119．／山野泰彦．関節痛．レジデント．2012，5（2），p.114-115 を参考に作成

2 関節リウマチ
rheumatoid arthritis

1 関節リウマチとは

関節リウマチ（RA）は，関節炎（**滑膜炎**）を主症状とする原因不明の全身性炎症性疾患である．女性が男性の 4 倍ほど多く，人口のおよそ 0.5 ～ 1％が罹患するといわれ，日本の患者数は 60 ～ 80 万人と考えられている．

1 原因

RA の病因はいまだに解明されていないが，遺伝的因子に環境因子が加わって発症するものと考えられている．RA は自己免疫疾患の側面をもち，多くの

患者においてリウマチ因子（RF）や抗シトルリン化ペプチド抗体（抗 CCP 抗体）*が陽性である．

用語解説

抗シトルリン化ペプチド抗体（抗 CCP 抗体）
RA の早期に出現する自己免疫抗体．診断に用いられ，特異度が高いことで知られている．陽性の場合，関節破壊の進行が重度になるリスクが高いとされている．

2 病態

RA の主病態は多発性で，持続性，関節破壊性のある滑膜炎である．健常者では 1 ～ 2 層の滑膜表層細胞が，RA 患者では絨毛（じゅうもう）状に多層化するまで増殖する．病態形成には多くの細胞とサイトカインが関わっており，これらは主要な治療標的となる．炎症が長期間続くと，骨や軟骨が破壊され，破壊された関節は変形し，機能が低下する（図10-1）．

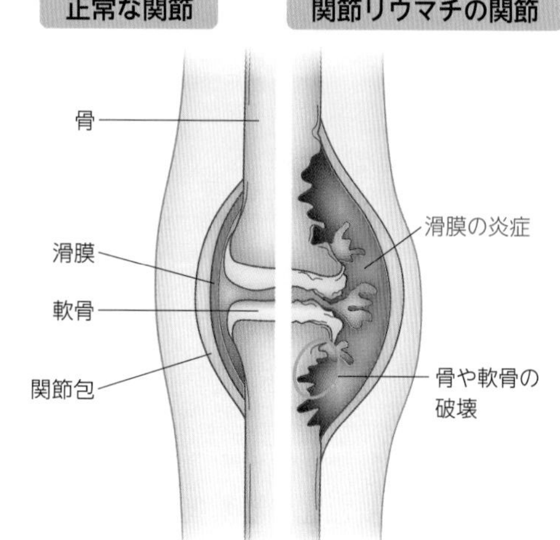

図 10-1 関節リウマチの病態

3 症候

関節症候

RA は手指の近位指節間（PIP）関節，中手指節（MP）関節，手関節，足趾，膝関節に初発することが多い．手指の遠位指節間（DIP）関節に初発することはまれである．左右対称性に生じることが多いが，対称性でない場合もある．

▸ 朝のこわばり

起床時に関節がこわばり，指が動かしにくくなる症状のこと．その持続時間が RA の活動性の指標の一つとなる．

▸ 疼痛

関節の自発痛，圧痛，運動時痛を訴える．疼痛は天候の影響を受ける場合がある．関節の変形と痛みが比例しないことも多い．

▸ 腫脹

炎症性の滑膜肥厚や関節包の肥厚，関節液の貯留による腫脹を認める．関節液が貯留している場合には，圧迫した際に波動を感じられるが，滑膜増殖の場合には，充実性の腫脹であるため波動は生じない．

▸ 関節動揺性

関節周囲の支持組織の弛緩および関節破壊が進行すると，関節動揺性が生じる．

▸ 可動域制限

疼痛による反応性の可動域制限と，関節面の破壊および関節周囲の軟部組織の拘縮による可動域制限がある．手関節では，関節破壊が進行して強直を来すことも多い．

▸ 手指の変形

尺側偏位，**スワンネック変形**，**ボタン穴変形**などの変形を生じる（図10-2a, b）．

▸ 足趾の変形

外反母趾，開帳足，槌指（つちゆび）（マレット変形），扁平三角状変形などの前足部の変

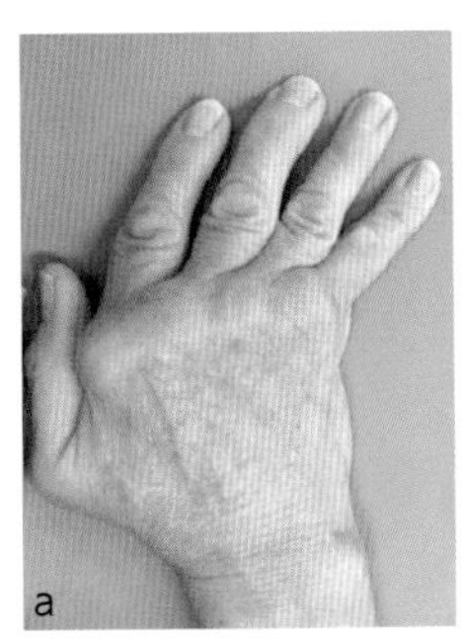

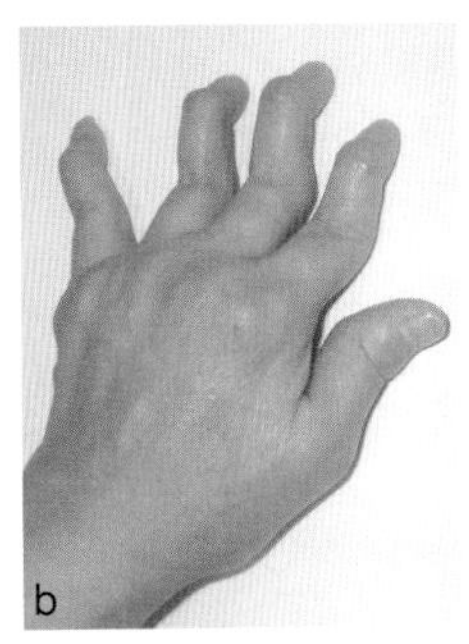

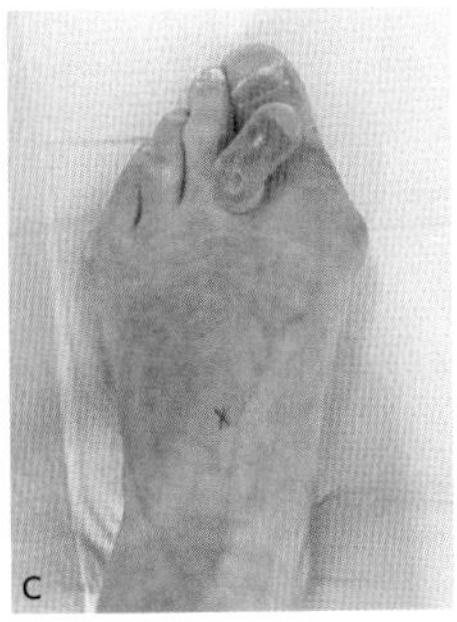

図 10-2 関節リウマチによる変形が生じた手足
a：尺側偏位，b：スワンネック変形（示指～小指），c：前足部変形．

形（図10-2c）は高頻度に生じ，中足趾節（MP）関節に背側脱臼が生じる．中足骨頭の突出による足底の有痛性の胼胝（べんち）*を認めることが多い．

▶ **膝関節の変形**

変形性膝関節症では内反変形を生じることが多いが，RAでは反対に外反変形を生じることが多い．

▶ **握力低下**

関節外症候

関節外症状としては，リウマトイド結節（けっせつ）と呼ばれる皮下結節が有名であり，肘伸側部分に最も生じやすい．そのほかの血管炎症状として，手指や足趾の壊疽（えそ），諸臓器の梗塞がある．眼症状では上強膜炎のみならず，時には強膜炎*（失明のリスクあり）も生じる．肺病変では間質性肺疾患，（細）気管支拡張症，胸膜炎などを生じる．このように血管炎を含む関節外症状が前景に立ったRAを，**悪性関節リウマチ**と呼ぶ．

慢性炎症に伴う貧血，骨粗鬆症，コントロールが不良であれば全身性アミロイドーシス*が生じる．炎症性のリンパ節腫大も時々認め，MTX（メトトレキサート）投与中に発生するMTX関連リンパ増殖性疾患（MTX-LPD）との鑑別を要する．

4 経過

RAは持続性の滑膜炎を主病態とした疾患であるため，その活動性をコントロールできなければ，骨・軟骨が破壊され，不可逆的な変化を生じる．さらに進行すると関節の変形，不安定性，強直によって機能障害を生じる．発症後2年以内が治療に良好に反応するwindow of opportunity（治療の好機）といわれ，より早期の診断と疾患活動性のコントロールが求められる．

5 検査

血液・関節液の検査

赤沈が亢進し，CRPが上昇する．RFの感度は良いが，その特異度は高くない．それに反し，抗CCP抗体は特異度が高い．そのほか，免疫グロブリン値の上昇や血小板増多を認めることがある．血清補体価は低下しない．

関節液は淡黄緑色のことが多く，混濁し，滑膜の細片の浮遊を認めることも

用語解説

胼胝
俗に「たこ」といわれる．繰り返し圧迫を受けた皮膚の部分が角質化し厚くなったもの．骨の出っ張ったところにできやすい．

用語解説

強膜炎
眼球の白目にあたる部分の強膜に炎症が起こったもの．強い目の痛み，充血，羞明などの症状が現れる．治療では，副腎皮質ステロイドの点眼，重症のときは結膜下注射や全身投与も行われる．強膜の表面部分に炎症が起こったものを上強膜炎という．

全身性アミロイドーシス
線維状タンパクであるアミロイド細線維が全身の臓器に沈着することで，機能障害を起こす疾患．不整脈，心不全，腎不全などの症状を呈する．関節リウマチなどの慢性炎症に続発する全身性アミロイドーシスの頻度は高い．

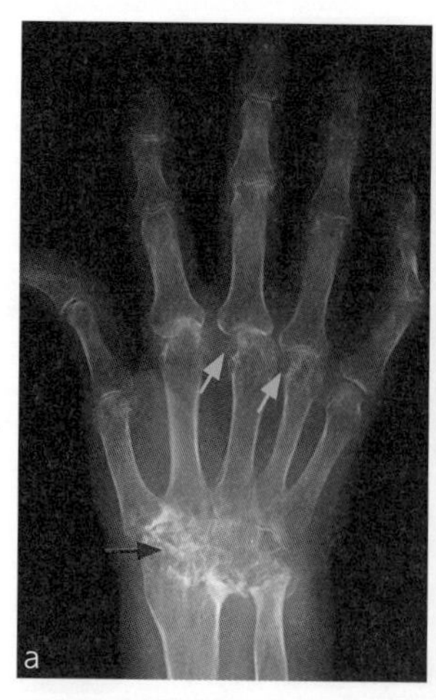

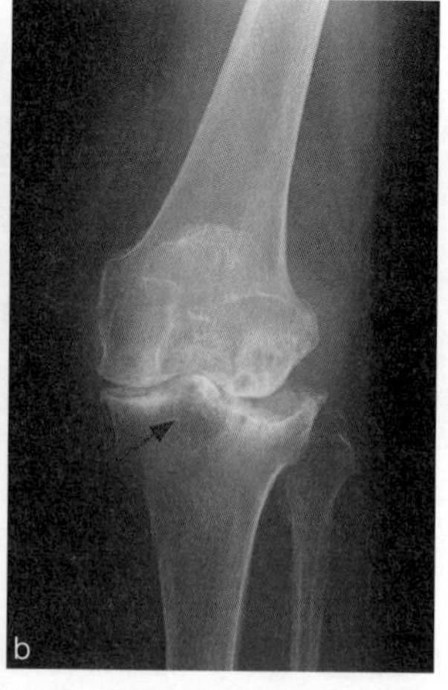

図 10-3 関節リウマチ患者の手・膝関節の単純 X 線像

a：骨びらん（→），手根骨の強直（→）を生じている.

b：関節面は破壊され外反変形し，骨嚢腫様変化（→）を認める.

ある．粘稠度は低下している．

画像検査

RA 患者の単純 X 線検査所見には軟部腫脹，骨萎縮（骨が薄くなること），関節裂隙狭小化，骨びらん（骨の一部が欠けること），嚢腫様変化，関節面の破壊，関節亜脱臼・脱臼，強直（骨と骨が癒合すること）を認める（図10-3）．CT は関節面の破壊の程度やアライメントの変化をとらえ，MRI は骨びらんや滑膜炎（特に造影で），骨炎の所見である骨髄浮腫を早期にとらえることができる．そのため，滑膜炎の早期の鑑別診断や治療効果の判定に有用である．また近年は，非侵襲的かつ短時間に滑膜炎の活動性を評価するツールとして，超音波検査が積極的に用いられる．

6 診断

長年，1987 年のアメリカリウマチ学会の診断基準が用いられていたが，早期 RA を診断するのには適していなかったため，現在は 2010 年に発表された RA 新分類基準が用いられている（図10-4）．新分類基準では，少なくとも一つ以上の明らかな関節腫脹があり，ほかの疾患では説明できない患者を対象とし，腫脹または圧痛関節数，血清学的検査（抗 CCP 抗体，RF），滑膜炎の期間，急性期反応（炎症反応）の 4 項目を重要度に応じて点数化し，診断する．注目すべきは小関節（手指 MP 関節，PIP 関節，手関節，足趾 MP 関節）の関節炎と血清マーカーに重点が置かれた点である．また，以前の診断基準に含まれていた朝のこわばり，リウマトイド結節，対称性の関節炎，画像的変化は除外された．

7 治療

RA の治療は，症状の緩和，身体機能の保持，関節破壊・変形の予防，QOL の維持であり，そのための手段として基礎療法，薬物療法，手術療法，リハビリテーションの 4 本柱から成っている．

1987年アメリカリウマチ学会の分類基準
項目
1. 朝のこわばり
2. 3関節領域以上の関節炎
3. 手の関節炎
4. 対称性の関節炎
5. リウマトイド結節
6. 血清リウマトイド因子
7. X線像の変化

少なくとも4項目を満たすこと.
注：項目1〜4は少なくとも4週間持続.

↓

朝のこわばり，単純X線所見，対称性，リウマトイド結節の削除 →

2010年アメリカ/ヨーロッパリウマチ学会の新分類基準	
関節病変（0〜5点）	
大関節の1カ所（大関節：肩，肘，股，膝，足）	0
大関節の2〜10カ所	1
小関節の1〜3カ所	2
小関節の4〜10カ所	3
最低1カ所の小関節を含む11カ所以上	5
血清反応（0〜3点）	
RF，抗CCP抗体の両方が陰性	0
RF，抗CCP抗体のいずれかが低値陽性（正常の1〜3倍）	2
RF，抗CCP抗体のいずれかが高値陽性（≧正常3倍）	3
滑膜炎期間（0〜1点）	
＜6週	0
≧6週	1
炎症マーカー（0〜1点）	
CRP，ESRともに正常	0
CRP，ESRのいずれかが異常	1

6点以上で関節リウマチとみなす.
注：1つ以上の関節腫脹を認め，ほかの疾患が除外された場合に適応.

Point
1. 小関節の滑膜炎を重視
2. 血清反応の重視
3. 抗CCP抗体の採用

図10-4 ■新旧の関節リウマチ分類基準の比較

基礎療法（患者指導）

まずRAの経過と治療について患者に十分に説明し，不安を軽減させることが治療の第一歩となる．また，家族や医療従事者による支援も必要である．日常生活ではできるだけストレスを避け，十分な睡眠，適度な運動，鉄分やカルシウムが豊富でバランスのとれた食事が大切である．アルコールや喫煙は控えるのが望ましく，関節保護動作を心掛けることも重要である．

薬物療法

RAの薬物療法は従来のピラミッド療法*から，関節破壊を予防するために発症早期から積極的に抗リウマチ薬を使用する方向にパラダイムシフトし，疾患コントロールが可能となった．

薬剤としては，**非ステロイド性抗炎症薬**（**NSAIDs**），**副腎皮質ステロイド薬**，**疾患修飾性抗リウマチ薬**（disease-modifying antirheumatic drugs：**DMARDs**）*に分かれ，さらにDMARDsは合成系DMARDs（従来型，分子標的）と，生物学的DMARDsの大きく二つに分類される．なかでも第一選択とされるのが，従来型DMARDsの一つである**メトトレキサート**（MTX）である．

また，標的分子を絞った**生物学的製剤**は多くのエビデンスを有し，さらには最新の**分子標的治療薬**の内服も使用可能となり，多種多様にわたる抗リウマチ

用語解説

ピラミッド療法
治療内容をマイルドなNSAIDsから始めて，より強力な抗リウマチ薬や副腎皮質ステロイド薬に段階的に上げていく方法.

疾患修飾性抗リウマチ薬（DMARDs）
RAの進行を阻止する可能性がある薬剤の総称.

Study

関節リウマチ類縁疾患

悪性関節リウマチ

血管炎を主体とし，多彩な関節外症状を呈するRAで，難治性で重篤な臨床症状を伴うものを悪性関節リウマチと呼ぶ．指定難病，特定疾患の一つである．

若年性特発性関節炎（若年性関節リウマチ）

16歳未満で発症し，6週間以上持続する原因不明の関節炎で，ほかの病因によるものを除外したもの．以前は若年性関節リウマチと呼ばれていた．指定難病に登録されている．

成人Still（スチル）病

Still病が成人に発症したもの．発熱，皮疹，関節炎が三主徴である．弛張熱（しちょうねつ）（午前中は平熱で夕方から夜にかけて40℃に達する高熱）を呈し，皮疹は発熱とともに一過性に出現し，サーモンピンク色を呈す．検査所見は強い炎症反応に加え，血清フェリチン高値が特徴である．治療は副腎皮質ステロイド薬が中心となる．

回帰性リウマチ

発作性に手指，膝，肩関節に腫脹を伴う関節炎が出現するが，数時間～数日で関節炎は消退する．しばしば発作を繰り返す．

リウマチ性多発筋痛症

主な症状は体幹部，上肢帯，下肢帯の筋痛とこわばりであり，多くは60歳以上の高齢者に生じる．側頭動脈炎の合併をしばしば認める．検査所見としては，赤沈，CRPの亢進を認め，RFは陰性である．治療には副腎皮質ステロイド薬が使用される．

脊椎関節炎

脊椎関節炎は脊椎や末梢関節，付着部に炎症を来し，HLAB-27との関連性をもつ疾患の一群である．強直性脊椎炎，乾癬性関節炎，反応性関節炎，ぶどう膜炎関連脊椎関節炎，炎症性腸疾患関連脊椎関節炎，またはそれらのどれにも分類されない分類不能脊椎関節炎などが含まれる．基本的にはRF陰性で，血清反応陰性脊椎関節症ともよばれる．

薬を患者ごとに使い分ける必要がある．ただし，副作用には十分に気を付ける．

手術療法

▸ 滑膜切除術

増殖した滑膜を外科的に切除する手術であり，関節鏡視下で行われることが多い．一般に，全身性の炎症のコントロールが良好でも滑膜炎の鎮静化が得られない関節に行われる．

▸ 関節形成術（切除，温存）

足趾に対する中足骨頭切除など，以前は切除関節形成術が主流であったが，近年では関節温存手術も多く行われる．

▸ 関節固定術

変形と不安定性による機能障害が強い関節に対して行われる．除痛効果に優れている．

▸ **人工関節全置換術**

股関節や膝関節に対して行われることが多いが，肘関節，母趾 MP 関節，手指 MP 関節，足関節に対する手術も行われる．

▸ **腱移行術，腱移植術**

手関節背側で生じることのある指伸筋腱の皮下断裂に対して行われる．

リハビリテーション

▸ **運動療法（理学療法）**

関節可動域や筋力の保持・改善を目的に行う．

▸ **作業療法**

日常生活動作（ADL）の改善，ADL 訓練，家屋の改造，自助具の活用などを行う．

▸ **物理療法（理学療法）**

消炎・鎮痛，血流改善の目的で，温熱療法，温泉療法などを行う．

▸ **装具療法**

固定・支持性補助，ADL の介助，変形予防，矯正の目的で行う．

コンテンツが視聴できます（p.2参照）

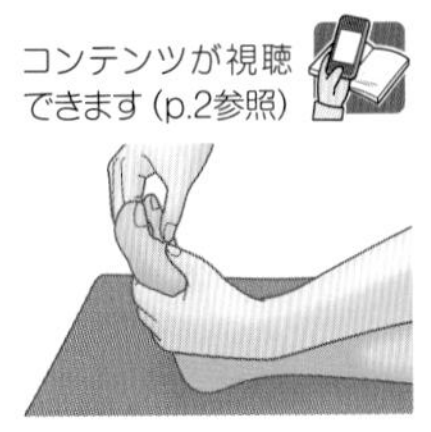

●関節リウマチの運動療法〈動画〉

8 予防

原因が不明なため，有効な予防法はないが，症状を悪化させないためには適切な休養と栄養が重要であることは明らかになっている．

2 関節リウマチ患者の看護

1 初期症状

関節リウマチは原因不明の進行性の疾患であるため，超早期からの診断・治療が患者の予後に大きく影響する．そのため，初期症状（図10-5）を見逃さないことが重要である．

2 関節リウマチ治療の 4 本柱と看護

4 本柱とは，**基礎療法**，**薬物療法**，**手術療法**，**リハビリテーション**の四つである．

基礎療法

基礎療法とは，関節リウマチという疾患と治療について患者に説明し，理解と合意を得ることである．患者と医療者の信頼関係が築かれると治療協力も得やすく，治療効果も期待できる．理解までに時間はかかるが，患者の年齢や環境に寄り添い，表10-3 について説明および支援を行う．ほかの三つの治療とも並行し，他職種と協働し，患者が日常生活の中で実行できるように具体的に支援する．

薬物療法

薬物療法では，炎症を抑え，痛みを緩和し，免疫異常を是正し，関節破壊を防止することが目標である．期待される効果と同時に，副作用（表10-4）についても薬剤師とともに患者に説明する．副作用の出現に注意し，副作用がみら

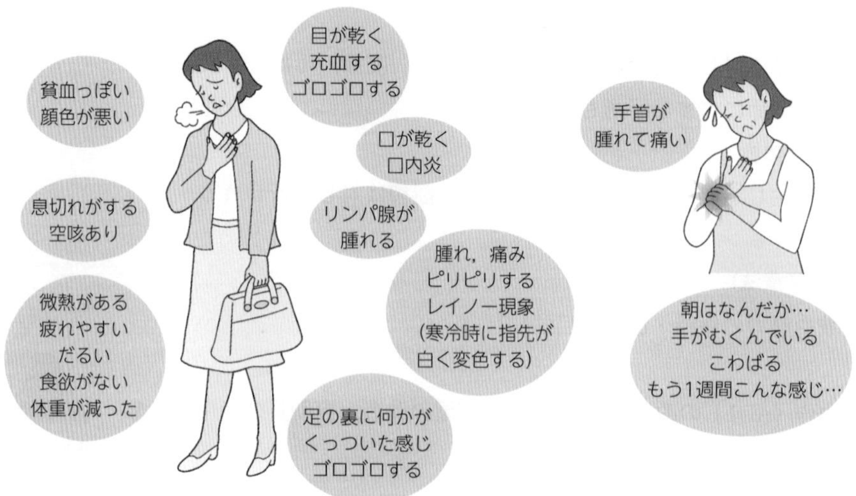
貧血っぽい
顔色が悪い
目が乾く
充血する
ゴロゴロする
口が乾く
口内炎
息切れがする
空咳あり
リンパ腺が
腫れる
腫れ，痛み
ピリピリする
レイノー現象
(寒冷時に指先が
白く変色する)
微熱がある
疲れやすい
だるい
食欲がない
体重が減った
足の裏に何かが
くっついた感じ
ゴロゴロする
手首が
腫れて痛い
朝はなんだか…
手がむくんでいる
こわばる
もう1週間こんな感じ…

図 10-5 ■関節リウマチの初期症状

石川肇．関節リウマチ．整形外科看護．2018，23（11），p.1108.

れたら，すぐに医師に報告する．薬の効果や副作用の出現時期は使用薬剤によって異なるため，患者とともに注意深く変化を観察する．

手術療法

変形した関節や増殖した滑膜に対して，機能再建や修復などを行うことで，疼痛緩和や日常生活動作の改善を目的としている．関節破壊が起こる前に行う滑膜切除術，変形や不安定な関節に対する関節固定術，破壊が進んだ関節に対する人工関節置換術などがある．

表 10-3 ■関節リウマチの基礎療法

・適度な運動と安静の維持
・ストレスをためない
・規則正しい生活とバランスの良い食事
・冷えや湿気への対策
・関節に負担をかけない動作と環境

表 10-4 ■主なリウマチ治療薬の作用と副作用

	作用	主な副作用
NSAIDs	関節腫脹・疼痛緩和 即効性あり	胃・十二指腸潰瘍
ステロイド	関節腫脹・疼痛緩和 強力な抗炎症作用	中止すると再発　使用の長期化 易感染，糖尿病，体重増加 骨粗鬆症，病的骨折
従来型 DMARDs	治療の第一選択 免疫異常に作用し進行抑制 免疫抑制剤 腎排泄薬剤	効果出現に 1 カ月～半年 肝機能障害，口内炎，胃腸障害 定期的診察と検査が必要 腎機能障害
分子標的 DMARDs	細胞内シグナル伝達経路抑制 経口投与	帯状疱疹などの感染症
生物学的 DMARDs	サイトカインの働きを抑制 T 細胞機能を調整し進行抑制 点滴または皮下注射	易感染：肺炎，結核 日和見感染症 アナフィラキシーショック

症状の進行によっては，複数回手術を行うこともあり，患者の心理的支援とともに，経済的支援や社会的役割の継続などについても考える必要がある．手術後には，リハビリテーションや薬物療法を併用したり，状態によっては装具を使用することもあるため，術前に治療計画について説明し，少しでも疑問や不安を解消するよう努める．

リハビリテーション

関節リウマチのリハビリテーションにおいては，多関節障害があり，炎症コントロールが必要なこと，長期罹患による骨粗鬆症や腎機能障害，精神的ストレスなどのマイナス要因もある．そのため，症状と同時に関節機能障害や健康評価質問票（J-HAQ 身体機能障害指数）[1] などを用いて，変化をとらえて個別的に介入する必要がある．

理学療法では，主に関節可動域保持や筋力維持，歩行訓練を目的とした運動療法と，ホットパックなどの物理療法を行い，ADL 維持・改善につなげる．作業療法は，ADL を評価し自助具を用いるなど，日常生活に即した訓練を行う．

装具療法は，局所安静や関節の変形の矯正や防止を目的に行う．装具使用によるボディーイメージの変化や，装具の圧迫による皮膚損傷のリスクにも配慮が必要である．それ以外にも，生活拠点となる居室の環境整備（手すり，ドアノブ，水道蛇口の変更，浴槽やトイレの改修など）を行い，自立した生活ができるよう支援する．これは，患者本人のみならず，家族や主介護者にも介護負担の軽減となる．こうしたサービス利用については，介護保険などの制度を利用し，経済的にも支援できるように地域包括ケアシステムを活用する．

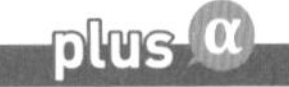

リウマチの運動療法
家庭でできるリウマチ体操として，上肢・下肢で 12 の運動が提唱されている．リウマチ情報センターホームページを参照．https://www.rheuma-net.or.jp/rheuma/taisou/taisou.pdf(参照 2024-05-07)

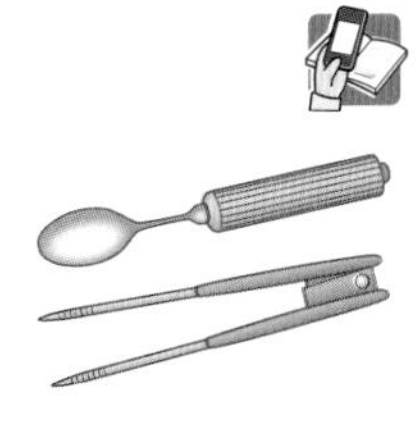

●関節リウマチの自助具〈動画〉

3 腱鞘炎

tenovaginitis

1 腱鞘炎とは

腱鞘（けんしょう）はパイプのように腱を包んで滑りを良くし，腱が縮んだ力を反対側に伝える組織であり，その作用により関節がスムーズに動く．なんらかの原因によって腱鞘に痛みや通過障害が生じた状態を**腱鞘炎**という．手指に生じる**ばね指**，手関節橈側に生じる**ドゥケルバン病**に代表され，整形外科診療において頻繁に遭遇する疾患である．

手を酷使する職業や，周産期や更年期の女性に好発する傾向がある．関節リウマチや，化膿性または結核性の感染に伴う場合もある．

診断の基本は触診であり，患部の圧痛や，牽引することで疼痛が誘発されることが重要である．ばね指では特徴的な**弾発現象***がみられる．

治療には安静，外用薬や消炎鎮痛薬などの薬物療法，および水溶性懸濁ステロイド薬の腱鞘内注射などの保存療法と，腱鞘切開などの手術が行われる．感

用語解説

弾発現象
腱や腱鞘が炎症を起こし，指を伸ばそうとすると一定の角度で引っ掛かりが生じ，無理に動かそうとすると弾かれるように急に動く現象．

染性腱鞘炎の場合は治療が大きく異なるため，鑑別が重要である．

2 腱鞘炎患者の看護

腱は骨と筋肉をつなぐ線維性の結合組織であり，腱があることで手指や手関節を動かすことができる．腱鞘は腱を包み滑らかに動くよう支えている．腱鞘炎は，この腱と腱鞘がこすれて炎症を起こし，疼痛や腫脹，通過障害による動きの異常を来す状態である．代表的な疾患として，**ドゥケルバン病**や**ばね指**がある（表10-5）．

ドゥケルバン病は，母指の使い過ぎによって起こることが多く，最近では，パソコンやスマートフォンの長時間使用により発症することもある．主な症状として，母指基部から手関節橈側（とうそく）の圧痛や腫脹がみられる．ふたを開けるなどのつまみ動作で疼痛が増強する．

ばね指は，指の使い過ぎなどで靱帯性腱鞘という腱を抑えるトンネルのような役割をする部分やそこを通る腱が肥厚して炎症を起こすことが原因である．

就寝中のむくみが影響し，いずれも朝方に悪化する傾向がある．治療は薬物療法や腱鞘内注射もあるが，局所安静を優先する．可動域制限や疼痛などで生

表 10-5 ■ドゥケルバン病とばね指

	ドゥケルバン病	ばね指
症状	腱鞘 手首の母指側に腫脹・痛み つまみ動作で疼痛 例）ふたを開ける	弾発現象 ロッキング（屈曲位から伸展不可）
誘因	母指の使い過ぎ 例）パソコン，スマートフォン	指の使い過ぎ（母指，中指，環指に多い） 更年期の女性や妊産婦に多い 糖尿病，透析患者にもみられる
所見	アイヒホッフテストにて 疼痛が誘発される	MP 関節掌側の疼痛とクリック音 肥厚した腱鞘の触知

活に支障を来す場合は，手術を行う．

治療が遅れると，筋力低下や可動域制限が進むことがあるので，早期診断・早期治療が求められる．一時的に症状が軽快しても，原因となる動作が続く場合は，定期的に休息を設けて，使い過ぎを予防することが重要である．

4 肩関節周囲炎

periarthritis of shoulder

1 肩関節周囲炎（五十肩）とは

40～60代の人に明らかな外傷がなく生じる肩関節の疼痛，可動域制限は**五十肩**と呼ばれ，認知度の高い疾患の一つであるが，その概念と定義はずっとあいまいなままであった．近年では国際的に**凍結肩**（frozen shoulder）という統一した呼び方をしようという流れになっている．

病態は関節内滑膜の増生，関節包の肥厚などが考えられているが，いまだに解明されていない．治療は内服，注射，リハビリテーションなどの保存治療が基本となるが，joint distension（関節内圧減圧法）*，サイレントマニピュレーションや関節鏡下関節授動術*などの治療も行われている．

用語解説

joint distension（関節内圧減圧法）
保存治療の一つで，超音波ガイド下に薬液を関節腔内へ注入後，他動的に関節を動かす方法．

関節授動術
関節可動域の拡大目的に，関節包を伸展・切離する治療法．

2 肩関節周囲炎患者の看護

五十肩の発生頻度は2～3%で，両側罹患する人は患者の17%といわれている[2)]．原因は不明で，その多くは自然に軽快する．危険因子としては，40～60代，女性，糖尿病や甲状腺疾患など[3)]がある．主症状は疼痛と肩関節の可動域制限で，病期によって炎症期（freezing phase），拘縮期（frozen phase），回復期（thawing phase）に分類される．

病期別の主な治療と症状・看護を表10-6にまとめる．

1 炎症期

突然の痛みとともに炎症が起こり，患者は驚くことが多い．外傷の有無を確認し，石灰性腱炎や腱板断裂との鑑別診断を受けた上で治療に入る．安静時や夜間などのリラックスした時間も疼痛があるため，睡眠の確保や安楽な体位の指導も必要となる．

2 拘縮期

疼痛は少し改善するが，可動域制限による生活の支障が多くなる．困りごとを確認し，適宜，安楽に肩を動かせるように援助すると同時に，リハビリテーションを勧める（図10-6）．昔は，結髪・結帯といわれる動作，現在ではブラジャーのホックを留める，整髪などの動作で疼痛が増強する．下着や衣服の着脱方法なども指導する．

表 10-6 ■病期別にみる肩関節周囲炎の症状・治療・看護

病期	主な症状	治療	看護
炎症期 (freezing phase)	安静時・動作時の疼痛 疼痛による夜間覚醒	局所安静 消炎鎮痛薬 関節注射 注射当日は感染予防のため入浴禁止	クーリング 夜間は温罨法も有効 睡眠不足の有無 極力重いものを持たない (キャリーバッグの活用など)
拘縮期 (frozen phase)	安静時痛なし 可動域制限 可動域制限最終域での疼痛 体動による夜間の疼痛	リハビリテーション 拘縮改善 機能回復 ストレッチ・振り子運動	外旋制限による結髪動作 (後頭部に手を回す動作) 内旋制限による結帯動作 (背中に手を回す動作) 困りごとの確認と支援
回復期 (thawing phase)	拘縮が改善(数カ月～数年) 症状が残る場合もある	温罨法 拘縮による支障がある場合：手術 授動術 関節鏡視下関節包切離	体操の指導 生活動作に合わせた指導 正しい運動の継続

3 回復期

自然に可動域が拡大するが，なかには寛解に至らず生活に支障を来す場合がある．その際は，手術も検討する．数年後，反対側にも発症することがあるが，その際は自己判断せず，医師の診断のもと，適切な治療を受けることが大切である．

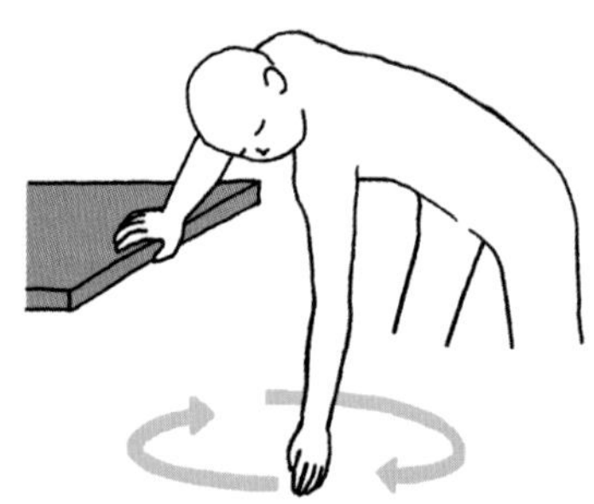

図 10-6 ■肩関節の疼痛緩和のための体操の一例

! 臨床場面で考えてみよう

Q1 関節炎を鑑別する上で重要なポイントは何か．

Q2 関節リウマチ（RA）の診断と治療において重要なことは何か．

Q3 関節リウマチのAさん（40歳，女性）は，疼痛のため家に閉じこもりがちになっている．「専業主婦なのに家事もできなくなって……」と相談してきたAさんに，どのような支援ができるか．

Q4 肩関節周囲炎と診断された場合，日常生活ではどのような注意が必要か．

考え方の例

1 関節炎が急性か慢性か，また，単関節か多関節かを評価することで，ある程度原因疾患を絞ることができる．その中で緊急治療を要する感染性関節炎を見逃さないことが重要である．

2 RAの治療において重要なことは，早期に診断と治療を行うことによって関節破壊を予防することである．RAの主病態は持続性の滑膜炎であり，その疾患活動性をコントロールできなければ関節破壊が進行し，機能障害が生じる．そのため，より早期の診断と疾患活動性のコントロールが重要である．

3 例えば，以下のような支援を行う．

・生活環境を整え，ストレスに感じていることを話してもらう．
・服用している薬剤の効果と副作用を確認し，医師に相談する．
・疼痛の日内変化と疼痛が増強する動作を確認し，適切な動かし方を指導する．
・必要があれば，補助具や自助具を検討する．

4 急性期はできるだけ安静を保ち，必要な場合は処方されている鎮痛薬を使用する．疼痛を増強させないために下着や服装，髪型などを工夫したり，肩にかばんをかけないようにすることも大切である．睡眠中に疼痛が増強することもあるため，クッションなどを用いるとよい．急性期を過ぎれば，リハビリテーションを開始する．

引用・参考文献

1）リウマチｅネット．日常生活の困難度チェックシート．https://www.riumachi.jp/life/checksheet.html，（参照2024-05-07）．
2）佐々木毅志ほか．上肢疾患：肩関節周囲炎・腱板断裂の診断．MB Orthop．2017，30（10），p.129-137．
3）村木孝行．肩関節周囲炎：理学療法診療ガイドライン．理学療法学．2016，43（1），p.67-72．

10 関節炎・腱鞘炎

11 変形性関節症

変形性関節症とは

関節軟骨の変性や摩擦および，なんらかの刺激から骨に生じる棘状の増殖変化などによって，疼痛や可動域制限，関節変形などを来す疾患.

主な症状

- 関節痛　● 疼痛→運動時や荷重負荷の際に増悪
- 筋の過緊張や痙直→骨性支持力が低下することで，筋性支持に過度の負担が加わるため
- 歩行障害(関節可動域の制限)

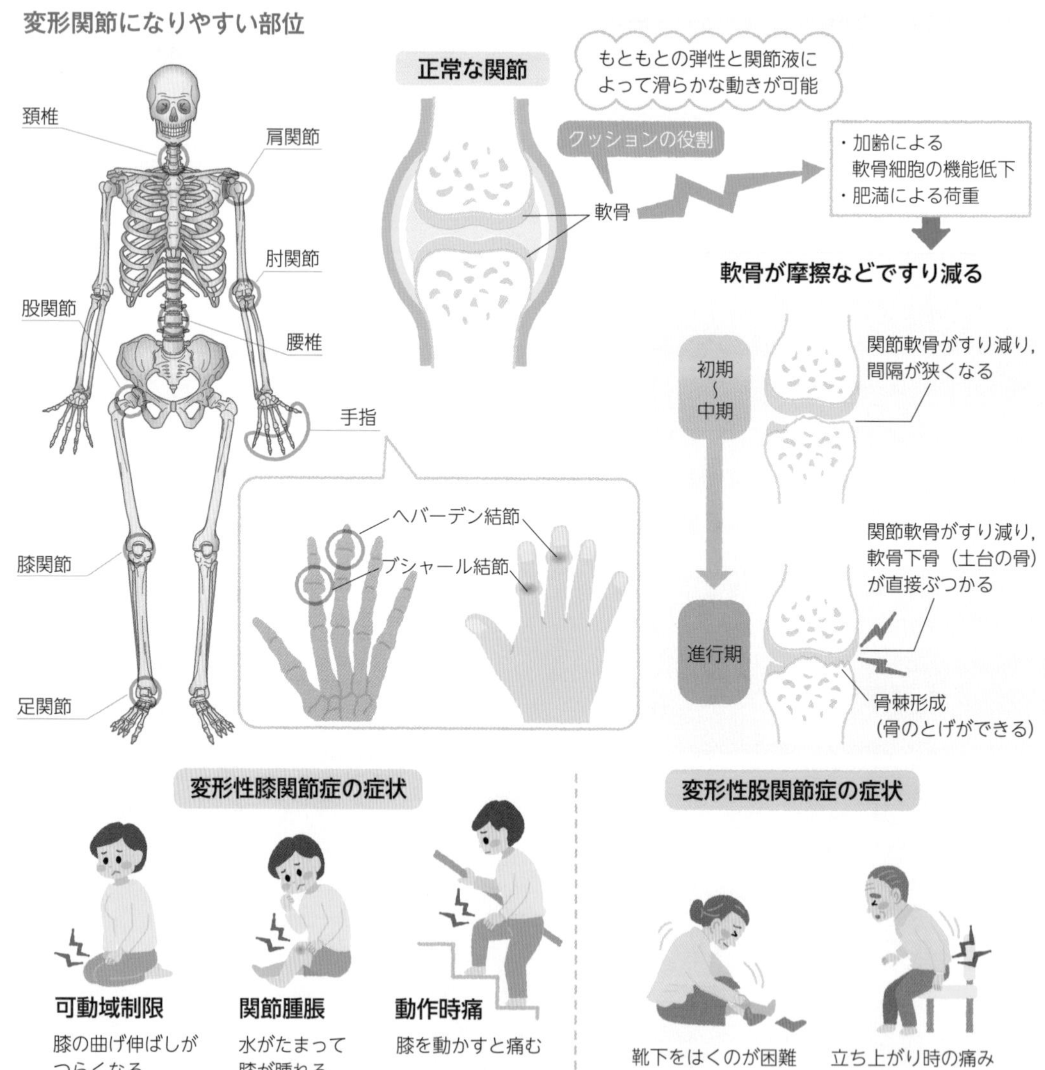

変形関節になりやすい部位
頚椎
肩関節
肘関節
股関節
腰椎
手指
膝関節
足関節
ヘバーデン結節
ブシャール結節
正常な関節
もともとの弾性と関節液によって滑らかな動きが可能
クッションの役割
軟骨
・加齢による軟骨細胞の機能低下
・肥満による荷重
軟骨が摩擦などですり減る
初期～中期
関節軟骨がすり減り，間隔が狭くなる
進行期
関節軟骨がすり減り，軟骨下骨（土台の骨）が直接ぶつかる
骨棘形成
(骨のとげができる)
変形性膝関節症の症状
可動域制限
膝の曲げ伸ばしがつらくなる
関節腫脹
水がたまって膝が腫れる
動作時痛
膝を動かすと痛む
変形性股関節症の症状
靴下をはくのが困難
立ち上がり時の痛み

1 変形性股関節症

hip osteoarthritis

1 変形性股関節症とは

1 疫学

変形性股関節症とは，股関節への過度な負担や加齢によるものや，股関節の骨形態異常が生じたために引き起こされる疾患である．日本における単純 X 線診断による変形性股関節症の有病率は 1.0 ～ 4.3%で，男性は 0 ～ 2.0%，女性は 2.0 ～ 7.5%と女性に高率にみられる [1]．

2 原因

変形性股関節症には，原因が特定できないものと特定できるものがあり，前者を**一次性股関節症**，後者を**二次性股関節症**と分類する．日本では二次性股関節症が多くを占めており，欧米では一次性股関節症が多いといわれてきた．しかしながら，後述する **FAI**（femoroacetabular impingement，**大腿骨寛骨臼インピンジメント**）という病態が報告され [2]，従来一次性股関節症と考えられていたものの中に，FAI による二次性股関節症が原因となるものが含まれていたと考えられるようになってきている．

3 病態

一次性股関節症は原因となる疾患が特定できないものであるが，要因としては，加齢や人種，日常生活での過度な負担による慢性的な経過によるものが挙げられる．二次性股関節症の原因は，日本では寛骨臼形成不全が80%以上と最も多い [1]．そのほかの原因には，小児期の疾患（発育性股関節形成不全*，大腿骨頭すべり症，ペルテス病など），外傷性疾患（大腿骨頭骨折，寛骨臼骨折，股関節脱臼など），大腿骨頭壊死症，関節リウマチなどの炎症性疾患や化膿性股関節症などが挙げられる．

> **用語解説**
> 発育性股関節形成不全
> 以前は先天性股関節脱臼と呼ばれ，股関節が脱臼あるいは亜脱臼になった状態．

4 症候

疼痛，可動域制限，跛行（はこう）などがみられる．

5 経過

初期には，立ち上がりや歩き始めに鼠径部（そけいぶ）に疼痛が出現することが多い．関節症が進行すると，歩行時に常に疼痛を伴うようになり，場合によっては持続痛や夜間痛が生じる．日常生活に支障を来すようになり，しゃがみ込みや靴下の着脱，足の爪切りなどの動作が困難となる．

6 検査

単純 X 線検査，CT 検査，MRI 検査を主に行う．超音波検査は，補助診断として有用である [1]．関節鏡検査は，早期の変形性股関節症の関節軟骨，関節唇変性の部位や程度の診断として有用である [1]．

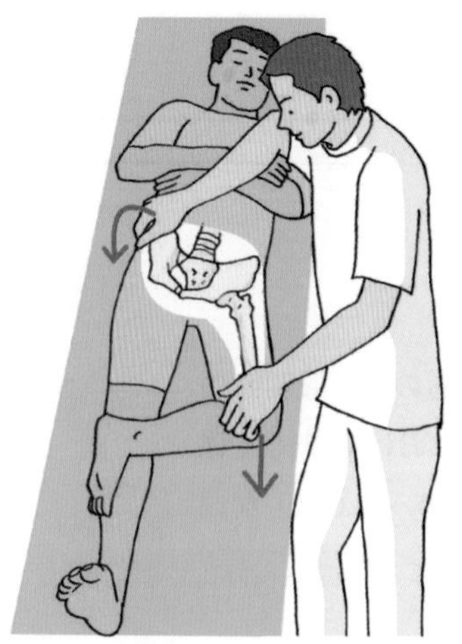

図 11-1 ■パトリックテスト（フェーバーテスト）
患側の足関節を健側の膝の上に乗せて，患側の股関節を屈曲・外転・外旋させ，患側の膝部を床に向かって押し付ける．股関節疾患がある場合には疼痛を訴え，陽性と判断する．

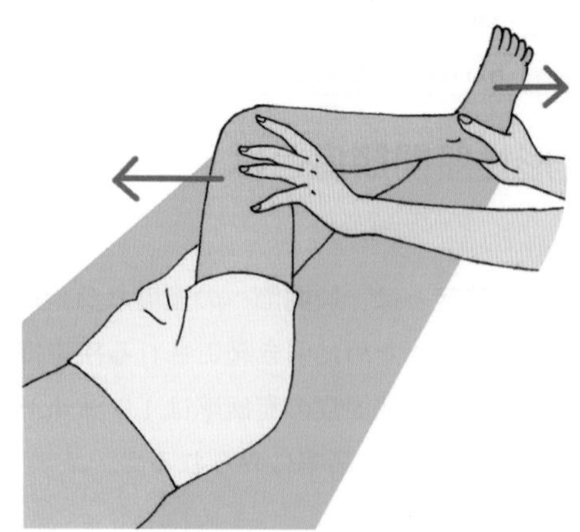

図 11-2 ■前方インピンジメントテスト
患側の股関節を 90° 屈曲させて，内転・内旋を加える．関節唇損傷がある場合には疼痛を訴え，陽性と判断する．

7 診断

問診では，小児期の疾患や外傷歴などの既往歴やスポーツ歴，職業歴を聴取することが大切である．発育性股関節形成不全は遺伝的要因もあることから，家族歴の聴取も重要である．

疼痛

疼痛部位は鼠径部が主であるが，鼠径部以外にも疼痛を訴えることがある．疼痛誘発テストとしては，Patrick（パトリック）テスト（FABER（フェーバー）テスト）（図11-1）や前方インピンジメントテスト（図11-2）がある．Patrick テストは股関節の炎症の鑑別に使われる．前方インピンジメントテストは FAI や関節唇損傷の鑑別に使われる．

可動域制限

関節症性変化が進行すると可動域は減少し，生活動作が困難となり，拘縮も認めるようになる．屈曲・内転・外旋拘縮となることが多い．Thomas（トーマス）テストで股関節の屈曲拘縮の有無を診断する（図11-3）．

跛行

跛行は，疼痛性跛行や墜下性跛行となる．患側片脚立位時には，健側骨盤が下がる Trendelenburg（トレンデレンブルク）徴候がみられる（➡ p.33 図2-8 参照）．

骨形態，病変

単純 X 線検査では，関節裂隙（れつげき）の狭小化の有無，寛骨臼や大腿骨頭の変形や骨棘（こつきょく）・骨嚢胞（こつのうほう）の有無，関節面の骨硬化の有無に注目する．寛骨臼形成不全の診断には，股関節正面像から得られる CE 角や Sharp 角（図11-4），acetabular head index（AHI *）などを測定し評価する．変形性股関節症は，日本整形外科学会の病期分類[3] によって，前期，初期，進行期，末期の 4 段階に分けられ

用語解説

AHI
大腿骨頭を被覆する寛骨臼の割合を示すもので，大腿骨頭内側端から寛骨臼外側縁までの距離を大腿骨頭の横径で割ったもの．平均値は 80 ～ 89%程度[1]．

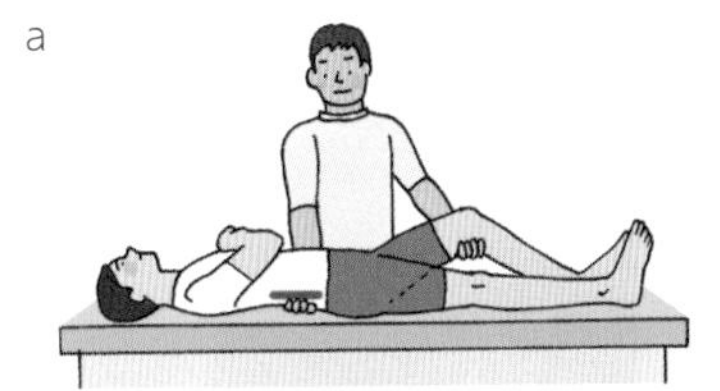

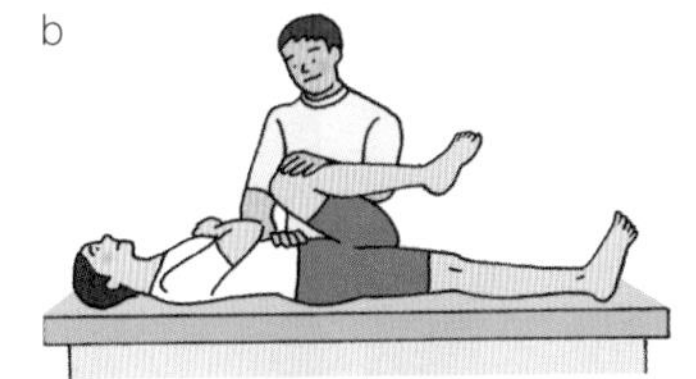

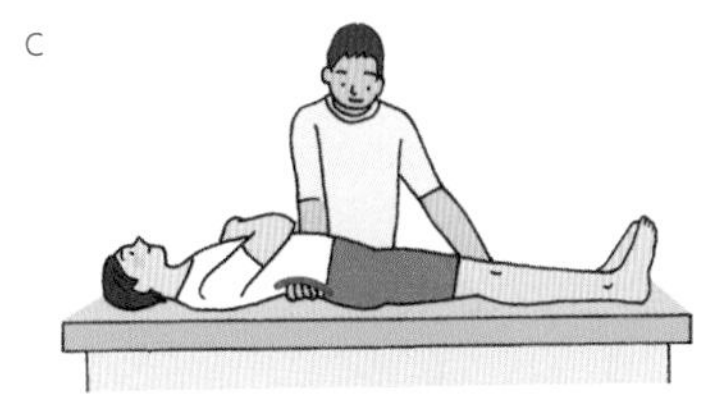

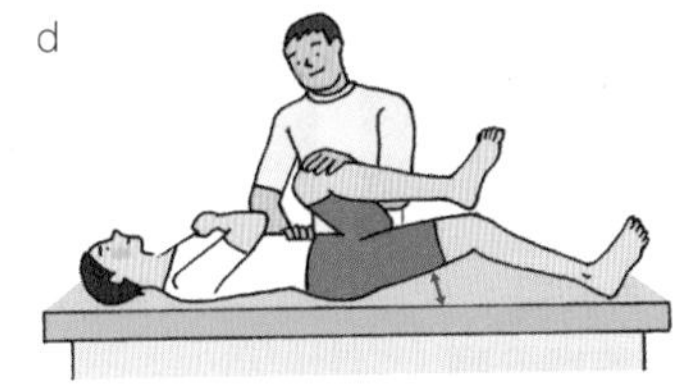

図 11-3 トーマステスト

股関節の屈曲拘縮があると腰椎の前弯が強く，診察台と腰の間に隙間ができる（a，c）．股関節を屈曲していくと，腰椎の前弯がとれてきて，隙間がなくなってくる（b）．この状態で浮き上がってきた股関節と診察台のなす角度（↔）が屈曲拘縮の角度となり，トーマステスト陽性と判断する（d）．

る（図11-5）．FAIにみられる骨形態は，寛骨臼側の pincer（ピンサー） type，大腿骨の cam（カム） type，そして**混合型**である（図11-6）．FAI の診断指針が提案され，明らかな股関節疾患に続発する骨形態異常は除外される[4]．

CT 検査では，単純 X 線画像では評価困難な水平断画像の情報が得られる．寛骨臼の前後径や前方開角，大腿骨頚部前捻角，3D-CT 画像を構築することによる三次元的な骨形態の把握が可能になる．

MRI 検査は，軟部組織や軟骨の病変，骨髄浮腫などの海綿骨内病変，関節唇損傷の有無などの描出に有用で，これらは単純X線では描出されない．

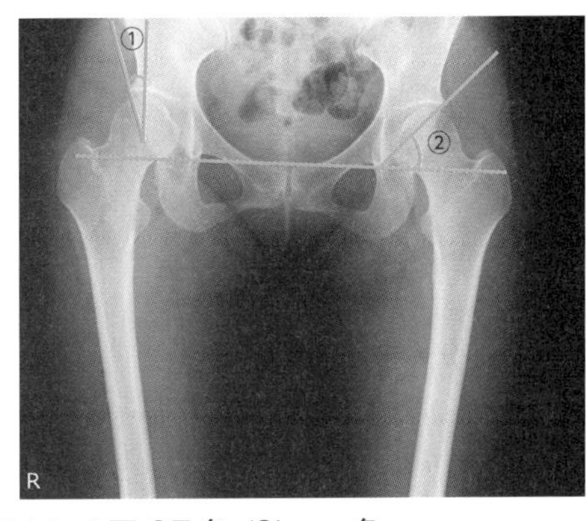

図 11-4 CE 角 /Sharp 角

① CE 角：骨頭中心からの垂線と寛骨臼外側縁を結んだ線のなす角度で，正常は 25° 以上．
② Sharp 角：寛骨臼外側縁と涙痕先端を結んだ線と両側涙痕を結んだ線のなす角度で，平均値は 35 ～ 42° 程度．

8 治療

まずは保存療法を基本に行う．非薬物療法として，患者教育とリハビリテーション（運動や物理療法），装具療法がある．なかでも，患者教育に関しては質の高いエビデンスが複数あり，病識の向上のために積極的に行うべきである[1]．薬物療法は短期的な疼痛の緩和に有用だが，副作用には十分に注意しながら使用する必要がある．

9 予防

股関節への負担を減じることが必要である．運動療法が主体であり，その効果として，可動域の改善，筋力増強による機能障害の改善，股関節の安定性の向上がある．それに伴って疼痛の緩和，さらに体重減少が期待できる[5]．生活

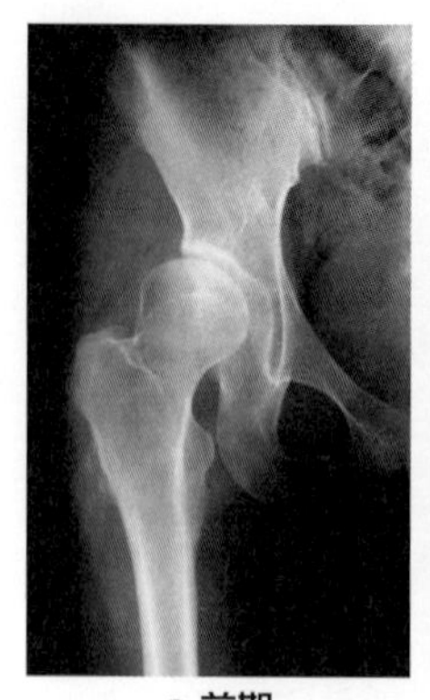

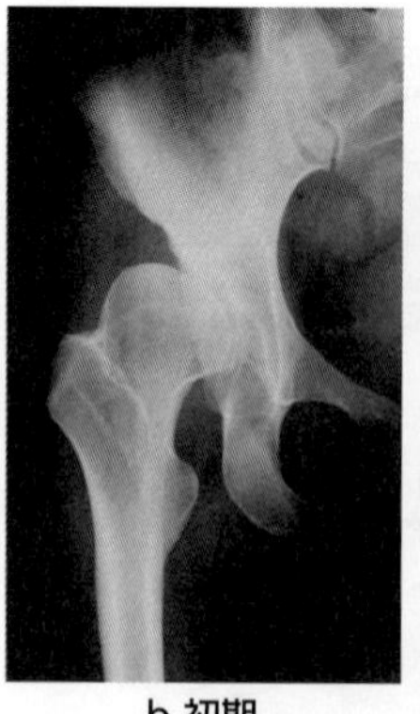

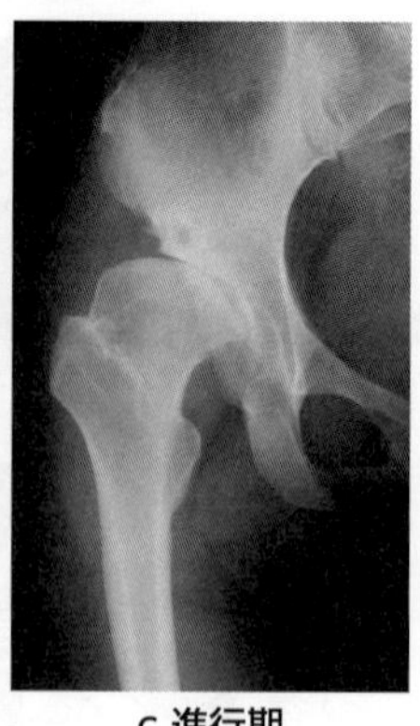

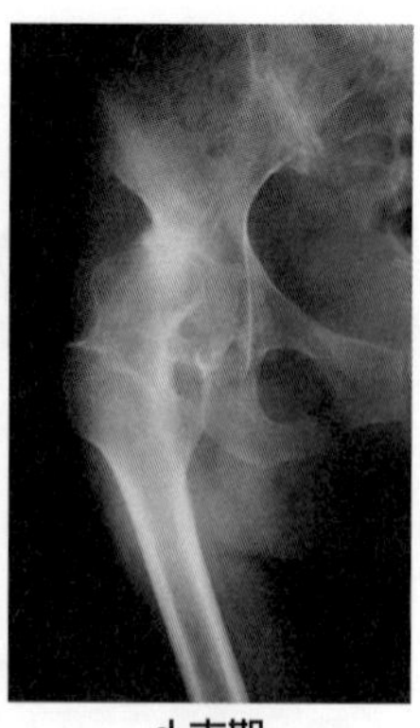

図 11-5 ■変形性股関節症の病期分類

a：臼蓋形成不全などのなんらかの形態的異常は存在するが，関節裂隙は正常で，骨硬化像，骨棘形成，嚢腫形成などの関節症変化は認めない．

b：関節裂隙のわずかな狭小化，荷重域の骨硬化像は認められるが，骨棘形成は認めない．

c：骨棘形成が認められ，関節裂隙は明らかに狭小化する．骨硬化像，嚢腫形成などの関節症変化が進行する．

d：関節裂隙の消失，著明な関節症変化により関節適合性が失われる．

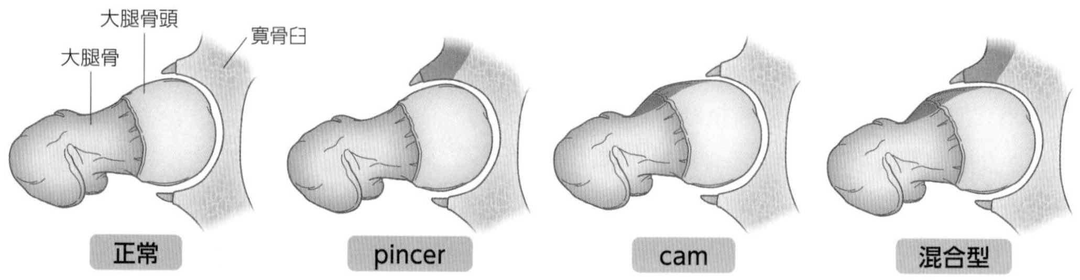

図 11-6 ■ FAI の骨形態

pincer type：寛骨臼辺縁の過形成による大腿骨頭の過剰被覆．
cam type：大腿骨頭から頸部にかけての移行部の骨性隆起．
混合型：pincer type と cam type の混合．

環境や周辺環境の整備も進行の予防になる．体重負荷を軽減するために，杖の使用が有効である．和式の生活様式は，しゃがむ動作が多く股関節への負担が大きいため，椅子やベッドの使用など，洋式の生活への変更で負担を軽減できる．脚長差による跛行があれば，補高による脚長補正を行う．

2 変形性股関節症患者の看護

1 患者教育

体重管理

保存療法中は，体重管理が重要となる．股関節は体重を支える役割を担っており，歩行時や立ち上がり時は股関節に体重の数倍の負担がかかるといわれている．体重管理を継続するとともに，肥満傾向の患者には股関節の構造や病態，減量の必要性を説明して，食事療法や適度な運動を勧める．

日常生活動作の指導

▶ 階段昇降

股関節への荷重を減らすため，手すりの使用を勧める．股関節の疼痛や関節可動域の制限によって下肢が思うように動かないことも多く，特に階段の下りの際は転倒・転落に注意する．

▶ 杖歩行

長時間歩行や外出時には杖の使用を勧める．

▶ 生活環境の調整

床や畳などの和式の生活様式は，靴の脱ぎ履き，正座，膝をつく，しゃがみ動作を多用するため，股関節に負担となりやすい．食事や寝るときに床座や布団を使う患者には，洋式の生活様式に変更を勧める．患者の自宅の生活環境を聴取した上で，食事時や居間では椅子とテーブルを使用する，就寝時はベッドを使う，浴室には手すりをつけるなど，股関節に負荷が少ない生活環境の改善を促す．

▶ 運動

運動療法は，疼痛緩和や筋力増強による機能障害の改善，関節可動域の改善などの効果が見込まれるが，疼痛などの症状を確認しながら進める必要がある．運動の強度や頻度，期間についての明確な指針はないが，重症度にかかわらず推奨できる運動は，水中歩行やウオーキングなどの強度の低い有酸素運動である．また，筋力増強訓練として，股関節外転筋や大腿四頭筋の訓練，膝の屈伸運動などがある．

▶ 家事

長時間の立位や過重歩行は症状悪化の要因になるため，炊事は椅子を使う，買い物は車や自転車で行くなど，重い荷物を持った活動は避ける．床掃除の際に前屈する場合やコンセントの抜き差しなどは，膝をついて安全な姿勢で行うように説明する．

2 手術後（術直後）の看護

50歳未満の患者に対しては，病期の進行予防や症状緩和目的で，寛骨臼回転骨切り術や大腿骨骨切り術などの関節温存術が広く行われている．進行期や末期の患者では，人工股関節全置換術（THA）が適応となる．この手術では疼痛が劇的に改善し，機能的回復が得られる．

術後合併症の予防

術後出血，感染，脱臼，深部静脈血栓症（DVT），腓骨（ひこつ）神経麻痺などの合併症が起こりやすい．なお，骨盤骨切り術は骨盤を切って寛骨臼の形を矯正する手術で，術後数日は強い疼痛が生じる．

➡術後合併症については，4章7節2項p.96参照．

術後体位

術直後の長時間の仰臥位は，腰痛や褥瘡を引き起こすため，体位変換が必要となるが，THA後は股関節が内旋・内転すると人工関節が脱臼する危険性があ

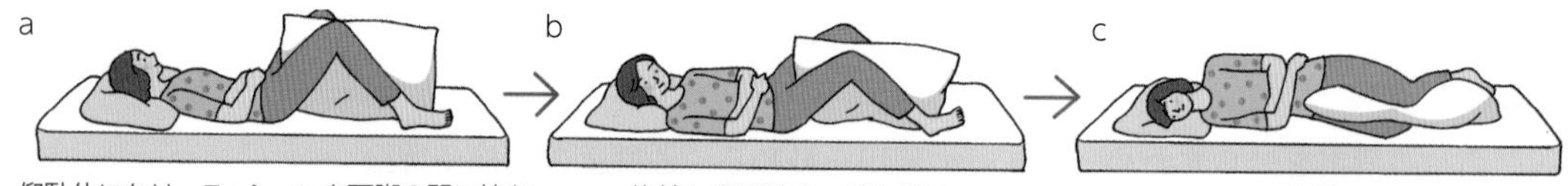
a
b
c
仰臥位になり，クッションを両脚の間に挟む
体幹と両下肢を一緒に倒す
寝返る

図 11-7 人工股関節全置換術後の体位変換

る．手術当日は介助し，一人での体位変換は術後 1 日目以降とする．患者が側臥位になるときは，大きめの枕やクッションを両足の間に挟み，体幹と両下肢を一緒に倒しながら，股関節が内旋・内転しないように体位変換する（図11-7）．

また，術直後は硬膜外麻酔などの影響により下肢の運動麻痺や痛覚鈍麻が生じ，下肢が外旋位になると，腓骨頭部（膝外側（しつがいそく））が圧迫され，腓骨神経麻痺のリスクが高まる．THA 後の腓骨神経麻痺の発生率は 0.2 ～ 0.3%と低いが，一度発生すると回復までに時間を要し，下垂足や感覚異常によって機能回復が遅延する[6]ため，術側下肢は内・外旋中間位を保ち，腓骨頭が圧迫されないように観察する．また，麻酔覚醒後は足趾・足関節の動きを観察し，底屈ができても背屈ができない場合は腓骨神経麻痺が疑われるため，早急に主治医に報告する．

深部静脈血栓症の予防

予防には間欠的空気圧迫法（フットポンプ）や弾性ストッキングの装着に加え，できるだけ患者自身による足趾・足関節の底背屈運動や大腿四頭筋の収縮運動を促す．

術後リハビリ

骨盤骨切り術後の疼痛は鎮痛薬などで対処しながら，骨が癒合するまでは慎重なリハビリテーションを必要とする．THA 後は脱臼肢位に注意して，クリニカルパスに沿って離床を進め，歩行練習，T 字杖歩行，階段昇降など，順次，日常生活行動の拡大を進めていく．

3 脱臼予防に関する退院指導

THA に特有の合併症である股関節脱臼には，前方脱臼と後方脱臼の二つのタイプがあり，手術手技やインプラント，手術アプローチによって脱臼方向にも特徴がある．患者の手術法や骨形態を確認し，日常生活における脱臼予防の指導を行う．初回 THA 後の脱臼発生頻度は 1 ～ 5%で，一度脱臼した患者が再度脱臼する頻度は 30 ～ 65%と非常に高くなる[7]．術後 3 カ月以内が最も脱臼を起こしやすい時期であり[8]，退院後に安全で不安なく日常生活が送れるように援助していくことが重要である．

脱臼を起こしやすい肢位は，過屈曲・内旋・内転の複合動作で，足を組む動作や横座りは避ける（図11-8）．日常生活の指導では，入浴動作や更衣動作（靴下の着脱）などについて，写真や動画を活用し，手本を見ながら患者に実践してもらうとよい．なお，脱臼の危険性を強調しすぎると患者の恐怖心をあおる

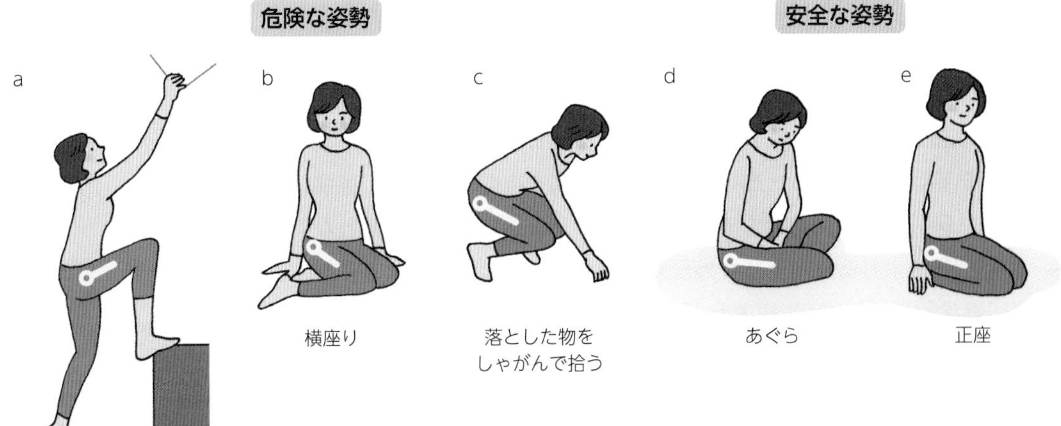
危険な姿勢
安全な姿勢
a
b
c
d
e
横座り
落とした物を
しゃがんで拾う
あぐら
正座
高いところによじ登る

図 11-8 ■ THA の脱臼肢位

ため，術後の機能回復を共に喜び，注意すれば脱臼は予防できることを説明して理解してもらう．また，術前から患者の生活状況について情報収集し，仕事や家事の内容，家屋環境など個別的な注意点を確認する．

2 変形性膝関節症

knee osteoarthritis

1 変形性膝関節症とは

1 疫学・原因

変形性関節症とは「関節軟骨だけでなく，骨や靱帯，関節包，滑膜，筋を含めた関節全体の変化で，関節痛，圧痛，可動域制限，軋轢音や関節水症，局所炎症を呈する疾患」である[9]．変形性膝関節症はその中で最も頻度が高く，X線学的には 2,530 万人で，そのうち 780 万人が疼痛を有し，男女比は 3：7 で女性に多い[10]．65 歳以上では 3 人に 1 人が罹患し，要介護への移行リスクが 6 倍高い[11]．また，ロコモティブシンドロームの代表疾患である．

➡ロコモティブシンドロームについては，18 章 1 節 p.302 参照．

原疾患のない一次性と，原疾患に続発して発症する二次性とに大別される．一次性がほとんどを占め，遺伝的素因などの全身的要因に膝関節へ機械的ストレスが加わり，関節軟骨や半月板，軟骨下骨，靱帯などが変性して生じる．一方，二次性では骨折，感染，骨壊死，脱臼などの原疾患や外傷で生じた前関節症変形に加齢変化が加わり進行する．

2 病態

軟骨に細線維化や亀裂・びらんが生じ，軟骨下骨は硬化・象牙化(ぞうげか)し，骨嚢胞が形成され，滑膜が増殖し，骨棘(こつきょく)が骨辺縁に生じる．これらは，機械的ストレスによる一次的な関節軟骨の変性・摩耗と，軟骨・骨の反応および軟骨細片の分解による二次性滑膜炎の結果とされる[12)].

3 症候

早期には起立動作や歩き始めに膝痛が生じる．また，腫脹や関節水症を伴うが，局所熱感は軽度である．進行すると安静時痛や夜間痛が生じ，膝痛は広範囲となり，階段昇降時に増大する．正座やしゃがみ込み動作が困難となり，屈曲・伸展制限を生じる．内反膝や外反膝を呈し，疼痛を避けるようにして歩き（疼痛回避歩行），接地時に横ぶれが生じる．半月板損傷や遊離体が合併すると，引っかかり感やロッキング*を呈する．

用語解説

ロッキング
関節がロックされたように動かなくなってしまう状態．

4 経過

自然経過では経時的に進行し，十年で半数が悪化する．また，X 線学的には 0.13 mm/ 年ずつ，関節裂隙は狭小化すると試算されており，自然経過では悪化は不可避である[13)].

5 検査

画像

▶ 単純 X 線撮影

関節裂隙が狭小化し，骨辺縁に骨棘が形成される．軟骨下骨は硬化し，骨嚢包を認める．アライメントが変化し，内反膝あるいは外反膝を呈する（図11-9）．

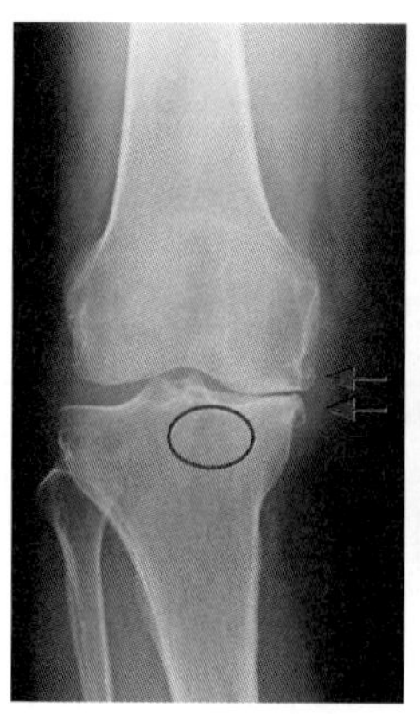
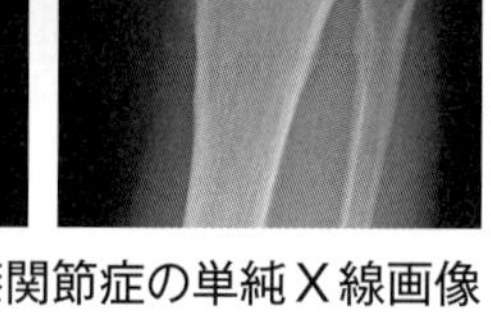

図 11-9 変形性膝関節症の単純 X 線画像
55 歳女性．○骨嚢胞，→骨棘．

▶ MRI

プロトン密度像で軟骨層（中等度信号）は菲薄化し，進行すると消失する．T2強調像では，膝蓋上嚢に関節液（高信号）を認める．半月板は変形し，高信号領域が出現する．骨硬化は低信号帯を呈し，進行すれば関節面は圧潰する．

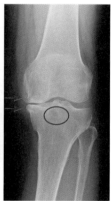

関節液

関節液が貯留し，淡黄色で粘稠性は正常よりやや低下し，細胞数は 200 ~ 2,000/mm^3 である．

6 診断

突然の膝痛の発症であれば特発性骨壊死症*を疑い，画像検査で鑑別する．急激な疼痛や局所の炎症所見があれば，化膿性関節炎，偽痛風，痛風を，朝のこわばりや多関節痛があれば関節リウマチを疑い，画像検査および血液生化学検査などで本症と鑑別する．

用語解説

特発性骨壊死症
主に大腿骨内顆の血行障害による壊死．壊死部が圧潰すると関節症変化を生じる．

7 治療

治療の目的は，症状の緩和・除去と，病変の進行を阻止することによって日常生活動作（ADL）を拡大し，生活の質（QOL）を向上させることにある．

保存療法

日常生活指導

正座，長時間歩行，階段昇降，和式トイレの使用など，疼痛を生じる動作を控え，肥満者には減量を指導するとともに，杖の使用を勧める[14-16].

運動療法

膝関節の安定性を保ち，関節への衝撃を軽減させる大腿四頭筋訓練や下肢伸展挙上法，骨盤周囲筋の筋力強化や有酸素運動を行う[14-16].

薬物療法

- 非ステロイド性抗炎症薬（NSAIDs）：NSAIDsの内服・外用は，疼痛・機能改善に有効である[14-18]．ただし，漫然と使用せず，消化管障害や慢性腎障害および心血管系リスクに留意すべきである[14-18].
- アセトアミノフェン：NSAIDsよりは効果は低いものの，安全性が高く長期投与が可能で，消化器系や腎機能への影響が少ない[14-18]．ただし，高用量の長期使用では肝・腎機能障害に注意すべきである.
- 弱オピオイド：鎮痛と機能改善に効果があり，薬剤抵抗性症例に推奨されている[16-18]．ただし，便秘，悪心，めまいなどの有害事象のリスクが高い[16-18].
- デュロキセチン：下行性疼痛抑制系の機能減弱を賦活（ふかつ）化させる薬物で，運動器の疼痛に推奨される[16, 18]．投与初期の眠気，悪心，便秘などの有害事象がある.
- ヒアルロン酸関節注射：関節液の粘弾性の増加，機械的刺激の低減，抗炎症作用や軟骨破壊抑制作用，および軟骨保護作用が報告されている[14, 16].
- ステロイド関節内注射：短期間（1～2週）では疼痛緩和に有効であるが，長期にわたる有効性についてはほとんど根拠がない[14, 17]．炎症症状が明確に認められる場合に限るべきで，漫然と投与すべきではない.

装具療法

外側楔状足底板（がいそくけつじょうそくていばん）は早期では有効だが，進行例では限界がある[14, 17]．また，膝装具は負荷軽減効果があるが長期装着は困難である[14, 17].

健康食品・サプリメント

経口グルコサミンやコンドロイチンの有効性は否定的であり，欧米のガイドラインでは処方すべきではないと勧告されている[14, 16].

手術療法

関節鏡視下手術

病態改善に対する有効性は否定的である[17]が，半月板断裂や遊離体などの機械的障害因子の除去による症状の軽減は可能である.

高位脛骨骨切り術

片側型で軽度・中等度例に有効である[17]（図11-10）．6～8割に疼痛緩和と機能改善がみられるものの，経時的に効果が低下するとされる.

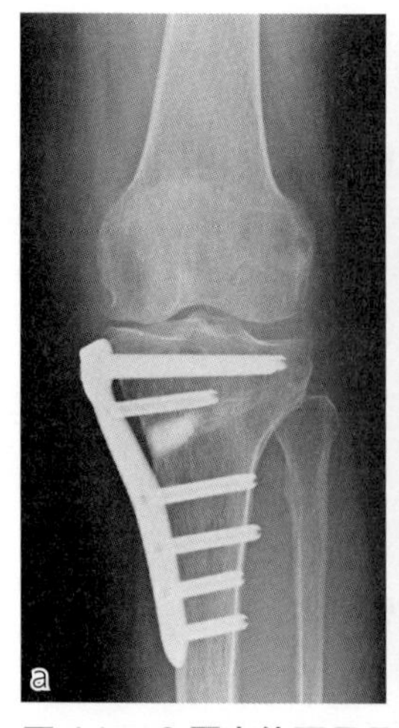

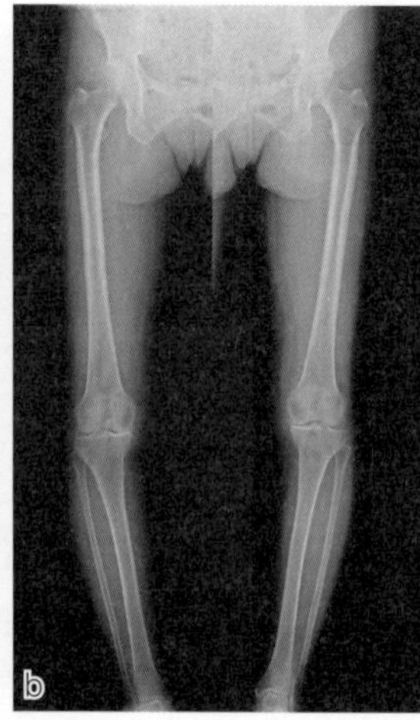

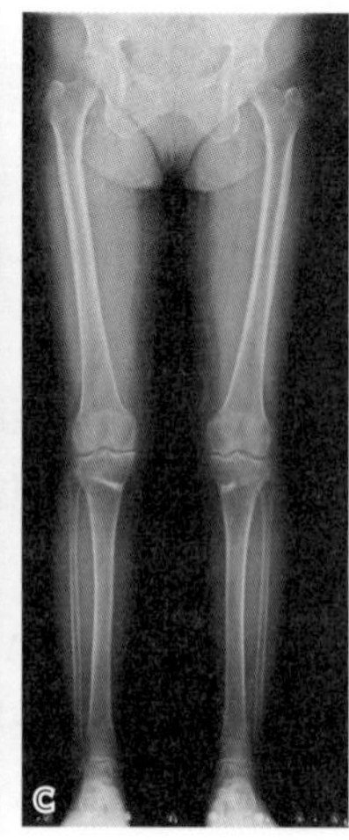

図 11-10 高位脛骨骨切り術

a：変形性膝関節症に対して，内反変形を矯正する高位脛骨骨切り術，
b：術前，c：術後２年.

▸ 人工関節置換術

60歳以上の進行例で，極度に日常生活動作が制限される患者が適応とされる（図11-11）．確実な除痛が得られ，歩行・社会復帰が骨切り術に比べて早い[16, 17]．ただし，可動域制限があり生活での節制が必要で，人工関節の緩みや感染症などの合併症に注意する必要がある.

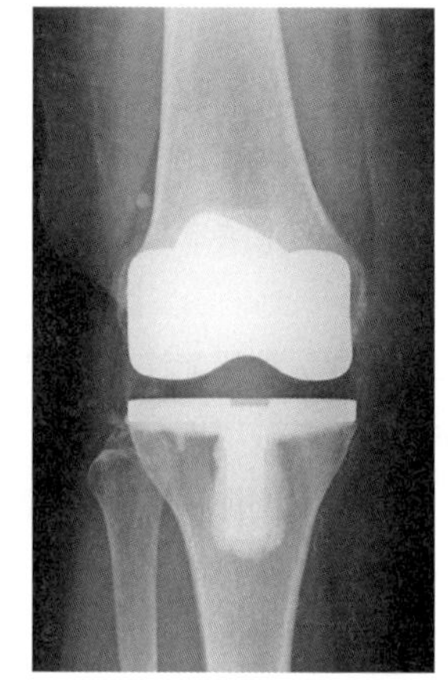

図 11-11 人工膝関節全置換術

70 歳女性.

2 変形性膝関節症患者の看護

変形性膝関節症は，加齢によって膝の関節軟骨が摩耗し，膝の痛みと腫脹，変形（O 脚）が出てくる疾患である．症状のある人は約 780 万人とされ，変形性股関節症に比べ，より高齢者が多く，要介護・要支援の原因の一つである.

1 保存療法の看護

体重管理

発症の危険因子は，肥満，重労働，過去の膝関節の外傷（半月板損傷など）で，特に肥満は膝関節への負担を増大させるため，変形性股関節症と同様に減量し，適正体重の維持が重要である.

疼痛管理

定期的な有酸素運動と筋力強化訓練の継続によって，膝関節周囲の筋力を強化し，関節への負担を軽減することで，疼痛緩和を図る．また，歩行補助具を利用し，健側の手で杖やステッキを使用する．両膝関節症の場合は，フレームまたは車輪付きの歩行器の使用が望ましい．高齢者では慢性疾患をもつ人が多いため，薬剤による副作用として消化管障害や腎機能低下に注意する.

a

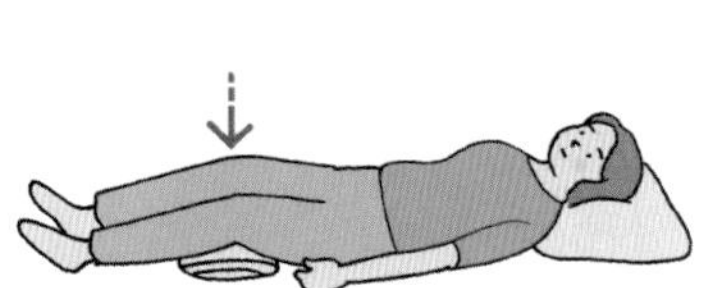

運動例①

仰臥位で，両ひざの下にタオルなどを入れ，膝の裏側で押さえるように力を入れる．

b

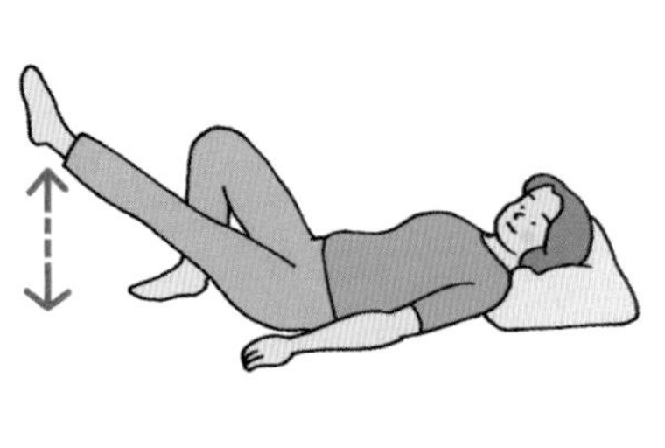

運動例②

仰臥位で，一方の足の膝を立て，もう一方はまっすぐに伸ばしたままで，床から30cmほど上げ，ゆっくりと下ろす．

c

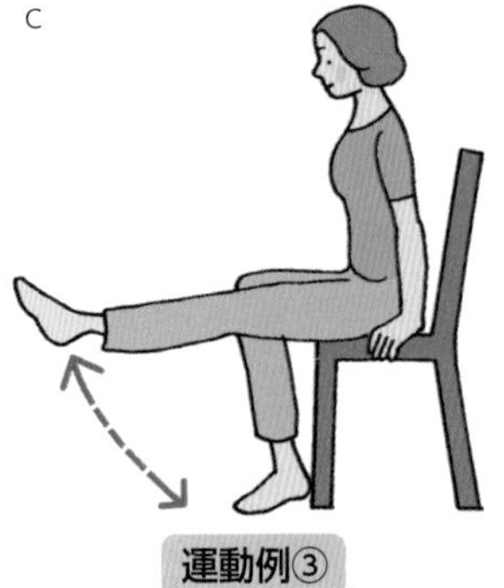

運動例③

椅子に深く座り，片足ずつゆっくり伸ばし，ゆっくり下ろす．

図 11-12 ▒大腿四頭筋の運動

運動療法

大腿四頭筋は膝関節を支える筋肉であり，この筋力が強化されることで歩行時の関節の動的な安定性が増す（図11-12）．

2 手術後の看護

一部の症例以外は荷重の制限はないので，術後早期に離床を図る．

疼痛・腫脹・熱感の観察

術後３日目までは創部の炎症反応が最も激しく，創部の疼痛・腫脹が著明に現れる．疼痛管理を十分に行い，アイシングによる腫脹・熱感の軽減を図る．術後４日～２週間は，炎症反応が徐々に治まり，皮膚など膝関節周囲の軟部組織の修復が進む時期であるが，創周囲の感染が１～２%に発生するので，発熱，局所の疼痛，腫脹，熱感などの感染徴候に注意する．離床後は，疼痛管理やアイシングを行いながら，膝関節の屈曲・伸展のリハビリテーションを進め，関節可動域の拡大を図る．リハビリテーションや夜間の睡眠前など，疼痛が出現する前に鎮痛薬を使用すると，患者の苦痛を軽減でき，効果的である．

深部静脈血栓症の予防

人工股関節全置換術と同様に，深部静脈血栓症（deep vein thrombosis：DVT）は人工膝関節全置換術でも予防が重要である．下肢の直接侵襲や人工物の挿入だけでなく，術中のターニケット使用，術後の脱水状態が血管内膜損傷，血液うっ滞，血液凝固能亢進を引き起こしやすい．安静度の制限解除後は，疼痛管理を行いながら積極的に離床や歩行練習を進めていく．

術後リハビリ

手術翌日よりCPM（持続的他動運動）の器械を膝関節に装着し，ゆっくりした運動を一定速度で反復的に行う（図11-13）．関節可動域は一般的に120°屈曲を目標に徐々に広げ，訓練後は患部の腫脹や疼痛を確認する．

3 退院指導

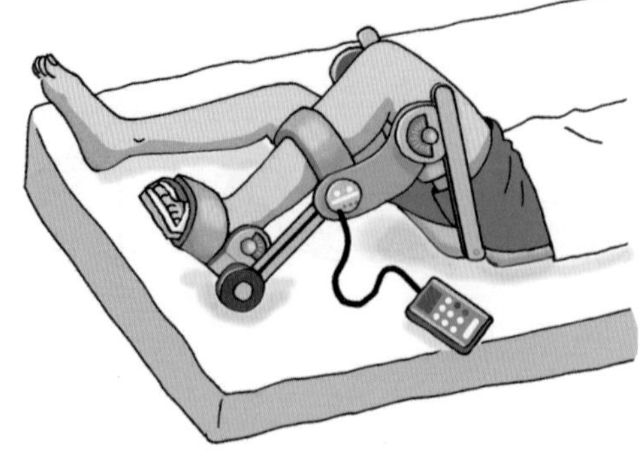
図 11-13 ■ CPM 装着

人工膝関節は，術後 15 年経過しても 9 割以上が良好な機能状態にあるとされるが，緩みや破損，摩耗などの晩期合併症を起こす人もいるため，定期的な受診が必要なことを説明する．一般的に，杖での歩行が可能になったら退院となるが，自宅の状況を確認しながら，下記の内容について指導する．

日常生活動作

和式トイレは膝に負荷がかかるため，洋式トイレを使う．浴室には手すりや座面が高めの椅子を準備すると，転倒予防につながる．畳や高さの低い椅子に座るときは，膝を伸ばすか軽く曲げる．正座や横座り，あぐらは人工膝関節に負担がかかるため避ける．

歩行

外出時は，患側と反対の健側に杖を持って歩行し，体の揺れや傾きに注意する．安定した歩行には，かかとの低い，足の甲の部分が深い靴を選び，転倒に注意を払う．術後は O 脚が改善されるため，身長が高くなり，歩容が改善する．

運動

筋力強化や適正体重の維持のためにも，活動強度が軽度の散歩，スイミング，ゲートボールなどの有酸素運動を積極的に勧める．テニス，ランニング，スキーなどの激しい運動は，医師と相談の上で行う．

家事

台所には椅子を置き，炊事をする際は長時間の立位を避ける．庭の手入れや床拭きなど，膝をついて移動する動作は避け，椅子やモップを利用する．重い物を運ぶときには，片手で持たずにリュックサックを使うなど，できるだけ体に近づけて持ち，重心を安定させる．買い物の際は，10kg 以上の重い荷物を持たないようにし，ショッピングカートを使用する．

臨床場面で考えてみよう

Q1 変形性股関節症の発症危険因子として，どのようなことが考えられるか．

Q2 変形性股関節症のある患者に，生活環境の調整について看護師はどのように説明すればよいか．

Q3 変形性膝関節症にはどのような特徴があるか．

Q4 変形性膝関節症のため TKA（人工膝関節全置換術）を受けた患者は，術後のリハビリテーションにおいて，どのようなことに気を付ければよいか．

考え方の例

1 一次性股関節症では重量物を取り扱う職業歴のあることが多く，二次性股関節症では寛骨臼形成不全や発育性股関節形成不全によるものが多いため，病歴や生活環境を聴取する．発育性股関節形成不全は家族歴を有する患者が多いことから，家族歴の聴取も重要である．

2 和式のライフスタイルの場合は，食事の際にテーブルと椅子を使用したり，トイレを洋式に変えるなどして，なるべくしゃがむ動作を控えるよう説明する．また，浴室や階段では手すりを使い，股関節に負荷の少ない生活環境に整えてもらう．

3 中高年の膝関節痛の原因として最も多く，膝関節内側部が痛み，内反変形（O 脚）となる．

4 創部の腫脹・熱感・疼痛に対して，アイシングや鎮痛薬で症状の軽減を図りながら，膝関節の屈曲や伸展運動を実施する．リハビリテーションは術後翌日から始め，CPM（持続的他動運動）装置を使用して，関節可動域を徐々に広げていく．

引用・参考文献

1）日本整形外科学会診療ガイドライン委員会ほか．変形性股関節症診療ガイドライン 2016．南江堂，2016．
2）Ganz，Ret. et al. The Etiology of Osteoarthritis of the Hip：an integrated mechanical concept. Clin Orthop Relat Res. 2008，466（2），p.264-272.
3）上野良三．変形性股関節症に対する各種治療法の比較検討（成績判定基準の作成と長期成績の判定）：X 線像からの評価．日本整形外科学会雑誌．1971，45（10），p.826-828.
4）日本股関節学会 FAI ワーキンググループ． 大腿骨寛骨臼インピンジメント（FAI）の診断について（日本股関節学会指針）．日本股関節学会ニュースレター．2015，9，30p.
5）三谷茂ほか．変形性股関節症に対する運動療法を中心とした保存的治療．臨床整形外科．2017，52（3），p.213-218.
6）河野俊介ほか．人工股関節全置換術後腓骨（坐骨）神経麻痺合併症例の検討．整形外科と災害外科．2014，63（4），p.722-723.
7）日本整形外科学会診療ガイドライン委員会ほか．変形性股関節症診療ガイドライン（改訂第2版）．日本整形外科学会ほか監修．南江堂，2016，p.153.
8）Woo，RY. et al. Dislocations after total hip arthroplasty. J Bone Joint Surg Am. 1982，64（9），p.1295-1306.
9）Kuettner，K. et al. Osteoarthritic Disorders. Rosemont: Amrican Academy of Orthopaedic Surgeons，pp xxi-v. 1995.
10）Yoshimura，N. et al. Prevalence of knee osteoarthritis，lumbar spondylosis，and osteoporosis in Japanese men and women：the research on osteoarthritis/osteoporosis against disability study. J Bone Miner Metab. 2009，27（5），p.620-628.
11）吉村典子．厚生労働科学研究費補助金長寿科学総合研究事業．膝痛・腰痛・骨折に関する高齢者介護予防のための地域代表性を有する大規模住民コホート追跡研究．平成24年度総括研究報告書．2013，543p.
12）山田治基ほか．卒後研修講座 変形性膝関節症に対する保存的治療：個々の患者の病態に応じた治療法の選択とガイドライン上での評価およびエビデンス．整形外科．2012，63（3），p.261-269.
13）Emrani，PS. et al. Joint Space Narrowing and Kellgren-Lawrence Progression in knee Osteoarthritis：An Analytic Literature Synthesis. Osteoarthritis Cartilage. 2008，16（8），p.873-882.
14）津村弘．変形性膝関節症の管理に関する OARSI 勧告 OARSI によるエビデンスに基づくエキスパートコンセンサスガイドライン（日本整形外科学会変形性膝関節症診療ガイドライン策定委員会による適合化終了版）．日本内科学会雑誌．2017，106（1），p.75-83.
15）Zhang，W. et al. OARSI recommendations for the management of hip and knee osteoarthritis，Part III. changes in evidence following systemic cumulative update of research published through January 2009. Osteoarthritis and Cartilage. 2010，18，p.476-499.
16）McAlindon，TE. et al. OARSI guidelines for the non-surgical management of knee osteoarthritis. Osteoarthritis Cartilage. 2014，22，p.363-388.
17）TREATMENT OF OSTEOARTHRITIS OF THE KNEE EVIDENCE-BASED GUIDELINE 2ND EDITION. Adopted by the American Academy of Orthopaedic Surgeons Board of Directors May 18，2013. https://www5.aaos.org/cc_files/aaosorg/research/guidelines/treatmentofosteoarthritisofthekneeguideline.pdf，（参照 2022-11-22）．
18）慢性疼痛治療ガイドライン作成ワーキンググループ．慢性疼痛治療ガイドライン 2018，真興交易医書出版部，2018，342p.

12 大腿骨頭壊死症

大腿骨頭壊死症とは

大腿骨頭の一部に血が通わなくなり，骨組織が壊死する病気.

※血液循環の悪いところだけが壊死するため，その周囲の比較的血液循環の良い部分に，細菌感染のように周囲に広がることはない.

大腿骨頭壊死症の種類

症候性大腿骨頭壊死症	原因が明らか（外傷など）
特発性大腿骨頭壊死症	原因不明 多飲酒，ステロイドの大量服用などでリスクが高まるとされる

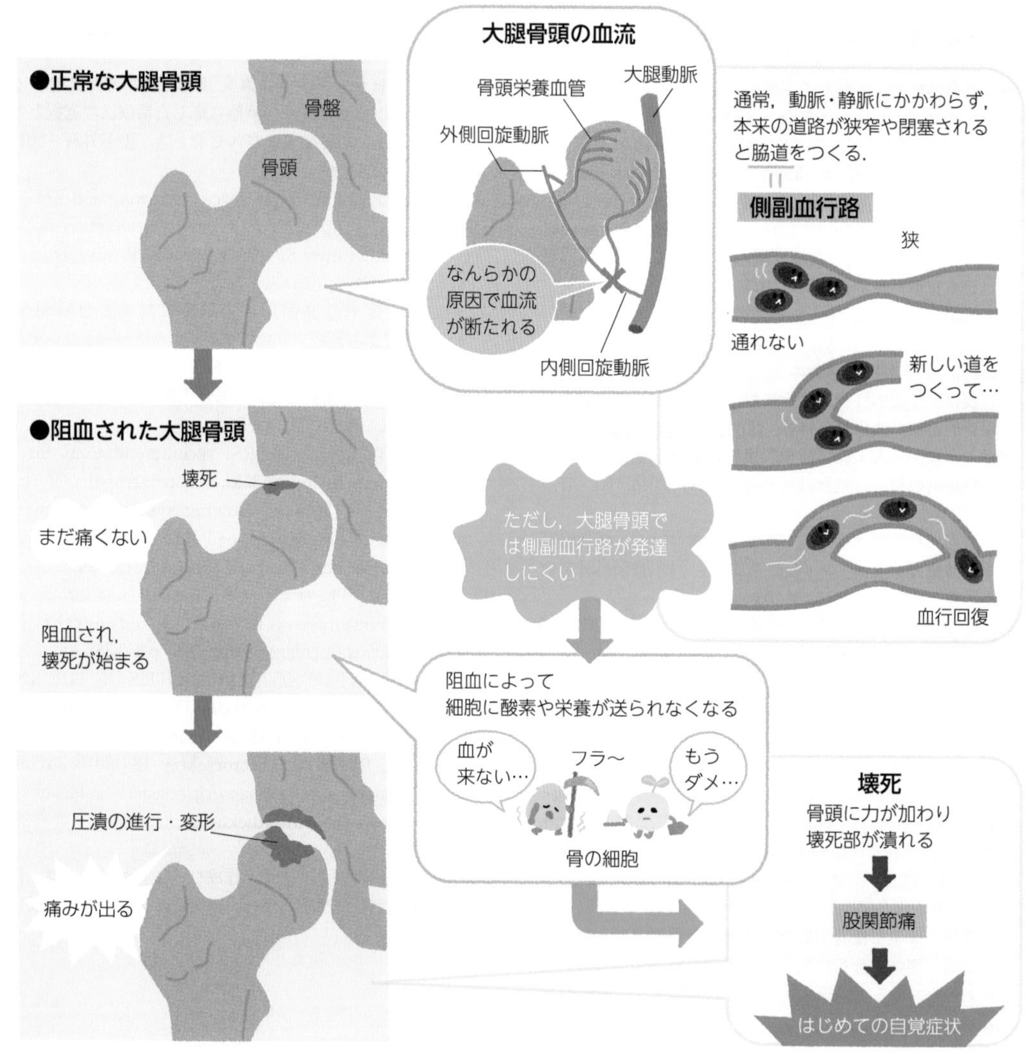
●正常な大腿骨頭
骨盤
骨頭
大腿骨頭の血流
骨頭栄養血管
大腿動脈
外側回旋動脈
なんらかの原因で血流が断たれる
内側回旋動脈
通常，動脈・静脈にかかわらず，本来の道路が狭窄や閉塞されると脇道をつくる.
＝
側副血行路
狭
通れない
新しい道をつくって…
血行回復
●阻血された大腿骨頭
壊死
まだ痛くない
阻血され，壊死が始まる
ただし，大腿骨頭では側副血行路が発達しにくい
阻血によって
細胞に酸素や栄養が送られなくなる
血が来ない…
フラ～
もうダメ…
骨の細胞
圧潰の進行・変形
痛みが出る
壊死
骨頭に力が加わり
壊死部が潰れる
股関節痛
はじめての自覚症状

1 大腿骨頭壊死症

avascular necrosis of the femoral head

1 大腿骨頭壊死症とは

1 原因

大腿骨頭壊死症（だいたいこっとうえし）は，**特発性大腿骨頭壊死症**（とくはつせい）と**症候性大腿骨頭壊死症**に分類される．特発性大腿骨頭壊死症は，全く原因のないものと，副腎皮質ステロイド大量服用，アルコール多飲などが要因のものがある．症候性大腿骨頭壊死症には，外傷性（大腿骨頚部骨折や股関節脱臼），潜函病（せんかんびょう）などの減圧症，放射線照射後によるものが含まれる．いずれの場合も，大腿骨頭への栄養血管の血流異常によって生じると考えられている．大腿骨頭への血流は遠位からの一方向のため（図12-1），壊死しやすい解剖学的特徴がある．

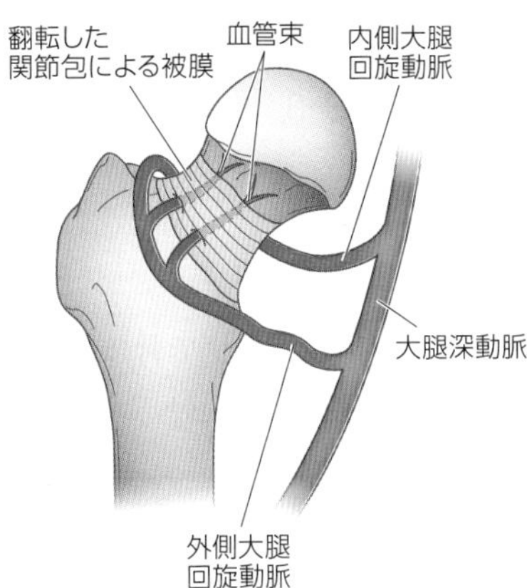

図 12-1 大腿骨頭への栄養血管の走行

2 病態

大腿骨頭の阻血性壊死のため，大腿骨頭の圧潰（あっかい）変形が生じ，二次的に変形性股関節症に至る．壊死範囲の狭いものでは，骨頭変形が生じないものもある．

3 症候

壊死範囲が狭く，骨頭変形を生じない場合には，疼痛を自覚することは少ない．骨頭の圧潰を生じた場合には，股関節痛が生じ，関節可動域制限を生じる．

4 経過など

病型分類（図12-2）の Type A や B では，骨頭圧潰となることは少ないが，

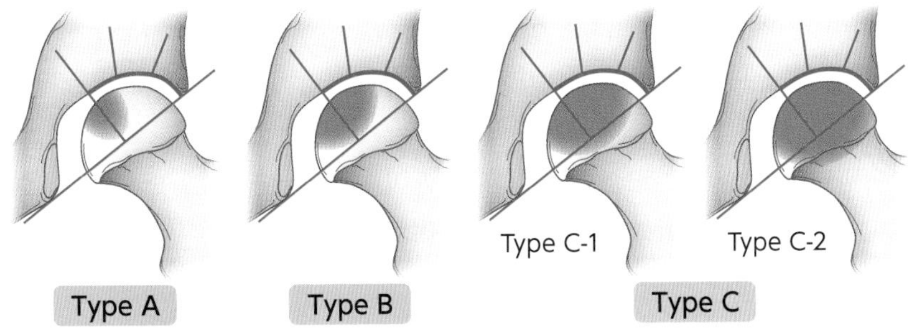

図 12-2 大腿骨頭壊死症の病型分類

Type A：壊死域が臼蓋荷重面の内側 1/3 未満にとどまるもの，または壊死域が非荷重部のみに存在するもの

Type B：壊死域が臼蓋荷重面の内側 1/3 以上 2/3 未満の範囲に存在するもの

Type C：壊死域が臼蓋荷重面の内側 2/3 以上に及ぶもの

Type C-1：壊死域の外側端が臼蓋縁内にあるもの

Type C-2：壊死域の外側端が臼蓋縁を越えるもの

特発性大腿骨頭壊死症 診断基準・病型分類・病期分類（平成 13 年 6 月改定案）．厚生労働省特定疾患対策研究事業 骨・関節系調査研究班 特発性大腿骨頭壊死症調査研究分科会 平成13年度研究報告書．2002，p.130-135.

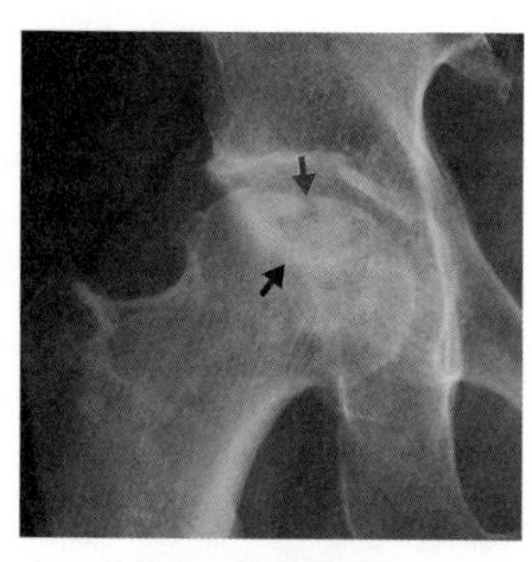

図 12-3 大腿骨頭の単純X線像

➡帯状硬化像，➡骨頭圧潰．

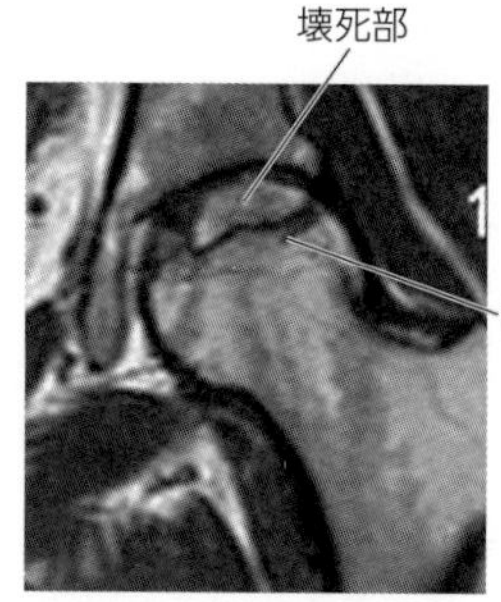

図 12-4 大腿骨頭 MRI T1 強調像

帯状低信号像より近位が骨壊死部である．

Type C では多くの例で骨頭圧潰を生じる．

5 検査・診断

単純 X 線撮影

骨頭内の帯状硬化像や骨頭圧潰の有無を確認する（図12-3）．

MRI 検査

骨頭内の帯状低信号像を確認する．帯状硬化像より近位が壊死部位である（図12-4）．

核医学検査：骨シンチグラフィー

骨シンチグラフィーでは，骨形成や骨吸収が亢進している部位を確認できる．大腿骨頭壊死症では骨頭の cold in hot 像*を確認する．

用語解説

cold in hot 像
骨形成や骨吸収が亢進している部分（hot，強い集積）の中に，壊死した部分が cold（集積なし）として描出される．

6 治療

安静および免荷

壊死部位は荷重がかからなければ，数年で修復するため，股関節への負荷減少を試みる．

薬物療法

骨粗鬆症（こつそしょうしょう）治療薬であるビスホスホネート製剤を試みることがある．

手術療法

骨頭変形がない症例で病型分類 Type C の場合，大腿骨内反骨切り術や大腿骨頭回転骨切り術を考慮する．骨頭陥没や骨頭変形があり，疼痛が著しい場合には，人工股関節全置換術を考慮する．

2 大腿骨頭壊死症患者の看護

大腿骨頭壊死症はさまざまな原因により生じ，進行の程度により治療内容は異なる．この点に留意して看護を行う．

1 原因に関わる看護

アルコール多飲による大腿骨頭壊死症と考えられる場合には，飲酒習慣の是正が求められる．過度の飲酒の背景には依存の問題が関わることもあり，その場合は精神医学的な介入も検討すべきである．

副腎皮質ステロイド薬の多量投与も危険因子と考えられている．しかし，患者が自己判断で副腎皮質ステロイド薬を減量したり，中止することは基礎疾患の増悪につながるため，医師との相談の上で調整することが原則である．

大腿骨頸部骨折では，血流の途絶による骨頭壊死のリスクが生じる．その看護については，それぞれの骨折治療法に準じる．

2 保存療法の看護

大腿骨頭壊死症を発症しても圧潰を生じなければ無症状であるために，病状の進行に気付かず，さらに悪化させてしまう恐れがある．よって，股関節への負荷を軽減させるため，適正体重の維持や杖による免荷，過負荷となる運動の制限など自己管理の内容について，患者の生活の状況も踏まえて指導することが必要である．

ペルテス病*による大腿骨頭壊死症に関しては，骨頭の変形や変形性股関節症への進行を防ぐため，装具使用による股関節の外転位と免荷が行われ，装具を除去した場合の外転保持と免荷手段についても対策を行う必要がある．この疾患は６～７歳の男児に好発するので，疾患と治療に関する患児の理解はまだ十分でない．適切に療養するために，装具や免荷の方法について患児の発達段階を考慮した指導内容を工夫することと，保護者への説明が重要である．

3 手術療法の看護

圧潰が進行した場合は，手術療法の適応となる．しかし，壊死の範囲が広がった場合は骨頭を温存することが難しくなる．壊死は大腿骨頭の前方に好発し，股関節の屈曲と伸展に伴って疼痛や関節の引っ掛かり感が出現する．患者がこのような症状に注意してセルフモニタリングをすることによって，悪化の徴候を早期に発見し，適切な時期の手術につなげることが重要である．

骨切り手術が行われた場合は，術後の免荷期間が長くなる．医師の指示によって自動，他動によるベッド上での下肢の関節運動を開始する．通常，術後数日間で車椅子への移乗を行う．続いて，段階的に荷重を増やし，術後数週間で杖を用いながら全荷重をすることが可能となる．このように，術直後からの段階的な運動によって，関節の拘縮や深部静脈血栓症等の合併症予防，筋力の維持が期待できる．そのため患者が許容される荷重の程度を理解し，かつ，適切に車椅子や杖を使用することができるように，医療者による事前からの説明が求められる．

人工骨頭置換術，人工関節全置換術の場合は，患者が退院後の生活において脱臼や感染を予防し，耐用年数を延ばすことに留意できるように支援する．その具体的内容は，大腿骨近位部骨折や変形性股関節症により手術を受けた患者の看護に準じる．

用語解説

ペルテス病
大腿骨骨端部の血流障害によって起こる．股関節痛を主訴とし，跛行を生じる．

➡大腿骨近位部骨折については，５章６節 p.128 参照．
➡変形性股関節症については，11 章１節 p.215 参照．

臨床場面で考えてみよう

Q1 大腿骨頭壊死症の問診で重要なことは何か.

Q2 大腿骨頭壊死症患者の就学や就業について，看護師は患者にどのように説明すればよいか.

Q3 大腿骨頭壊死症の治療にかかる医療費に対して活用できる制度はあるか.

考え方の例

1 大腿骨頭壊死症は特発性の頻度が高い．その要因として，男性ではアルコールの多飲，女性では副腎皮質ステロイド薬の大量投与の既往が重要である．膠原病や喘息，ネフローゼなどでプレドニゾロン換算で15mg/日以上の服用歴がある場合は，骨頭壊死の発生リスクが高くなるといわれている.

2 大腿骨頭壊死症では股関節への負担を軽減するために，椅子に座って休める場所や洋式トイレ，体重を支えるための手すりを設置するなど，環境の調整が必要となる．また，重い荷物の運搬や過度の運動は避ける必要があるため，教員や職場の同僚の理解を得ることが大切である.

3 骨折など大腿骨頭壊死症の原因が明らかな場合以外は特発性大腿骨頭壊死症と診断され，厚生労働省が指定する特定疾患として医療費補助の対象となっている．申請については整形外科医に相談する.

13 脊椎変性疾患

脊椎変性疾患とは

椎間板の変性，脊椎骨・関節の変形，靱帯の肥厚などが原因で痛みを生じたり，脊髄や神経根を圧迫し，しびれや脱力などの神経症状が生じるもの.

変性とは

運動器の「変性」とは，加齢や過度の負荷によって細胞や組織が病的な方向に進み，本来の機能を失った状態を指す.

椎間板の変性によるもの

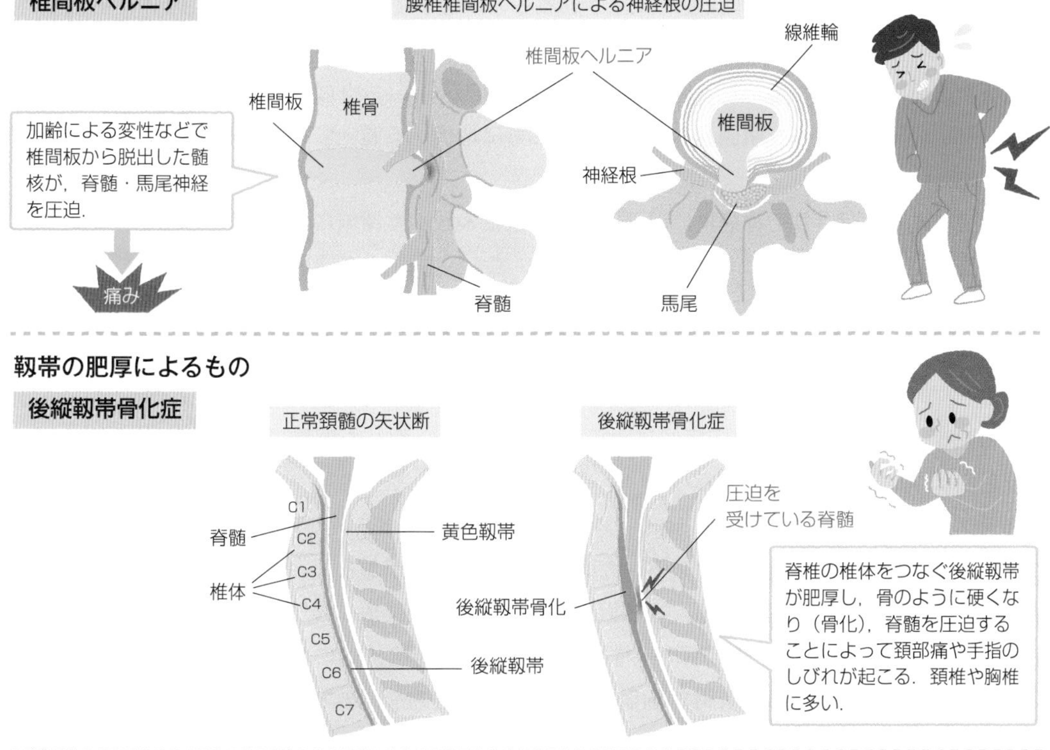

骨・関節の変形によるもの

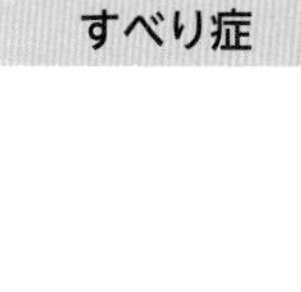

すべり症

- 分離症
  関節突起間部の疲労骨折.
  中高生のスポーツ選手に多くみられる.
- 分離すべり症
  分離症が原因となって前方または後方にすべり，進行していく場合も.
- 変性すべり症
  加齢による変性が原因.

分離症

分離すべり症

椎骨

椎間板

1 椎間板ヘルニア

intervertebral disk hernia

1 椎間板ヘルニアとは

1 病態・疫学

椎間板の変性を基盤として，髄核(ずいかく)を取り囲んでいる線維輪が断裂し，髄核ないしは線維輪の一部が突出することにより脊髄や神経根を圧迫して発症する．腰椎では，後縦靱帯(こうじゅうじんたい)の最も薄い後外側に発生することが多い．ヘルニアにより圧迫を受ける神経根は，ヘルニア高位より 1 椎下の椎間孔(ついかんこう)から出る神経根であるが，ヘルニアが外側より発生した場合（外側ヘルニア*）には，1 レベル高位の神経根が障害される．中心性に大きなヘルニアを生じた際には，脊髄障害や馬尾(ばび)神経障害を呈することがある．

高位別では L4/5 椎間で L5 神経根が障害されるものが最多であり，次いで L5/S 椎間で S1 神経根が障害されることが多い．

年齢層では 20 ～ 40 代が中心で，若年者では L5/S 椎間が多く，40 歳以上では L4/5 椎間が多い．L4 より頭側レベルは年齢とともに増加する傾向にある．

2 症候

ヘルニアにより圧迫された神経根に応じ，神経支配に一致した領域に疼痛やしびれ，筋力低下や感覚障害が出現する（表13-1，表13-2）．中心性のヘルニアにより脊髄や馬尾神経が重度に圧迫されると，麻痺や膀胱直腸障害を来し，緊急手術の適応となる．

3 検査・診断

神経根症状の診断は，主に臨床症候による．神経支配に一致した感覚，筋力，反射の低下や痛み，しびれがみられる．

誘発テストとして，頚椎では Jackson(ジャクソン) テスト，Spurling(スパーリング) テスト*，水野テストがあり，腰椎では下肢伸展挙上テストや大腿神経伸張テストがある．

画像検査では，MRI が有用である．椎間板の膨隆，脊髄や神経根への圧迫を確認する．外側ヘルニアの確定診断や多椎間罹患の場合の高位確認においては，神経根造影や椎間板造影が有用である．画像所見は補助的なものであり，MRI でヘルニアの所見があっても偽陽性の場合がある．

臨床症状と理学所見から神経学的高位を予測し，画像上それを裏付ける所見があれば椎間板ヘルニアと診断し得る．診断に迷う場合には，椎間板ブロックや神経根ブロックを行って高位診断を確定する．

4 治療

椎間板ヘルニアは自然退縮することが知られており，自然回復が期待できる．約 6 週の保存療法を行い，改善しない場合には手術を検討する．膀胱直腸障害や重度麻痺を認める場合は，緊急手術を考慮する．

＊用語解説

外側ヘルニア
後外側の線維輪が破綻して椎間板ヘルニアを来した場合，同一椎間孔を通る神経根が圧迫されて症状を呈するため，通常より 1 レベル高位の神経根が圧迫される．椎間孔外に後根神経節があり，これが圧迫されると通常よりも症状が激烈となる．また，外側ヘルニアは看過されやすく，誤診の原因となる．

スパーリングテスト
神経根の異常をみるための徒手検査で，頸部を患側に側屈し，頭頂部から圧迫する．頸部から上肢にかけての放散痛やしびれ感があれば陽性と判定する．

表 13-1 神経学的所見

神経根	低下・消失する深部腱反射	運動	感覚
C5	上腕二頭筋腱反射	肩関節外転，肘関節屈曲	肩周囲～上腕外側
C6	腕橈骨筋腱反射	前腕回内	前腕外側～母指
C7	上腕三頭筋腱反射	肘関節伸展，手指の伸展	示指・中指
C8	–	手指の屈曲	上肢内側～環指・小指
L4	膝蓋腱反射	膝関節伸展	膝周囲～下腿内側
L5	–	足関節・母趾背屈	下腿外側～足背
S1	アキレス腱反射	足関節・母趾底屈	足趾外側～足底

表 13-2 頚椎椎間板ヘルニアと腰椎椎間板ヘルニアの比較

	頚椎椎間板ヘルニア	腰椎椎間板ヘルニア
原因	椎間板変性 ＋頭部の荷重ストレスまたは動的ストレス	椎間板変性 ＋重量物の挙上または体をひねるなどの外力
症状	・上肢の疼痛やしびれが主症状 ・障害神経根領域の感覚障害と筋力低下 ・頚椎を伸展すると上肢に放散痛＋	・腰痛，下肢の放散痛が主症状 ・障害神経根領域の感覚障害と筋力低下 ・腰椎を前屈すると下肢に放散痛＋
好発高位	C6/7 ＞ C5/6	L4/5 ＞ L5/S
治療	・保存療法が主：頚椎カラー，薬物療法，各種ブロック療法 ・手術：前方固定術，椎間板摘出術（後方法）	・保存療法が主：コルセット，薬物療法，各種ブロック療法 ・手術：椎間板摘出術（後方法），椎体間固定術
ヘルニア塊の自然経過	腰椎に比べ，ヘルニア塊は縮小・消退する可能性は低い	ヘルニア塊は縮小・消退する可能性が高い

保存療法には安静，装具療法，薬物療法，運動療法，神経ブロックなどがある．最近では，腰椎椎間板ヘルニアに対して椎間板内酵素注入療法（コンドリアーゼ注入療法*）が開発されている．

手術療法では髄核摘出術や固定術（頚椎では前方固定術，腰椎では後方椎体間固定術）が行われる．髄核摘出術では，術後の椎間板変性を最小限にする意味で，なるべくヘルニア摘出術を心掛ける．また，内視鏡下や顕微鏡下にヘルニアを摘出する低侵襲化が進んでいる．

用語解説

コンドリアーゼ注入療法
後縦靱帯を穿破していない腰椎椎間板ヘルニアに対し，椎間板造影の方法でコンドリアーゼを注入することで椎間板内の髄核を溶解し，ヘルニアによる神経への圧力を軽減する治療法．2018 年 8 月より臨床現場で使用できるようになった．

2 椎間板ヘルニア患者の看護

体幹の骨格である脊柱は，7 個の頚椎，12 個の胸椎，5 個の腰椎，3 ～ 6 個の尾椎からなる．脊柱は，椎骨により形成され，椎間板は身体のバランスを支えたり，内臓や神経の保護，身体に柔軟性をもたせることなどに関与している．椎間板ヘルニアは，体幹の障害を引き起こす運動器疾患である．

1 椎間板ヘルニアをもつ患者の理解と看護の考え方

脊柱の疾患である椎間板ヘルニアによる痛みやしびれの症状は，目に見える症状ではないため，疾患による苦痛や生活の不便さが他者に理解されにくい．また，疾患に伴う痛みやしびれなどの症状は，日内変動がみられたり日によって変化する場合もあり，日常生活や社会生活をする中で，腰に負担をかけないようにセルフコントロールすることは容易ではない．

体幹の障害は，歩くことや動くことそのものに影響を及ぼすため，患者の生活への影響や活動が制限されることによる心理的影響について理解していく必要がある．

2 フィジカルアセスメントを通した患者の理解

椎間板ヘルニアの診断ではMRI，CT，単純X線，脊髄造影検査などの画像診断が手掛かりとなるが，病状や症状の進行を把握するためには，フィジカルアセスメントが有用となる．痛みに伴う可動域制限や脊髄神経支配領域の運動機能，感覚機能障害を把握するため，フィジカルイグザミネーション*（問診・視診・触診・測定など）を行う．

腰椎椎間板ヘルニアでは，坐骨神経支配領域に痛みが出現するが，運動麻痺や膀胱直腸障害などの馬尾神経障害は緊急の対応が必要となるため，早期発見が大切である．

感覚障害は，患者の自覚症状をよりどころに判断するため，痛みやしびれがいつ，どのように出現するのか，部位（局所・放散），程度，発症状況などについて，具体的に問診を行う．

さらに，フィジカルアセスメントの結果と併せて，椎間板ヘルニアの症状による日常生活への影響や，社会生活・役割への影響，患者の心理的な影響についての問診を行い，包括的な観点から患者の状態を把握する（図13-1）．

3 腰椎椎間板ヘルニアの看護

椎間板ヘルニアでは，椎間板の突出によって腰痛や坐骨神経痛を発症する．

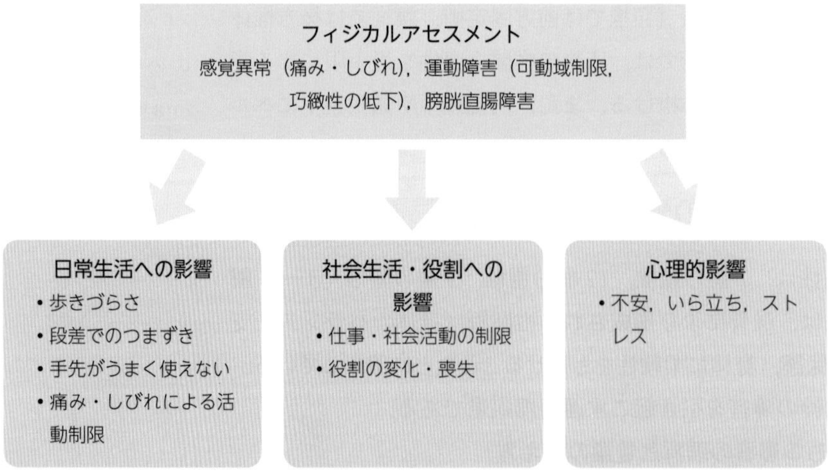

＊用語解説

フィジカルイグザミネーション
問診・視診・触診・打診・聴診といった，看護者の五感とそれを補う簡易な診断機器を用いて，身体の状態を観察する技術．この技術を使って行う身体査定をフィジカルアセスメントという．

フィジカルアセスメント
感覚異常（痛み・しびれ），運動障害（可動域制限，巧緻性の低下），膀胱直腸障害

↓

日常生活への影響	社会生活・役割への影響	心理的影響
• 歩きづらさ • 段差でのつまずき • 手先がうまく使えない • 痛み・しびれによる活動制限	• 仕事・社会活動の制限 • 役割の変化・喪失	• 不安，いら立ち，ストレス

図13-1 ■フィジカルアセスメントの統合

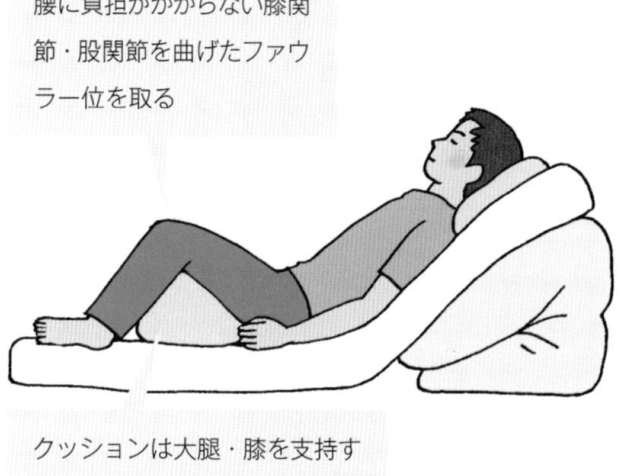
腰に負担がかからない膝関節・股関節を曲げたファウラー位を取る
クッションは大腿・膝を支持するようにして空間を作らない

図 13-2 ■痛みを緩和する体位の工夫

保存療法には①安静，②薬物療法（消炎鎮痛薬・副腎皮質ステロイド薬），③神経ブロック，④コルセットの装着，⑤骨盤牽引，⑥理学療法，⑦運動療法（腰痛体操）などがある．保存療法の効果がなく，症状が持続・悪化し，日常生活への影響が著しい場合や，馬尾神経の障害による下肢の運動麻痺や膀胱直腸障害が生じた場合は，手術の適応となる．

▌保存療法を受ける患者の看護

▸ 疼痛の緩和

痛みを伴う急性状況では，薬物療法や神経ブロックなどの治療に加え，安静，疼痛を緩和するための体位の工夫，コルセットの着用などによって，腰痛や坐骨神経痛による痛みの軽減を図る（➡ p.84 腰椎軟性コルセットの装着法〈動画〉参照）．

●体位の工夫：疼痛が強い場合は，腰部に負担がかからないように膝関節や股関節を屈曲したファウラー位で安静に保つようにする（図13-2）．ただし，過度の安静は下肢の筋力低下などの廃用を来すため，痛みが生じない範囲での適度な運動が必要となる．

腰椎椎間板ヘルニアの患者の多くは 20 ～ 40 代の男性で，社会や家庭で重要な役割を担っている世代のため，保存療法となっても安静をとることが難しい場合も多い．腰部に負担がかからないようにするためには，安定性のある靴を選び，中腰や前かがみになるような姿勢や長時間の座位は避ける（図13-3）．座位をとる場合は背もたれのある椅子を選び，足底が床に着くように座る．

●コルセットの着用：コルセットは脊柱の運動を制限し，体幹を固定し，脊柱の負担を軽減すること，安静や良肢位の保持などの目的で使用する．腰部椎間板ヘルニアの保存療法では，一般に軟性コルセットが使用される．

コルセットは腰の負担を軽減する一方で，腰を支える腹筋や背筋の廃用性萎

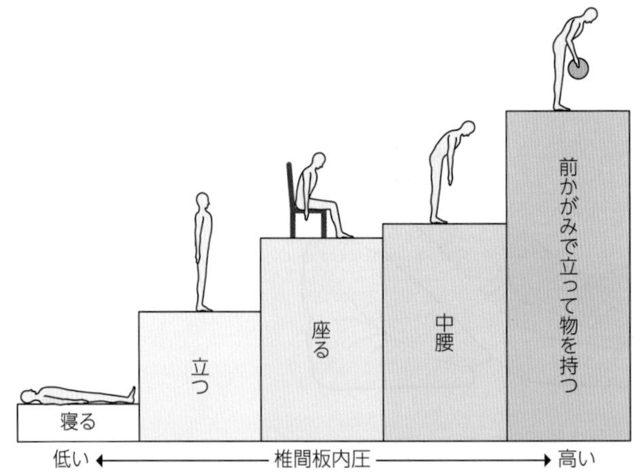

図 13-3 ■姿勢の違いによる腰への負担

遠藤健司．図解で理解 基礎からレクチャー！整形外科疾患と看護．改訂２版．メディカ出版，2010，p.138.

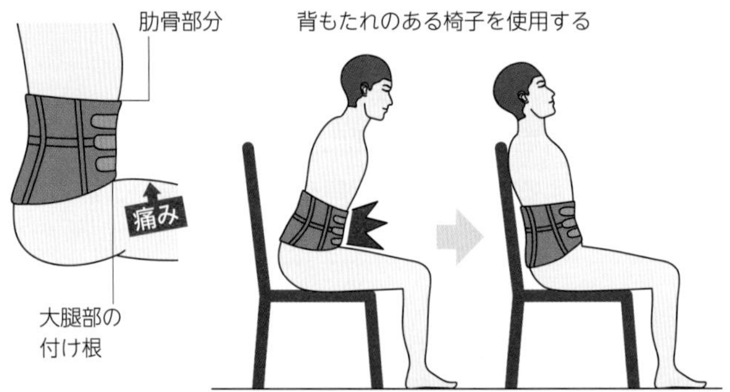

図 13-4 ■コルセット着用時に座位で感じる痛み

縮にもつながるため，痛みを誘発しない範囲で筋力低下を予防するための運動も必要となる．

コルセットは，皮膚の傷害を予防するため，直接皮膚に当たらないようにする．緩みが生じた際には，ベルトを締め直す．骨盤を包み込むように固定するため，座位をとると大腿部の付け根に痛みを感じることがある．その場合は，背もたれのある椅子に座るなど楽な姿勢をとる（図13-4）．

▶ 日常生活指導

保存療法は約６週間の経過観察が必要となるため，症状の進行や悪化をセルフモニタリングし，定期的な受診が継続できるように支援する．ヘルニアが進行し馬尾神経が圧迫されると，尿閉（にょうへい）や尿失禁などの膀胱直腸障害を呈するため，これらの症状を自覚したらすぐに受診するよう生活指導を行う．

疼痛が軽減したら，腰を支えている背筋・腹筋・腸腰筋（ちょうようきん）などの筋力トレーニングを行い，筋力低下を予防する．

▸ こころのケア

痛みやしびれなどの感覚障害は，周囲からの病状理解が得られにくく，日常生活で無理や我慢を強いられることもある．そのため，患者の抱えるストレス，不安，苦悩について言語化していけるように支え，理解していくことが大切である．腰部の負担を回避するために患者が日常生活の中で努力していることや心掛けてきたことをねぎらい，承認し，継続できるようにする．

手術を受ける患者の看護

椎間板ヘルニア摘出術は，神経症状の改善やヘルニアの悪化進行を予防する目的で行われる．Love法*，顕微鏡下椎間板ヘルニア切除術であるMicro Love法，内視鏡下椎間板ヘルニア摘出術（MED）*などがある．入院期間はそれぞれ7～10日前後である．

▸ 全身状態の観察

手術の合併症を予防し，順調に回復できるように，術前から全身状態のアセスメントを行う．術式や麻酔の種類に応じて，患者に起こり得る侵襲や術後の合併症（深部静脈血栓など），二次障害のリスクをアセスメントしていく．術後は，患部の安静保持の目的でベッド上での体動を制限するため，腸蠕動（ぜんどう）が低下し便秘を助長しやすい．日ごろの排泄習慣についても把握しておく．

▸ 神経症状の観察

腰痛やしびれなどの神経症状が残存する場合もあるため，術前から神経症状（腰痛・しびれ・下肢の筋力低下・歩行困難など）の程度や部位について具体的に把握する．術後の観察では，硬膜外血腫の発見が重要となる．硬膜外血腫が神経を圧迫すると，下肢の痛み・しびれ，麻痺の出現，筋力低下，腰痛などの症状を認める．これらの症状を認めた場合には，直ちに医師に報告する．硬膜外血腫による神経症状の圧迫が著しい場合は，緊急で血腫除去術が行われる．

▸ 苦痛の緩和

痛みやしびれなどの神経症状が著しい場合は，薬物療法による痛みのコントロールが行えているか観察する．腰に負担のかからない安楽な体位を整え，日常生活動作の制限がある場合は，必要に応じて食事・排泄・清潔・移動・更衣などのADLの援助を行う．術後は創部の痛みに加え，硬膜外血腫による神経の圧迫から痛みが生じることがあるため，痛みの性質，部位，程度などの観察を経時的に行う．痛みは原因によって対処が異なるため，患者の痛みの訴えは具体的に確認していく．

▸ 創部の観察

術直後は，ドレッシング材*に出血や滲出液がないかを観察する．ドレッシング材を除去した後は，創部の発赤・腫脹・熱感などの炎症症状がないか，滲出液・痛みの観察を行う．

▸ ドレーン管理

神経の圧迫を来す硬膜外血腫の合併症対策として，術後1～2日は硬膜外ド

用語解説

Love法
腰椎椎間板ヘルニアに対する代表的な手術法．全身麻酔にて，背中側から皮膚を切開して脊椎の一部を開き，ヘルニアを摘出する．

内視鏡下椎間板ヘルニア摘出術（MED）
microendoscopic discectomy．全身麻酔で後方から切開して筒を挿入し，その筒に内視鏡と専用器具を設置し，モニターを見ながらヘルニアを摘出する．

ドレッシング材
創傷被覆材のことで，創傷の保護や滲出液の吸収など，創の湿潤環境をつくり治癒促進の役割を果たす．

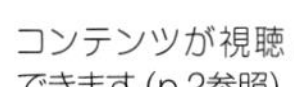
コンテンツが視聴できます（p.2参照）

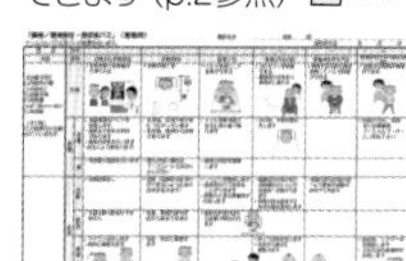
●胸椎／腰椎除圧・固定術の患者用パス〈資料〉

レーンを挿入する．ドレーンからの排液の性状（血性～淡血性）や排液量の観察を行う．また，ドレーンの固定状態，固定部の皮膚の発赤や腫脹がないかを観察する．体位変換時には，ドレーンのねじれや圧迫により排液が妨げられていないか確認する．ドレーンの排液が無色透明の場合は，髄液の可能性があるため（髄液漏），髄液の漏出に伴う低髄圧症状*（頭痛，悪心・嘔吐）について観察し，速やかに医師へ報告する．

用語解説

低髄圧症状
髄液量が減少していると想定される病態である，脳脊髄液漏出による症状．

▶ 体位の工夫と日常生活の援助

自力での体動は，腰を前後左右に動かす可能性があり，術後１日目は安静のため看護師の介助で体位変換を行う必要がある．体位変換時は体幹と骨盤が同時に移動できるように看護師が移動を手伝うことや，床上安静が必要であることを術前から説明しておく．順調であれば，術後１日目からコルセット（軟性）を着用して歩行可能となるため，起座位～端座位，立位～歩行と段階的に離床を進めていく．トイレ歩行・食事が開始されるが，痛みが強い場合は車椅子や歩行器を使い，前傾姿勢をとらないように注意する．立位時には起立性低血圧に注意する．下肢の筋力低下や脱力感があると歩行時に足首が上がりにくく，段差につまずきやすくなるため，転倒に注意する．スリッパなどの履物は脱げやすいため，入院時には靴底の安定した履物を準備してもらう．

▶ こころのケア

患者は回復への期待がある一方で，手術後の経過を予測できない不安や，入院に伴い家庭や社会生活における役割を中断しなければならないストレスを抱えている可能性がある．手術療法を受けることを自己決定しても，また新たな不安や心配が出てくることもある．そのため，患者やその家族が不安の表出ができるようにコミュニケーションを図っていく．

▶ 社会復帰に向けた支援

在院日数の短縮化に伴い，患者は十分な機能回復に至っていない段階で退院となるため，腰に負担をかける動作を極力行わないよう指導する．特に，「中腰の姿勢」や「重い物を持ってしまう」可能性がある場面など，患者の生活背景の中で，注意が必要となる場面を想定しながら意識付けや対策を検討する．肥満も腰に負担をかけるため，必要時，体重コントロールを行っていく．活動制限があり日常生活の自立が難しい場合は，在宅で必要なケアが受けられるよう退院調整を行う．デスクワークであれば，比較的早期の社会復帰が可能となるが，体力を必要とする仕事の場合は，医師との相談の上，慎重に進める．

4 頚椎椎間板ヘルニアの看護

頚椎椎間板ヘルニアは，椎間板の老化による退行性変化と頚椎の運動負荷によって生じ，手足のしびれ，首のこりや痛みを発生させる．脊髄が圧迫されると両側性のしびれや痙性歩行が出現し，足のこわばりを自覚する．

頚椎椎間板ヘルニアでは脊髄の中枢神経を圧迫するため，神経の圧迫を取り除く手術が必要となる．手術は，前方からヘルニアを切除し椎間を固定する前方固定術が行われる．急性期に適切な保存療法（頸部の安静・薬物療法・神経ブロック）が行えれば軽快が見込まれる．

手術を受ける患者の看護

▶ 神経症状・全身状態の観察

前述したように，頸部神経根症状（頸部痛，肩こり，手指のしびれ）や脊髄圧迫症状（四肢のしびれ，歩行障害，手指の巧緻（こうち）性低下）などの有無，程度，部位などの観察を行う．前方固定術の術中に食道や気道などの組織が損傷すると，咽頭痛や嚥下障害，嗄声（させい）などが生じることがあるため，術前の嚥下の状態についても観察・評価しておく．また，全身麻酔を行う上での合併症を予防するため，呼吸・循環・腎機能や既往歴などの評価を行う．術後の神経症状の増悪は，硬膜外血腫*による神経圧迫が予測される．髄液漏や低髄圧症状の有無についても観察する．

用語解説

硬膜外血腫
頭蓋骨と硬膜の間に発生する血腫．

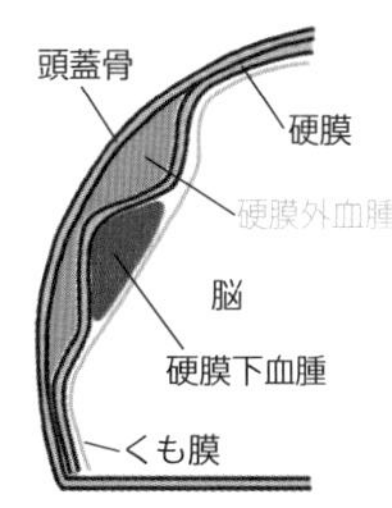

▶ 頸部の安静

術後は頸部の安静を保つ必要があり，頸部の前屈・後屈，回旋運動を行わないように頸部を砂嚢や枕で固定する（図13-5）．そのため，頸部を固定する体位や，横を向く際には頭と体幹を同時に動かす方法を術前に体験しておくことで，患者が術後の安静をイメージしやすい．前方固定術後は，頸椎の動きを抑制し頭部を支持するため，頸椎カラーを装着する．主にスポンジで作られているソフトカラーが用いられるが，必要に応じ選択される．カラーは，頸部を起こす前に装着が必要なため，臥床した状態で患者が自分で着脱ができるように術前から指導する．

▶ 痛みの緩和・創部の観察・ドレーン管理

「腰椎椎間板ヘルニアの手術を受ける患者の看護」p.239 参照．

▶ 日常生活の援助

手術直後は頸部の固定が必要となるため，ベッド上安静が強いられ，日常生活の介助が必要となる．頸部の固定によって体動が制限されると運動が妨げられ，腹圧がかけにくくなったり，蠕動運動が低下する．ベッド上での排泄に対する羞恥心などから，食事や水分を控えたり排泄を我慢してしまい，便秘を起こしやすい状況となるため，便秘の予防に努める．膀胱直腸障害が生じている場合は術前から膀胱留置カテーテルによる管理となるため，尿路感染症を予防していく．座位での食事や入浴・洗髪はカラー装着で可能となる．食事の際にはむせ込みや嚥下障害などがないか，試飲を行った上で開始する．また，手指の巧緻性が低下している場合は，握ったり，つまんだり，細かな動きができないため，必要時に援助する．

▶ 社会復帰に向けた支援

術後は神経障害の回復の程度によって，日常生活における注意点は異なる．

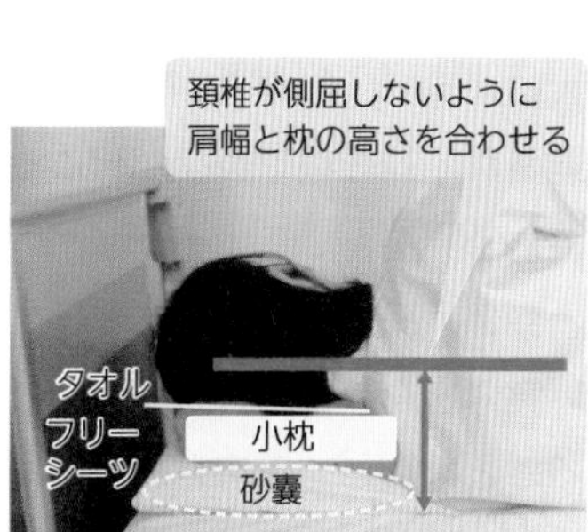

図 13-5 頸椎椎間板ヘルニア術後の頸部のポジショニング

福岡整形外科病院看護部．"頸椎前方固定術"．パスの中の看護過程がひとめでわかる！整形外科病棟ケア．メディカ出版，p.145.

頚椎カラーは首の前屈，後屈，回旋，側屈などの動作を誘発しないよう装着するが，これらの首の動きが制限されると，体幹を動かさないと左右・上下・後方が見えにくくなる（図13-6）．そのため，段差によるつまずきや転倒に気を付けるよう指導する．視野が制限されることでの危険因子を，患者の生活状況に合わせて事前にリストアップしておくなど，安全対策を検討する．長期間のカラー装着は，頚部の筋力低下を招くため，カラーの着脱は自己判断せず，医師の指示に従い行っていくように促す．

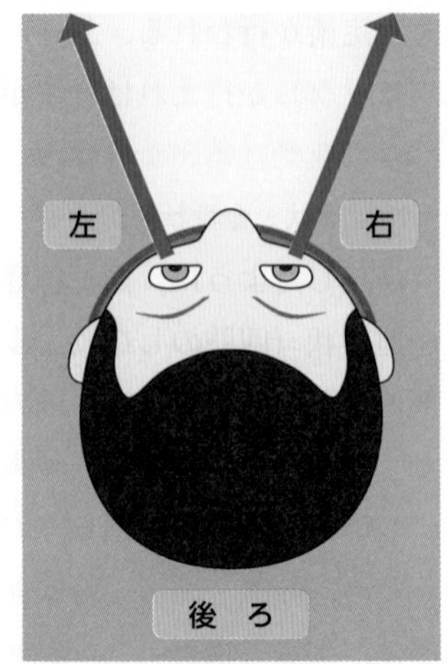

図 13-6 ■頚椎カラー装着に伴う視野の制限

カラーを装着すると頚部が固定されるため，方向転換をしないと左右や足元の視野が制限される．つまずき，転倒，物にぶつかるなどの危険防止に努める．

2 頚椎症性神経根症

cervical spondylotic radiculopathy

1 頚椎症性神経根症とは

1 原因

頚椎の加齢変化によって神経根症状が引き起こされる疾患を**頚椎症性神経根症**という．

2 病態

脊髄から分岐した前根・後根糸が神経根となり，椎間孔を通過する．椎間孔は上下に椎弓根，前方に椎間板と鉤状突起（こうじょうとっき）の後外側面，後方に椎間関節が存在する．加齢変化に伴う椎間板の膨隆や鉤状突起の骨棘，椎間関節の変形・肥大によって，椎間孔が狭小化する（図13-7）．狭小化した椎間孔で神経根が圧迫され，神経根に炎症が起こることで神経根症状が引き起こされる．

3 症候

頚部，肩甲部，上肢にかけて，痛み，しびれなどの症状があり，筋力低下や感覚障害を伴う場合もある．ほとんどの症例は一側性であり，下肢症状を呈することはない．障害された神経根の支配領域に一致した疼痛やしびれ，感覚障害，筋力低下，深部腱反射の異常を認める．

4 経過など

一般的には，頚部痛，肩甲部周囲の痛みで発症し，上肢へ放散する痛みやしびれを併発する．頚椎の後屈・側屈により疼痛が増悪し，患側の上肢を挙上し

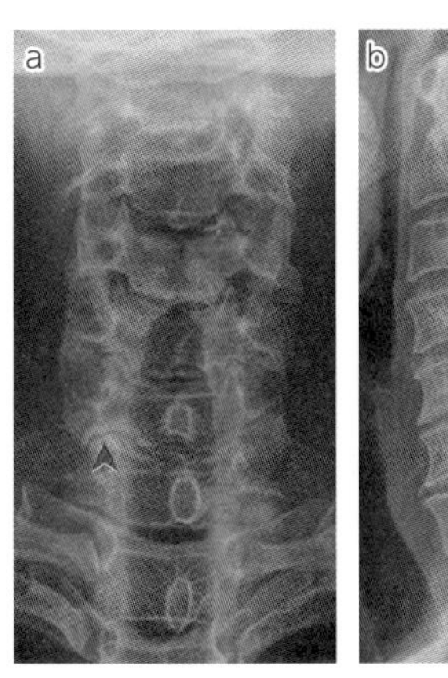

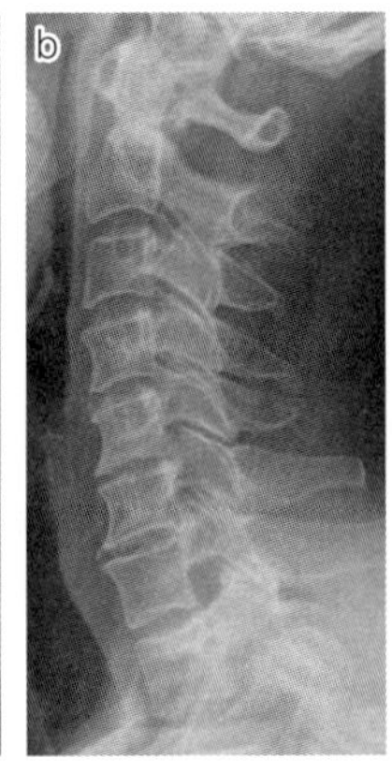

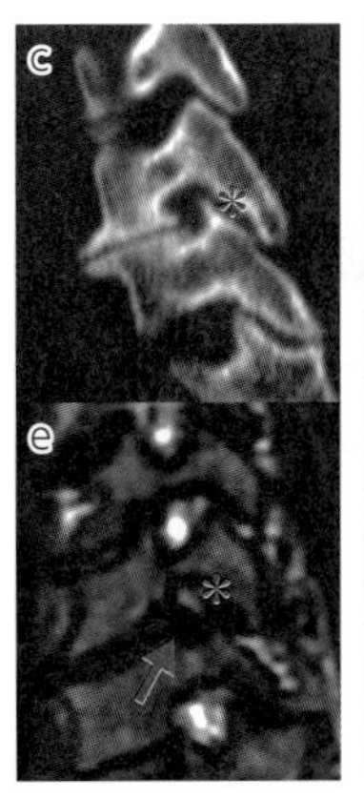

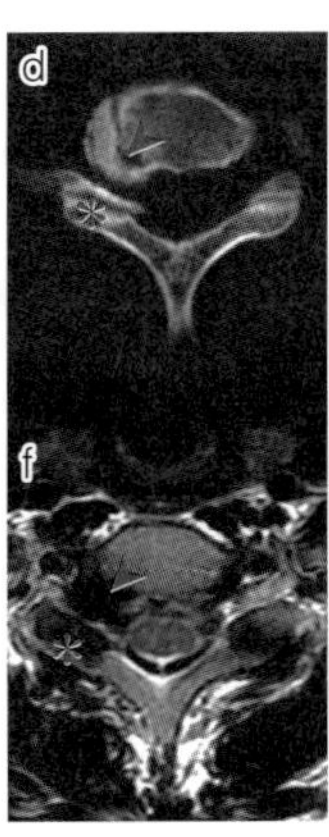

図 13-7 頚椎症性神経根症の画像検査

単純 X 線（a：正面像，b：側面像），CT（c：矢状断像，d：水平断像），MRI（e：矢状断 斜位像，f：水平断像）．椎間板膨隆（⟶），鉤状突起の骨棘（➤），椎間関節の変形・肥大（＊）による椎間孔の狭小化を認める．

後頭部にあてがった姿勢で軽減することが特徴である．症状は午後から夕方にかけて悪化することが多く，疼痛が強い症例では枕を高くして頚椎前屈位にしなければ臥位になれない場合もある．

5 検査

神経学的検査では，疼痛やしびれ，感覚障害の領域を確認する．障害された神経根の支配領域に一致していることが多く，症状の領域を確認することで障害神経根高位を推測することができる．さらに頚椎後屈・側屈による誘発テストで上肢放散痛を確認する．Jackson（ジャクソン）テスト，Spurling（スパーリング）テストなどの誘発テストでは，椎間孔をより狭小化させる，あるいは神経根を牽引することによって椎間孔部での神経根の圧迫を増強させ，疼痛が誘発される．画像検査では，単純 X 線，CT，MRI などを用いて椎間孔狭窄の有無やその高位を確認する．

6 診断

画像検査で椎間孔狭窄があり，誘発テストなどの神経学的所見を満たす場合，頚椎症性神経根症と診断する．無症候性の椎間孔狭窄もあるため，障害高位の診断では，画像所見と神経学的所見との整合性が必要となる．障害高位が確定できない場合には，診断目的に神経根造影，ブロック*を行う場合がある．

7 治療

予後は比較的良好であり，原則として保存療法を行う．保存療法では，安静，鎮痛薬投与，頚椎カラー装着が基本となる．頚椎の牽引療法や温熱療法の併用も効果的だが，マニピュレーションは症状を増悪させる可能性があるため，行うべきではない．慢性期では，ストレッチや頚部筋力訓練などの運動療法や理学療法を行う．いずれも頚椎後屈位では神経根圧迫が増強するため，上肢痛が誘発されない肢位での治療が必要である．

症状の強い症例には，硬膜外ブロックや神経根ブロックを行う．保存療法に

用語解説

神経根造影，ブロック
障害高位と思われる神経根に，X 線透視下に造影剤や局所麻酔薬，ステロイドを注入する．神経根造影では神経根の走行異常や圧迫の有無を診断する．注射の際の放散痛と上肢痛が一致する場合，または神経根ブロックで局所麻酔薬による鎮痛効果がある場合，その神経根が障害高位であると診断する．診断目的だけではなく，治療目的にも行われる．

抵抗する症例や筋力低下などの麻痺症状のある症例では，手術療法を行う．前方または後方からの椎間孔拡大術や前方除圧固定術などが行われている．

2 頚椎症性神経根症患者の看護

頚椎症性神経根症は，加齢による頚椎の退行性変化や椎間板の狭小化など，末梢神経の神経根を圧迫することで生じる．頚部の痛みやしびれ，感覚鈍麻，冷感，可動域制限，上肢の筋力低下などの症状が患側に一側性に生じる．頚椎の後屈位をとると，症状の悪化がみられる．症状は自然に軽快する場合もあれば，長期に継続する場合もあり，症状が悪化して脊髄が圧迫されると**頚椎症性脊髄症**（➡ p.245 3 節参照）へと発展する．

薬物療法や頚椎カラー固定，牽引などの保存療法で軽快する場合が多い．

1 フィジカルアセスメントによる神経症状の把握

頚椎症性神経根症では神経根の支配領域の神経症状が出現するため，フィジカルイグザミネーションによって神経根症状を把握する．脊髄の圧迫により脊髄症を合併する場合もあるため，神経症状の広がりや変化については詳細に観察を行う（表13-3）．

2 薬物療法による副作用の観察

痛みに対しては非ステロイド性抗炎症薬，筋肉痛には筋弛緩剤，ビタミン剤，神経障害性疼痛治療薬のプレガバリンなどが投与される．痛みが著しい場合には，ステロイドホルモンの内服投与が行われる場合もある．

副腎皮質ステロイド薬の服用については自己判断で中止しないよう，必要性を説明する．

3 牽引時の看護

牽引療法とは，四肢や体幹の幹部に牽引力を加える治療である．骨に鋼線を通して骨に牽引力を加える直達牽引と，トラックバンドを当てて間接的に重錘

表 13-3 ■神経症状の観察

頚椎症性神経根症の主な症状	
前根症状	上肢の筋力低下・筋萎縮
	頚肩部の疼痛，頚椎可動域制限
後根症状	上肢のしびれ・放散痛・感覚障害（感覚鈍麻）
自律神経症状	手掌の発汗異常など

頚椎症性脊髄症	
神経症状	四肢のしびれ・感覚障害，四肢の筋力低下，歩行障害，手指の巧緻性低下，頚肩腕痛，膀胱直腸障害など
反射	上肢腱反射の亢進（上腕二頭筋・上腕三頭筋・橈骨筋反射），下肢腱反射の亢進（アキレス腱，膝蓋腱反射），病的反射（バビンスキー反射陽性）

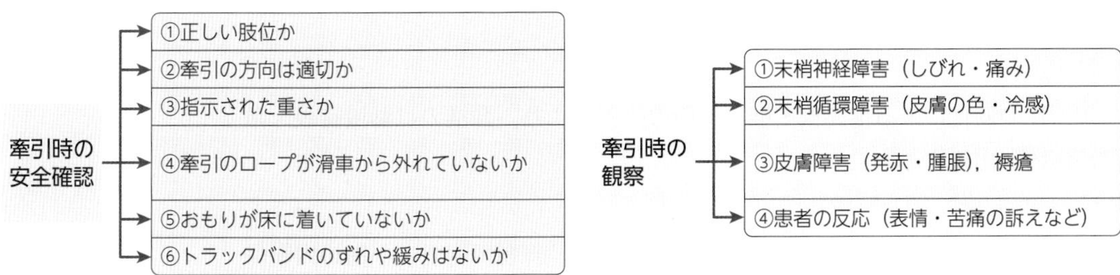

牽引時の安全確認
①正しい肢位か
②牽引の方向は適切か
③指示された重さか
④牽引のロープが滑車から外れていないか
⑤おもりが床に着いていないか
⑥トラックバンドのずれや緩みはないか
牽引時の観察
①末梢神経障害（しびれ・痛み）
②末梢循環障害（皮膚の色・冷感）
③皮膚障害（発赤・腫脹），褥瘡
④患者の反応（表情・苦痛の訴えなど）

図 13-8 牽引療法時の注意点

を用いて牽引する介達牽引がある．頸椎症性神経根症ではグリソン係蹄（けいてい）を用いて頸椎を牽引するグリソン牽引が介達牽引として行われる（➡ p.89 図4-11 参照）．

牽引療法を行う際には，指示された牽引が正しく行われているか，牽引に伴う二次障害が生じていないかなどについて留意する（図13-8）．

4 頸椎カラーによる固定

頸椎の安静を守るため頸椎カラーによる固定を行う．カラーの固定では，急に下を向くことや視野の制限によって，歩行時の転倒やつまずきに注意するよう指導する．

5 日常生活の援助

頸椎症性神経根症の保存療法では，頸部の痛みやしびれ，可動域制限などによる日常生活への影響を把握する．保存療法では外来通院が主となるため，患者が神経症状による苦痛や日常生活の不便さを一人で抱え込まないよう，訴えを聞いていく．また，症状悪化や進行がある場合は速やかに医師へ報告してもらうよう促す．

3 頸椎症性脊髄症

cervical spondylotic myelopathy

1 頸椎症性脊髄症とは

1 原因

加齢現象による退行性変化が原因となり，椎間板がまず変性し，椎間板腔が狭小化する．その後，骨性に変化し，椎体後縁の骨棘形成，椎間関節の変性が生じ，脊柱管が狭小化する．

2 病態

頸椎の変性に伴い，頸椎の可動性の低下，頸部痛が引き起こされる．頸部周囲の筋緊張が亢進し，肩こりなどの症状が出現する．

変性した椎間関節や椎体が脊髄を圧迫すると**脊髄障害***を生じる．

用語解説

脊髄障害
種々の原因による脊髄病変のために，障害部位に応じた特有の症状（脱力や麻痺，感覚障害，排尿・排便障害など）が出現する．

3 症候

頚椎症状

退行性の変化による椎間板・椎間関節の障害により，頚椎の可動域制限，頚部の疼痛が出現する．

脊髄症状

手指の巧緻性障害や下肢の痙性（けいせい）が生じる．また，脊髄障害では小指の内転保持が困難となり，環指と小指の閉鎖が困難となる finger escape sign や，手指の握りと開きが困難になる障害が生じることがある．これらは **myelopathy hand** と呼ばれる徴候である．

そのほか，痙性歩行や麻痺なども生じる．

4 経過

病状の進行は一定の見解はない．長期間，症状の変化がなく経過する症例もあれば，緩徐に進行する場合もある．脊髄障害が改善する症例もあるが，多くはない．

5 検査

まずは身体所見を評価することが重要である．視診では歩容を観察し，痙性歩行の有無を評価する．深部腱反射・感覚障害・麻痺・筋力低下の診察は，症状高位を判断するために有用である．Myelopathy hand の有無の確認も必要である．画像検査では主に X 線，CT，MRI が行われる．

X 線検査で脊椎のアライメント*や頚椎の変性を確認できる．MRI では脊髄の圧迫の有無や脊髄の変性を描出することができ，症状高位の判断の参照となる．CT では骨性の変性が詳細に観察できる．また，脊髄造影検査も有用な検査の一つである．

高位診断や障害が神経原性か筋原性かの鑑別には，筋電図検査も有用である．

＊用語解説

脊椎のアライメント
生理的な脊椎の配列．頚椎であれば，通常は前弯位を呈する．

6 診断

深部腱反射の異常・筋力低下・麻痺・感覚障害の部位が MRI などの検査で得られた狭窄部位と矛盾しない場合，頚椎症性脊髄症と診断される．画像上の狭窄と身体所見に明らかな解離がある場合は，ほかの神経疾患の可能性を念頭に置いて検査を進めるべきである．

7 治療

軽度の脊髄障害であれば，頚椎への動的な負担を避けることで改善が得られる場合がある．よって，安静・装具・牽引療法などを行う．また，頚部痛については薬物療法が有効である．

保存療法に抵抗する重度の脊髄障害には手術が適応となる．脊髄の圧迫の解除と動的な負担の解除が目的となる．

狭窄の範囲や脊椎のアライメントなどを考慮して術式が選択される．後方から頚椎椎弓を開大させる頚椎椎弓形成術，前方から圧迫を解除する前方除圧固定術がある．

4 後縦靱帯骨化症

ossification of posterior longitudinal ligament

1 後縦靱帯骨化症とは

1 原因

後縦靱帯骨化症(こうじゅうじんたいこつかしょう)(OPLL)の原因としては特定のものは明らかではない．家系調査によって遺伝的背景が存在する可能性は示唆されており，可能性がある遺伝子異常が特定されている[1]．日本で世界初の報告がされている[2]．一般に 40 歳以上に好発し，約 2：1 で男性に多い．欧米に比較して，日本を含むアジアでは発生頻度が高い．日本での発生頻度は約 3%とされている[3]．頚椎への繰り返す負荷や動きが直接的な骨化の進展と関連があるとまで断定はされていないが，その可能性は指摘されている．また靱帯骨化症の症例は糖尿病を合併していることが多く，糖代謝異常が発症になんらかの影響を及ぼしていると考えられている．

2 病態

脊椎椎体の後縁を連結し，脊柱全長を縦走する後縦靱帯が骨化することにより，脊柱管狭窄を来し，脊髄または神経根が圧迫され障害を呈する(図13-9)．

3 症候

骨化によって頚椎の可動域が減少する．また，筋緊張により肩こり，頚部痛などを認めることがある．脊髄が圧迫されるため，手指のしびれ・巧緻運動障害・下肢の痙性による歩行障害が生じる．一般に，このような脊髄障害は緩徐に進行していく．

4 経過など

後縦靱帯骨化症が進行して現れる脊髄症は，発症すると症状が自然に軽快することはない．一方で，無症状のことも多い．

進行症例がどの程度の頻度で日常生活に支障を来すほどの障害を呈し，寝たきりになるかまではわかっていない．しかし，脊髄症状によって患者は転倒しやすく，また脊柱管狭窄によって脊髄は易損性を呈している．転倒による二次的な外傷や脊髄損傷によって高度な ADL 低下を来す場合がある．

5 検査

X 線，CT による頚椎後方の骨化層の評価が有用である．骨化は分節型・連続型・混合型・限局型に分けて評価できる(図13-10)．MRI では骨化を特定することは困難だが，脊髄の圧迫の程度を評価することができる．

6 診断

X 線，CT により後縦靱帯骨化が確認でき，その骨化による脊髄障害・神経根症状・頚椎可動域制限による脊椎機能障害がそろって初めて，後縦靱帯骨化症と診断される．

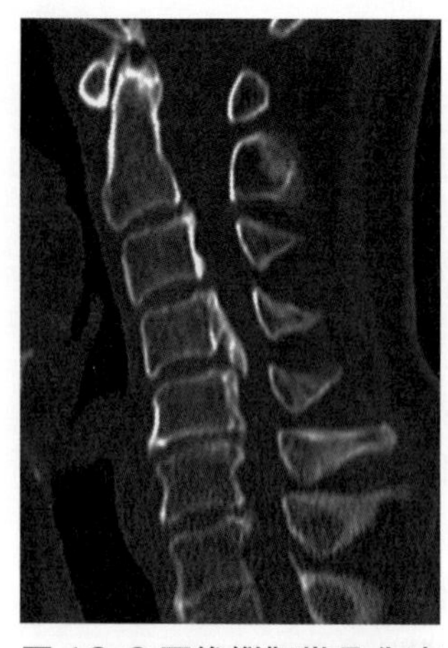

図 13-9 ■後縦靱帯骨化症のCT画像

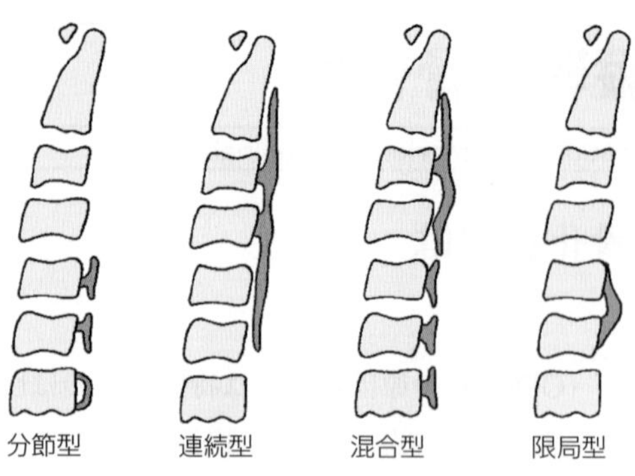

図 13-10 ■後縦靱帯骨化症の骨化形態

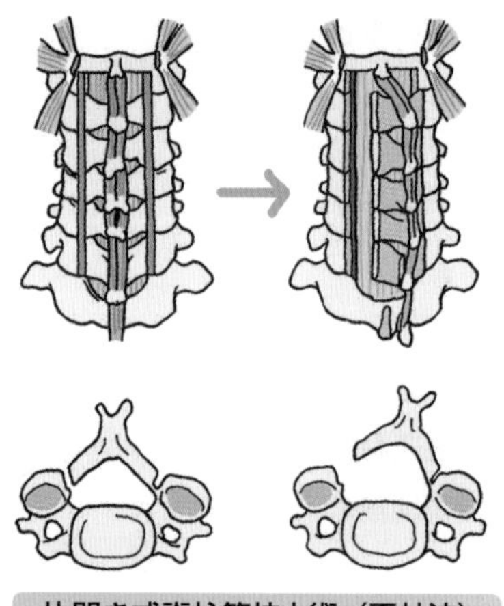

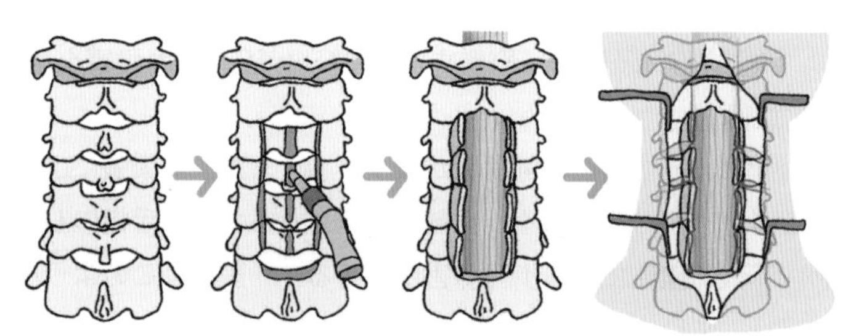

図 13-11 ■椎弓形成術

後方から椎弓に切り込みを入れて，脊柱管を拡大することで，脊髄神経の圧迫を軽減させる術式.

骨化があっても神経症状がない場合は「後縦靱帯骨化症」ではなく「後縦靱帯骨化」となり，診断基準を満たさない.

7 治療

頚部痛，神経痛に対しては薬物療法が有用である．一方，脊髄症状では薬物療法は有効ではない．脊髄障害の治療を保存的に行う場合は，動的な要素を排除することが必要である．カラー固定などによる安静が有効な場合がある．しかし，長期的な効果は不明で，重症例には有効ではない．そのため，症状が進行する症例には手術が必要となる．手術は前方除圧固定術，椎弓形成術（図13-11），後方固定術などが選択される.

5 腰部脊柱管狭窄症

lumbar spinal canal stenosis

1 腰部脊柱管狭窄症とは

1 原因・疫学

腰部脊柱管狭窄症は，脊柱管を構成する骨性要素や椎間板，靱帯性要素などによって腰部の脊柱管や椎間孔が狭小化し，馬尾あるいは神経根の絞扼性（こうやくせい）障害を来して下肢のしびれや間欠性跛行（かんけつせいはこう）などの症状を呈する症候群である．

つまり主な原因は，変性による黄色靱帯の緩み，椎間板の膨隆，骨棘形成などによって腰部の脊柱管が狭窄することである．

本症は基本的に変性疾患であるため，加齢とともに増加する．日本での推定患者数は約 240 万人といわれている．

2 病態

変性により肥厚した黄色靱帯，骨棘によって硬膜管が圧排（あっぱい）されることで，下肢のしびれや痛みが生じる(図13-12)．圧排される部位によって，神経障害型式は馬尾型，神経根型，混合型に分類される．

3 症候

腰部脊柱管狭窄症の症候は，先述した神経障害型式によって異なる．馬尾型では両下肢・殿部・会陰部のしびれ，灼熱（しゃくねつ）感，ほてりなどの症状が出現する．神経根型では，神経障害領域の下肢痛が特徴である．混合型では，両者が混在した症状が出現する．

4 経過

腰部脊柱管狭窄症による症状が軽度または中等度の患者では，1/3ないし1/2

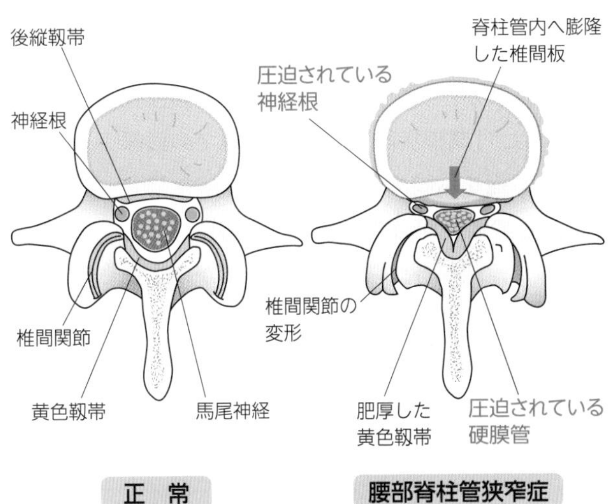

図 13-12 ■腰部脊柱管狭窄症

13 脊椎変性疾患

程度の患者で自然軽快する．残りは症状が不変か増悪して手術治療が必要になる場合もある．症状が重度の場合に手術が行われることが多く，自然経過は明らかではない．神経障害型式からみると，神経根型は自然治癒の傾向が強く，馬尾型は自然治癒がしにくいのが特徴である．

5 検査

単純X線検査

単純X線検査のみで腰部脊柱管狭窄症と診断することは困難であるが，脊柱管のおおよその大きさを知ることができる．また，腰部脊柱管狭窄症では変形性脊椎症の所見を認めることが多い．

MRI検査

腰部脊柱管狭窄症を診断する上で，最も汎用されている検査法である．腰部脊柱管狭窄症では肥厚した黄色靱帯や椎間関節，椎間板の膨隆などにより硬膜管が圧排された所見がみられ，それはT2強調像で脳脊髄液（高信号）の減少として描出される．

脊髄造影検査，脊髄造影後CT

ペースメーカーや体内金属がある患者の腰部脊柱管狭窄症の診断に有用である（ペースメーカーや体内金属の一部はMRIが禁忌である）．脊髄造影検査は腰部くも膜下腔に造影剤を注入して，X線を用いて硬膜管の評価を行う検査である．その後CT（脊髄造影後CT）を撮影すると，より詳細な脊柱管の評価が可能となる．これらの検査の際に使用する造影剤は，必ず脳槽・脊髄用を使用する．

神経根造影，神経根ブロック

X線透視下で神経根に造影剤を注射して，X線撮影をした後に局所麻酔薬（ステロイドも混注）を注射する．神経根造影により神経根の走行が描出でき，障害部位は造影剤が欠損する．また神経根ブロックによって（一時的にでも）痛みが消失すれば，障害神経根の同定が可能で，永続的な症状の緩和も期待できる．

6 診断

患者が高齢で，下肢のしびれや痛みの症状が座位で軽快する場合は，腰部脊柱管狭窄症の可能性が高い．診察所見では，「開脚歩行」「腰部伸展位での殿部痛や下肢痛の増強」などが腰部脊柱管狭窄症を示唆する所見である．また間欠性跛行については，閉塞性動脈硬化症*との鑑別が必要となる．閉塞性動脈硬化症は立ち止まるだけで症状が改善するが，腰部脊柱管狭窄症はしゃがみ込むなどの姿勢を変えることで症状が改善するというのが両者を鑑別するポイントであり(図13-13)，足関節上腕血圧比（そくかんせつじょうわんけつあつひ）（ABI）*などと併せて診断する．

7 治療

薬物療法，ブロック療法の保存療法と手術療法がある．

薬物療法には血管拡張薬（プロスタグランジンE_1製剤），NSAIDs，神経障害性疼痛緩和薬（プレガバリン）などの薬剤が使用される．プロスタグランジ

用語解説

閉塞性動脈硬化症
末梢動脈疾患の一つで，動脈が狭窄・閉塞することで血流障害が起こる．症状は下肢に発症しやすく，その一つである間欠性跛行は，血流障害のため歩行に伴い筋肉が虚血状態になって痛みが生じる．

足関節上腕血圧比
ankle brachial pressure index：ABI．下肢動脈閉塞の評価に用いられる指標．ABI＝足関節収縮期血圧÷上腕収縮期血圧．正常値は1.0～1.3で，0.9以下は狭窄や閉塞が疑われる．

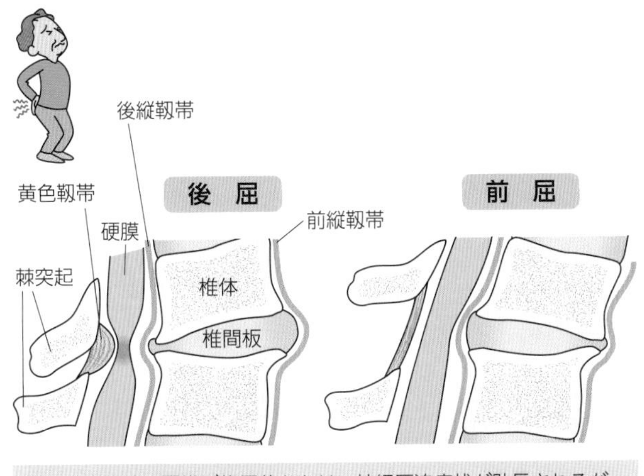

立位や歩行時は腰椎が後屈位となり，神経圧迫症状が助長されるが，座ったりしゃがむことで腰椎を前屈させると，再び歩けるようになる．歩行距離は，日内変動があったり，その日によって異なる．自転車は腰椎が前屈するので支障なく乗れる．

図 13-13 ■ 腰部脊柱管狭窄症による間欠性跛行の特徴

ン E1 製剤は馬尾神経の血流障害を改善する効果が期待できる．NSAIDs は抗炎症・鎮痛効果を有し，プレガバリンは下行性疼痛抑制系を賦活化し，鎮痛効果を有する．

ブロック療法には仙骨硬膜外ブロックや神経根ブロックがあり，疼痛やしびれの緩和に有効である．

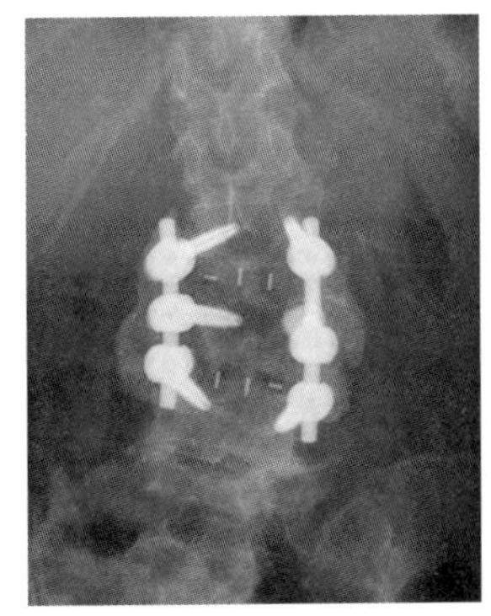

X 線画像（正面）

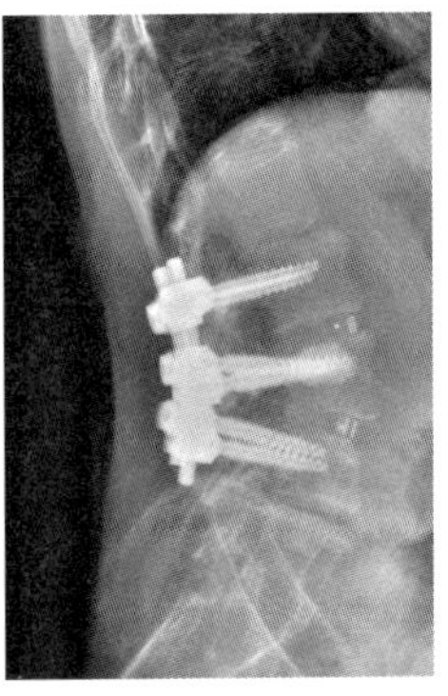

X 線画像（側面）

図 13-14 ■ L3/4，4/5 経椎間孔的腰椎椎体間固定術の術後

神経根型，症状が軽度～中等度の患者では自然軽快が期待できるため，まずは薬物療法や注射などの保存療法を行う．しかし，馬尾型の症例，保存治療が無効な症例，症状が重度の症例では，椎弓切除術のような除圧術や，椎体間固定術などの固定術を行う（図13-14）．術後は痛みやしびれの軽減が期待できるが，すべての症状が消失するわけではない．特に，安静時のしびれや灼熱感の症状は残存しやすい．

2 腰部脊柱管狭窄症患者の看護

腰部脊柱管狭窄症では，基本的には，薬物療法，神経ブロック，腰椎コルセットの着用，運動療法（背筋・腹筋強化訓練）などの保存療法が行われ，筋力の低下や膀胱直腸障害では手術の適応となる（表13-4）．内視鏡手術の場合は基本的には入院期間は術後 3 ～ 7 日の入院となる．固定手術では術後 10 ～ 14 日程度の入院期間となる．

表 13-4 ■腰部脊柱管狭窄症の保存療法・手術療法の考え方

保存療法
薬物療法（非ステロイド性抗炎症薬），神経ブロック（硬膜外ブロック・神経根ブロック） 理学療法（温熱療法・超音波療法），腰椎コルセット（腰椎前屈位の保持），運動療法（背筋・腹筋の強化）

神経症状の悪化
神経根症状（片側の下肢放散痛，しびれ，麻痺） 馬尾神経症状（両下肢〜殿部の痛み，会陰部のしびれ，つっぱり感，間欠性跛行，排尿障害）

手術療法
除圧術（開窓術・部分椎弓切除術） 固定術（後方進入腰椎椎体間固定術）

1 周術期の看護

基本的には，「腰椎椎間板ヘルニアの手術を受ける患者の看護」p.239 に準じる．

6 すべり症

spondylolisthesis

1 すべり症とは

1 原因

「すべり」とは脊柱を構成する椎骨が主に前方にずれた状態を指し，「すべり」により何らかの症状を呈するものを「すべり症」という．下位の椎骨を基準として前方に移動したものを前方すべり，後方に移動したものを後方すべりと呼び，前方すべりの頻度が高い．「すべり症」は腰椎に好発し，退行性変化が原因となる**「腰椎変性すべり症」**と，主として発育期に発生した腰椎分離症が原因となる**「腰椎分離すべり症」**に大別される（図13-15）．

腰椎変性すべり症は中年期以降の女性に好発する．腰椎分離症はスポーツ歴のある中高生に好発し，晩期障害として中高年期に腰椎分離すべり症を発症しやすい．

2 病態

腰椎変性すべり症

中年期以降の女性の第４腰椎に好発する．黄色靱帯*の肥厚や椎間板の膨隆によって脊柱管狭窄が生じた結果，馬尾や神経根が圧迫を受け，下肢の神経症状を来す．最も頻度が高い「第４腰椎変性すべり症」では，第４腰椎が下位の第５腰椎に対して「前方すべり」が生じるため，第4-5腰椎間での脊柱管内狭

用語解説

黄色靱帯
椎骨の後方要素である椎弓同士を頭尾側に連結する弾性のある靱帯組織で，退行性変化が加わるとしばしば肥厚し脊柱管狭窄の原因となる．

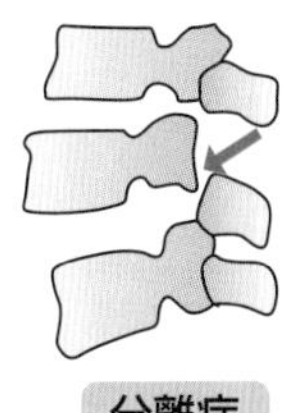

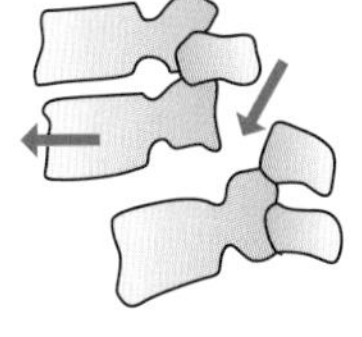

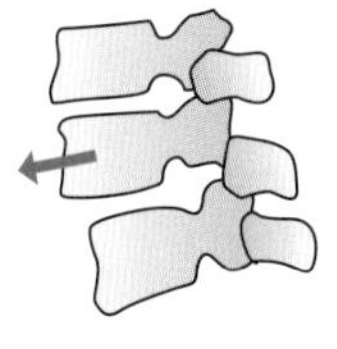

図 13-15 腰椎分離症・腰椎分離すべり症・腰椎変性すべり症

窄や椎間孔狭窄*が生じることが多い(図13-16).

腰椎分離すべり症

腰椎分離症を基盤として，退行性変化が加わった結果，椎体の「すべり」が生じて症状を呈した状態である．腰椎分離症は第５腰椎に好発し(図13-17)，大部分は発育期に生じた疲労骨折によるものと考えられている．野球やサッカーなどのスポーツ歴のある中高生が罹患しやすい．関節突起間部と呼ばれる部位に疲労骨折が生じて，骨癒合が得られず偽関節となると，腰椎が分離した状態に移行する．腰椎分離症は疲労骨折の発症早期には腰痛症状が生じやすいが，発育期に分離に至ったとしても，青壮年期まで無症候で経過することも少なくない．腰椎に分離が生じると，椎骨の前方要素と後方要素の連続性が絶たれるため，椎間板に力学的負荷が加わりやすくなる．加齢による椎間板変性が加わると，中年期以降に腰椎分離すべり症に進行して下肢の神経症状を来す場合がある．最も頻度が高い「第５腰椎分離すべり症」(図13-18)では，第５腰椎の椎体が第１仙椎の椎体（仙骨）に対して前方すべりを生じるため，第５腰椎－第１仙椎間での椎間孔狭窄が生じることが多い．

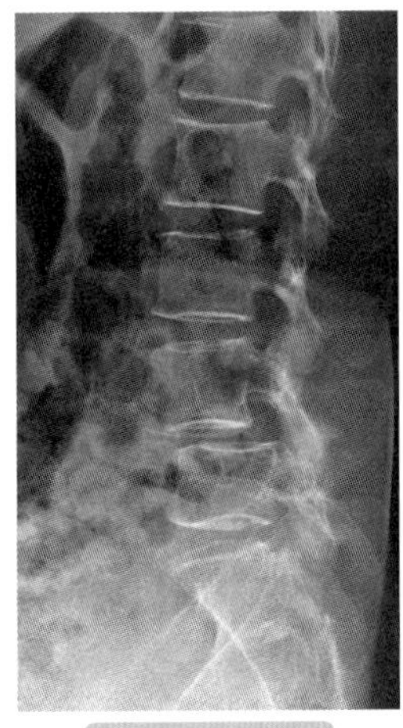

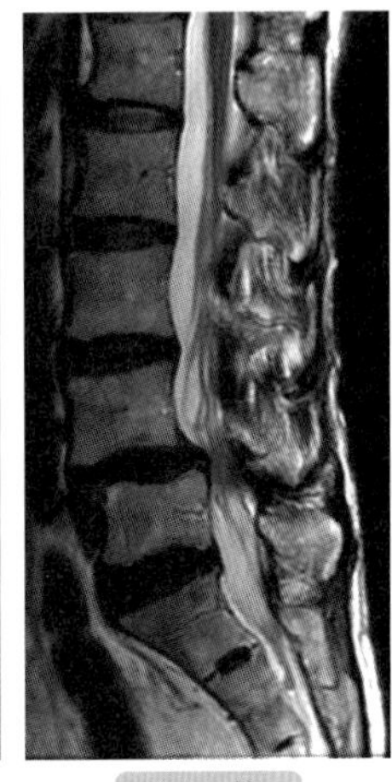

図 13-16 第４腰椎変性すべり症

60 代女性．第４腰椎が第５腰椎に対して前方にすべり，第 4-5 腰椎間で脊柱管狭窄が生じている．

用語解説

椎間孔狭窄
硬膜管から分枝した神経根は，椎骨と椎骨の間の椎間孔を通って椎間孔外へ走行する．椎間孔狭窄が生じると，神経根の圧迫により神経根障害が生じ，腰椎では下肢痛の原因となる場合がある．

3 症候

腰椎変性すべり症は腰痛だけではなく，下肢の神経症状を呈することが多い．下肢症状は殿部から大腿，下腿に放散する疼痛やしびれが中心で，立位や歩行時に症状が誘発される．歩行中に下肢痛やしびれが増悪するため，連続歩行が困難で，たびたび休息が必要となる（間欠性跛行)．神経症状が進行すると，馬尾障害として陰部のしびれや膀胱直腸障害が生じたり，下肢の筋力低下を併発する場合がある．

腰椎分離すべり症では，腰痛や神経根障害として下肢痛やしびれが生じやすい．無症候性の病変も多く存在する．

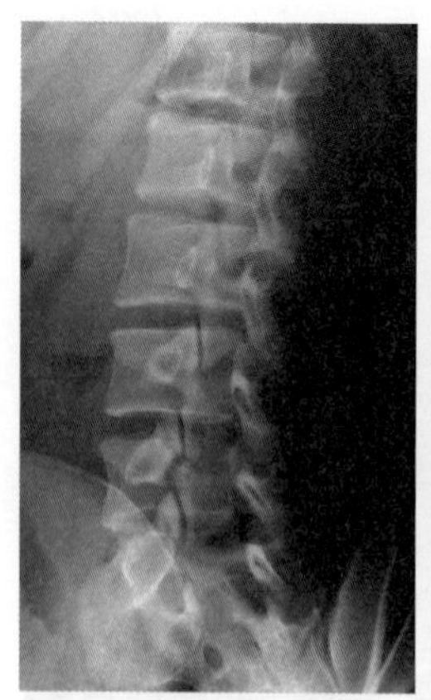
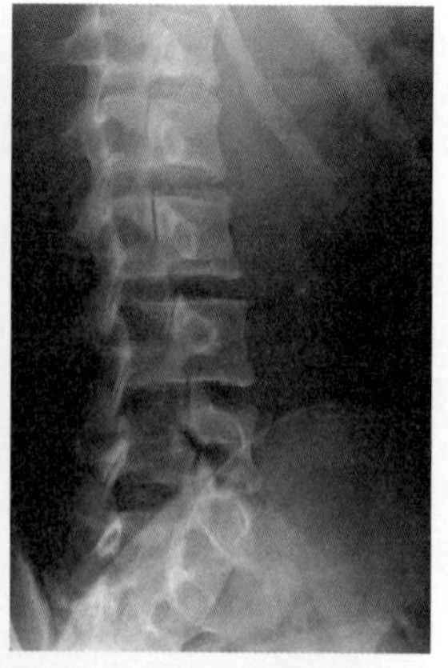

図 13-17 ■第 5 腰椎分離症

単純 X 線像，両斜位．10 代男性．関節突起間部に分離が生じている．

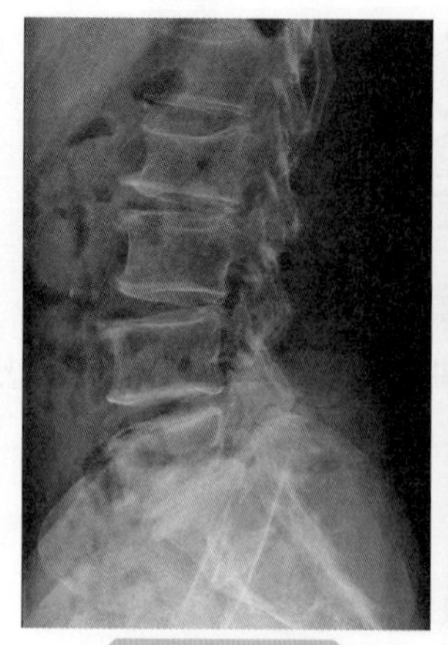
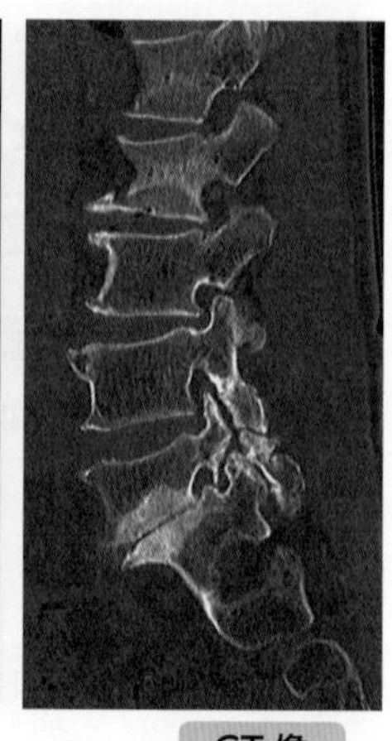

図 13-18 ■第 5 腰椎分離すべり症

70 代男性．第 5 腰椎の関節突起間部に分離が生じ，椎間孔狭窄が生じている．

4 経過など

腰椎変性すべり症では，椎間板変性が進むと椎間不安定性が増大するが，経年的に椎間板高が低下することで再安定化する場合がある．

5 検査・診断

身体所見として筋力，感覚などの神経学的所見を評価する．腰椎単純 X 線の側面像で「すべり」の評価が可能で，前屈・後屈による動体撮影により動的不安定性の有無を評価する．また，斜位像や腰椎 CT によって関節突起間部での分離の有無を評価する．

腰椎 MRI は馬尾・神経根を含む神経組織や椎間板などの軟部組織の評価に適しており，脊柱管内狭窄や椎間孔狭窄の程度を評価する．

症状，身体所見，画像所見を総合して診断する．

6 治療

腰椎変性すべり症や腰椎分離すべり症では，症状が軽度の場合は，薬物療法や装具療法を含めた保存的治療が選択される．保存治療が奏効せず症状が遷延する場合や，麻痺や膀胱直腸障害などの重度の神経症状が生じている場合は，手術治療が選択される．腰椎変性すべり症や腰椎分離すべり症に対する術式として，椎体間固定術（図13-19）が適用されることが多い．

2 すべり症患者の看護

1 フィジカルアセスメントによる神経症状の把握

すべり症による神経症状の観察を行い，日常生活への影響を把握する．馬尾神経症状の出現は，脊柱管狭窄症と同様に手術の適応となる．

2 軟性コルセット着用

腰痛や下肢の痛みの緩和を図るため，軟性コルセットを着用する．コルセットの着用は患者自身で自己管理できるように指導する．長期のコルセット着用では腰を支持する腹筋や背筋の廃用が生じるため，腹筋や背筋を強化するための運動療法の必要性を患者に説明する．

また，日常生活の中で，腰に負担がかからない動作を理解できるように情報提供を行っていく．

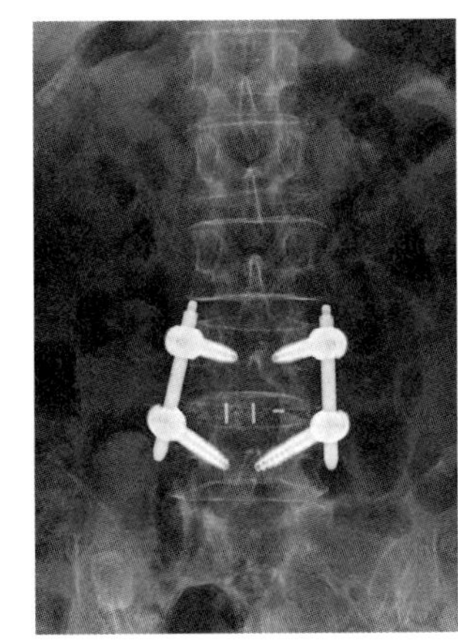
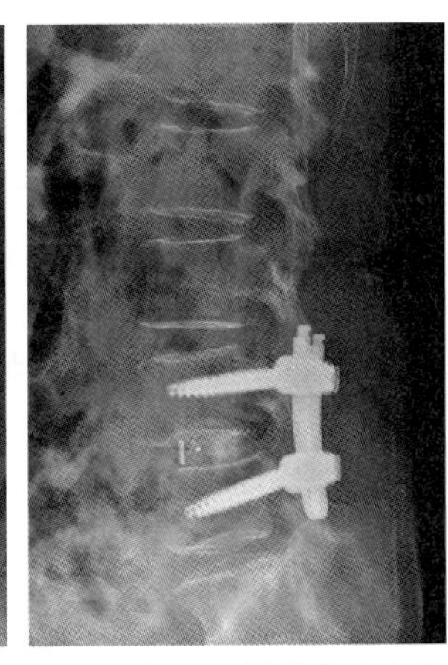

図 13-19 ■第４腰椎変性すべり症に対する椎体間固定術

手術を受ける患者には，術前からコルセット着用を自分自身で行えるようにオリエンテーションを行っておく．

3 手術を受ける患者の看護

「腰椎椎間板ヘルニアの手術を受ける患者の看護」p.239 参照.

7 変形性脊椎症

spondylosis deformans

1 変形性脊椎症とは

変形性脊椎症とは加齢により，椎間板・骨・靱帯に退行性変化が生じて，神経組織を圧迫することでさまざまな症状を呈している状態をいう．**腰部脊柱管狭窄症**の原因として最も多い．単純X線検査では，椎間板腔の狭小化，骨棘形成の所見がみられる．また，進行すると変性側彎(そくわん)を呈する場合もある(図13-20)．

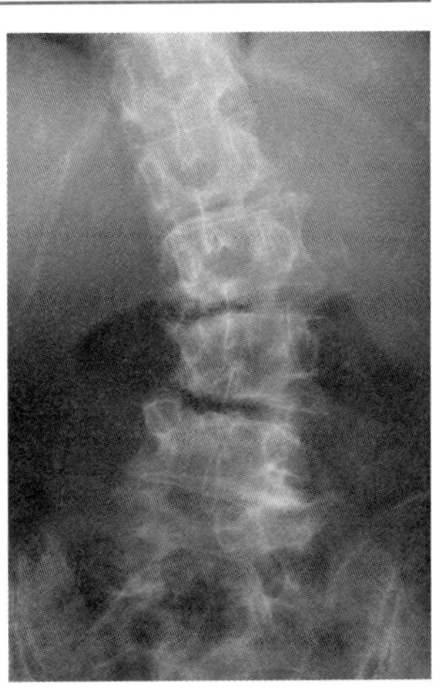

図 13-20 ■腰椎変性側弯症のX線正面画像

椎間板腔の狭小化，骨棘形成がみられ，側弯を呈している．

2 変形性脊椎症患者の看護

変形性脊椎症では，頚部，背部，腰部の痛みが主に出現する．これらの痛みは，動作を開始する起床時などに強く出現することが特徴であり，動き始めてしまうと痛みが軽減する．主な治療は保存療法であり，軟性コルセット着用による患部の安静を図る．また，理学療法を中心としたリハビリテーション訓練や腰痛体操などを行い，痛みの緩和を図る．患者が自主的にリハビリテーション訓練を継続できるよう，動機付けをしていく．

●腰痛体操〈資料〉
日本理学療法士協会.

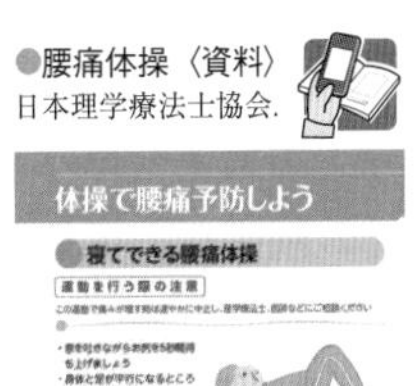

体操で腰痛予防しよう

寝てできる腰痛体操

運動を行う際の注意

8 脊柱側弯症

scoliosis

1 脊柱側弯症とは

前額断（前後像）で脊柱が弯曲している状態を**脊柱側弯**という．椎間板ヘルニアなどによる疼痛性側弯や脚長差などによる代償性側弯は**機能的側弯**といい，原因が改善されれば側弯も改善する．一方，最も頻度の高い特発性（とくはつせい）側弯症などは，自然矯正が期待できず，**構築性側弯**という．

以下，この構築性側弯について述べる．

1 原因・疫学

特発性側弯症の原因はまだ明らかではないが，遺伝の関与が示唆されている．10歳以降に発症する**思春期特発性側弯症**が最も多く，女子が80～90%を占める．成長が完了すると多くは進行しなくなるが，大きなカーブでは進行するものもある．

特発性側弯症以外では脳性麻痺，脊髄空洞症，Duchenne（デュシェンヌ）型筋ジストロフィーなどに合併する**神経筋性側弯症**や，**神経線維腫症***，**Marfan（マルファン）症候群***などに合併する**症候性側弯症**などがある．

2 診断・治療

肩の高さの左右差，ウエストラインの左右差，肋骨隆起や腰部隆起を見れば，診断は容易である（図13-21）．立位の全脊椎正面X線画像で側弯の程度を確認する．Cobb（コブ）角*が25°以上で，まだ患者の身長が伸びていれば装具療法を行う．Cobb角が45°以上になれば手術適応となる（図13-22）．近年では，Cobb角が40°以上でも手術を行うこともある．

2 脊柱側弯症患者の看護

側弯症の中でも最も多くみられる特発性側弯症の看護について述べる．保存療法では側弯の悪化を防止するための装具の着用や運動療法を行う．手術療法は，矯正固定術（前方矯正固定術・後方矯正固定術）が行われる．

1 特発性側弯症の症状アセスメント

特発性側弯症は女子に多く，小学校高学年の10歳前後に，学校の健康診断や母親によってしばしば発見され，成長とともに進行していく．側弯の角度が30°程度であれば，定期的な通院を行いながら様子観察していくが，側弯が50°を超えると心肺機能へ影響を及ぼす危険や，神経圧迫症状により下肢の運動麻痺が出現する危険がある．側弯症の進行状況を把握するため，姿勢・脊柱・肋骨の隆起などの観察を行う（表13-5）．

フィジカルイグザミネーションを行う際には，患者の羞恥心やプライバシーの保護に努める．思春期を迎える女子の場合，病気を発症したことでボディー

*用語解説

神経線維腫症
遺伝性疾患であり，Ⅰ型（レックリングハウゼン病）では褐色の皮膚の色素斑（カフェオレ斑），神経線維腫などの症状を来し，側弯を合併することがある．Ⅱ型は両側に聴神経腫瘍が発生するのが特徴．

Marfan症候群
遺伝性疾患による．細胞間の結合組織の異常によって大動脈や網膜，骨の形成などに障害が生じる．高身長，四肢や手指が長い，側弯，扁平足などの症状・合併症がみられる．

Cobb角
正面X線画像で，側弯のカーブが最も傾いている（終椎）中枢の椎体上縁と末梢の椎体下縁に引いた線の交わる角度．

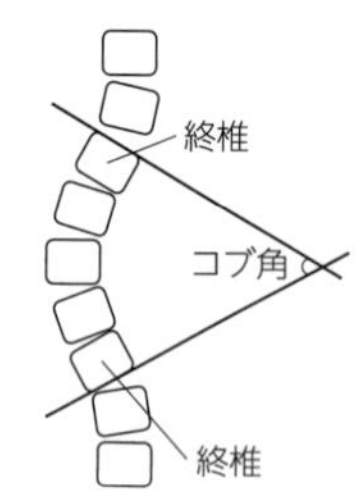

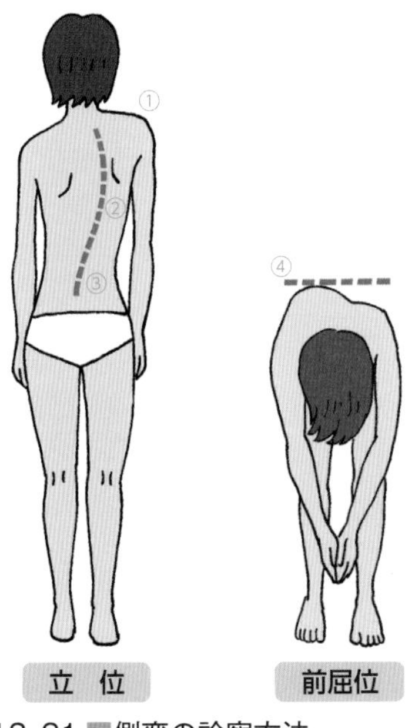

図 13-21 ■側弯の診察方法

立位で，①肩の高さに左右差がないか，②肩甲骨が浮き上がっていないか，③ウエストラインに左右差がないかを観察する．前屈位で，④肋骨の高さに左右差がないか（肋骨隆起），腰部の高さに左右差がないか（腰部隆起）を観察する．

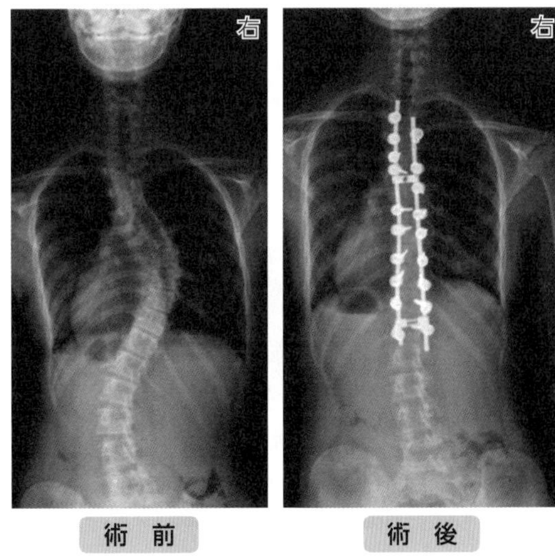

図 13-22 ■特発性側弯症（16 歳女子）の立位の全脊椎正面 X 線画像

イメージや将来への不安など，心理的な動揺を抱えている可能性が高い．そのため，観察ありきにならず，患者への羞恥心や不安などの心理面への配慮を行う．

表 13-5 ■側弯症の観察項目

• 脊柱
• 肩の高さ，左右差
• 肩甲骨の高さ，左右差
• 痛み
• 心肺機能（呼吸障害，循環障害）
• 神経圧迫症状（しびれ，運動麻痺）
• 腰骨の高さ，左右差

2 矯正装具装着に伴う看護

保存療法では，側弯の矯正，症状の進行予防を目的とする運動療法を中心に行う．矯正装具として，アンダーアーム型装具が用いられることが多い．アンダーアーム型装具は，前後の支柱がない装具で，下部胸椎以下の側弯に対して効果的な矯正が得られるコルセットとして使用されている(図13-23)．

矯正装具の着用では，①正しく固定されているか，②装具圧迫による皮膚障害がないか，③装具は清潔に管理されているかなどの観察を行う．側弯症の矯正装具は体幹を覆う範囲も広く，固定されている側の運動制限もある．一般に入浴時以外は装具を装着したままでの生活となり，身体の拘束感が持続する．コルセットは通気性に欠けるため，着用によって蒸れなどの不快感を伴う場合がある．そのため，コルセット着用の必要性を患者が理解できるよう支援していく．

3 こころのケア

側弯症は成長過程にある女子に多く，疾患による骨格の変化や装具を着用す

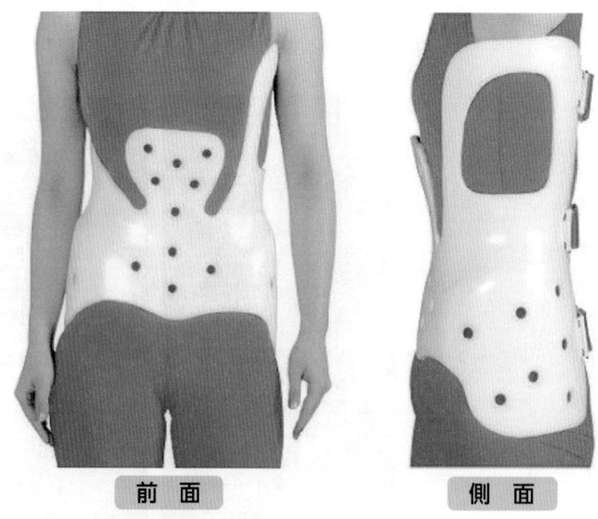

図 13-23 アンダーアーム型ボストンブレース
（一般社団法人日本義肢協会 義肢・装具カタログより抜粋）

ることでのボディーイメージの変化は，患者に心理的な影響をもたらす．そのため，患者が治療を受けながらも，その人らしく生活できるよう支援していくことが大切となる．

病気・治療の受け止め方

側弯症による身体変化による不安・ショック・ボディーイメージに関する受け止め方などの心理的反応を把握する．その際，患者本人だけではなく家族の受け止め方についても理解する．矯正装具を着用する必要性を理解してもらい，装具を着けての生活の制限や可能性を，患者やその家族と探る．また，装具の着用に伴い洋服が着にくくなり，おしゃれを楽しむなどの QOL にも影響を及ぼす．学校などで着替えを必要とする場面では，家族や学校が連携をとり，個人のプライバシーに配慮できる環境を整備できることが望ましい．

ゴールを共有する

矯正装具のコルセットは成長期を過ぎ，側弯の悪化進行の問題が解消されたら外すことが可能となる．そのため，コルセットの着用にもゴールがあることを共有し，心理的な負担を軽減し，前向きに治療に専念できるよう支援していく．

家族・地域（学校）との連携

ある側弯症の娘をもつ母親のインタビューで，患者の兄弟が装具を着けた状態を見て「ロボットみたい」と何気なく言ってしまい，母親がその兄弟に注意を促したエピソードが語られていた[4]．何気ない一言が，患者のこころを傷つけることにもつながる．治療のために装具着用が必要であることや，装具を着けて生活することの煩わしさを家族や学校関係者などが理解し，どのような支援ができるのかを一緒に考えられるよう支援していく．

臨床場面で考えてみよう

Q1 後縦靱帯骨化症はどの年代に好発するか.

Q2 腰部脊柱管狭窄症の馬尾型，神経根型には，それぞれどのような特徴的な症状があるか.

Q3 腰椎椎間板ヘルニアや腰部脊柱管狭窄症の患者が腰に負担をかけないようにするためには，姿勢や体位にどのような工夫をすればよいか.

Q4 長期間コルセットを着用する患者には，どのような注意が必要か.

考え方の例

1 30代から増加し始め，60歳以上で顕著になる．発症の好発年齢は50歳前後とされる.

2 馬尾型では両下肢，殿部，会陰部のしびれや灼熱感，ほてりなどが出現する．神経根型では，神経障害領域の下肢痛が出現する.

3 前かがみや中腰などの腰部に負担のかかる姿勢や長時間の座位は避ける．座位を保つ場合は，背もたれのある椅子で，足底が床につくように座る．痛みが強い場合は，膝関節や股関節を屈曲したセミファウラー位をとる.

4 コルセットは体幹を固定し，脊柱の負担を軽減するが，長期間筋肉や関節を動かさずにいると，腰を支える腹筋や背筋の萎縮を来すため，痛みを誘発しない範囲で筋力低下を予防するよう説明する.

引用・参考文献

1）Tahara, M. et al. The extent of ossification of posterior longitudinal ligament of the spine associated with nucleotide pyrophosphatase gene and leptin receptor gene polymorphisms. Spine. 2005, 30（8）, p.877-880.

2）月本裕国．頚部後縦靱帯化骨により脊髄圧迫症候を呈した1剖検例．日本宝函．1960，29（4），p.1003-1007.

3）日本整形外科学会診療ガイドライン委員会・頚椎後縦靱帯骨化症診療ガイドライン策定委員会編．頚椎後縦靱帯骨化症診療ガイドライン 2011．改訂第2版．南江堂，2011.

4）日本側彎症学会ホームページ．患者様インタビュー．https://www.sokuwan.jp/patient/interview,（参照 2024-05-08）.

13 脊椎変性疾患

14 骨・軟部腫瘍

骨・軟部腫瘍とは

骨にできた腫瘍と，筋肉や脂肪組織，血管などの軟部組織に発生する腫瘍の総称．骨腫瘍の本態・発生病理については不明．良性の場合は病名の最後に「腫」，悪性の場合は「肉腫」がつく．

症　状

- 圧迫性疼痛　●可動域制限　●腫脹
- 軟部腫瘍では自覚症状がほとんどない場合が多い．
- 骨肉腫では運動痛のような痛みがある．

良性と悪性の違い

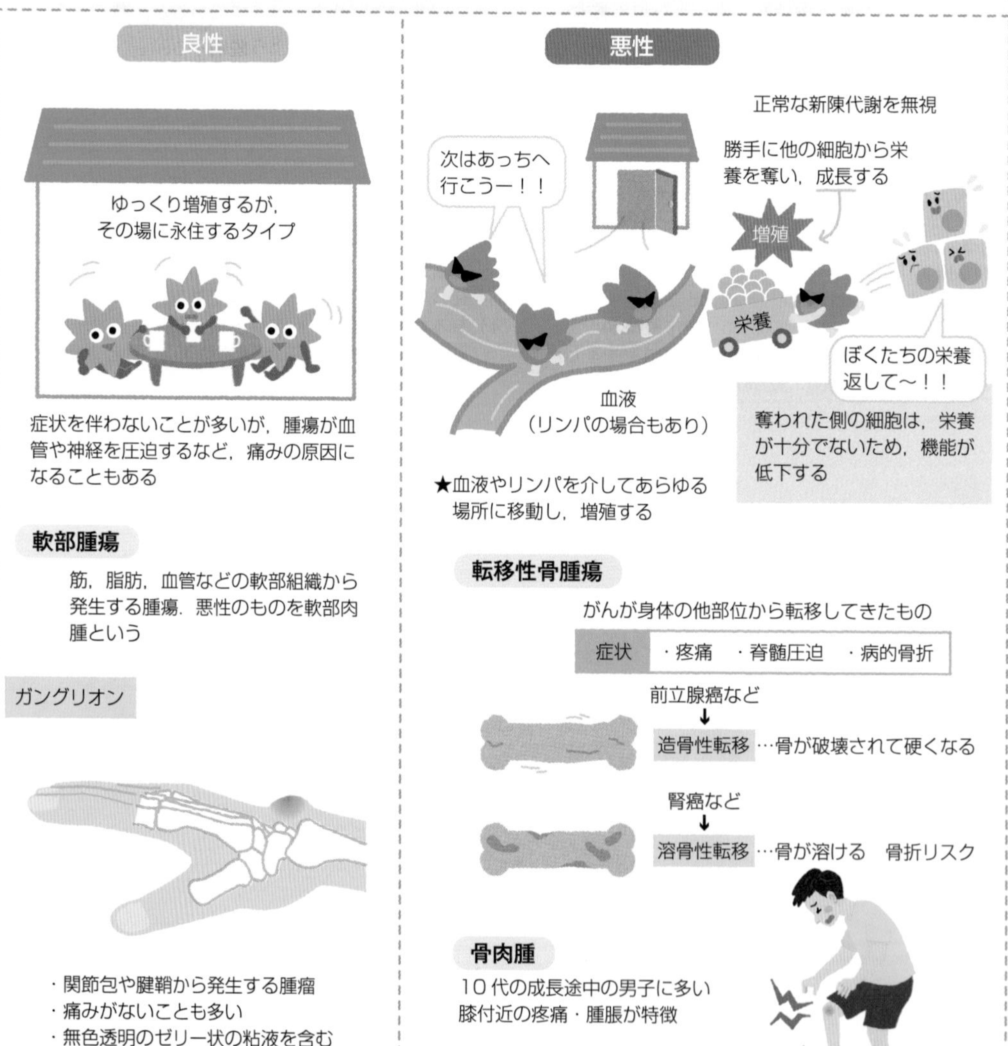

良性
ゆっくり増殖するが，
その場に永住するタイプ
症状を伴わないことが多いが，腫瘍が血管や神経を圧迫するなど，痛みの原因になることもある
軟部腫瘍
筋，脂肪，血管などの軟部組織から発生する腫瘍．悪性のものを軟部肉腫という
ガングリオン
・関節包や腱鞘から発生する腫瘤
・痛みがないことも多い
・無色透明のゼリー状の粘液を含む
悪性
次はあっちへ
行こうー！！
正常な新陳代謝を無視
勝手に他の細胞から栄養を奪い，成長する
増殖
栄養
ぼくたちの栄養
返して〜！！
血液
（リンパの場合もあり）
奪われた側の細胞は，栄養が十分でないため，機能が低下する
★血液やリンパを介してあらゆる場所に移動し，増殖する
転移性骨腫瘍
がんが身体の他部位から転移してきたもの
症状　・疼痛　・脊髄圧迫　・病的骨折
前立腺癌など
造骨性転移…骨が破壊されて硬くなる
腎癌など
溶骨性転移…骨が溶ける　骨折リスク
骨肉腫
10 代の成長途中の男子に多い
膝付近の疼痛・腫脹が特徴

1 骨肉腫

osteosarcoma

1 骨肉腫とは

1 概念・原因

骨組織に発生し，腫瘍細胞が直接類骨あるいは骨組織を形成する悪性の骨腫瘍である．発生原因は明らかではなく，がん抑制遺伝子の異常があるLi-Fraumeni（リー・フラウメニ）症候群*や網膜芽（もうまくが）細胞腫*に骨肉腫が合併しやすいことが知られている．

2 疫学・分類・病態

骨肉腫は原発性悪性骨腫瘍の中では最も割合が高く，その約35%[1]を占め，人口50万人あたり年間約1例の新規発生とされる（表14-1）．**成長期の10代**に好発する．10歳以下の小児には比較的少ない．好発部位は大腿骨遠位，脛骨近位などの膝周囲，次いで上腕骨近位である．骨内に発生する骨内骨肉腫と表在に発生する表在骨肉腫に分類され，さらに亜型に分類されるが，骨内に発生する通常型骨肉腫が90%以上を占める（表14-2）．しばしば転移を起こし，転移の好発部位は肺である．

3 症候

罹患部位の持続する疼痛で発症することが多い．腫瘍が増大すると，局所の腫脹や関節可動域制限を伴う．病的骨折で発見されることがある．

4 検査

単純X線

簡便かつ情報量が多く，骨肉腫の画像検査の基本である．長管骨（ちょうかんこつ）では骨幹端に境界の不明瞭な病変を認め，内部は種々の石灰化や骨化を認め，溶骨が混在することが多い．不整な骨膜反応（図14-1②）を呈し，**Codman（コッドマン）三角**（図14-1①），**onion peel appearance（玉ねぎ皮様像）**と呼ばれる特徴的な骨膜反応を伴うことがある．

用語解説

リー・フラウメニ症候群
家族性にがんを多発する遺伝症候群の一つ．若年でがんを発症するリスクが高い．

網膜芽細胞腫
眼球内の網膜に発生する悪性腫瘍．網膜細胞になる前の未分化状態である網膜芽細胞から発生する．散発性に発生するものと遺伝性のものがあり，遺伝性に発生する場合は，常染色体性顕性遺伝（優性遺伝）の形式をとる．乳幼児期に発病するものが多く，瞳孔を通して腫瘍が白色に光って見える白色瞳孔を呈する．

表14-1 原発性悪性骨腫瘍の割合

	割合
骨肉腫	35.1%
軟骨肉腫	25.8%
ユーイング肉腫	16.0%
脊索腫	8.4%

表14-2 骨肉腫の分類と割合

		割合
骨内	通常型骨肉腫	≧90%
	血管拡張型骨肉腫	1%
	小細胞型骨肉腫	1%
	骨内高分化型骨肉腫	1～2%
表在	傍骨性骨肉腫	4%
	骨膜性骨肉腫	＜2%
	高悪性度表在性骨肉腫	極めてまれ

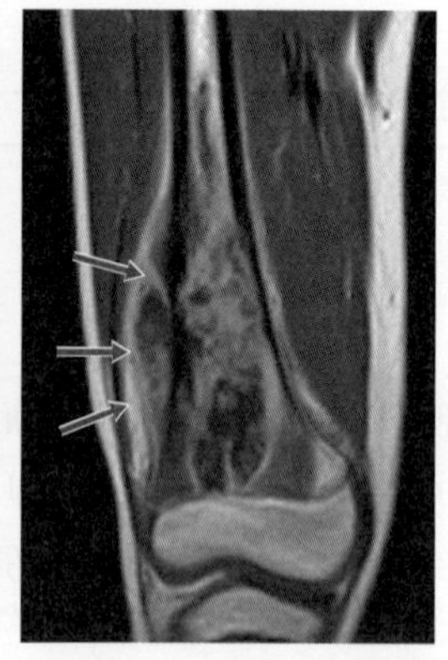

図 14-1 ■骨肉腫の単純 X 線・MRI 画像

CT

骨破壊の程度，腫瘍内の石灰化，骨化の部位や程度を評価できる．転移の確認にも用いられる．

MRI

病変の進展，隣接臓器との関係，関節や神経，血管との関係などが評価可能である．手術の計画を立てる際には，主に MRI を参考にする．骨外に腫瘍の浸潤を認めることが多い（図14-1）．

核医学検査

➡核医学検査については，3 章 9 節 p.62 参照.

骨シンチグラフィー，PET（ペット）-CT が行われることがある．遠隔転移の確認や化学療法の効果判定に用いられる．

血液検査

血清アルカリホスファターゼ（ALP）と乳酸脱水素酵素（LDH）が高値になることがある．

病理検査

最終診断には生検によって得られた組織での病理組織検査が必須である．

➡生検については，3 章18 節 p.75 参照.

5 診断

上記検査を総合的に判断して診断を行うが，病理組織検査によって異型のある腫瘍細胞が直接類骨あるいは骨組織を形成する像があれば，確定診断とする．腫瘍の大きさ，転移の有無，組織学的悪性度でステージを決める．

6 治療

1970 年代以前は，骨肉腫と診断されれば直ちに患肢切断術が行われていたが，5 年生存率は 10 ~ 20%と予後不良であった．1970 年代に化学療法が導入され，生存率が改善された．現在の標準治療は，化学療法と手術である．順調に経過しても，治療期間は 1 年近くに及ぶ．

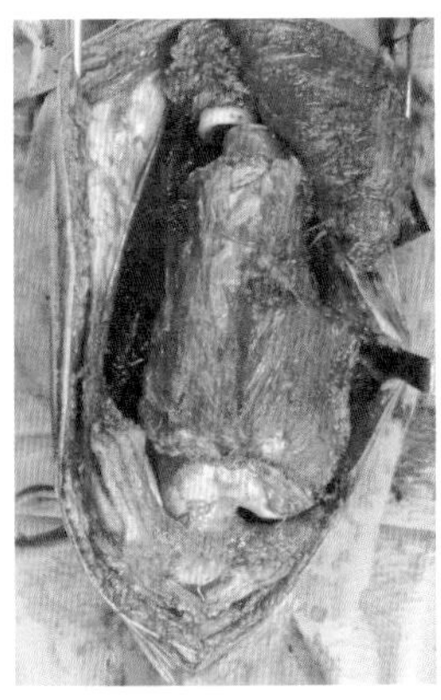
切除前

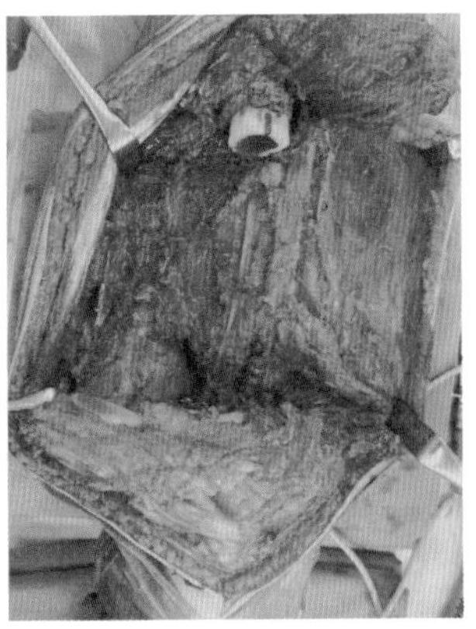
切除後

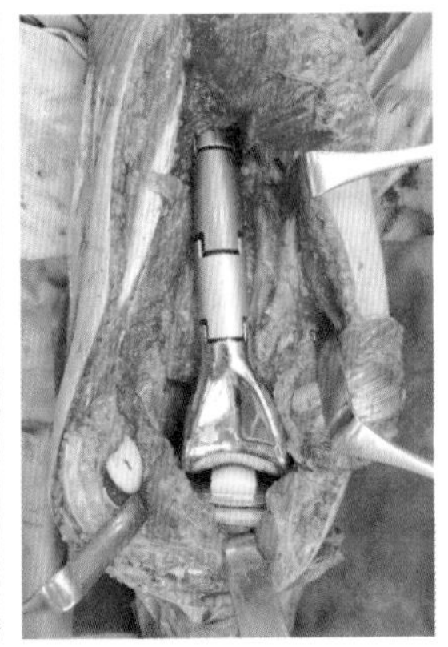
腫瘍用人工関節

図 14-2 人工関節による骨の再建

14
骨・軟部腫瘍

化学療法

使用される抗がん剤はメトトレキサート，ドキソルビシン，シスプラチン，イホスファミドなどであり，これらを組み合わせて行う．手術を行う場合は，術前・術後に化学療法を行う．化学療法の効果が予後に影響するとされている．

手術療法

切除可能な場合は手術を行う．以前は切断・離断術が行われていたが，MRIによって腫瘍局在の詳細がわかるようになり，近年では患肢温存手術が行われることが多い．腫瘍を正常組織に包んで切除する広範切除術が行われる．切除した骨の再建には人工関節（図14-2），自家骨移植，自家処理骨（じかしょりこつ）*などが用いられる．脊椎，骨盤骨などに発生し手術が不可能な場合には，化学療法と併用して重粒子線治療（じゅうりゅうしせん）*が行われることがある．

7 予後

日本で行われた臨床試験では，治療開始時に遠隔転移のない症例の５年生存率は82.5%であった[2]．一方，初診時遠隔転移のある症例の長期生存率は20%とされ，依然として予後不良である．

2 骨肉腫患者の看護

1 確定診断および治療方針の決定までの看護

好発年齢層が10代のため，家族も含めた関わりが不可欠となる．確定診断から治療開始に至るまで専門施設での検査が必要であり，その間の患者・家族の不安は計り知れないものである．患者・家族の気持ちを受け止め，治療に向けての心の準備，患部の腫脹や痛み，初めて受ける検査への不安などに配慮し，より安楽に確実に検査が受けられるように支援する．また，診断過程においても病的骨折には注意が必要であることや，身体を整えるための生活や感染予防についての指導を行う．

用語解説

自家処理骨
腫瘍に罹患した骨を体外に取り出し，凍結処理や熱処理などを行った骨のこと．自家処理骨は返納し，再建に用いる．人工関節に比べて耐久性に優れる．

重粒子線治療
放射線治療の一種で，炭素イオン（重粒子）をがん病巣にねらいを絞って照射する．従来の放射線治療が効きにくかった肉腫にも効果がある．

確定診断の説明時の患者・家族の衝撃は大きい．患者と家族の動揺を受け止め，疾患の特徴や治療の効果・副作用についての疑問や不安などを表出しやすい関係づくりが重要である．また，抗がん剤による影響として，生殖機能障害や妊孕性（にんようせい）（妊娠する力）の温存療法についての情報も提供する必要がある．

2 治療期間の看護

骨肉腫は手術による切除が原則であるが，術前に原発巣の縮小および微小転移の治療を目的に化学療法が行われる．また，術後も全身の微小転移の根絶を目的に化学療法が行われるなど，長期間の治療が必要で約1年かけて行われる．骨肉腫の患者は多くがAYA（アヤ）世代*であり，身体的・精神的・社会的に成長・発達し，自立していく重要な時期である．そのため，化学療法や手術療法は身体への影響のみでなく精神的・社会的影響が大きく，患者・家族の抱える不安や問題は多彩で複雑である．長い治療期間中，患者の変化を注意深く観察しながら，患者の葛藤を少しでも良い方向へ変容できるように支援していく．また，同世代で同様の経験をしている患者との交流を図れるように配慮することは，将来への希望や内面の成長に影響する．

化学療法

骨肉腫に主に用いられる薬剤は，メトトレキサート，ドキソルビシン，シスプラチン，イホスファミドである．原則，抗がん剤は中心静脈カテーテルから投与される．感染防止のための点滴ルートの管理を厳重に行うことはもちろん，投与時には薬剤の過敏症，血管外漏出について十分な観察が必要となる．

悪心，味覚障害，食欲不振，倦怠感，消化管粘膜炎（口腔粘膜炎，下痢）などの副作用は，患者に大きな苦痛を与える．食欲不振については患者の嗜好に応じ，数回に分けて食べてよいことなどを説明する．また，骨髄抑制*は必発である．白血球減少による感染，血小板減少による出血を引き起こし，時には生命に関わる合併症となる．感染予防については治療開始前にオリエンテーションを行い，白血球減少の時期（投与７日目ぐらいから）に入ってから，再度マスク着用や手洗い・うがいなどの指導を行う．食欲不振，倦怠感などで体力が低下した場合は，セルフケア不足が生じる．なかでも清潔ケアは，感染防止のために重要である．口腔粘膜炎に対する口腔ケアでは，アズレンスルホン酸ナトリウムおよびリドカインの含嗽剤や，軟毛の歯ブラシを使用する．肛門周囲の清潔には温水洗浄便座の使用を指導するなど，いずれにせよ患者と話し合い，工夫しながら対応していく．

メトトレキサートは肝・腎障害，ドキソルビシンでは心筋障害，シスプラチンでは腎障害や聴覚障害，イホスファミドでは出血性膀胱炎といった特徴的な副作用がある．使用される抗がん剤の副作用の特徴を把握して，根拠に基づいた観察と支援を実施する．身体的苦痛に加えて，面会制限・隔離，脱毛などによって精神的負担も大きい．看護師は治療への理解を求めながら，患者の気持ちに寄り添っていく．一つの治療のクールが終わるごとに，患者とともにその過程

*用語解説

AYA世代
adolescent and young adult（思春期・若年成人）を意味し，15～39歳の世代を指す．ライフステージの課題が，がん治療，治療後の晩発副作用の問題などと絡み合い，個々人がさまざまな葛藤に苦悩するといった，潜在的な問題を多く抱える．

骨髄抑制
抗がん剤の投与により，骨髄中の造血幹細胞に障害をきたし汎血球減少を生じた状態．化学療法の継続により骨髄の回復能力が低下するため，骨髄抑制の期間も延長するとされる．

を振り返り，次回の治療に備えた戦略を話し合うことも有効である．

化学療法の数クール後に効果判定の検査が実施され，手術方法を決定する．期待した治療効果が得られず患肢を温存できない結果となると，患者は自己の存在価値への疑問や絶望感といった苦悩を抱える．場合によっては，早期から緩和ケアチーム*などの専門職の支援をコーディネートしていく．

用語解説

緩和ケアチーム
医師，看護師，薬剤師などによって構成される病棟横断型の多職種のケアチームのこと．一般病棟のスタッフで対応が困難な苦痛に対しては，専門的緩和ケアとして緩和ケアチームが対応する．

手術療法

腫瘍周囲の骨と筋肉を切除し，人工関節，自家骨などを用いて再建する広範切除術・再建術が行われることが多い．手術後は疼痛の管理，切除部位・再建部の感染防止，患肢の循環障害・神経障害防止，セルフケア不足に対する看護が必要である．人工関節を用いた場合の主な有害事象として，感染と脱臼がある．感染については，術中・術後早期の感染，術後化学療法での骨髄抑制に伴う感染だけでなく，生涯にわたって注意を要する．脱臼については，腫瘍切除で軟部組織の欠損が大きく脱臼しやすいため，安静度の拡大時は十分に注意する．

患肢温存術ができず，切断術となる場合は，術後の断端管理が必要となる．浮腫や血腫の予防および断端の形を整える目的で，弾性包帯などを用いて切除断端を固定し，管理する．切断後に生じる幻肢痛（げんしつう）は 1 週間前後で生じ，6 カ月程度で和らぐといわれるが，強さや頻度，表現は個人差が大きい．看護師は患者の言葉をよく聞きながら対応していく．リハビリテーションでは，術後のボディイメージの変容や痛みなどにより，患者の意欲が低下する場合も多い．疼痛管理をしながら，患者の言動を注意深く見守り，患者が希望を見いだし，前向きにリハビリテーションに取り組めるように支援していく．

3 治療終了後（経過観察の時期）の看護

治療後の経過をフォローアップするために，定期受診が必要となる．長期治療の後，患者は日常生活に戻るが，定期受診をしながら診断前と同様の環境で過ごすためには，周囲の理解や環境への配慮が必要となる．病院のがん相談支援センターなどの介入を受けながら，患者が社会人であれば職場に対して，学生であれば家族や本人が学校側に対して，適切に病気や治療について説明できるように支援していく．

4 再発・転移時の看護

患者は治療を終了した後も病気と向き合い，再発の不安を抱えて生活する．そのような中での再発と転移の宣告は，大きな衝撃をもたらす．治療法について医療者と患者・家族間の対話を促進し，患者・家族が納得のいく治療の選択ができるように支援していく必要がある．

骨肉腫の転移は肺に多く，終末期は呼吸困難の症状が出現する．患者は全人的に痛むが，まずはできるだけ身体的苦痛の軽減に努め，限られた環境と時間の中で患者らしく過ごせる支援が重要である．希望があれば，患者の症状が落ち着いている期間に，可能な限り家族とともに自宅で過ごすことができるよう調整することも，この時期の大切な支援である．

2 ユーイング肉腫

Ewing's sarcoma

1 ユーイング肉腫とは

1 概念・原因

1921年にユーイング（J.Ewing）によって報告された腫瘍で，発生原因は明らかではないが，多くの症例で疾患特異的な融合遺伝子*が存在する．

2 疫学・病態

原発性悪性骨腫瘍の中では，骨肉腫，軟骨肉腫の次に多い（➡ p.261 表14-1参照）．約80％が20歳未満の小児や若年者に発生する．好発部位は骨盤，大腿骨，上腕骨，脛骨である．長管骨では，骨幹部に好発する．

3 症候

初発症状は疼痛と腫瘤の自覚で，発熱や白血球増多などの全身症状を呈するのが特徴である．骨髄炎との鑑別が重要である．

4 検査

単純X線撮影（図14-3）

不規則で**浸透状**あるいは**虫食い状**の**骨破壊像**を示す．骨皮質の形態は比較的保たれ，多層状・放射状の骨膜反応を伴うことがある．

MRI（図14-3）

病変の進展，隣接臓器との関係，関節や神経血管との関係などが評価可能である．多くの場合，大きな骨外軟部腫瘤を形成している．

血液検査

白血球やC反応性タンパク（CRP）などの炎症反応が上昇する．

病理検査

最終診断には生検によって得られた組織での病理組織検査が必須である．

5 診断

上記検査を総合的に判断して診断を行う．病理組織検査では，小円形細胞の密な増殖がみられる．通常の病理組織検査のみでは診断が困難な場合もあり，ユーイング肉腫に特異的な融合遺伝子が腫瘍から同定できれば，診断がより確実になる．

6 治療

化学療法による全身治療と，手術あるいは放射線治療による局所治療を行う．化学療法と放射線治療の感受性は高い．

化学療法

使用される抗がん剤はビンクリスチン，ドキソルビシン，シクロホスファミド，イホスファミド，エトポシド，アクチノマイシンDなどであり，これらを組み合わせて行う．局所治療（手術あるいは放射線治療）の前後に化学療法を

***用語解説**

融合遺伝子
がん細胞における染色体の転座，挿入，逆位などの組み換えの結果，複数の遺伝子が連結されて生じる新たな遺伝子．骨軟部腫瘍には疾患に特異的な融合遺伝子があることが多く，診断に用いられる．

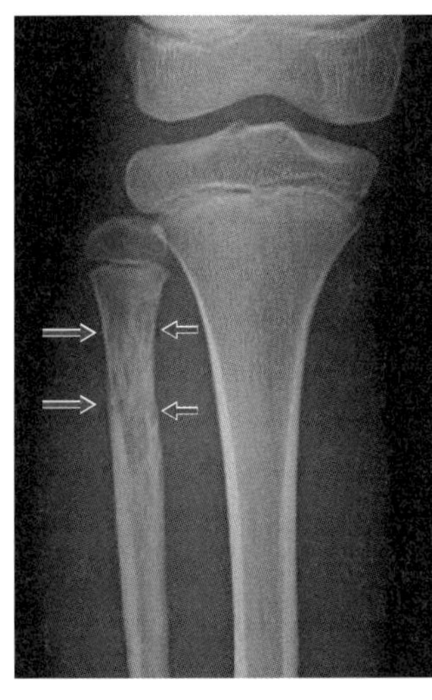

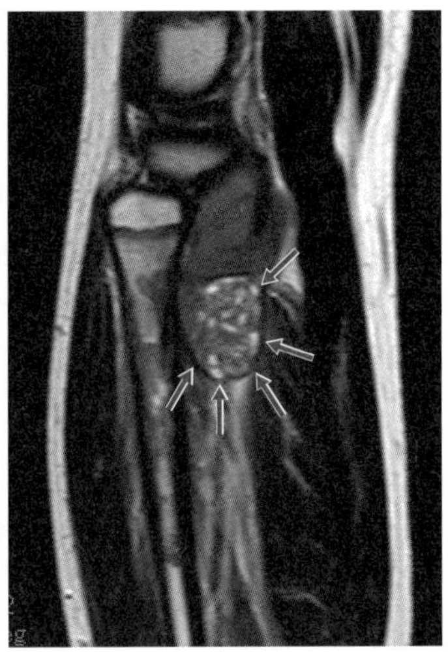

単純X線　MRI（T2強調画像矢状断）

図 14-3 ユーイング肉腫の単純 X 線，MRI 画像

行う．

手術療法

切除可能な場合は手術を行う．ほかの悪性骨腫瘍と同様に，可能な限り腫瘍を正常組織に包んで切除する広範切除術が行われる．切除した骨の再建には人工関節，関節固定，自家処理骨などが用いられる．

放射線治療

放射線治療の感受性は良い．手術が不能な場合や手術で十分に取り切れていない場合は，局所治療として放射線治療を行う．

7 予後

日本での 5 年生存率は 45％前後である．

2 ユーイング肉腫患者の看護

1 確定診断および治療方針決定までの看護

ユーイング肉腫は骨肉腫に比べ，やや好発年齢層が低い．患者が病気や治療の詳細を理解できない年齢ではあっても，がんと闘うためには「病気を治したい」という本人の意思が大切であり，家族とともに納得のいく治療ができるように，意思決定を支援することが必要である．患者の親は「何がいけなかったのか」と自分を責める傾向がある．また，患者への付き添いのために家族が別れて生活する場合も多い．患者とともに家族への影響も大きいことを十分に理解して支援をする．

治療は手術・放射線治療・化学療法の集学的治療が行われ，小児科医，放射線治療医，整形外科医など，複数の診療科や多職種が連携をとりながら治療を行う．また，患者は診断のために多くの検査を受けるが，恐怖体験とならないように家族を交えて本人と話をしながら進めていく．

2 治療期間の看護

化学療法

術前・術後に多剤併用の化学療法が行われる．主な薬剤は，ビンクリスチン，ドキソルビシン，シクロホスファミド，イホスファミド，エトポシド，アクチノマイシンDである．前述したように，薬剤の特徴を踏まえた副作用への対応を行う必要がある（➡ p.264 1節2項骨肉腫患者の治療期間の看護：化学療法参照）．

手術療法

14章1節2項骨肉腫患者の治療期間の看護：手術療法 p.265 を参照．

放射線治療

ユーイング肉腫は放射線感受性が高いため，手術の補助療法として**放射線治療**が行われることがある．照射線量は50～60Gy*で，手術での切除範囲や抗がん剤の効果などによって線量は変化する．毎回の放射線治療は5～10分で終了するが，照射中は治療室内に患者が一人となり，少しでも動けば照射位置がずれてしまうため，小児の場合は鎮静が必要となることもある．鎮静による呼吸抑制に注意し，SpO_2の観察とモニターによる監視をしながら，短時間で確実かつ安全に治療ができるように支援する．25～30回（1～2カ月）にわたる治療を完遂するためには，診療放射線技師や放射線治療室の看護師，病棟看護師の連携が不可欠である．

放射線の有害事象は，照射部位により異なる．照射開始から1週間では放射線の宿酔症状（船酔いのような症状，悪心，めまいなど）が起こりやすい．3週間を過ぎると，照射範囲に皮膚障害（発赤，紅斑，びらん，水疱など）が発生する．放射線の透過性の特徴を踏まえて，身体の前面のみの皮膚の観察だけでなく，後面（対側）も必ず観察する．治療中の日常生活の注意点としては，照射部位を愛護的に扱う（ゴシゴシこすらない，テープや湿布を貼らない，直射日光を避けるなど）．また，照射位置を合わせるためのマークが皮膚に直接付けられる場合は，印が消えかかっても家族や患者自身で追加しないように指導する．日々の一回の治療は短く痛みもないが，体力が消耗しやすく疲労感があり，毎日の治療が苦痛となる．看護師は，患者の身体的苦痛と精神的苦痛を受け止め，治療の伴走者としていつもそばにいることを伝え，治療が完遂できるように支えていく．

3 退院時と退院後の看護

抗がん剤や放射線治療の副作用や有害事象を含めた体調の変化，再発の評価のために通院が必要となる．患者は学校，職場を含めた日常生活に戻るが，復学・復職は受け入れ側の体制によって状況が異なる．本人を含めて主治医，MSW，担任教諭や学校の養護教諭，必要時は職場の上司などと話し合いの場を持ち，無理なく復帰を進めていく．近年，予後が良くなってきたため，晩発

*用語解説

Gy（グレイ）
放射線を物質に当てたときに，その物質に吸収されるエネルギー量（吸収線量）を表す単位．1Gyは，質量が1kgの物質に吸収されたエネルギーが1J（ジュール）であることを表す．1Gy＝100rad（ラド）．

の合併症として二次的ながんの報告が出てきた．合併症は，治療内容や治療を受けた年齢によって異なるが，患者・家族は治療から時間が経ってから，成長の過程で障害が起きるかもしれないとの不安を持ち続ける．この点にも留意して関わっていくことが大切であろう．

3 転移性骨腫瘍

metastatic bone tumor

1 転移性骨腫瘍とは

1 概念・疫学

転移とは，腫瘍の非連続的な広がり方のことである．腫瘍が原発部位からほかの飛び離れた部位へ運ばれ，そこで発育することをいい[3]，特に骨に転移したものを**転移性骨腫瘍**（骨転移）という．近年の治療の進歩によるがん患者生存期間の延長，がん以外の疾患の救命率の向上，画像診断機器の発達などによって骨転移患者は増加しており，今後も増加すると考えられる．発生部位は肋骨，脊椎，骨盤に多く，大腿骨，上腕骨が続く．単発ではなく，多発で発見されることが多い．原発巣の種類別の頻度では，肺癌，乳癌，前立腺癌，腎癌が多数を占める．原発性悪性骨腫瘍より圧倒的に多い．

2 病態

多くの骨転移は血行性の経路で生じる．骨に転移した腫瘍は骨に存在する破骨細胞を介して，骨を破壊し発育する．発育した骨転移によって骨の支持機能が失われ，疼痛を誘発する．

3 症候

腫瘍が小さい場合は無症状なことが多い．ある程度の大きさになると疼痛が生じる．脊椎転移の場合は，腫瘍による脊髄圧迫で下肢脱力などの麻痺症状が起こり，発症することがある．転移性骨腫瘍に伴う①病的骨折，②放射線治療，③骨病変に対する外科的手術，④脊髄圧迫，⑤高カルシウム血症を**骨関連事象**（skeletal related event：SRE）といい，これらを起こさないようにすることが大切である．

4 検査

単純X線撮影

骨転移のX線像は原発腫瘍によって異なる．造骨型，溶骨型，骨梁の変化を伴わない骨梁間型があるが，それらの混合型もしばしばみられる．腎癌，甲状腺癌などでは溶骨型，前立腺癌，乳癌などでは造骨型となることが多い．脊椎転移ではX線正面像で椎弓根消失像*（winking owl sign，pedicle sign）がみられる（図14-4）．

＊用語解説

椎弓根消失像
椎弓根破壊によって，X線正面像で椎弓根が消失する所見のこと．椎弓根をフクロウ（owl）の目に見立てて，椎弓根が見えなくなりフクロウがウインクしているように見えるため，別名winking owl signともいう．

血液検査

多発骨転移の場合，血清アルカリホスファターゼ（ALP），血清カルシウム値が高値になることがある．前立腺癌での前立腺特異抗原（PSA），肝癌での α - フェトプロテイン（AFP）などの疾患特異的な腫瘍マーカー*が高値となることがある．

骨シンチグラフィー

一度の検査で全身の骨転移を把握できる．

病理検査

上記の検査で診断がつかない場合は，生検を行い，病理検査で診断することがある．

5 診断

多くの場合，問診を含む臨床経過と上記検査で診断が可能である．転移性腫瘍ということが判明したが，十分な全身検索を行っても原発巣がわからない場合を，原発不明がんという．

6 治療

転移性骨腫瘍と診断されれば進行がんであり，多くの場合は根治が望めない．治療に際しては，まず予後を把握する．同じがんの同じ部位への転移であっても，何年もの予後が見込める場合と数カ月しか予後が見込めない場合では，治療方法が異なる．実際の治療方針の決定には，患者の希望を踏まえた上で，医療者側は多職種によるキャンサーボード*などで決定する．小さい転移である場合は治療を要さないことが多い．特に下肢骨転移による骨折と脊椎転移による麻痺の予防が大切である．

用語解説

腫瘍マーカー
がん発生に伴い，血液中に増える特殊なタンパクや酵素のことを腫瘍マーカーと呼び，がんの発見や診断の手掛かりにする．

➡骨シンチグラフィーについては，3 章 9 節 p.62 参照．

用語解説

キャンサーボード
がん患者の状態に応じた適切な治療を提供することを目的として，医療機関内で開催される検討会．

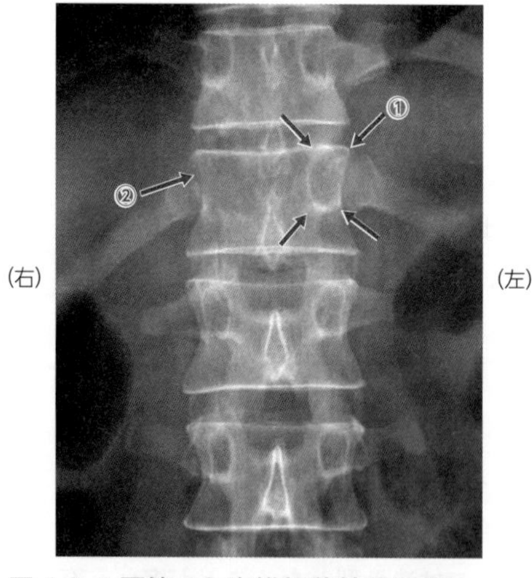

図 14-4 第 12 胸椎転移性骨腫瘍の単純 X 線正面像

左側は正常な椎弓根像で楕円の骨硬化縁（①）があるが，右側ではそれが消失（②）している（椎弓根消失像）．

放射線治療

転移性骨腫瘍の治療の柱である．除痛効果に優れるため，疼痛を伴う骨転移に行う．脊椎転移による麻痺の予防目的にも行われる．

手術治療

荷重骨である大腿骨，脛骨は病的骨折を起こすと著しいQOLの低下を来すため，骨折の危険性が高ければ手術を行う．長期予後が見込めれば，腫瘍を切除し人工関節などで再建する．そうでなければ腫瘍は切除せず，髄内釘（ずいないてい）などで骨折の予防手術を行う．脊椎転移は長期予後が見込めれば罹患した脊椎を全摘する場合がある．脊椎転移による脊髄圧迫で麻痺が起こった場合は，48時間以内に除圧手術を行う．手術後に腫瘍が残存する場合は放射線治療を併用する．

薬物治療

原発がんに応じて抗がん剤治療やホルモン治療を行う．骨破壊を抑制するため，骨修飾薬*を使用する．骨転移は強い疼痛を伴うことがあり，非ステロイド抗炎症薬，オピオイド，疼痛補助薬などを使用する．

その他

患者の状態に応じて装具療法，リハビリテーションなどを行う．

2 転移性骨腫瘍患者の看護

がんの増加とがん治療の進歩に伴う予後の延長により，転移性骨腫瘍患者は年々増加の一途をたどっている．患者はがんと歩んできた末に転移という段階を迎え，痛みとともに，将来への不安が高まり，転移の宣告を受けても治療方針の理解や治療の選択は容易ではない．死への恐怖，人生の意味への問いかけや自己の存在についての疑問など，いら立ちや悲嘆の気持ちをいちばん近くにいる看護師に向ける場合も多い．看護師は患者と共にいる姿勢で，落ち着いて対応をしていく．以前は，骨転移は終末期ととらえられていたが，現在は転移に対する治療の進歩によって，生存期間は長くなっている．患者の日常の困りごとをとらえ，不安などの思いを傾聴し，QOLを高められるように関わっていくことが大切になる．

1 骨転移の痛みの看護

骨転移による最大の苦痛は痛みであり，身体的な痛みがあると，人はさらに全人的（身体的・精神的・社会的・霊的）に痛む．身体的な痛みのコントロールが患者のQOLに大きく関係するため，疼痛のコントロールは重要である．骨転移による痛みは，骨膜・骨髄に分布する痛覚受容器が刺激を受けて生じる**侵害受容性疼痛**と，神経の損傷・障害による**神経障害性疼痛**が混在して発生する．

また，痛みは安静時痛と体動時痛に分けられる．安静時痛は，安静にしていても慢性的に感じられる身の置き所のない痛みであり，人気のない夜間は不安とともに増強しやすい．体動時痛は骨の支持性が低下して生じる痛みで，非常

＊用語解説

骨修飾薬
破骨細胞の働きを抑制するなど，骨に対する修飾作用を有する薬剤で，抗RANKL抗体，ビスホスホネートがある．骨関連事象の抑制効果がある．顎骨壊死，低カルシウム血症などの副作用がある．

plus α

霊的痛み（スピリチュアルペイン）
「なぜ私が」「残りの人生に価値があるのか」など，自分の存在や生きる意味が揺らぐ苦悩．

に強い痛みがある．安静時痛と体動時痛について，痛みの発生時間，動作，性質などのアセスメントを行い，安静時・体動時それぞれに除痛の目標設定を患者の希望とすり合わせて設定し，**WHOの三段階除痛ラダー***に沿って疼痛をコントロールしていく．

2 病的骨折への看護

転移が生じた骨は，非常に軽微な力で骨折する．疼痛緩和ができると，行動範囲が広がるが，筋力の低下や運動障害によって転倒や骨折のリスクが高まる．特に骨転移部位に力が加わらないようにケア時は留意し，患者にも指導をして病的骨折を予防していく．また，病的骨折の予防のための活動制限はストレスとなる．看護師は患者の動きたいという思いを十分に受け止めて，関わっていくことが重要である．

3 脊椎転移による麻痺への看護

脊椎に転移が生じると，病的骨折などで脊髄の圧迫を来し，神経圧迫による脊椎麻痺となる．患者は長期の闘病生活で体力が低下し，転移や麻痺という言葉に，もう治る見込みがなく生命の終わりが間近に迫ってきていることを感じ取っている．対処療法としての治療に積極的ではなくなる場合もあり，患者の言葉に耳を傾けながら，放射線治療や化学療法，場合によっては手術療法へのケアを提供していく．

麻痺が進行すると急速にADLが低下し，褥瘡予防，拘縮予防，麻痺による便秘などへの看護が必要となる．特に排泄に関しては，最後まで自分でトイレに行くことを希望する患者も多い．患者の尊厳を守りながら，日常生活を整える支援が必要となる．脊椎転移から脊椎麻痺を発症した予後の転帰は，一般的に早い．本人の意向をできるだけ早期に確認して，多職種で連携を図り，患者の希望に沿えるように実行していく．

用語解説

WHOの三段階除痛ラダー
WHO方式癌疼痛治療法指針（1986年）による疼痛コントロールにおいて，非オピオイド，弱オピオイド，強オピオイドと，疼痛の程度に応じて鎮痛薬の段階的使用方法を提示するもの．モルヒネは，強オピオイド鎮痛薬の代表である．

4 軟部腫瘍

soft tissue tumor

1 軟部腫瘍とは

軟部腫瘍とは筋肉，脂肪，血管，末梢神経，腱（けん），靱帯などの軟部組織から発生した腫瘍の総称である．軟部腫瘍の中で悪性のものを，**軟部肉腫**と呼ぶ．良性軟部腫瘍が軟部肉腫より圧倒的に多い．軟部腫瘍のうち，大きさ5cm以上，深部発生，急速な増大傾向を示すものは軟部肉腫の可能性が高い．良性軟部腫瘍では，脂肪腫，血管腫，神経鞘（しょうしゅ）腫の割合が高い．腫瘍類似疾患では，ガングリオン*の頻度が高い．軟部肉腫では，脂肪肉腫，未分化多形肉腫，滑膜肉腫の頻度が高い．

軟部腫瘍は症状を伴わないことが多いが，血管腫や神経鞘腫は疼痛を伴う．

用語解説

ガングリオン
関節包や腱鞘（けんしょう）と交通する，内部がゼリー状の嚢腫．手関節周囲や手掌に好発する．

神経に沿った関連痛や Tinel 徴候*は神経鞘腫でみられる．

腫瘍の大きさ，局在，内部の性状を知るにはMRI検査を行う．軟部腫瘍は典型的な画像を示さないことが多く，確定診断は生検を行い，病理組織診断を行う．

良性軟部腫瘍の治療は，美容上や機能上の問題，疼痛がある場合に行う．軟部肉腫の治療は，手術治療が主体となるが，ステージや組織型によって抗がん剤治療を併用する．骨肉腫やユーイング肉腫と同様に，四肢発生の軟部肉腫は患肢温存手術を行うことが多い．軟部肉腫の好発転移部位は，肺である．

＊用語解説

ティネル徴候
損傷を受けた末梢神経や，末梢神経から発生した腫瘍を軽く叩くと，その神経の固有感覚領域にチクチクした痛みや蟻走感が生じることをいう．

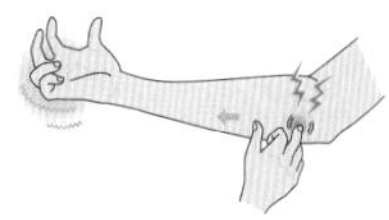

2 軟部腫瘍患者の看護

軟部腫瘍の中で悪性である軟部肉腫の看護について述べる．

1 確定診断および治療方針決定までの看護

軟部肉腫は中高年者に多く，若年者に少ない．軟部肉腫では，痛みを伴わないしこりや腫れの症状が多い．腫瘍にはさまざまな分類があり，専門施設での検査が必要となる．「悪性」と診断されると，患者の精神的ショックは大きい．患者の動揺を受け止め，病気の進行度や治療法，治療費などについての患者の不安を具体的に把握していく．適切な情報を提供しながら，患者が希望する治療を選択し，病気と向き合うことができるように支援をする．

2 治療期間の看護

軟部肉腫の治療は，腫瘍周囲の筋肉組織を一塊として切除する広範切除術を基本とする．腫瘍が大きい場合は，軟部組織の広範な欠損が生じるため，植皮や皮弁形成，血行再建などの再建術が必要となる．局所進行症例の予後を改善するために，術前・術後に化学療法や放射線治療を実施する場合もある．

手術療法

手術前の説明には，看護師は同席し，患者の理解度や不安な点を把握して術前の準備に関わっていく．手術後は，呼吸器合併症，循環器合併症，術後疼痛，褥瘡，神経障害，縫合不全などの術後合併症のほか，皮弁や移植，血行の再建が行われた場合は，再建部位の血流障害による組織の壊死が発生しないように観察を行う．特に術直後は，患肢の安静を保ち，創部の圧迫に注意をしながら皮弁の色調を観察し，虚血，うっ血などの異常の早期発見に努めることが重要になる．患肢温存ができず，切断術となる場合もある（➡ p.265 1 節 2 項治療期間の看護：手術療法参照）．高齢者は糖尿病や高血圧などの既往を複数もつ患者が多く，術後合併症のリスクも高くなるため，注意を要する．

化学療法

軟部肉腫では化学療法の有効性は確立していないが，症例によってはドキソルビシン，イホスファミドの補助化学療法が考慮される．骨髄抑制，悪心，嘔吐，倦怠感，消化管粘膜炎などのほか，ドキソルビシンでは心筋障害，イホスファミドでは出血性膀胱炎などの副作用に注意していく（➡ p.264 1 節 2 項治療期間の看護：化学療法参照).

3 退院時と退院後の看護

手術後のリハビリ導入を経て，患者は自宅に帰っていくが，患者や家族にとって，何らかの身体機能の変化を抱えての退院後の生活や自己管理，がんの再発など，不安は大きい．入院時から退院後の生活を見据え，他職種と連携を図っていく．

退院指導では，創部が完全に治癒していない場合は，自宅での処置の方法や創部の観察方法，術後の疼痛や日常生活での転倒リスクなどについて説明し，患者・家族と話し合いながら指導を進めていく．退院後は，外来受診の機会に日常生活への適応状況などについて話を聞きながら，がんとともにその人らしく生活していけるように支援する．

臨床場面で考えてみよう

Q1 骨肉腫の好発年齢には，どのような特徴があるか．

Q2 人工関節による再建術後は，感染に十分な注意が必要である．どのような退院指導をすればよいか．

Q3 骨転移では病的骨折のリスクが高い．ケアをする上でどのような注意が必要か．

考え方の例

1 ほかのがんの多くが中年以降に好発するのとは対照的に，成長期の10代に好発する．

2 人工関節による再建術の合併症である感染のリスクは，手術直後だけでなく一生涯続くことを理解した上で，患者・家族自身が患部の疼痛や発赤，腫脹，熱感を観察できるようになることが大切である．また，これらの症状が出現した場合は，受診することを説明する．

3 転移した骨は力学的強度を失っているため，骨折しやすくなる．痛みのある部位には骨転移の可能性を考慮して，力を加えないようにする．疼痛コントロールができて，患者のADLが拡大する場合は，病巣が消失したわけではないことを説明し，無理な動作をしないように伝える．

引用・参考文献

1）Dorfman, H.D. et al. Bone cancers. Cancer. 1995, 75（1 Suppl), p.203-210.

2）Iwamoto, Y. et al. Multiinstitutional phase Ⅱ study of neoadjuvant chemotherapy for osteosarcoma（NECO study）in Japan：NECO-93J and NECO-95J. J Orthop Sci. 2009, 14（4), p.397-404.

3）石田剛．“転移性骨腫瘍”．骨腫瘍の病理．文光堂，2012, p.448.

15 コンパートメント症候群

コンパートメント症候群とは

上肢や下肢の筋，血管，神経が骨，筋膜，骨間膜によって覆われた区間をコンパートメント（区画）という．四肢の筋区画の内圧が上昇し，循環不全が起こると，神経・筋に不可逆性壊死や麻痺が生じる．

原　因

- 包帯やギプスによる長時間の圧迫
- 骨折や血管損傷部からの出血などによる内出血や浮腫の発生

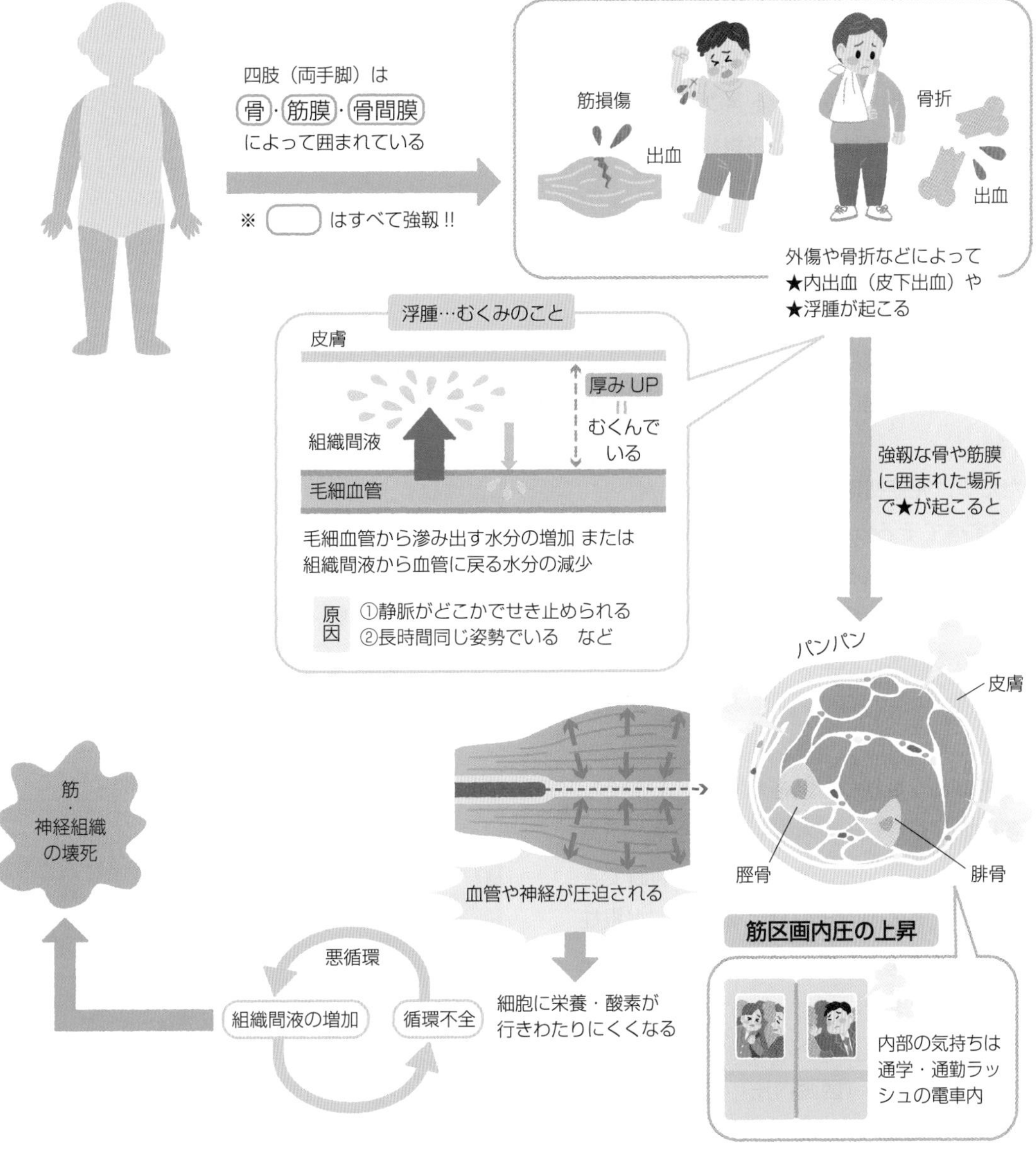

四肢（両手脚）は
骨・筋膜・骨間膜
によって囲まれている
※ はすべて強靱!!
筋損傷
出血
骨折
出血
外傷や骨折などによって
★内出血（皮下出血）や
★浮腫が起こる
浮腫…むくみのこと
皮膚
組織間液
厚み UP
＝
むくんでいる
毛細血管
毛細血管から滲み出す水分の増加 または
組織間液から血管に戻る水分の減少
原因
①静脈がどこかでせき止められる
②長時間同じ姿勢でいる　など
強靱な骨や筋膜に囲まれた場所で★が起こると
パンパン
皮膚
脛骨
腓骨
筋区画内圧の上昇
内部の気持ちは通学・通勤ラッシュの電車内
血管や神経が圧迫される
細胞に栄養・酸素が行きわたりにくくなる
悪循環
組織間液の増加
循環不全
筋・神経組織の壊死

1 コンパートメント症候群

compartment syndrome

1 コンパートメント症候群とは

1 原因

四肢の筋肉・血管・神経は，筋膜・骨に囲まれた**コンパートメント**という**区画**に分けられ存在している．コンパートメント症候群は，骨折や動脈損傷，ときには単なる打撲によって筋区画内圧の上昇が起こり，結果として虚血による筋壊死や神経障害を生じるものである．

2 病態

出血や浮腫などにより筋肉が腫脹すると，筋区画内圧が上昇する（正常は10mmHg 以下）．筋の細動脈圧は 30 ～ 40mmHg であるため，組織圧がそのレベルを超えると，コンパートメント内の細動脈が閉塞し，筋組織の血流障害が生じる．血流障害はさらに筋組織の腫脹を引き起こし，さらなる内圧の上昇を生むという悪循環を生じる．

3 症候

コンパートメント症候群では，組織が虚血に陥ることで，種々の症状を呈する．組織の虚血を示すサインとして「5P」と呼ばれるサインが有名で，コンパートメント症候群では，これに患肢（区画内の筋）を他動的に伸展した際に生じる疼痛の増強（passive stretching pain）を加え，**6P サイン**と呼ばれる（表15-1）．

ただし，発症初期にこれらの症状がすべてそろうことはなく，この6P がすべてそろってしまった場合は，すでに不可逆的な後遺障害は回避できない状態となっている．そうなる前に対処する必要がある．コンパートメント症候群の初期臨床症状として重要なサインは，「緊満感のある腫脹」（図15-1）「損傷の程度に見合わない疼痛」「筋肉の他動伸張による疼痛増強」である[1]．

表 15-1 6P サイン

- pain（疼痛）
- pallor（蒼白）
- paralysis（運動麻痺）
- pulseless（脈拍触知不能）
- paresthesia（感覚障害）
- passive stretching pain（筋肉の他動伸張による疼痛増強）

4 検査

意識のしっかりした患者では，臨床症状のみだけで判断できることも多い．しかし鎮静されている場合や，意識障害がある場合などは臨床所見では判断できないため，筋区画内圧の測定を行う．水銀柱血圧計や動脈圧モニターなどの測定機器を使用することが多い．

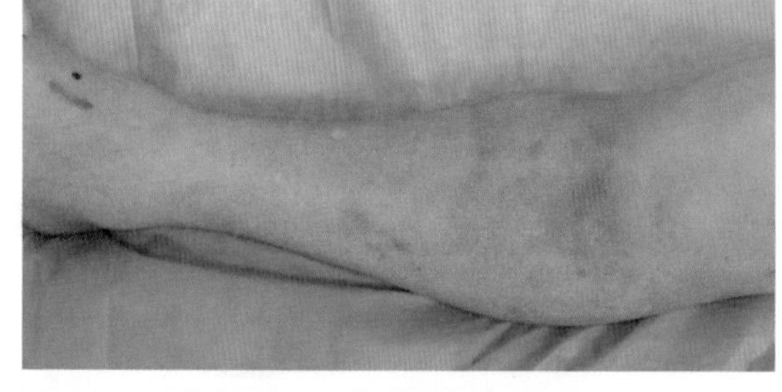

図 15-1 下腿に緊満感のある腫脹

5 診断

（拡張期血圧）－（区画内圧）≦ 30mmHg，区画内圧≧ 30mmHg 以上であればコンパートメント症候群と診断する．

6 治療

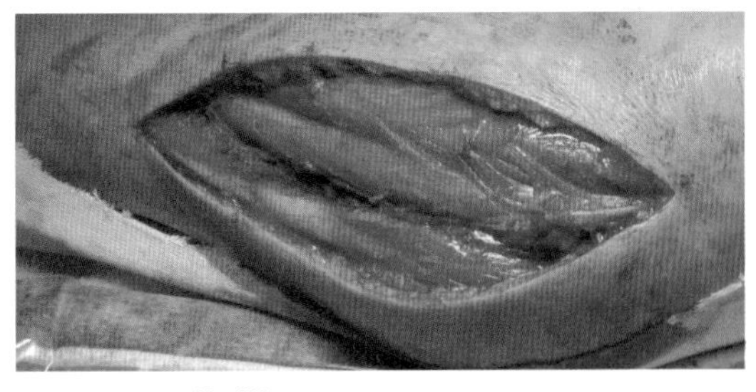

図 15-2 ■筋膜切開

コンパートメント症候群で阻血が6～8時間以上続くと，神経障害や筋壊死など不可逆的な変化を生じ，予後不良となる．本症の疑いが強い場合，直ちに筋膜切開術による除圧を行う（図15-2）．診断の遅れや手術室搬入までに時間を要する場合には，ベッドサイドで局所麻酔下に筋膜切開を行うこともある．

7 予防

一般的によく行われる①安静，②冷却，③包帯による圧迫，④患肢挙上は腫脹予防に有効とされている．しかし本症が差し迫った場合には，過度な挙上や圧迫により血流障害が進行するとされているので注意を要する．

2 コンパートメント症候群患者の看護

1 コンパートメント症候群の早期発見

重大な機能障害を防ぐための最も重要なポイントは，早期発見である．そのため，ベッドサイドにおける看護師の継時的な観察は極めて重要である．

まず早期に出現しやすい疼痛は，鎮痛薬に反応しない耐えがたい激しさという特徴がある．また，足趾や足関節を他動的に動かし，筋肉を伸展させた状態で増強する疼痛（passive stretching pain）がある．足趾の感覚障害や足関節の背屈困難も，危険な徴候である．しかし，この重要な「痛み」「感覚障害」「麻痺」は，意識障害のある場合や鎮静下の患者では観察によって情報を得ることが困難となる．

そこで，観察のポイントとして「筋肉の硬さ」が重要だといわれている．患部の筋腹をつかむように触診し，緊満感の有無を観察する．健側肢がある場合は，比較すると判断がしやすい．また，観察者の筋肉を自動的に収縮させ硬くした状態で対象者の四股と比較し，コンパートメント症候群でなければ弛緩しているはずの四股が観察者の筋肉の硬さと同程度ならば，筋区画内圧が高いことが推察される．また，皮膚の水疱の出現は，血流障害の結果である可能性が高い．これらの徴候が観察された場合は，早急に医師に報告し，筋区画内圧測定を行う必要がある．

2 治療に伴う看護

コンパートメント症候群の治療は，筋膜切開による筋区画内圧の減張である．この筋膜切開による合併症として，①開放創による感染，②血腫形成，③筋体と創瘢痕との癒着による運動障害がある．

感染

感染徴候の観察に加えて，感染予防のための創周囲の清潔保持が看護師の重要な役割となる．特に創部が会陰部に近い場合は，排泄後また陰部洗浄時に創部を汚染しないようケアする必要がある．

血腫形成

血腫の形成を予防するために，閉鎖式持続吸引または開放式ドレーンが留置されることがある．開放式ドレーンは毛細管現象（もうさいかん）*で排液を促すため，常に乾燥したガーゼで覆われている必要があり，上層まで湿潤していると排液が効果的に行えない．そのため，頻回な観察と随時の交換が重要になる．

＊用語解説

毛細管現象
細い管の中を液体が染み込んでいく現象．

創閉鎖

効果的な創閉鎖の方法として**局所陰圧閉鎖療法**（NPWT：negative pressure wound therapy）が近年普及してきている．創部の滲出液の管理を目的として，50 ～ 75mmHg 程度の低陰圧で持続吸引を行うことが多く，陰圧の設定が医師の指示通りか確認する必要がある．陰圧が高いと疼痛の原因になり，また吸引パターンが持続吸引でなく周期的吸引の場合も疼痛が生じやすくなるため，閉鎖療法に伴う疼痛が生じていないか観察する必要がある．また，滲出液の吸引による病原体数の減少および血流の増加により，感染の減少も報告されているが，一方で創面のバイオフィルム形成を阻害している可能性があることも指摘されているため，感染徴候の観察は看護師の重要な役割である．

臨床場面で考えてみよう

Q1 コンパートメント症候群の初期臨床症状として，重要なサインは何か．
「○○感のある腫脹」，「損傷の程度に見合わない○○」，「筋肉の○○○○による疼痛増強」

Q2 意識障害や鎮静下の患者にコンパートメント症候群が疑われる場合，重要な観察ポイントは何か．

考え方の例

1 6P サインがすべてそろってからの対応では不可逆的な後遺障害が回避できない状態になってしまう場合があるため，そうなる前に対処する．
初期臨床症状として重要なサインは，「緊満感のある腫脹」，「損傷の程度に見合わない疼痛」，「筋肉の他動伸張による疼痛増強」の存在である．

2 意識障害や鎮静下の患者では，疼痛や感覚障害，麻痺の有無を観察することが困難なため，筋肉の硬さを観察することが重要になる．健側肢がある場合は，比較すると判断しやすい．また，観察者の筋肉を収縮させて，硬さが同程度であれば筋区画内圧が高いことが推察される．

引用・参考文献

1）乾貴博ほか．コンパートメント症候群を見逃さない：判断できるかできないか，それが問題だ！．ER magazine. 2013，10（4），p.602-609.

16 筋疾患

筋疾患とは

筋そのものの異常（病変）によって，筋力低下や筋の萎縮を生じる疾患の総称．

症 状

- 筋力低下　● 筋萎縮　● 関節の拘縮　● 変形
- 感覚障害（しびれや痛み，感覚の鈍い部位など）※神経に問題がある場合のみ

→これらが運動障害や発達障害の原因となる

筋ジストロフィーとは

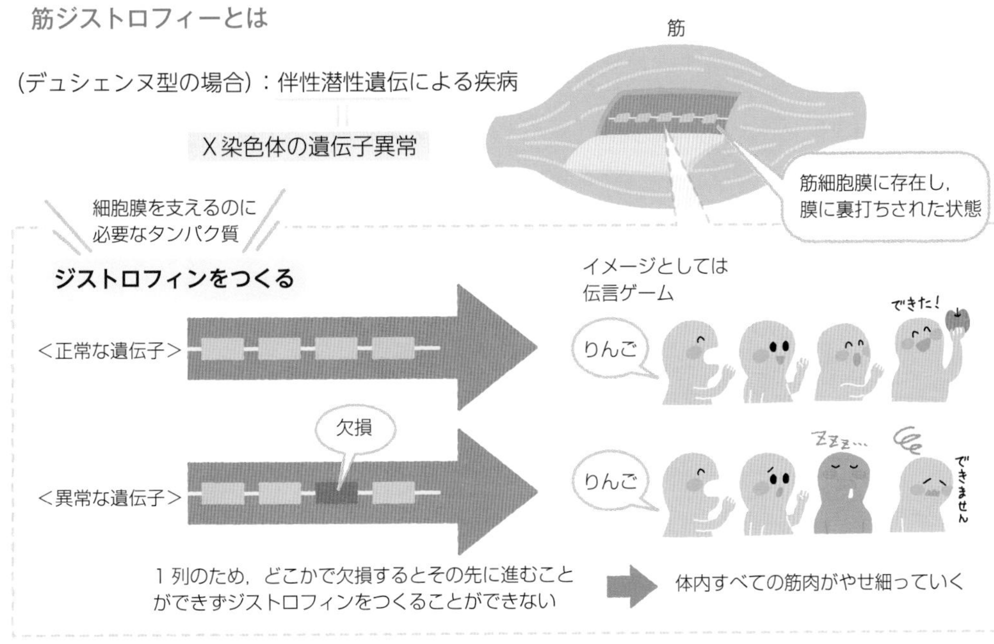

(デュシェンヌ型の場合)：伴性潜性遺伝による疾病
X染色体の遺伝子異常
筋
筋細胞膜に存在し，
膜に裏打ちされた状態
細胞膜を支えるのに
必要なタンパク質
ジストロフィンをつくる
イメージとしては
伝言ゲーム
<正常な遺伝子>
りんご
できた！
欠損
<異常な遺伝子>
りんご
Zzz…
できません
1列のため，どこかで欠損するとその先に進むこと
ができずジストロフィンをつくることができない
体内すべての筋肉がやせ細っていく

重症筋無力症とは

筋肉への指令が伝わらない自己免疫疾患

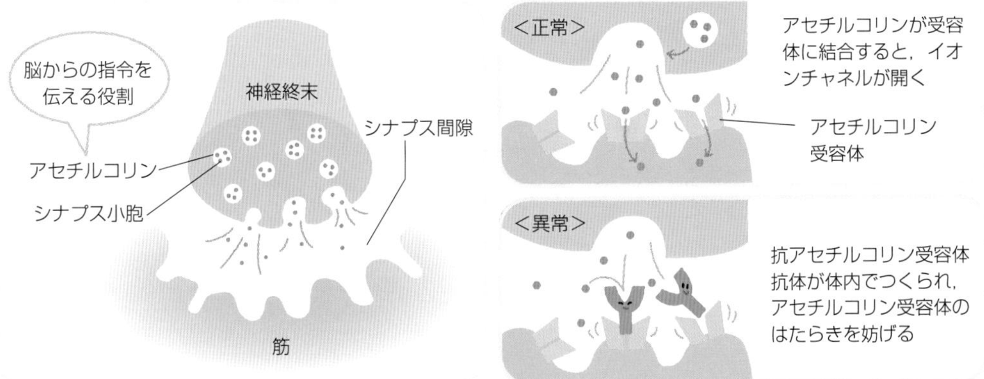

脳からの指令を
伝える役割
神経終末
シナプス間隙
アセチルコリン
シナプス小胞
筋
<正常>
アセチルコリンが受容
体に結合すると，イオ
ンチャネルが開く
アセチルコリン
受容体
<異常>
抗アセチルコリン受容体
抗体が体内でつくられ，
アセチルコリン受容体の
はたらきを妨げる

1 筋ジストロフィー

muscular dystrophy

1 筋ジストロフィーとは

1 原因・病態

骨格筋細胞が壊死と再生を慢性的に繰り返しながら，次第に筋萎縮（いしゅく）と筋力低下が進行していく遺伝性筋疾患群である．近年，原因遺伝子が同定され，分子病態の解明がなされている．

遺伝学的にも臨床的にも多様な病型がある．遺伝形式による分類を表16-1に示す．

X染色体潜性遺伝（劣性遺伝）には，ジストロフィン遺伝子変異による重症型の**Duchenne（デュシェンヌ）型**と軽症型の**Becker（ベッカー）型**などがある．常染色体潜性遺伝*（劣性遺伝）では，**肢帯型筋ジストロフィー**（LG型）や**福山型先天性筋ジストロフィー**などがある．常染色体顕性遺伝*（優性遺伝）では，**顔面肩甲上腕型筋ジストロフィー**（FSH型）などがある．

デュシェンヌ型／ベッカー型筋ジストロフィー
Duchenne/Becker muscular dystrophy（DMD/BMD）

頻度は筋ジストロフィーの中で最も高く，出生男児3,000～3,500人に一人

用語解説

常染色体潜性遺伝
常染色体とは，46本の染色体のうち，1～22番までの22対44本のこと．常染色体の正常な遺伝子をM，変異遺伝子をmとしたとき，常染色体潜性遺伝ではmmが発症する．つまり，両方とも変異遺伝子がある場合に発症する．

常染色体顕性遺伝
常染色体の正常な遺伝子をM，変異遺伝子をmとしたとき，常染色体潜性遺伝とは逆に，常染色体顕性遺伝ではmMまたはmmが発症する．つまり，1つの変異遺伝子があるだけで発症する．

表16-1 筋ジストロフィーの病型と特徴

病型	Duchenne型（重症型）	Becker型（軽症型）	LG型	FSH型
性別	男性	男性	男または女	男または女
遺伝形式	X染色体潜性	X染色体潜性	常染色体潜性	常染色体顕性
発症年齢	3～5歳	小児～成人	10代～20代	小児～成人
筋力低下	腰帯部	腰帯部	腰帯または肩甲帯	顔面，肩甲帯
進行	速い	遅い	さまざま	遅い
予後	20歳前後で死亡	20歳でも歩行可能	さまざま	良好

に生じるX染色体潜性遺伝の筋ジストロフィーである．

X染色体にあるジストロフィン遺伝子の異常によって膜タンパク質ジストロフィンが完全欠損すると，デュシェンヌ型筋ジストロフィーを発症する．ジストロフィンタンパクは骨格筋細胞の細胞膜安定化に寄与しており，ジストロフィンが欠損すると，筋肉の収縮や弛緩に際して物理的ストレスがかかって筋鞘膜（きんしょうまく）が脆弱化（ぜいじゃくか）し，変性・壊死に至る．

ジストロフィンタンパクが不完全欠損している場合（不完全な短縮したジストロフィンタンパクが合成される），軽症型のベッカー型筋ジストロフィーが生じる．

肢帯型筋ジストロフィー　limb-girdle muscular dystrophy：LGMD

腰帯や肩甲帯の筋萎縮で発症する筋ジストロフィーは，肢帯筋型ジストロフィーと総称される．多種多様な疾患が混在する疾患群であるが，近年遺伝子解析が進み，原因遺伝子の特定が可能となっている．常染色体顕性遺伝のものをLGMD1型，常染色体潜性遺伝のものをLGMD2型とする．LGMD2型が多い．

顔面肩甲上腕型筋ジストロフィー
facioscapulohumeral muscular dystrophy（FSHD）

発症年齢は小児期～40代までと広く，重症度も症例ごとにさまざまである．共通する臨床症状は顔面，肩甲，上腕の筋肉障害である．常染色体顕性遺伝の疾患である．大部分の家系の遺伝子座は，第4染色体長腕テロメア側にある．この領域にはD4Z4と呼ばれる繰り返し配列があり，正常者では繰り返し数が10～100以上あるのに対し，患者では10以下になる（D4Z4配列は近傍にある遺伝子群の発現を制御していると考えられている）．

2 症候・経過

デュシェンヌ型／ベッカー型筋ジストロフィー

デュシェンヌ型は幼小（2～4歳）の男児で発症する．初発症状は，骨盤部の筋力低下による処女歩行の遅延や歩行確保後の易転倒性，走るのが遅いなどで気付かれる．腰を振って歩く**動揺性歩行**，起立時に大腿部に手をつく**登攀性（とうはんせい）起立**（Gowers（ガワーズ）徴候）を呈する．10歳過ぎに歩行不能となり，車椅子の生活となる．股関節や膝関節の拘縮が進み，上肢の拘縮や変形も顕著となる（減少した筋組織は結合組織で置換されるため，筋肉の伸展性が減少する）．徐々に呼吸筋麻痺も進行し，20歳ごろに心不全，呼吸不全，感染症などで死亡する．

ベッカー型筋ジストロフィーは，デュシェンヌ型と同じく歩行に関する症状で発症する．発症年齢はデュシェンヌ型に比して遅く，7～15歳と幅があり，通常30歳までには発症する．その後の進行の程度は，症例により異なる．筋力低下の分布はデュシェンヌ型と同じく近位筋優位で，外眼筋，顔面筋，咽頭筋は侵されにくい．

肢帯型筋ジストロフィー

原因遺伝子により，頻度，発症年齢，臨床症状，進行速度も異なるが，一般的には発症は10代～20代が多く，腰帯筋（腸腰筋，大殿筋，大腿四頭筋，大腿内転筋群など）の筋萎縮・筋力低下で始まる．症状の進行とともに，次第に上肢筋の筋萎縮も来す．経過は慢性で，呼吸器や心筋が侵される症例もある．

顔面肩甲上腕型筋ジストロフィー

発症年齢は小児期から40代までと広く，重症度も症例ごとにさまざまである．眼輪筋や口輪筋などの表情をつくる筋肉が萎縮し，表情が乏しくなり，仮面様となる．肩甲帯の筋力低下が起こり次第に上肢の挙上が困難になり，代償性に肩甲挙筋が肥大する（翼状肩甲）．

特異的な治療法はなく，良性とされているが，進行とともに病変は体幹・下肢帯から下肢筋に及び，約20%の患者は40歳までに車椅子生活となる．

3 検査・診断

血液検査では，クレアチンキナーゼが正常～高度に上昇するものまであり，疾患によって異なる．画像検査では，MRIやCTスキャンは脂肪化の進展や筋線維の萎縮評価に役立つ．筋電図検査では，筋原性変化を認めることが多い．多くの筋ジストロフィー疾患で遺伝子検査が確定診断に使われる．デュシェンヌ型筋ジストロフィーでは，ジストロフィン遺伝子の欠失／重複が調べられる．異常が検出されない場合は，生検筋の免疫染色（抗ジストロフィン抗体）が実施される．

4 治療

現在，根本的な治療法はない．一部の疾患でステロイドが疾患進行の抑制に効果を示すことが知られている．

5 予防

遺伝性疾患であり，予防法は確立していない．

2 デュシェンヌ型筋ジストロフィー患者の看護

骨格筋の変性・壊死を主病変とし，慢性的に進行性の筋力低下と筋萎縮が出現する遺伝性疾患である．筋ジストロフィーは病気の進行を止める有効な治療法がないため，障害の状況に合わせた適切なケアにより，QOLを高めることが目標である．ここでは，筋ジストロフィーの中でも小児重症型で最も頻度が高いデュシェンヌ型筋ジストロフィーについての看護について述べる．

1 アセスメント

通常，幼児期の歩行や起立異常で気付き，進行性に筋力が低下し，四肢の筋肉の収縮や脊椎側弯症が出現し，歩行不能となる．その後，筋変性は呼吸筋や心筋にも及び，呼吸不全や心不全になりやすく，予後不良となり，死亡する場合がある．また，筋力低下から臥床がちになり，便秘や腹部の圧迫に伴う悪心・嘔吐などの消化器症状が出現する．日常生活動作においては，筋萎縮や関節拘縮などから，食事・清潔・排泄・移動・更衣などの日常生活動作が困難となる．疾患の進行に伴い，患者や家族の怒りや悲しみなどの精神症状が生じることもある．デュシェンヌ型筋ジストロフィー患者へ保護者から説明するにあたり，説明時期は4～11歳，説明内容は「筋肉の病気で歩けなくなる」と説明し，主に母親が1人で説明していた[1]．今後は，医療者がより家族と協力し，地域との連携や一般社団法人日本筋ジストロフィー協会[2]の紹介などを行っていくことも重要である．

2 看護援助

発達課題別の日常生活の援助について，表16-2に示す．発達に伴い，進行性の筋力低下と筋萎縮が悪化するため，機能の維持や補助具などにより，機能低下した状況を考えた看護が必要となってくる．

3 合併症予防の援助

呼吸障害

呼吸筋の筋力が低下するため，咳嗽が困難となり，排痰できなくなる．そのため，肺コンプライアンスの低下などによる換気障害や気道内分泌物の除去困難による感染に伴う肺炎や無気肺が起こる．体位ドレナージ，去痰薬を含む吸入，水分補給を行い，状況によっては吸引も行い，呼吸を援助する．

心機能障害

病変は心筋にも及び心不全を起こすことがあるため，呼吸苦や胸痛，心原性浮腫の有無などを観察する．

日常生活動作障害

病状の経過に伴い，筋力の不均衡が生じ，日常のさまざまな動作を行う際，筋力低下を補うために代償機能が発達し，関節の拘縮や変形を来し，すべてに介助を要するようになる．筋力維持，関節可動域の確保，変形・拘縮の予防のためのリハビリテーション，車椅子への移乗・移動の介助を行う．また，褥瘡予防として除圧や減圧に努め，基本的に2時間を超えない範囲で体位変換を実施する．

在宅においては，自宅や学校，職場における生活環境の調整，精神的な援助

表16-2 発達課題別の日常生活の援助

	乳児期	幼児期初期	幼児期後期	学童期	思春期	青年期
食事	年齢に相応した食事介助			見守り：嚥下障害の出現 （きざみ食・とろみ食）水分補給 ↓吸引の準備 嚥下困難：状況によっては胃瘻造設		
清潔	座位が可能な場合は，シャワー浴．座位が保持できない場合は，リクライニング式車椅子，ストレッチャーなどでのシャワー浴．また，機械式浴槽を使用したりする					
排泄	年齢に相応した排泄様式 紙おむつ				排尿：尿道カテーテル 排便：便秘時は浣腸	
移動	正常	歩行：転倒しやすい 階段が上りにくい		起立不能：車椅子→電動車椅子		
更衣	介助	洋服はボタンで留めるタイプではなく，面ファスナー式を使用				

として患者はもちろんのこと，家族への支援も必要である．

2 重症筋無力症

myasthenia gravis

1 重症筋無力症とは

1 原因

神経筋接合部は，末梢運動神経と筋肉とのつなぎ目である．重症筋無力症は，神経筋接合部シナプス後膜への自己免疫反応によって，神経伝達が阻害される．臨床的には骨格筋の易疲労性と脱力，休息による回復を特徴とする．

2 病態

正常では運動神経末端から神経伝達物質であるアセチルコリン（Ach）が放出され，それが骨格筋の細胞表面にあるアセチルコリン受容体（Ach-R）に結合し，筋肉が収縮する．重症筋無力症では，Ach-R に対する自己抗体（抗 Ach-R 抗体）が出現し，それが Ach-R に結合するため，アセチルコリンと Ach-R の結合を阻害する(図16-1)．これが原因で，骨格筋の収縮が障害される．抗 Ach-R 抗体が出現する理由は，胸腺における免疫系の関与が考えられている．

3 症候

筋肉の**易疲労性**が特徴である．運動をすると疲労してくる．患者は「疲れやすい」「力を使えば使うほど力が入らなくなる」などと訴える．症状に**日内変動**があり，午前中は具合が良いが，夕方から夜にかけて脱力，運動障害が現れる．

障害される筋の部位によって症状が異なる．多くの症例では，初めに眼筋に症状が出る．瞼が下がってくる眼瞼下垂（がんけんかすい）だけでなく，複視などの眼球運動障害も生じる．また眼輪筋（がんりんきん）（目を閉じるための筋肉）の筋力低下も起こるので，逆に完全に眼が閉じなくなる状態（兎眼（とがん））が生じることもある．舌や咽頭の筋肉

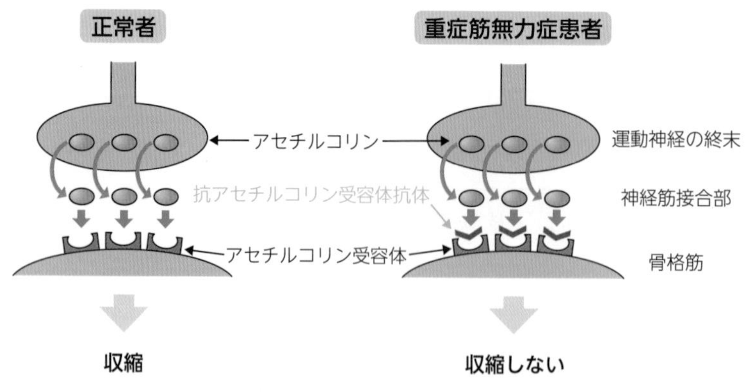

図 16-1 ■重症筋無力症の病態

の疲労が起こると，嚥下障害や構音障害が生じる．顔以外の筋肉も四肢の近位筋が主に障害され，下肢よりも上肢のほうが疲労が強い．重症になると呼吸筋も障害を受ける．

4 経過など

人口 10 万人あたりの推定有病率は，2006 年の調査では 11.8 人と報告されている[3)]．診断技術の向上などの理由もあり，患者数は増加傾向にある．特に高齢発症患者の増加が著しい．

5～6 割の症例は眼瞼下垂，複視などの眼症状で発症する（眼筋型）．未治療の場合，徐々に進行し，筋力低下は四肢と呼吸筋に広がり重症化する．全身型へ移行する眼筋型症例も少なくない．

5 検査

エドロホニウムテスト

エドロホニウムはコリンエステラーゼ阻害薬で即効性があり，作用時間は短い．運動神経終末から放出されたアセチルコリンは筋表面のアセチルコリンレセプターに結合した後，アセチルコリンエステラーゼにより分解される．重症筋無力症患者では，本剤の投与によりアセチルコリンの分解が阻害され，シナプス間でのアセチルコリン濃度が上昇し，筋収縮が起こりやすくなり，眼瞼下垂などの症状が改善する（図16-2）．

反復刺激試験

顔面や四肢の筋を支配する末梢神経を反復刺激して，筋肉の活動電位を測定する．3Hz で刺激を行うと，活動電位が減衰する waning（ウェイニング）現象がみられる．

血液検査では抗アセチルコリンレセプター抗体が検出される．このほか，MuSK 抗体や Lrp4 抗体などの自己抗体が検出される症例もある．

6 診断

前述の臨床症状，検査所見に基づいて診断する．症状に加えて，抗アセチルコリンレセプター抗体などの自己抗体が陽性となれば確定と考えてよい．

7 治療

コリンエステラーゼ阻害薬が用いられる．検査の項で述べたエドロホニウムのような作用時間が短いものではなく，作用が強く持続性のある薬剤が用いら

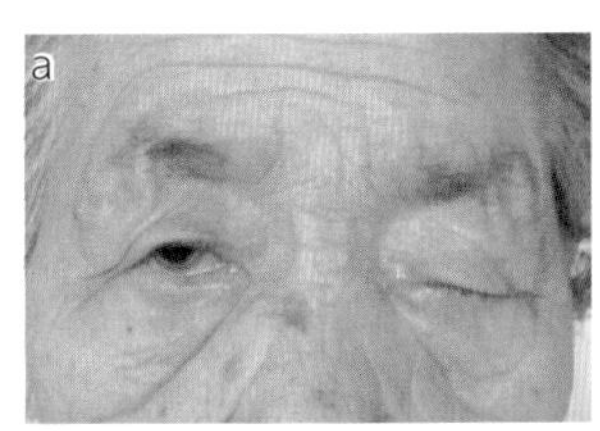

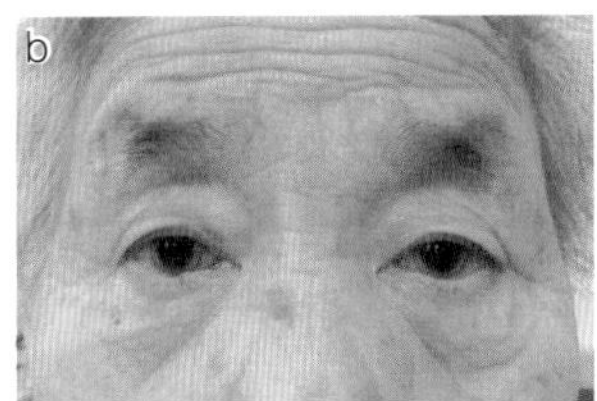

図 16-2 エドロホニウムテスト
a. 上眼瞼が下垂した眼瞼下垂.
b. エドロホニウム投与後．眼瞼下垂の改善が認められる.

16 筋疾患

れる．自己免疫疾患であり，副腎皮質ステロイド薬が早期から使われる．副腎皮質ステロイド薬は疾患の活動度を抑制し，筋力低下の症状を緩和するだけでなく，眼筋型から全身型への症状進行を抑制する．また，大量γ(ガンマ)グロブリン静注療法や，タクロリムスなどの免疫抑制薬も用いられる．胸腺腫(きょうせんしゅ)*や胸腺過形成がある症例では，胸腺摘出術の適応がある．

用語解説

胸腺腫
重症筋無力症に合併することがあり，胸腺の上皮細胞が腫瘍化したもの．

8 予防

知られていない．

2 重症筋無力症患者の看護

骨格筋の易疲労性や脱力を主な症状とする自己免疫疾患である．免疫療法を中心とした治療法の進歩に伴い，多様な治療法を組み合わせて行われることが多く，病態や治療，その副作用の理解，さらに日常生活に影響する多様な症状による ADL の障害を考えた看護が重要となる．

1 アセスメント

日常生活に影響する多様な症状の中でも，繰り返し運動すると疲れやすい，力が入らないなどの症状が夕方にかけて増悪する日内変動があるのが特徴である．また，休息によって症状が回復するという特徴があり，周囲からは「怠けているのではないか」と思われるなど，疾患の理解が得られにくい状況にある．ある重症筋無力症患者のナラティヴから得られた知見に関する報告によると，重症筋無力症の症状以上に，「病気を周囲の人々に理解してもらうことの困難」「身近に同病者の仲間が得られない孤独と不安」「難病患者への社会保障の貧しさ」「就労の困難」「社会参加の機会が失われる疎外感」といった“疾患”から派生する社会的障害に苦しんでいた[4)]．

患者は希望をもって長期に疾患と付き合っていく覚悟が必要であり，看護師は患者の気持ちに寄り添い，安定した療養生活が送れるように支援することが必要である．

治療には，免疫療法を主としたさまざまなものがあり，それに伴う副作用がある．眼症状のみの場合は，対症療法が行われることが多い．胸腺摘出術に伴う身体のボディーイメージやステロイド療法に伴う感染症，糖尿病などの重大な副作用を起こしやすくなるため，注意が必要である．

症状の出現により，眼症状や四肢筋力低下，歩行困難感などに伴い，ADL にさまざまな支障を来すことがある．そのため，長期にわたって治療を続けていく中で，増悪因子であるストレスを避けるようにしなければいけない．

2 主な症状と観察のポイント

主な症状と観察のポイントについて，表16-3 に示す．

3 主な患者指導

主な患者指導について，表16-4 に示す．

表 16-3 ■重症筋無力症患者の症状と観察のポイント

主な症状	観察ポイント
嚥下困難	・水分，固形物の嚥下障害の程度，むせの有無 ・食事摂取に要する時間および摂取量 ・薬は内服できるか，また内服後の効果発現までの時間 ・栄養状態（BMI，TP や Alb など）
眼症状	・眼瞼下垂の程度 ・複視の程度 ・増悪の時間帯
呼吸困難	・呼吸音の程度，深さ，回数 ・チアノーゼの有無 ・分泌物の排痰状態，粘稠性
四肢筋力低下・脱力	・歩行可能か，ベッドで起き上がれるか（介助の有無） ・動きが悪くなるまでの時間 ・食事摂取，整容，排泄などの自立状態 ・発音は明瞭か ・鼻声の有無 ・発音が不明瞭になるまでの時間

表 16-4 ■重症筋無力症患者への主な患者指導

	患者指導
与薬に対する指導	・服薬の量・時間が厳重に定められているため，薬理作用を患者が理解できるように説明し，正確に服薬できるよう指導 ・脱力症状の回復を図ろうとして規定量以上の服薬をした場合には，コリン性増悪（呼吸麻痺や筋力低下など）を来すことを説明し，安易に服薬しないように指導 ・嚥下障害が強まり，服薬が不可能になった場合は，早急に医療機関に連絡し，適切な処置をとってもらう必要性を指導
日常生活に対する指導	・感染による増悪を避ける（人混み，感冒症状をもつ人との接触など） ・疲労やストレスをためない生活 ・手術を受ける場合は，主治医に相談 ・妊娠や出産を望む場合は，その時期について普段から主治医に相談 ・家庭や職場の人にも病態を理解してもらい，疲労させないよう協力してもらう ・社会資源の利用について紹介（高額療養費制度，身体障害者福祉制度，介護保険制度，患者会の紹介など）

! 臨床場面で考えてみよう

Q1 筋ジストロフィー患者の退院指導に向けて，看護師は患者の家族にどのようなケアを指導すればよいか.

Q2 重症筋無力症患者に対して，看護師はどのような生活指導をすればよいか.

考え方の例

1 筋ジストロフィーの患者は，退院後は自宅で療養するケースもある．そのため，看護師は自宅での療養を視野に入れ，家族が引き続きケアを行っていけるように，入院中から口腔・気管切開部の吸引などのケアに積極的に参加してもらう.

２例えば，以下のような生活指導を行う．

・日常生活では無理をせず，適度に休息をとって疲れを残さない．

・手洗い，含嗽を小まめに行い，風邪や感染症に気を付ける．

・眼症状や四肢の筋力低下，歩行困難感などに伴い，階段や段差で転倒する場合があるため，気を付ける．

引用・参考文献

1）白石一浩．デュシェンヌ型筋ジストロフィー患者への親からの病気の説明．小児保健研究．2016，75(3)，p.380-383.

2）一般社団法人日本筋ジストロフィー協会．http://www.jmda.or.jp,（参照 2024-05-08）.

3）Murai, H. et al.Characteristics of myasthenia gravis according to onset-age：Japanese nationwide survey. J Neurol Sci. 2011, 305, p.97-102.

4）仲真人ほか．在宅で療養する難病患者のヘルス・ケア向上にむけて：ある重症筋無力症患者のナラティヴから得られた知見．聖路加看護大学紀要．2009，35，p.37-44.

17 末梢神経麻痺

末梢神経麻痺とは

運動神経・感覚神経・自律神経がダメージを受け，働きが悪くなることで起こる種々の障害のこと.

症状

運動神経

- 手足の筋力低下
- 筋肉がやせる

感覚神経

- しびれや痛み
- 感覚鈍麻，消失

自律神経

- 手足の発汗障害
- 異常感覚

代表的な疾患

- 橈骨神経麻痺
- 総腓骨神経麻痺
- 絞扼性神経障害
- 肘部管症候群
- 手根管症候群
- 前骨間神経麻痺

など

単神経障害

一つの末梢神経のみで障害がみられること.

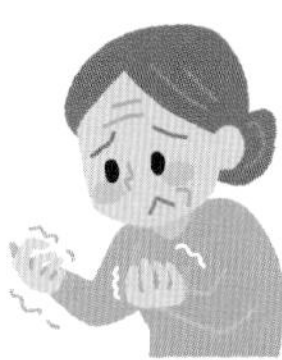

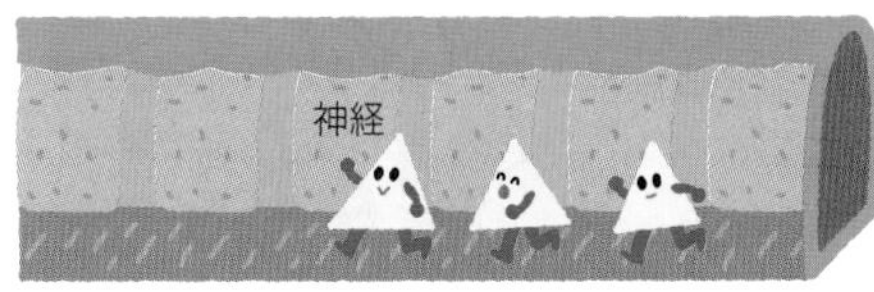

骨や靱帯に囲まれ，トンネルのようになっている

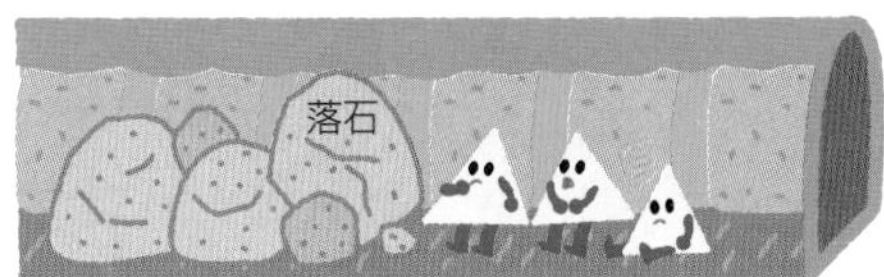

実際のトンネルも，通路を塞がれると先に進めない

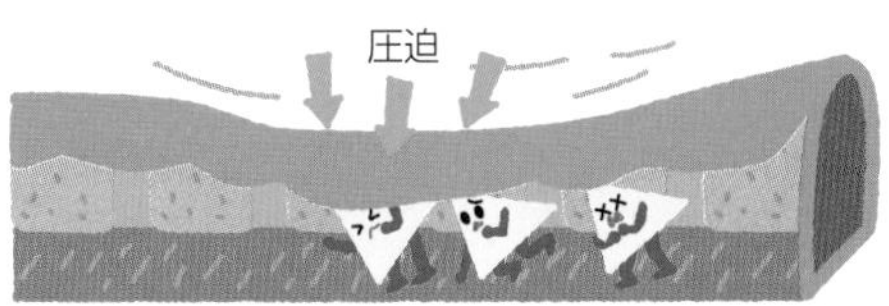

周囲に神経が締めつけられ，情報を伝達することができにくくなる，またはできなくなる

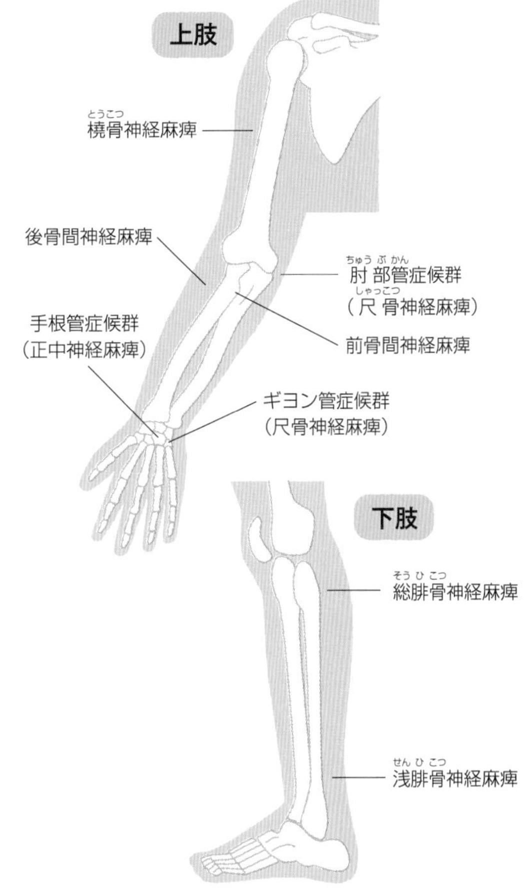

1 橈骨神経麻痺

paralysis of radial nerve

1 橈骨神経麻痺とは

1 原因

腕枕などによる睡眠性圧迫麻痺が有名である．そのほか，上腕骨骨幹部骨折に対する牽引あるいは観血的整復操作時に損傷することがある．また，モンテジア骨折*時に橈骨神経の分枝である後骨間神経損傷を合併することもある．松葉杖の不適切な使用や，ガングリオン（➡ p.272 用語解説参照）などの腫瘤性病変による圧迫でも生じる．そのほか，神経炎や運動のしすぎによる絞扼性の神経障害なども原因となる．

> **用語解説**
>
> **モンテジア骨折**
> 前腕の尺骨骨幹部の骨折に，橈骨頭の脱臼が合併したもの．保存療法のみでは橈骨頭脱臼の整復が不十分なことが多く，観血的整復固定術が行われる．

2 病態

橈骨神経は腋窩後方から上腕骨外側後方へ向かい，橈骨神経溝に沿ってらせん状に外側へ回る．上腕骨遠位では筋間中隔を通過して，前方に回り込んで下行する（図17-1）．そのため，上腕骨に挟まれて圧迫を受けたり，上腕骨骨折によって神経が牽引されたり断裂することによって麻痺が生じる．また，肘窩では運動枝である後骨間神経と感覚枝に分かれる．このため，橈骨頭脱臼を伴うモンテジア骨折では後骨間神経が損傷する可能性がある．

3 症候

下垂手

橈骨神経高位麻痺では**下垂手**を来し，手関節の背屈および手指 MP 関節の伸展，母指の水平外転ができなくなる（図17-2）．肘関節末梢での麻痺では，手指のみに麻痺が生じることから**下垂指**を来す（図17-3）．また，母指背側の感覚障害がみられる．

4 経過など

1 ～ 3 カ月で回復することが多い．外傷や腫瘤が原因の場合は，早期に手術を行う必要がある．原因がはっきりしない場合は保存療法を行い，3 カ月以上経過しても改善が

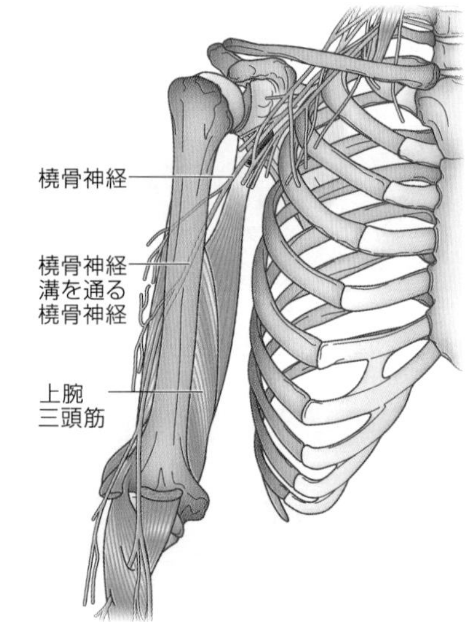

図 17-1 橈骨神経の走行

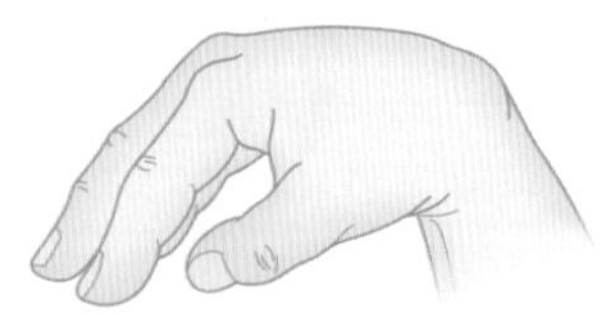

図 17-2 下垂手（橈骨神経麻痺）

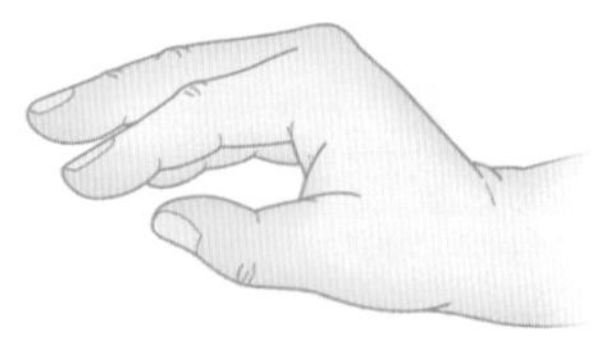

図 17-3 下垂指（後骨間神経麻痺）

見られない，あるいは悪化する場合は手術を行う．

5 検査

Tinel（ティネル）徴候（➡ p.273 用語解説参照）を認める．神経学的検査として，徒手筋力テスト（MMT）と感覚検査を行う．橈骨神経領域の筋力低下や感覚異常を認める. 電気生理学的検査として, 誘発筋電図や針筋電図を行う．圧迫性病変や神経炎が疑われる場合は，MRI などの画像検査を行う．

➡感覚検査については，3章4節 p.51 参照.

➡筋電図検査については，3章12節 p.66 参照.

6 診断

病歴聴取と理学所見によって，診断は比較的容易である．病歴から外傷や誘因の有無を聴取し，徒手筋力テストを行う．

7 治療

薬物療法

神経細胞体の活性化のため，ビタミン B_{12} 製剤を投与する．

装具療法

関節の良肢位の保持を目的に, コックアップスプリント*を作製し, 装着する．

用語解説

コックアップスプリント
手関節を背屈位に保つための装具.

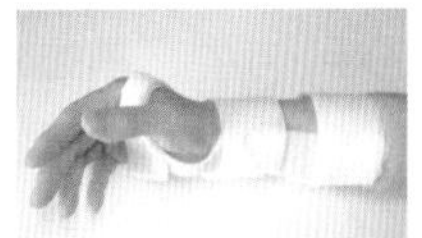

リハビリテーション

関節拘縮の予防のため可動域訓練を行い，低周波治療で電気的に麻痺筋を収縮させて筋萎縮を予防する．

手術療法

▶ **神経剝離術**

腫瘍や瘢痕（はんこん）などで絞扼されている神経を周囲組織から剝がす．

▶ **神経縫合術**

断裂した神経を顕微鏡下に直接縫合する．

▶ **神経移植術**

大きな神経欠損があり，無緊張下の神経縫合が不可能な場合は，自家神経移植が行われる．感覚枝損傷の場合は，人工神経（神経誘導チューブ）の移植も有効である．

▶ **腱移行術**

神経の回復の見込みが乏しい場合に行われる．

2 橈骨神経麻痺患者の看護

橈骨神経は脊髄に端を発し，上腕の外側，前腕，指先の筋肉に至るまで広く走行している．上腕部位を長時間圧迫することで発症し，神経麻痺を生じる．睡眠中の圧迫，骨折の合併症，上肢のギプス固定中，麻酔中の肢位による圧迫，上腕内側への注射などが原因である．実際に看護師による点滴後，右橈骨神経不全麻痺が生じ，損害賠償を命ずる判決が出されている[1]．この障害は，観察や予防を十分に行うことで防ぐことができる障害である．

1 アセスメント

麻痺によって手関節や MP 関節の伸展が不能となり，下垂手を呈し，物をうまくつかめないなどの障害が生じる．さらに，この状態をそのままにしておくと手関節の拘縮が生じる可能性があるため，副子（ふくし）の装着や，患者自身にも手関節の可動域訓練をしてもらう必要がある．また，治療は，保存療法（ビタミン製剤など）や経過観察が原則であるが，回復には1～3カ月程度を要する場合があり，時間の経過とともに，感覚障害の有無などを観察していく必要がある．

2 観察ポイント

橈骨神経の支配領域の運動状態

①母指指節間（IP）関節の伸展，手関節の背屈運動や中指節（MP）関節の伸展，母指の外転，手関節の背屈

②感覚異常（母指背側の感覚麻痺の有無と程度）

橈骨神経走行部の圧迫の有無

包帯やギプス固定，注射時は，以下の点に注意する．

①ギプスや包帯が各神経の走行部を圧迫していないか

②ギプスや包帯の締め付けが強くないか（皮膚への食い込みなど）

③手関節・手指の運動は可能か

④手・手指，前腕のしびれや疼痛はないか

上肢の浮腫や腫脹の有無と程度

3 看護援助

橈骨神経麻痺が起こる可能性が高い，以下の場面での看護援助を述べる．

ギプス固定中

上腕の骨折後のギプス固定などによる二次的な橈骨神経麻痺が多く，小児に多くみられる．特に小児は，しびれなどを訴えることが少なく，そのため麻痺が出現することがある．看護援助としては，ギプス固定に伴う循環障害や圧迫の観察を行う．特に，ギプス装着後は良肢位を保ち，合併症予防のために症状の観察を行い，異常があれば医師に報告する．

▸循環障害の観察

皮膚温，色調，腫脹の有無，爪甲色，毛細血管灌流の有無，動脈の拍動，疼痛（締めつけられるような痛み）

▸圧迫や疼痛の観察

放散痛，しびれ，感覚障害の有無，手指の運動障害の有無

手術中の体位

側臥位時に上腕の内側・外側の圧迫によって，橈骨神経を圧迫する可能性がある．特に手術中は，上肢が手台から落ちたことに気付かず，離被架（りひか）などの支柱や手台に長時間接触することで，橈骨神経麻痺を起こすことがある[2)]．そのため，手術前から患者の関節可動域などの確認を行っておく．手術中は，関節の良肢位を保ち，橈骨神経を保護するため，上肢台に乗せる上肢は肩よりも挙上しないように注意する．手術後は，神経障害の有無を確認する．

注射

診療の補助として，看護職が日常的に行うが，神経損傷を来した場合，患者に障害が残ることがある．通常，症状は数日の経過で消失する痛みやしびれであるが，場合によっては，数年にわたって痛みやしびれが持続し，運動障害も出現し，日常生活に支障を来す．そのため，注射を実施する場合，橈骨神経浅枝が近く，正しく穿刺しても神経損傷を来す可能性があるため，手関節部の橈骨皮静脈は穿刺を避ける．

2 総腓骨神経麻痺

paralysis of common peroneal nerve

1 総腓骨神経麻痺とは

1 原因

腓骨頭部（膝外側）の外部からの圧迫で生じる．ギプス，足組み，正座，牽引など下肢外旋位での臥床，ガングリオンなどの腫瘤による圧迫も原因となる．膝関節複合靱帯損傷や腓骨頭骨折，開放創や挫傷でも生じる．糖尿病，アルコール多飲，ビタミン欠乏症などによっても生じる．

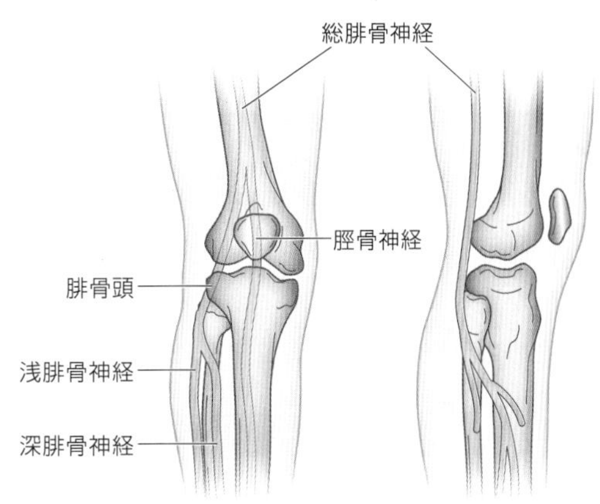

図 17-4 腓骨神経の走行

2 病態

腓骨神経は大腿骨後方で坐骨神経から分岐して，総腓骨神経として膝外側にある腓骨頭の後ろを巻きつくように走行し，深腓骨神経と浅腓骨神経に分かれて下腿前外側に出る（図17-4）．この部位は神経の移動性が乏しく，骨と皮膚・皮下組織の間に存在するため，外部からの圧迫により容易に麻痺が生じる．

3 症候

前脛骨筋（ぜんけいこつきん），母指伸筋，趾伸筋（ししんきん），腓骨筋の麻痺による内反（ないはん）**下垂足**（かすいそく）（drop foot）と下腿外側から足背にかけて感覚障害が生じる．歩容（ほよう）は，膝を高く上げる**鶏歩**（けいほ）（➡ p.34 図2-9 参照）となる．

4 経過など

骨折や脱臼などの外傷や腫瘤によるものは，早期に手術が必要である．原因が明らかでないものや回復の可能性のあるものは保存的治療を行い，3 カ月経過しても回復しないものや麻痺が進行するものでは，手術が必要となる．

5 検査

腓骨頭周囲に Tinel（ティネル）徴候を認める．神経学的検査として，徒手筋力テストと感覚検査を行う．電気生理学的検査として誘発筋電図や針筋電図を行う．圧迫性病変や神経炎が疑われる場合は，超音波や MRI などを行う．

6 診断

下垂足を呈し，下腿外側から足背の感覚障害があり，腓骨頭周囲に Tinel 徴候を認める．占拠性病変や神経疾患検索のため，MRI などの画像検査を行う．腰椎椎間板ヘルニアなどとの鑑別が必要なこともある．

7 治療

保存療法

圧迫物の除去と局所安静を行う．

薬物療法

神経細胞体の活性化のため，ビタミン B_{12} 製剤を投与する．

装具療法

下垂足による歩行障害に対して，短下肢装具を装着する．

リハビリテーション

関節拘縮の予防目的に可動域訓練を行い，低周波治療で電気的に麻痺筋を収縮させて，筋萎縮を予防する．

手術療法

「橈骨神経麻痺の治療」p.291 参照.

8 予防

ハイリスク患者（高齢，下肢外傷，下肢の手術，痩身，ギプスや装具による固定）を把握する．外旋位を避けて，良肢位を保持する．

2 総腓骨神経麻痺患者の看護

腓骨神経は坐骨神経から腓骨神経に枝分かれして伸びたもので，膝関節より遠位の外側面を支配している．その腓骨神経が圧迫や損傷を受けることによって，下腿に障害が起こり，足底は低屈し，下垂足となる．

軽症の場合，正座をして足がしびれたときのような感覚であるが，重症になると，足や足趾を背屈できない運動麻痺を生じる．手術後や長期臥床の患者が，外旋位による腓骨頭部の圧迫や膝の外側を圧迫し続けることなどが原因で起こる．また，下肢の外傷後にギプスで腓骨神経を圧迫されることによって生じるケースも多い．特に，下肢の骨折患者は回旋中間位を保持できないため，腓骨頭を圧迫してしまう可能性が高い．そのため，手術後に腓骨神経を圧迫しない体位や膝下に枕を入れること，ギプスで圧迫しないような援助が必要であり，観察や予防を十分に行うことで，防ぐことができる障害である．

しかし，腓骨神経麻痺に対する病棟看護師の知識・看護の現状の調査において，腓骨神経麻痺の観察や予防を行っていると回答した看護師は少ない状況であった[3)]．運動器疾患患者の看護に関わる看護師は，腓骨神経麻痺に対する知識はあるものと考えるが，高齢者ややせの患者，片麻痺の患者などではこのリスクは高くなるため，注意が必要である．

1 症状の観察

以下の症状の有無を観察する．

- 下腿側面から足の甲にかけての感覚異常の有無と程度
- 足首や足の指を背屈する（持ち上げる）ことができるか
- 床の障害物に足を引っ掛けやすい，靴が脱げやすいなど，下垂足の徴候はあるか

2 看護援助

神経のフィジカルアセスメント

下肢の疼痛やしびれ感，徒手筋力テスト，浮腫の有無や循環動態を観察する．

良肢位の保持

定期的な体位変換を行い，良肢位を保持する．

腓骨を圧迫しない

腓骨骨頭が枕などに当たり，圧迫しないようにする．そのため，特に自力で体位変換ができない患者に対し，腓骨頭付近にクッションを入れないようにする．

また，手術中の体位による神経麻痺は，下肢では最も起こる頻度が高く，総腓骨神経は腓骨頭で表在近くを走行しているため，外部から直接的な圧迫を受けやすい[2)]．手術中の予防として，下肢は中間位からやや内旋位とし，膝の外側をパッドなどで保護する．

3 絞扼性神経障害（絞扼性ニューロパチー）

entrapment neuropathy

1 絞扼性神経障害（絞扼性ニューロパチー）とは

1 原因

一般的に，原因がはっきりしないことも多い．**肘部管症候群**（ちゅうぶかん）(cubital tunnel syndrome）は，変形性肘関節症，小児期の肘関節骨折に伴う内反肘や外反肘，ガングリオンなどの腫瘤性病変や投球動作によって生じる．**手根管症候群**（しゅこんかん）(carpal tunnel syndrome）は，妊娠・出産期や更年期の女性に多くみられる．骨折などのけが，仕事やスポーツでのオーバーユース，糖尿病や透析，腫瘤性病変やリウマチも原因となる．前骨間神経麻痺は，肘の回内外や屈伸動作によって誘発されることがあり，神経炎の一つと考えられている．

2 病態

末梢神経は解剖上，線維性あるいは骨線維性のトンネルを通過する．その狭い空間で，末梢神経に対し慢性的な機械刺激が加わって引き起こされる．肘部管症候群では肘の内側で尺骨神経が慢性的に圧迫や牽引を受ける（図17-5）．手根管症候群では手根骨と屈筋支帯で囲まれた手根管内を１本の正中神経と９

本の屈筋腱が滑膜性の腱鞘（けんしょう）を伴って走行しており，圧迫や手関節の運動，あるいは腱鞘炎によって生じる．前骨間神経は，正中神経から浅指屈筋腱弓に入る手前で分岐して，正中神経の背側を走行する．円回内筋の起始部などで圧迫され得るが，それ以外に神経炎としての浮腫状変化や砂時計様のくびれを呈することもある．

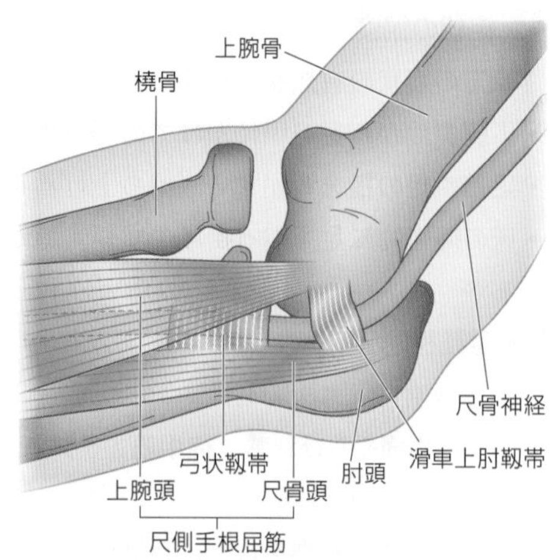

図 17-5 ■肘部管症候群

3 症候

それぞれの神経支配領域のしびれや筋力低下がみられる．

手根管症候群では母指から環指橈側のしびれがみられ，夜間に増悪し，手を振ると改善する．つまみ動作に支障が出る．重症例では母指球筋が萎縮し，対立動作が困難となる（図17-6）．肘部管症候群では環指尺側と小指のしびれが生じる．内在筋筋力低下により細かい動作がしにくくなり，握力低下がみられる．重症例では骨間筋が萎縮し，環指や小指に鷲指変形（**鷲手**（わして））がみられるようになる（図17-7）．**前骨間神経麻痺**では母指の IP 関節，示指の DIP 関節の屈曲ができなくなる（tear drop sign（ティアドロップサイン），図17-8）．

4 経過など

発症初期あるいは軽症の場合は，保存療法で改善が見込める．筋萎縮がみられる場合は，保存療法での改善は望めないため，手術が必要である．

5 検査

徒手筋力テストや感覚テストを行う．絞扼部位に Tinel（ティネル）徴候を認める．徒手筋力テストや感覚テスト，症状の誘発テストを行う．神経伝導検査や麻痺筋に対する筋電図検査を行う．圧迫性病変や神経疾患の鑑別を目的として，MRI などの画像検査を行うこともある．

6 診断

それぞれの圧迫部位に Tinel 徴候を認め，支配筋の筋力低下や感覚障害を認

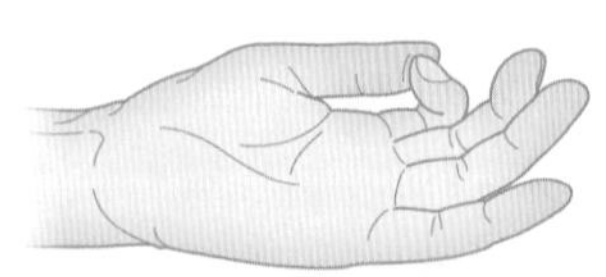
図 17-6 ■対立障害（手根管症候群）

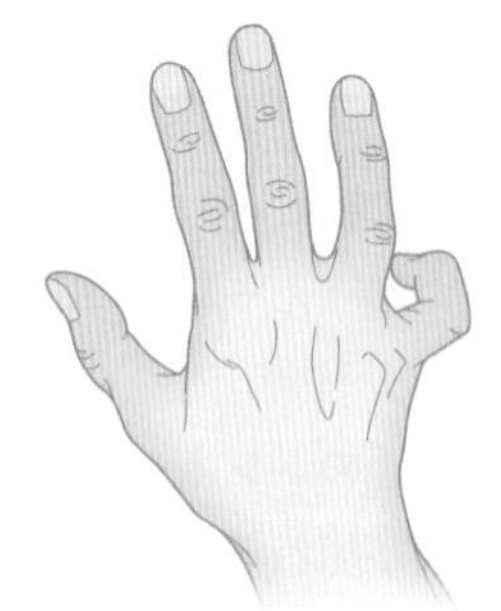
図 17-7 ■鷲手（肘部管症候群）

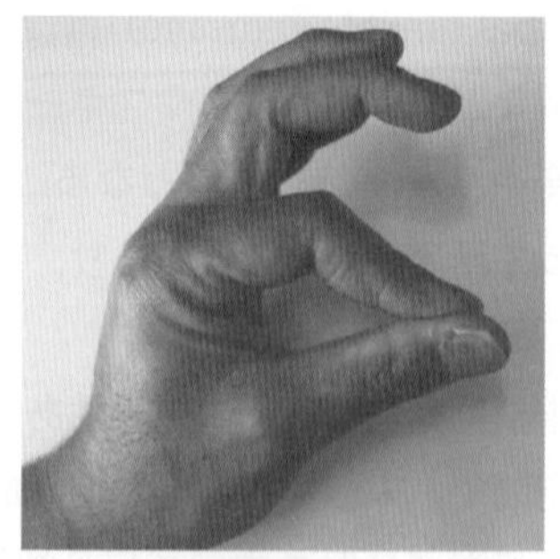
図 17-8 ■ティアドロップサイン

める．肘部管症候群では，手内筋の筋力低下に伴って paper sheet テストやFroment（フロマン）徴候（➡ p.50 図3-6参照）が陽性となる．手根管症候群では，Phalen（ファーレン）テスト（➡ p.50 図3-5 参照）が陽性となる．前骨間神経麻痺では，**ティアドロップサイン**が陽性となる．

7 治療

薬物療法

軽いしびれ程度の場合は，ビタミン B_{12} を投与する．疼痛に対しては，NSAIDs やプレガバリンが有効である．

装具療法

手根管症候群では，手関節固定装具を装着する．

注射療法

手根管症候群には，手根管内腱鞘内ステロイド注射が有効である．

手術療法

一般的に，絞扼部の除圧を行う．手根管症候群では，直視下および鏡視下手根管開放術を行う．肘部管症候群では King 変法や尺骨神経の皮下前方移動術や筋層下移動術を行う．前骨間神経麻痺では，顕微鏡下に神経束剝離を行う．重度の麻痺に対する再建法として，腱移行術もある．

2 絞扼性神経障害（絞扼性ニューロパチー）患者の看護

末梢神経が生理的狭窄部位で絞扼されることによって生じる神経障害の総称であり，身体のさまざまな部分に発症することがある．神経障害の分類では，感覚神経障害，運動神経障害，自律神経障害に分類され，それぞれ症状が異なる．これらの症状は，痛み，しびれ感，感覚過敏，感覚鈍麻，脱力感，筋緊張，筋力低下，筋萎縮，麻痺などを来し，感覚障害の場合は保存療法を行うが，運動神経障害が生じる場合は手術療法を行うことがあり，日常生活動作に影響を及ぼす．

1 症状の観察

感覚神経障害

損傷神経の支配皮膚域を確認し，しびれ感，感覚過敏や感覚鈍麻の有無を確認する．また，関連の感覚固有域も同様に観察する．

運動神経障害

安静時の疼痛，脱力感，筋緊張や筋力低下，筋萎縮の有無などについて，徒手筋力テスト（MMT）で日々の変化を評価する．

自律神経障害

疼痛の有無，皮膚の状態（乾燥や表皮の脱落）を確認する．

2 アセスメント・看護援助

手根管症候群および肘部管症候群についての症状，アセスメント，看護援助について，表17-1，表17-2 にまとめる．

表 17-1 ■手根管症候群の患者のアセスメントと看護援助

症状とアセスメント	看護援助
症状 母指，示指，中指，環指の橈側までの掌側に，感覚異常やしびれ，痛みがあり，母指球筋の萎縮・麻痺が見られる． **アセスメント** ・手をよく使う人（屈筋腱腱鞘炎）だけでなく，橈骨遠位端骨折による変形，透析患者（アミロイドの沈着），更年期や妊娠中〜出産後の女性にも起こりやすいため，注意が必要である． ・日常生活動作において，対立運動である小さな動作ができなくなることもあり，対立運動が障害を受けることは，日常生活における大きな障害となる．	・キーボード操作や振動する道具の長時間の使用など，手首を伸ばしたまま力を入れる動作によって，発症のリスクが高くなるため，患部の安静・固定，理学療法，局所注射，装具などの保存療法が行われる．できるだけ，手を使うような無理な動きを行わないように指導する． ・就寝中，手根管の内側で腱の膜にむくみが生じて，明け方に痛みが発生することが特徴であるため，睡眠への援助も必要である． ・手術療法（手根管開放術）が行われた場合，創部が落ち着くまで3週間程度かかるため，患部を包帯などで固定して安静にするように指導する．

表 17-2 ■肘部管症候群の患者のアセスメントと看護援助

症状とアセスメント	看護援助
症状 肘部の変形や，可動域が制限されていることが多く，尺側（小指側）の手〜前腕にしびれや疼痛がある． **アセスメント** 手の動きに不自由があると日常生活への悪影響が大きく，QOLが低下することもある．慢性的に進行する症例で，筋力低下が見られる場合は，手術が適応となる．	・運動麻痺が出現すると，ボタンを掛けにくくなったり，箸を自由に使えなくなったりすることもある．できるだけ運動を控え，極力肘を曲げたり圧迫したりしないように指導する． ・保存療法でも症状が改善せず，手術療法が行われた場合，患部を包帯などで固定して安静にするように指導する．

! 臨床場面で考えてみよう

Q1 上肢をギプス固定中の患者に対して，看護師はどのようなことを説明すればよいか．
Q2 下肢をギプス固定中の患者に対して，看護師はどのようなことを説明すればよいか．
Q3 手根管症候群に特徴的な症状や所見として，どのようなことがみられるか．

考え方の例

1 小児の場合はしびれなどを訴えることが少ないため，時々自分で触ってみて感覚があるかどうかを確認してみるよう説明する．成人の場合は，患側の皮膚温，色調，腫脹の有無，疼痛（締めつけられるような痛み），感覚障害の有無を患者自身でも観察できるように説明する．

2 下肢が外転して腓骨神経の圧迫が起こらないように，臥床時にはタオルなどを膝の下に入れるよう説明する．自力で体位変換ができない患者に対しては，腓骨頭部付近にクッションを入れないように説明する．しびれを感じたときは，すぐに看護師に報告するよう伝える．

3 母指から環指にしびれや感覚鈍麻がみられ，夜間に増悪する．手関節掌側部にTinel徴候を認め，Phalenテストが陽性となる．

引用・参考文献

1）名古屋地方裁判所平成 14 年 3 月 15 日判決（判例時報 1796 号 133 頁）．医療安全推進者ネットワーク．http://www.medsafe.net/precedent/hanketsu_0_77.html，（参照 2024-05-08）．
2）西山純一．手術体位による合併症：末梢神経障害を中心に．日本臨床麻酔学会誌．2017，37（2），p.201-209.
3）吉田益美ほか．腓骨神経麻痺に対する病棟看護師の知識・看護の現状を知る．日本看護学会論文集：看護総合．2010，41，p.91-94.

18 その他の疾患

ロコモティブシンドローム（運動器症候群）とは

運動器の障害により移動機能が低下した状態.

複数の運動器疾患が組み合わさることによるもの

加齢による運動機能不全，運動器の疾患（特に下肢）

運動器とは
①体を支える骨
②衝撃を吸収する関節軟骨や椎間板
③動かす・制動する役割の筋肉，腱，靱帯

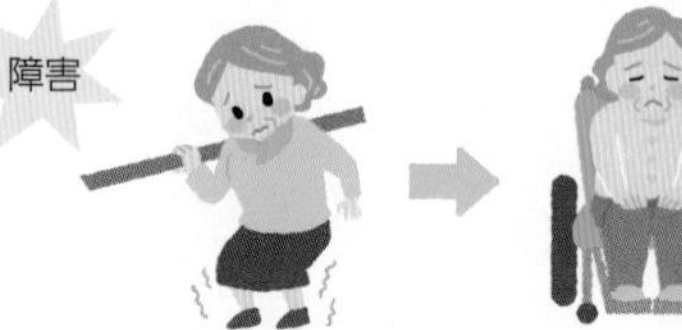

移動が困難になる

動くことができないため，要介護の状態に

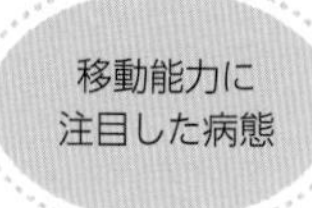

サルコペニアとは

進行性・全身性の骨格筋疾患．高齢者だけでなく，若い人の摂食障害や閉じこもり，疾患の影響で，筋肉が減って筋力が落ちている状態.

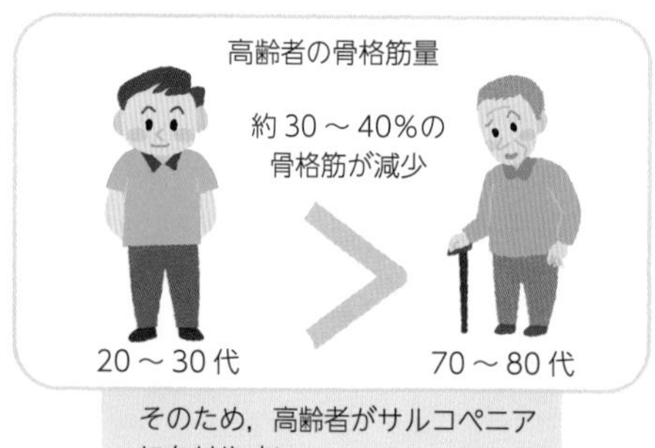

そのため，高齢者がサルコペニアになりやすい

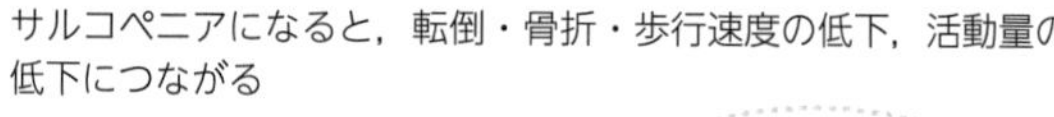

サルコペニアになると，転倒・骨折・歩行速度の低下，活動量の低下につながる

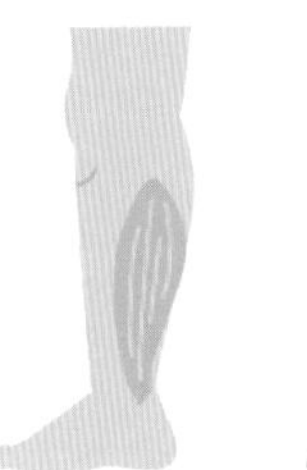

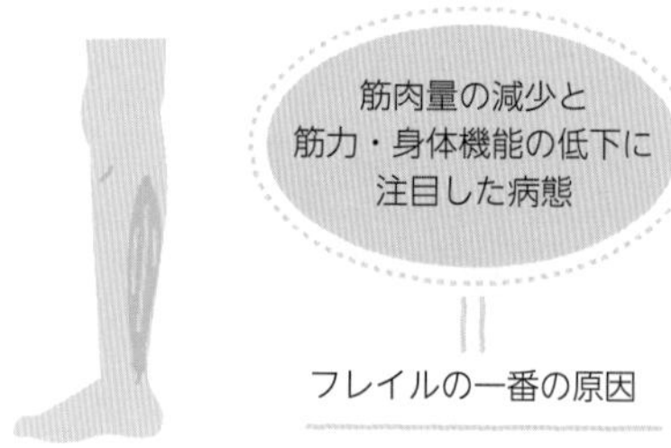

正常の筋肉量　　サルコペニア

フレイルとは

高齢者の健常な状態と要介護状態の中間に位置付けられる虚弱な状態.

「最大能力」と「日常生活に必要な能力」の差

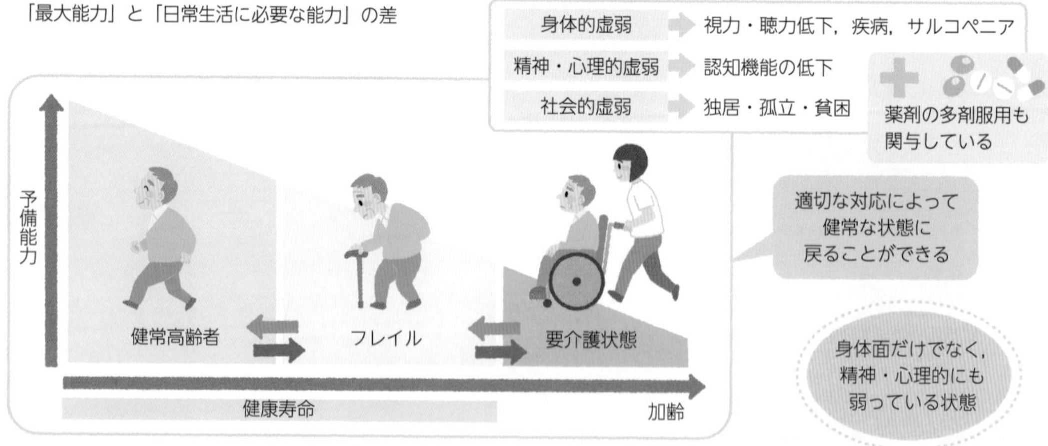

ロコモティブシンドローム・サルコペニア・フレイルの関係

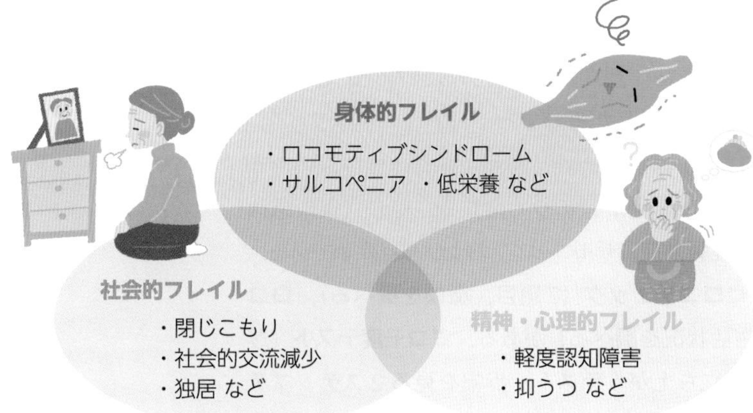

廃用症候群とは

疾患などによる長期の安静臥床，活動制限などによる身体の不活動状態から生じる二次的障害．

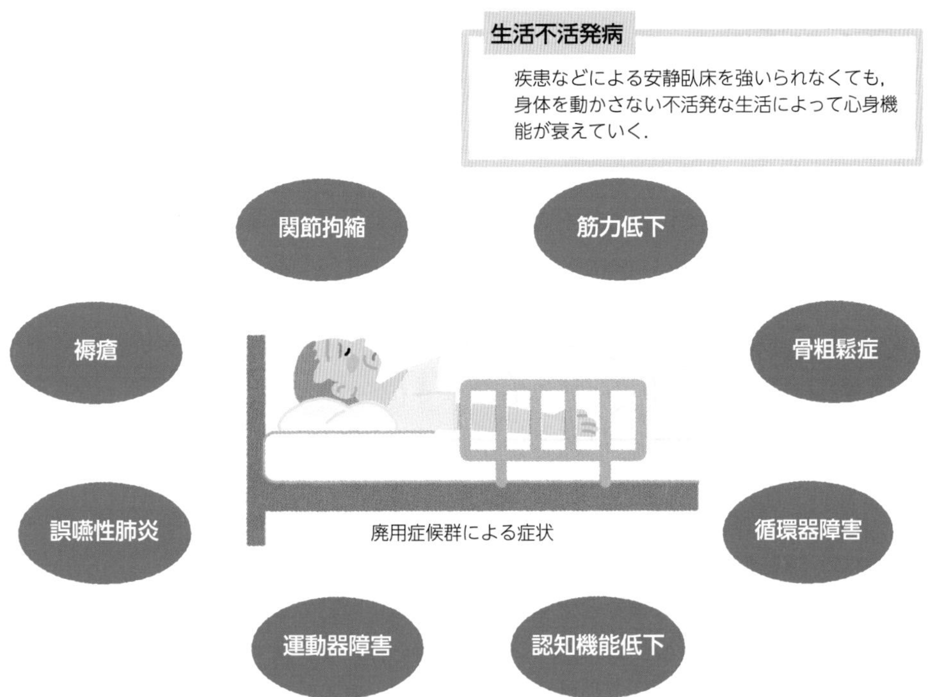

廃用症候群による症状

1 ロコモティブシンドローム（運動器症候群）

locomotive syndrome

1 ロコモティブシンドロームとは

骨や関節，筋肉など運動器の衰えが原因で，「立つ」「歩く」といった機能（移動機能）が低下している状態と定義される[1]．進行すると日常生活にも支障が生じ，介護が必要になるリスクが高まる．超高齢社会である日本の未来を見据えて，2007年に日本整形外科学会が提唱した概念である．

ロコモティブシンドローム（**ロコモ**）は筋肉，骨，関節，軟骨，椎間板といった運動器のいずれか，あるいは複数に障害が起こって生じる．その代表疾患は骨粗鬆症（こつそしょうしょう），変形性関節症，変形性腰椎症，サルコペニアおよび神経疾患である．

自己評価のための調査ツールに**ロコチェック**（7項目，徴候を調べる），**ロコモ25**（25項目，身体の状態・生活状況を調べる）がある．**ロコモ度テスト**（運動機能評価）には下肢筋力を見る立ち上がりテスト，歩幅を見る2ステップテストがあり，その結果から「ロコモ度1」と「ロコモ度2」に判定される．

ロコモ対策として，**ロコモーショントレーニング**（運動療法）が勧められる．

2 サルコペニア（筋肉減少症）

sarcopenia

1 サルコペニアとは

サルコペニアとは，筋量と筋力の進行性かつ全身性の減少に特徴付けられる症候群で，身体機能障害，QOL低下，死のリスクを伴うものと定義される（EWGSOP*）．アジア人では診断にAsian working group for sarcopenia（AWGS）の基準が用いられる[2]．それによると，握力低下または歩行速度低下がある場合に，二重エネルギーX線吸収法（dual energy X-ray absorptiometry：DXA）または生体インピーダンス法（bioelectrical impedance analysis：BIA）で筋肉量減少を認める例で，サルコペニアと診断される．ふくらはぎの一番太い部分が，両手の親指と人差し指で作った輪よりも小さく隙間ができれば，サルコペニアである可能性が高いとされる（**指輪っかテスト**）．

用語解説

EWGSOP
European working group on sarcopenia in older people．高齢者のサルコペニアに関する欧州ワーキンググループ．

日本人を対象とした大規模調査での有病率は，7.5～8.2％である[3]．施設入所高齢者では14～33％が，回復期やリハビリテーション病棟などの障害を有する患者が多い場合には78％がサルコペニアに該当するとの報告がある[3]．

サルコペニアの予防や改善には**適度な運動**と**栄養**が必要である．運動では，レジスタンストレーニングや持久性トレーニングで筋力を改善し，バランストレーニングで転倒の防止を図る．栄養では，筋肉に必要なタンパク質を1日に適正体重 1kg あたり 1.0g 以上摂取することが勧められている[3].

3 廃用症候群（生活不活発病）
disuse syndrome

1 廃用症候群とは

廃用症候群とは，身体の不活動状態に起因する二次的な障害と定義される一連の症候群である[4]．疾患の急性期，手術後，外傷などによる全身または局所の安静を契機に生じる．その主な病態は，筋萎縮，関節拘縮，骨粗鬆症などの運動器の障害，誤嚥性肺炎，起立性低血圧，血栓塞栓症などの循環・呼吸器の障害，うつ状態，せん妄，見当識障害などの自律神経・精神の障害などである．疾患に伴う安静臥床のみではなく，災害時の避難所生活での発症も問題となっている．廃用症候群に関与する臓器が個々に廃用による変化を生じているのではなく，相互に関連していることが，近年明らかとなっている．

廃用症候群は，治療以上に予防が重要である．

4 フレイル
frailty

1 フレイルとは

フレイルとは，高齢期に生理的予備能が低下することで，ストレスに対する脆弱性が亢進し，生活機能障害，要介護状態，死亡などの転帰に陥りやすい状態とされる(図18-1)．すなわち，高齢者の身体的な機能低下に加えて，精神・心理的側面（認知機能低下，うつなど），社会的側面（独居・経済力など）の要素が含まれる．

フレイルの基準はいくつかあるが，Fried（フリード）が提唱した基準は，①体重減少（意図しない年間 4.5kg または 5%以上の体重減少），②疲れやすい（何をするのも

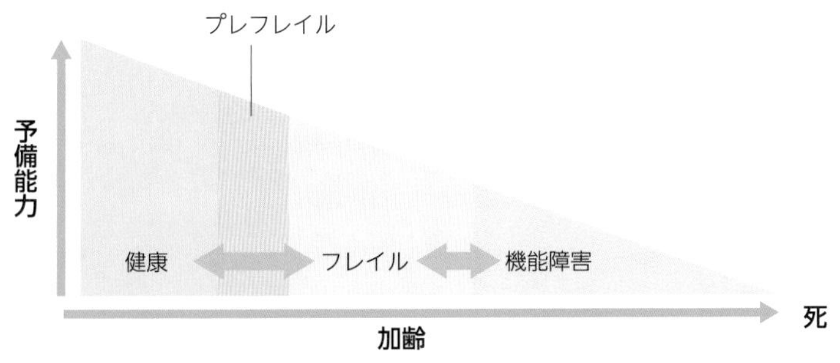

図 18-1 フレイルの概念

面倒だと週に3～4日以上感じる)，③活動性低下，④筋力低下，⑤歩行速度低下の5項目である．このうち3項目以上に該当するとフレイル，1または2項目だけの場合にはフレイルの前段階であるプレフレイルと判断される．

日本の大規模住民コホート調査結果では，フレイルの頻度は5.6％（男性3.8％，女性6.6％）で，フレイルの発生率は年1.2％（男性0.8％，女性1.3％）と報告されている[5)]．

! 臨床場面で考えてみよう

Q1 ロコモティブシンドロームを引き起こす疾患にはどんなものがあるか．

Q2 サルコペニアの予防に大切なことはなにか．

Q3 避難所における高齢者の廃用症候群予防にはどのようなものがあるか．

考え方の例

1 骨粗鬆症，変形性関節症，変形性腰椎症，サルコペニア，神経疾患（脊柱管狭窄症など）が原因となる．これらの疾患は同時に進行することが多く，要介護状態に至るリスクが高まる．

2 運動習慣と適切な栄養摂取が大切である．運動習慣をもつように勧め，具体的にはレジスタンストレーニングや持久性トレーニング，バランストレーニングを指導する．また，栄養ではタンパク質やタンパク質のもととなる必須アミノ酸の補充が勧められている．また自分で簡単に見分けるテストとして，指輪っかテストも有効な指標となる．

3 避難所では同一体位を取りやすいため，水分補給と適度な運動を心掛け，深部静脈血栓予防や脱水予防に努める．長期化すると，筋力低下や心理的ストレスによる閉じこもりなど生活不活発な状況になるため，心身ともに配慮が必要である．

引用・参考文献

1）日本整形外科学会公式ロコモティブシンドローム予防啓発公式サイト．ロコモONLINE. https://locomo-joa.jp/locomo/,（参照 2024-05-08）.

2）Chen, L. K. et al. Sarcopenia in Asia：consensus report of the Asian Working Group for Sarcopenia. J Am Med Dir Assoc. 2014, 15（2）, p.95-101.

3）サルコペニア診療ガイドライン作成委員会編．サルコペニア診療ガイドライン 2017 年版．ライフサイエンス出版，2017.

4）間嶋満．“廃用による障害（廃用症候群）”．最新 リハビリテーション医学．第3版，医歯薬出版，2016，p.84-93.

5）Yoshimura, N. et al. Do sarcopenia and/or osteoporosis increase the risk of frailty? A 4-year observation of the second and third ROAD study surveys. Osteoporos Int. 2018, 29（10）, p.2181-2190.

3

事例で学ぶ
運動器疾患患者の看護

19 バイク事故で脊髄損傷，四肢麻痺となった患者の看護

事例紹介

患　者：A さん，38 歳，男性．職業はシステムエンジニア．

診断名：C6 頚椎脱臼骨折

既往歴：なし

家族構成：同居家族は妻（34 歳），長男（11 歳，小学 5 年生），長女（6 歳，小学 1 年生）の 4 人家族．車で 15 分ほどの場所に両親が住んでいる．

性　格：きちょうめんで心配性．

現病歴：休日に大学時代からの友人とバイクのツーリングに出かけた帰りに，突然左折しようとした車に巻き込まれ，道路に投げ出される．意識が消失し，救急車で救急病院に運ばれた．搬送直後に意識は戻ったが，後頭部の痛み，両手のしびれ，足の感覚消失と「俺の足，全く動かないのだけど，治療したら元のように動くようになるよね」と足が思うように動かせないことに対する不安を訴える．検査および診察の結果，C6 頚椎脱臼骨折の診断．

入院後の状況：後方固定術を施行し，酸素投与と頚部の固定が行われた．術後，頚椎カラー装着となる．妻には医師から頚髄損傷を起こしており，今後も胸部から下は自分で動かすことができない可能性が高いこと，治療としては全身症状の観察を行いながら，頚部の安静を保つこと，外傷が落ち着いた時点でリハビリテーションを進めていくことが説明された．機能回復の見込みについては，現時点では完全な予測が難しいが，車椅子の生活にはなるだろうということであった．反射テストの反応はなく，顔面と頚部以外の痛みは感じない．上肢の感触は残っている．妻は，A さんの体を心配する一方で，「一生，車椅子の生活だなんて，子どもの受験の大切なときに，なぜこんなことに」と長男の中学受験への影響や今後の生活に対する不安を訴えている．

1 急性期のアセスメント

1 アセスメントの視点

脊髄損傷の患者に対する急性期の看護は，生命維持を最優先とする呼吸・循環管理と，脊髄損傷の障害拡大の予防のための脊椎の安静固定の維持，さらに合併症の予防が中心となる（表19-1）．また，この時期は，外傷性ショックと同時に脊髄ショックの症状を呈する可能性があるため，それらの症状に対する観察も必要になる．身体的側面のアセスメント項目が大部分を占める一方で，このような受傷早期の患者の精神面は変化しやすく，家族に及ぼす不安なども

表 19-1 急性期のアセスメントの視点

身体的側面	精神的側面	社会的側面
受傷状況・損傷部位	病気に対する受け止め（本人，家族）	生活背景
・受傷状況　（交通事故，転落，スポーツ外傷など） ・損傷部位　（脊髄，胸髄における損傷部位）	・病気に対する理解度 ・受傷状況の受け止め ・現在の症状に対する思い ・医師からの説明内容と理解	・住環境 ・家族構成 ・職業
治療方針	ストレス状況	・キーパーソン ・上記以外の支援者
・受傷部位の固定方法（装具の使用，牽引の有無） ・手術の適応（観血的整復固定術） ・薬剤の使用，副作用 ・リハビリテーション状況（上肢，下肢）	・ストレスの有無 ・精神的なサポートの有無	
全身症状		
・意識レベル ・呼吸機能（呼吸数，深さ，リズム，呼吸困難の有無，胸郭・腹壁の動き，肺のエア入り，肺雑音，痰の性状・量，経皮的酸素飽和度） ・循環機能（血圧，脈拍数，脈拍の緊張，出血，顔色，四肢の冷感，ショック，脱水，浮腫） ・運動機能（麻痺のレベル，程度） ・感覚機能（麻痺のレベル，程度，皮膚発赤の有無） ・栄養機能（誤嚥，栄養状態） ・消化機能（腸の蠕動運動，排便・排尿機能障害の有無，便・尿の性状） ・体温調節機能（体温，発汗状況）		
合併症の有無		
・無気肺，肺炎 ・深部静脈血栓 ・褥瘡を含む皮膚の損傷 ・尿路感染 ・廃用症候群（筋力低下，関節拘縮など） ・起立性低血圧		

大きいため，患者・家族に対する精神面のアセスメントは欠かすことができない．また，早い段階から生活背景などに関する情報収集を行い，アセスメントに生かしていくことが必要である．

2 アセスメント結果

身体的側面

C6 頚椎脱臼骨折との診断．交通事故による傷害であり，脱臼骨折で手術が必要となったことからも，頭部，脊髄に及ぼす衝撃は非常に大きかったと推測され，今後，さまざまな身体症状が生じてくることが予想される．意識レベル清明，自発呼吸あり，腹式呼吸（横隔膜呼吸）での呼吸可能，痰の喀出困難との訴えがあり，無気肺など呼吸器の合併症のリスクがあるとアセスメントした．外傷性ショックや脊髄ショックでみられる血圧低下などは出現せず，手術による合併症や薬剤による副作用もみられていない．

A さんの損傷レベルは C6/7，Frankel A（運動・感覚ともに完全麻痺），Zancolli 分類では C6B II に当てはまった．今後は，徐々に麻痺の程度は改善してくる可能性がある．ただ，この時期は膀胱反射消失による尿閉（にょうへい），内臓運動反射，直腸反射消失による腸蠕動運動の欠如，血管拡張のための血圧低下や，誤嚥がみられる可能性もある．排尿管理に関しては，膀胱留置カテーテルが挿入された．なお，創部については，しばらくは頸椎カラーによる固定安静の必要があるため，感覚運動神経の麻痺と併せて合併症が発生するリスクはまだ高いと考えられる．また，上体を起こした際の起立性低血圧の出現にも注意が必要である．

精神的側面

Aさんも足が全く動かないこと，妻も将来の生活に対する不安を言語化していること，突然の受傷による身体面の変化から，自分の不注意による事故への後悔，将来に対する不安などを抱えていることが予測される．脊髄損傷患者の受容～適応過程の段階ではショックの状態にあたり，このような時期は，自分に起こった変化を本人や家族も受け入れられていない状況であると考えられる．また，頸部の固定安静のため，ベッドでの臥床状態を余儀なくされていることを考えると，環境的な安楽も得られていない可能性が高い．

社会的側面

まだしばらくは頸部の固定安静の必要があることや，四肢麻痺があるため，日常生活動作（ADL）については自分ですべて行うことは難しい．子どもの世話などは，近くに住むAさんの両親にお願いできるとのこと．ただ，若い年齢での受傷であり，さまざまな面での生活の再構築が必要になることが予想される．したがって，生活背景や経済状況，家族計画など，今後の生活に関する部分については，早期からの情報収集が必要である．また，Aさんの情報を早い段階から多職種で共有していくことが重要である．

2 急性期の看護計画

1 看護目標（患者の目標）

・障害の拡大や合併症のリスクについて，適切な対処や治療が受けられる．
・頸部の安静と固定状態が保たれ，全介助によって必要な日常生活援助が苦痛なく受けられる．
・治療や症状，将来に対する不安を表出できる（家族も含む）．

2 看護計画

上記の看護目標に対応した問題（＃）を挙げ，それらに対する具体的な看護計画を以下に示す．

＃1　脊髄の損傷の拡大や合併症発生のリスクがある

①頸部の固定安静の保持の確認（固定具の装着確認）を行う．
②バイタルサイン測定，意識レベルの観察を行う．
③呼吸状態（回数，深さ，リズム，咳嗽，呼吸困難の有無，胸郭・腹壁の動き，肺のエア入り，肺雑音，痰の性状・量）の観察，経皮的酸素飽和度を測定する．

④ショック症状（顔色，チアノーゼ，冷汗，徐脈，尿量減少，血圧低下）を観察する．
⑤麻痺のレベルや状態を観察する．
⑥自力での排痰状況の確認，効果的な排痰方法の指導，嚥下状態の確認を行う（無気肺，肺炎予防）．
⑦弾性ストッキングやフットポンプの管理を行う（深部静脈血栓の予防）．
⑧体位変換，皮膚の観察（固定部位含む）を行い，手術直後の体位変換時は複数のスタッフでログロール法（褥瘡予防）を行う．
⑨起立性低血圧症状の確認を行い，上体を起こす際は少しギャッチアップする．
⑩膀胱留置カテーテルの管理を行う（排尿管理，尿路感染予防）．
⑪ベッド上でできるリハビリテーションを実施する（廃用症候群：筋力低下，関節拘縮などの予防）．
⑫危険体位，姿勢について指導する．

＃２　患部の安静と固定状態のため，必要な日常生活動作（ADL）が自力で行えない

①排尿管理，排便管理（排便コントロール）を行い，排便状態によっては与薬，浣腸，摘便を考慮する．
②麻痺の状況に応じて，食事，飲水の介助を行う．
③陰部洗浄，全身清拭などの清潔への援助を行う．
④寝衣交換
⑤整容

＃３　治療方針や症状，将来に対する不安がある

①患者，家族が感情表出できるように環境調整し，患者，家族の話を傾聴する．
②治療方針や症状に対する医師への確認，インフォームドコンセントの場を設定する．
③必要時すぐに連絡できるようにナースコールの指導や位置の工夫を行う．

3　回復期のアセスメント

1　転院時の状況

受傷から３カ月後，症状も安定したため，リハビリテーション目的で転院となる．頸椎カラーを装着し，安静度はフリーであるが，ADL は介助が必要．今後は車椅子での生活になることは医師から告知済みである．今後は ADL 拡大に向けたトレーニングを行うための筋力増強や関節可動域（ROM）訓練に取り組む予定である．「妻や子どもたちのために受け入れて頑張るしかないですね，そもそもこんなふうになったのは，自分の不注意も原因だからね」との発言が聞かれた．

2　転院から１週間後

四肢麻痺のため，セルフケアの獲得がなかなかうまくいかず，「こんな状態で

表 19-2 ■回復期のアセスメントの視点

身体的側面	精神的側面	日常生活への影響
身体症状 ・バイタルサイン ・四肢麻痺，感覚障害，運動障害の程度の変化 ・痙縮，疼痛の有無 ・体温調節機能障害 ・排尿・排便障害 ・生殖機能障害 ・自律神経の過緊張反射 リハビリテーション状況（上肢，下肢） 合併症の有無 ・深部静脈血栓 ・褥瘡を含む皮膚の損傷 ・尿路感染	病気に対する受け止め（本人，家族）の変化 ・病気に対する理解度 ・現在の症状に対する思い ・医師からの説明内容 ストレス状況 ・ストレスの有無 ・精神的なサポートの有無，支援者の存在	ADL ・残存機能と ADL の自立度 ・食事，排泄 ・体位変換，移動 ・清潔・更衣 ・整容 生活背景 ・住環境 ・家族構成（家族役割） ・職業（経済状況含む） ・今後の家族計画

家に帰れますかね？ 大きな赤ちゃんが 1 人増えただけですね，私なんかが生きている意味はあるのでしょうか？」と今後の生活に不安を訴える．排尿管理に関しては間欠的導尿を行っている．

3 アセスメント結果 （表19-2）

身体的側面

症状は急性期に比べて安定したとはいえ，脊髄損傷部位以下の感覚・運動神経の麻痺は改善がみられる可能性は少ない．自律神経の過緊張反射によって，血圧上昇，徐脈，頭痛，発汗などの身体反応，体温調節機能の障害による高体温，低体温が少なからず起こる可能性がある．合併症に関しても，下肢を自力で動かせないことによる深部静脈血栓，自力で体位変換できないことや頚椎カラーによる患部の固定に対する皮膚の損傷，間欠的導尿による尿路感染などのリスクが高い．A さんの場合も，仙骨部に可逆性の発赤がみられた．

精神的側面

A さんは今後の家庭復帰に向けて，残存機能に応じた ADL の拡大を目指す訓練を始めていく時期である．今まで当たり前のように行ってきた ADL を可能な範囲で行うことにも，さまざまな困難が予想される．また，すべての ADL について完全な自立は難しく，他者のサポートは欠かすことができない．まして，ADL の拡大がなかなか進まない状況での患者の精神面はとても変化しやすく，自分の無力さや自己概念の変化を来しやすい状況である．また，自分の身の回りのことも満足にできない状況下で，一家の大黒柱として，受験を控えた子どもに対して父親の役割を十分に果たせないことや，職場復帰の問題，経済面の不安など，さまざまなストレスにさらされた状態である．

日常生活への影響

A さんの残存機能で行える ADL の手技獲得に向けた支援が必要になる．しかし，すべての ADL が完全に自立した状態になることは難しいため，積極的な自助具の活用や，できないことに対する支援を誰が行うかなどの役割分担も必要になる．また，ADL 訓練が退院後の生活と乖離(かいり)しないよう，生活背景に関する情報収集も積極的に行いながら，ADL 訓練のゴールを設定していくことが重要である．退院が近づくころには，入院中は看護師が行ってきた身体症状の観察も患者自身や家族が行う必要があり，その症状の観察や対処方法などについても検討の必要がある．

4 回復期の看護計画

1 看護目標（患者の目標）

・脊髄損傷に対する身体症状の変化や合併症のリスクについて適切に対処し，治療が受けられる．
・残存機能を生かして ADL の拡大が図れるための手技を身に付けることができる．
・リハビリテーションが思うように進まないことに対するストレスの軽減が図れる．
・今後の生活に対しての意思決定に向けた準備ができる．

2 看護計画

上記の看護目標に対応した問題（#）を挙げ，それらに対する具体的な看護計画を以下に示す．

#1 脊髄損傷に対する身体症状の変化や合併症のリスクがある

①バイタルサインを測定し，血圧上昇，徐脈，起立性低血圧に注意する．
②体温管理（衣服，寝具などの調整）を行う．
③排尿コントロール（尿路感染予防），排便コントロール（便秘，便失禁予防）を行う．
④痙縮，疼痛の有無を確認する．
⑤弾性ストッキングやフットポンプの管理を行う（深部静脈血栓の予防）．
⑥体位変換，固定部位を含む皮膚の観察を行い，発赤部にはエアマットなどを使用する．
⑦生殖機能障害の確認

#2 運動機能障害によって必要な ADL が十分に行えない可能性がある

①残存機能を生かした ADL（食事，排泄，体位変換，移動，清潔，更衣，整容）の手技の獲得を目指した指導・訓練を行う．
②自助具の積極的な活用や情報提供を行う．
③間欠的自己導尿について指導する．
④ ROM 訓練を実施する．
⑤体位変換，車椅子への移乗訓練を行う．

#3 リハビリテーションが思うように進まないことに対するストレスが生じる可能性がある

①患者・家族が感情表出できるような環境調整を行い，患者・家族の話を傾聴する．
②できていることの評価・承認を行う．
③リハビリテーションの進行状況に対するセルフモニタリングと可視化を行う．

＃４　今後の生活に対して過度な不安があり，適切な受容過程に進めない可能性がある

①患者・家族が話せる場を提供し，不安に関する思いを傾聴する．
②生活状況などの情報収集，退院後に必要な家屋改修の検討を行う．
③退院・社会復帰した元患者やソーシャルワーカーなどから，退院後の生活に向けた情報提供をしてもらう．
④治療方針や症状に対する医師や多職種への確認，インフォームドコンセントの場を設定する．
⑤障害に配慮したパソコンの操作訓練を行う．

5 看護の実際

1 受傷～急性期

障害の拡大防止，合併症予防

障害の拡大防止対策，および合併症に対する観察をこまめに行った．仙骨部に発赤が生じた場合には，エアマットなども積極的に使用し，体圧の分散に努めた．その結果，発赤の状況は改善された．

また，膀胱留置カテーテルでの排尿管理になるため，体温や尿の観察に努め，水分摂取が少なくならないように声掛けや介助を行い，尿路感染の予防に努めた．

呼吸器合併症の予防のためには，できるだけ水分摂取を促し，自力で行える排痰方法の指導なども行った．A さんにも，不快に感じることがあればすぐに声を掛けるよう指導した．A さんからは「忙しいのに，何から何まですみません，痰で息苦しさを感じたら，すぐにナースコールを押しますね」との発言が得られた．他動運動にて ROM 訓練を行った．

ADL 介助

ADL 介助は，全介助で行った．A さんが気兼ねや遠慮をしないように，常に声掛けを行いながら実施した．体位変換や清潔援助では，頚部に外力がかからないよう，複数のスタッフで協力して対応した．清潔援助の際は，皮膚の観察も同時に行った．ADL 介助の際も，関節などの他動運動を意識して介助した．

精神面へのケア

A さんや家族の不安については，A さんからの発言に合わせて時間を取って対応するようにした．不安な発言があった場合には，時間を調整してベッドサイドに赴き，椅子に座って落ち着いた状態で話が聴けるよう環境調整に努めた．また，A さんの妻に対しても，病棟で見かけた際は必ず声を掛けるようにした．

2 回復期

障害の拡大や合併症の予防に関する観察は変わらず続けながら，異常の早期発見に努めた．リスクの高い症状などについて，A さんや妻にもわかりやすく説明し，不安の除去に努めた．

セルフケアの獲得

セルフケアの獲得に向けては，医師やセラピストとも連携を取りながら，リハビリテーションの進行状況に配慮した訓練になるよう留意した．訓練がうまくいかず，疲れやいら立ちがみられた場合は，強くは勧めず見守るようにした．A さんにも焦らずに一歩ずつで良いこと，気分が乗らないときには遠慮なく伝えてほしい旨を説明した．また，A さんが自分の訓練の進行状況が把握できるようにできたこと，次への課題についての確認を一緒に振り返り，ベッドサイドにその記録を残して可視化できるよう配慮した．A さんからは，「まだできないことは多いけど，一歩ずつは前進しているんだね．家族のためにも頑張らなくちゃ」との発言が聞かれた．A さんの残存機能を有効に生かせるように，食事摂取の際にはスプーンホルダーなどの自助具を使用し，衣服や靴などの改良も行った．移動に関しては，車椅子の移乗方法，操作方法などについての検討も行っていった．

今後の生活に対する不安へのケア

今後の生活に対する不安については，影響を及ぼす生活背景などについて情報収集しながら，不安の訴えのあるときには傾聴していった．また，職場の入院期間に関する取り扱い，障害者保険の申請など，現時点で確認すべきことなどを A さんの妻も交えて確認していった．A さんの残存機能では難しいことに対しては，支援が必要なことを明確化し，A さんの両親も含めた家族で話し合える時間を持てるよう配慮した．

さらに子どもが見舞いに来ている際に，A さんのリハビリテーションの様子を見学できるような機会も意図的に設けた．長男から「僕も勉強しながら，お父さんの手伝いを頑張ってするよ，お父さんもこんなに頑張っているんだもんね」との発言があったことを，その日の夕方にうれしそうに話している A さんの姿があった．

6 看護の評価

1 急性期

急性期では，A さんの脊髄損傷で起こり得る症状や合併症を予測して，定期的に観察を行うことで，重大な合併症を防ぐことができた．また，手術直後からの ADL の介助時や体位変換が必要な場合には，複数のスタッフで頸部の固定安静が守られるように細心の注意を払ったことで，障害の拡大を防ぐことができた．

精神面の援助については，A さんのささいな変化も見逃さず，A さんや家族から話しかけられた際は，その思いを十分に聴く時間や環境を意図的に整えたことで，信頼関係の構築につながったと考える．また，この信頼関係の構築に伴い，今後必要な生活背景や将来に対する不安などの思いについても，少しずつ情報収集できるようになったと考える．

2 回復期

回復期でも，褥瘡，尿路感染などのリスクは非常に高い．実際に，A さんの場合も皮膚の発赤や発熱などがみられ，その都度，適切な対応を早期に行い，症状の重篤化を防ぐことができた．また，関節可動域訓練，筋力増強訓練，ADL 訓練などのリハビリテーションの進行状況に合わせて，セルフケアの獲得に向けた計画を見直していったことが，A さんのセルフケアの獲得に有効であったと考える．

さらに，日々のリハビリテーションに励むことが，退院後の日常生活に結びついていることを A さん自身が実感できることにつながり，リハビリテーションやセルフケアの獲得に向けた手技の習得が思うように進まない中でも，やる気を持続できたことにつながったと考える．A さんから不安や弱音が聞かれたときは，時間を取って傾聴し，A さんが実施することが難しい部分に関しては，早い段階からその支援体制について話し合っていたことも有効であった．早い段階で A さんの両親からの支援について調整できたこと，妻や二人の子どもができる範囲での支援を自ら提案したこと，A さんが早く退院できるように頑張ることが，受験を控えた長男に対しても良い手本となり，父親の役割を担える可能性を見いだしたことも，今回の事例に対しては有効であった．

7 事例を振り返って

今回の事例では，受傷直後からの急性期の看護，および麻痺の状況が比較的固定された状態からの回復期の看護について示した．この後，A さんが回復期から維持期に向けて乗り越えていかなければならないことは多々ある．だからこそ，看護師は家族の力量もアセスメントしながら，先を見据えた情報提供なども意識して，患者・家族が納得いく意思決定をしていけるような過程を見守る姿勢も大切である．

さらに，この後 A さんは退院へと向かっていくが，看護の視点は退院まではなく，A さんの社会復帰の可能性までを考慮していく必要がある．現実的に社会復帰まで達成できる脊髄損傷患者はまだまだ少ないのが現状であるが，A さんにはシステムエンジニアとして働いてきた経験やパソコンの技術があり，障害に配慮した特殊なパソコンの操作方法を身に付けることで，社会復帰の可能性は残されていると考える．障害の程度だけでなく，本人や家族の思いを聴きつつ，職場の理解度や経済状況，将来の家族計画や生活設計など，早期の段階から意図的に情報収集を行って，より良い方法について一緒に検討していくことが，個別性の高い看護の実現へとつながる．また，身体障害者手帳の交付や公的サービスの活用などについても，引き続き情報提供やサポートを行うことが重要である．

20 大腿骨転子部骨折の認知症患者の急性増悪～地域連携までの看護

事例紹介

患　者：Bさん，83歳，女性．専業主婦．

診断名：左大腿骨転子部骨折

既往歴：73歳時，脳梗塞（抗血小板療法，左不全麻痺あり，上下肢ともにMMT：4）
80歳時，右大腿骨転子部骨折（骨接合術），MCI*（介護認定を申請し，要支援2）

家族構成：夫（85歳）と二人暮らし．長男（52歳）は結婚し，県外に在住．自宅玄関は50cmの上がり框（かまち）がある．

性　格：真面目で遠慮深い．

現病歴：80歳時の転倒・骨折で寝たきり度*はJ2からA1に低下し，再転倒の不安から外出頻度が減少．楽しみにしていたデイサービスにも行かなくなる．食事ではむせが増加し，38℃台の発熱が2日間持続したためX病院を受診し，誤嚥性肺炎*と診断され入院となった．絶食となり，補液と7日間の抗菌薬投与で解熱した．その間の安静臥床で活動量は減少した．下肢の筋力の低下で寝たきり度はB2に，認知機能もⅡbまで低下した．食事を再開し，食事形態はきざみ食で誤嚥はなくなった．入院2カ月後，リハビリテーションにより寝たきり度はA2まで回復したが，認知機能の改善はなく，一人でトイレへ行き転倒し，左大腿骨転子部骨折と診断される．

入院後の経過：入院中の転倒であり，骨転位がなかったため，X病院に継続入院し，保存療法となった．寝たきり度はA2からの改善はなく，半年の入院生活で活動耐性が低下し，連続歩行は20mが限界であった．Bさんは「夫には介護で負担をかけ，家事をさせて申し訳ない」と涙ぐみ，できる限り自宅で穏やかに生活することを希望している．自宅退院予定であるが，夫は「妻に寄り添っていたいが，介護に自信がない」と老老介護に強い不安を抱いている．Bさんの経時的治療内容については表20-1にまとめた．

用語解説

MCI（軽度認知障害）
mild cognitive impairment．認知症と診断される前段階で，物忘れ（記憶障害）がみられるが，日常生活能力はほぼ維持されている．その後，症状が進んで認知症と診断されることが多い．

障害高齢者の日常生活自立度（寝たきり度）判定基準
厚生労働省による寝たきり判定のための統一した基準．判定にあたっては，補装具や自助具などの器具を使用した状態であっても差し支えないとし，生活自立（ランクJ），準寝たきり（ランクA），寝たきり（ランクB，ランクC）と，4段階にランク分けすることで評価する．

誤嚥性肺炎
食物や唾液，上気道の分泌物を誤嚥して起こる肺炎．意識障害，嚥下障害，気道下部狭窄などがあるときや，嚥下反射・咳反射といった誤嚥に対する防御機構が低下した高齢者に多くみられる．

1 回復期のアセスメント

1 アセスメントの視点（表20-2）

誤嚥性肺炎，脳梗塞による不全麻痺，認知症の程度を考慮し，保存療法中は床上リハビリテーションを中心にリハビリテーションを実施し，筋力低下を予防する．誤嚥性肺炎および脳梗塞の再発防止のために，水分摂取や食事姿勢な

表 20-1 ■ B さんの経時的治療内容

年齢	81 歳				82 歳	83 歳
場所（期間）	B 病院入院	入院期間：6 カ月 ──→ 自宅退院			自宅療養	──→
疾患名	誤嚥性肺炎：抗菌薬			左大腿骨転子部骨折：保存療法		
	MCI	認知症Ⅱb：内服治療	──→	──→	認知症Ⅲa：内服治療	──→
移動手段	歩行器	──→	杖歩行	歩行器	杖歩行	──→
寝たきり度	B2	──→	B1	A2	──→	──→
介護保険	要支援 2	──→	──→	──→	区分変更申請：要介護 2	──→

悪化傾向　維持　改善傾向

表 20-2 ■回復期のアセスメントの視点

身体的側面	精神的側面	社会的側面
治療方針 ・再発防止（転倒，誤嚥） ・リハビリテーション状況（骨折部位，嚥下，認知機能） 全身症状 ・ADL の把握 ・日中活動量の程度と疲労度 ・下肢筋力低下の程度 ・排泄習慣（日中，夜間） ・休息（夜間睡眠，午睡，休憩） ・リハビリテーション状況 ・認知機能（定期的な評価） 続発症の有無 ・認知機能低下の程度 ・再転倒に対する行動範囲の環境整備 ・廃用症候群の程度	・転倒経験による恐怖感の有無 ・入院に伴う精神的苦痛の有無 ・夫を一人にすることへの不安 ・今後の生活に対する不安 ・認知機能低下に対する自己嫌悪 ・セルフケア能力低下への精神的サポートの有無 ・リハビリテーションに対する意欲（発言・行動） ・妻の認知機能低下に対する夫の適応状況	・他者交流の程度 ・入院に伴う妻としての役割の喪失 ・入院前後での認知機能の変化に伴う周辺の人間関係の変化 ・他者交流の機会の頻度

どに看護師の介入が重要となる．同時に，刺激の少ない入院生活は認知機能の低下を加速させることがあるため，嚥下・運動機能回復に加え，認知症への介入も重要で，入院期間短縮や退院支援に影響する．さらに入院の長期化は，経済面や面会・家事を行う夫への負担にもなるため，その点にも支援が必要である．

回復期は，在宅生活を想定した日常生活動作を確立する時期である．骨折や手術による活動量低下を予測し，身体的なリハビリテーションのみならず，認知機能低下を予防する取り組みを意識する必要がある．MCI の誘発因子として活動量低下や環境変化などがあり，認知機能の維持にも介入することが予後を左右することにつながる．老老介護を意識し，退院後の生活を想定した準備のために社会資源を紹介することも必要である．

誤嚥性肺炎で数日間リハビリテーションを中止したため，筋力低下や認知機能低下を併発している．このような心身の環境変化は，認知症の症状を悪化させることがあるので，早期に心身両面のリハビリテーション計画を立案する必要がある．Bさん夫婦が混乱しないように，同一の目標のもとセラピストやケアマネジャーなど多職種が退院後の生活を見据えた介入を行う必要がある．

2 アセスメント結果

Bさんは入院中に再骨折を体験し，自信喪失と入院の長期化による精神的ストレスを感じている．さらに認知機能の悪化もあるため，精神面と認知機能に応じたアプローチを行い，効果的なリハビリテーションを実施することが重要となる．Bさんも夫も自宅退院を希望していることから，退院後の生活状況を把握した上でゴールを設定し，Bさんが意欲的にリハビリテーションに取り組めるような工夫が重要であり，リハビリテーションへの意欲を向上してもらうことが効果的なリハビリテーションへとつながる．動機付けとして，退院後の生活でのデイサービスの再開や楽しみを見つけてもらうことが，回復期における看護介入の始まりと考えられる．

生活上の転倒リスクとしては，リハビリテーションでのADLの変化に加え，認知機能低下による危険回避の困難，自己の運動能力理解が不十分であることが誘発因子として挙げられる．転倒によって入院期間が延長することが考えられるため，転倒を起こさずに加療していくことが早期離床・早期退院を考える上で重要となってくる．自宅では病院とは違い，常時スタッフがいるわけではないため，ある程度セルフケア能力を向上させた状態での退院が望ましい．

夫への介入としては，自宅で行う下肢筋力低下予防やBさんのADLの把握などを指導していかなければならない．また，Bさん夫婦は高齢であるため，他者介入や介護保険サービスの情報提供も同時に行っていく．

2 回復期の看護計画

＃1　脳梗塞の後遺症，認知症に起因する誤嚥のリスク

①嚥下造影検査などを実施し，嚥下機能の評価を行い，食事形態を検討する．
②食事形態の変化による食欲減退などの影響を考慮し，食事が楽しみの一つになるよう，食事内容や食事環境を工夫する．
③口腔ケアで残渣物の除去や，口腔内環境の把握（義歯の適合，湿潤など）を行い，誤嚥性肺炎の再発を予防する．
④食前の嚥下体操などを実施し，覚醒を確認してから食事を勧める．
⑤脳梗塞後遺症による不顕性誤嚥のリスクを考慮し，全身状態の観察（呼吸状態，発熱をはじめとする炎症反応など）を行う．

＃2　高齢，脳梗塞の後遺症，認知機能低下に起因する再転倒のリスク

①ADLの回復を図る時期であるため，活動再開による疼痛出現が考えられ，かつ，行動範囲が広がる過程の中にあるため，疼痛増強に対するコントロールやリハビリテーションの介入のタイミング（時期や時間帯）を考慮する．
②行動範囲拡大過程にあり，転倒リスクが高まっていることを理解してもらう．

覚醒不良時にはナースコールを押すよう指導する（認知機能が低下しているため，張り紙などの配慮を行う）.

③退院後の住宅環境について，患者の ADL に合わせた整備を家族に検討してもらう（介護保険サービス含む）.

④臥床による活動耐性低下の程度や排泄パターン，行動範囲の環境（段差や物の散乱など），歩行に対する恐怖心などの発言などを観察する.

＃３　認知機能低下によるセルフケア不足

①生活環境の変化に対応してくる時期であるため，セルフケア能力の維持・向上を図るため，自分でできることはしてもらうよう介入していく.

②長期臥床による認知機能低下を予防するために，日中の活動量を増やし生活に刺激をもってもらうよう促す.

③セルフケアが不足している部分を明確にし，退院後にどのような介助が必要かを家族とともに検討していく.

④認知機能低下を予防する目的で，B さんの趣味などを踏まえ院内の行事やリハビリテーション，試験外出などを積極的に行えるよう促していく.

⑤家族とともに生活習慣や認知症症状のパターンなどを把握し，活動量やセルフケアが不足している部分を明確化することで今後予測される病状に備える.在宅復帰後にどのような障害が予測され，そのために必要と考えられる介護力を説明し，必要なサービスや介護技術などの情報提供を行う.

3　維持期のアセスメント

1　退院時の状況

B さんは退院時，自宅の改修（手すりや段差改善）を行っている．しかし大規模な改修はしていないため，廊下の広さや家屋の構造自体は入院前と変わっていない．介護保険サービスの利用はデイサービスの再開を予定しているが，まだ少しの恐怖感がある.

夫は介護には協力的な姿勢であり，介護技術の習得もある程度できていた.退院日が決まった段階で自宅での転倒しやすい箇所なども説明し，宅食サービスの情報提供を含め，食事形態などへの配慮も行った．B さん夫婦の表情は晴れやかであり,「自宅での生活が楽しみ」との言葉も聞かれた.

2　アセスメントの視点　（表20-3）

在宅復帰したため，住み慣れた住まいでの生活になり精神的なストレスは軽減されるが，セルフケアが十分でないとさまざまなリスクに脅かされることとなる．また，夫が主介護者として携わっているが，老老介護のため介護負担の軽減にも配慮が必要となってくる.

3　アセスメント結果

入院前と退院後の ADL が変化したときは，本人と家族が変化に対応できるよう介入していかなければならないため，退院前から在宅療養が安定するまで

表 20-3 ■維持期のアセスメントの視点

身体的側面	精神的側面	社会的側面
療養方針 ・内服薬の管理状況 ・行動範囲の環境整備 ・在宅生活の維持 全身症状 ・下肢筋力低下の程度 ・脳梗塞再発の予防・早期発見 ・排泄習慣（日中，夜間） ・ADL の把握 ・認知症の症状の変化 ・夜間の睡眠状況（中途覚醒の有無，睡眠導入薬などの使用状況） 続発症の有無 ・活動範囲の変化（活動量含む） ・廃用症候群の有無	・転倒経験による恐怖感 ・夫に対する遠慮や罪悪感 ・認知機能低下に対する自己嫌悪 ・セルフケア能力低下への精神的サポート ・夫の介護に対する疲労とストレス	・外出の機会に対する支援 ・自宅での子や孫と会う機会が確保できているかの有無 ・地域との交流の程度 ・緊急時対応の手段の有無 ・介護保険などの社会資源の定期的な検討（状態変化時は随時） ・介護保険サービスの利用による通所サービスでの他者交流の有無 ・入院前後での認知機能の変化に伴う周辺の人間関係の変化 ・妻，母親，祖母としての役割

環境的側面
・人的環境：介護力の確保（サービスや親族など），地域性，夫の介護負担など ・住環境：段差や床材，整頓状況，住宅改修の必要性，生活動線の配置，移動手段（屋内，屋外）など ・地域：認知症に対する理解の程度，徘徊時などの対応，互助力としての機能など

の支援が不可欠となる．B さんは歩行器歩行となったため，家屋環境や転倒予防の注意点などを意識しなければならない．介護力の把握を行い，夫の体調や精神状況に配慮しながら，適切な介護保険サービスなどの共助力を活用していく．そのため，B さん・家族とケアマネジャーや介護保険サービスのスタッフとの関係を築き，相談や状況報告をしていく．

4 維持期の看護計画

＃1　認知機能低下，活動量低下によるセルフケア不足

①セルフケア能力で，B さんに介入が必要な部分を明確にし，自尊心に配慮しながら B さんのペースで介入を行う．その際，能力の維持や改善などが少しでもできるよう，過度の介入は避ける．

②過度の疲労は，意欲低下や再転倒などの要因にもなり得るため，適度に休息を設けながら日々の活動量を増やすよう B さんと夫に心掛けてもらう．

③介護保険サービスの利用以外の時間を活用できるよう，訪問時などに脳トレーニング体操を行えるよう情報提供する．

④地域の人との交流により認知機能低下の予防が図れるため，交流の場への参加などを促していく．夫以外の家族との交流の機会を増やすよう，息子家族などに協力してもらうよう促す．しかし，息子の住まいが遠方のため，息子家族に負担がかかりすぎないよう考慮する．

⑤介護保険の区分変更の申請を行い要介護２と判定されたため，デイサービスなどの通所サービスを利用し，外出の頻度を増やす．セルフケア能力に合わせたサービスの見直しも随時必要となる．

＃２　高齢，脳梗塞の後遺症，認知機能低下，住環境に起因する転倒リスク

①ADL 変化後の住宅環境が合っているか評価する．自宅内の転倒リスクが高い箇所などは注意を促す．

②自宅生活で活動量が減少しないように，散歩など，B さんに可能な IADL＊を促す．

③家族にも転倒しやすい箇所や環境などを把握してもらい，転倒予防に向けた環境整備やリハビリテーションを一緒に行ってもらうよう指導・説明する．

＃３　老老介護であり，夫の体調も考慮した上での夫の介護負担

①夫は高齢になってから家事などの自立を図っているため，同時に B さんの介護を行うことで心身ともに疲弊していることが考えられる．そのため，夫の健康状態や表情，言動などを観察する必要がある．

②遠方の息子との関係性を考慮しつつ，介護負担が夫だけに偏ってしまわないよう，息子の家族に介護・生活状況を理解してもらう．

③B さんと家族の意思に沿えるよう，サービス内容を随時検討し，安全な生活を送れるよう情報提供や提案を行う．

④高齢夫婦の世帯であるため，予後の変化や状態悪化時，夫の体調不良時などに備えた，意思や治療方針，療養方法などを B さんと家族に再確認する．また，B さんの夫以外の緊急連絡先の確認や息子との意思共有を図る機会を設けるように促す．

用語解説

IADL（手段的日常生活動作）
instrumental activities of daily living．個人が社会的環境に適応し，地域で独立した生活を維持するために不可欠な活動能力．家事や交通機関の利用，電話応対，金銭管理，趣味などの複雑な日常動作を指す．

5 看護の実際

1 回復期

ADL が拡大し，治療やリハビリテーションへの意欲も向上してきており，行動範囲が広がっていることによる転倒リスクの増大が注意すべき点として挙げられる．実際に，２度目の骨折は ADL 拡大の途中に起きている．「もう一人で動いても大丈夫だろう」「看護師をわざわざ呼ぶのは気が引ける」などの心情が作用し，転倒に至っている．入院生活の長期化により，認知機能の低下もあったため，進行する認知機能低下を考慮した対策を想定しなければならない．B さんは嚥下機能も低下し誤嚥性肺炎に至っているため，同時にさまざまなリスクを軽減させる介入を行う必要があった．

入院初期は誤嚥性肺炎の治療を優先するが，可能な範囲で関節可動域（ROM）訓練を行う．その時点から，肺炎治療の続発症としての運動機能・認知機能の低下予防に対するケアを行った．運動器へのアプローチは順調に進んでおり，肺炎，転倒による再骨折などの安静臥床で認知機能が著しく低下していることに対し，状況や治療段階を考慮しながら介入を行った．

病院の環境での生活から，自宅で自立した生活へと移行できるように，ADL・IADLの獲得を続けていく必要があり，さまざまな介護保険サービスなどを利用し，夫の介護負担も考慮しながら，病棟看護から訪問看護へつなぐことが重要であった.

2 維持期

維持期では，在宅療養を継続するための環境整備や夫（家族）の介護力のアセスメントも同時に行っていかなければならない．転倒に関しては，自宅環境を整備することと，自宅でできる運動を行って転倒予防に努めていかなければならない．そのため，退院支援で無理のない程度の運動器リハビリテーションを継続できるよう指導していった.

転倒予防に関わる環境整備として，手すりや段差に対して住宅改修や福祉用具貸与などのサービスを利用するようにケアマネジャーや社会福祉士などと情報共有していった（内容や助成金は自治体によって異なる).

認知機能低下の予防に関しても，自宅での脳トレーニング（夫や家族が行える内容）などを日常生活に取り入れるよう介入していく必要があった．また，会話や外出などの頻度を増加させ，日常生活に刺激や楽しみを感じてもらうことが重要になってくる.

嚥下機能については，誤嚥性肺炎の再発防止のため嚥下体操を継続していくよう指導した.

6 看護の評価

転倒リスクについては，急性期，回復期，維持期において，それぞれ異なる要因でリスクが挙げられる．回復期では，本事例のように疾患の治療状況のみならず，退院後の生活状況や認知機能なども大きく関わり，再転倒の危険性が高まってくる．維持期では，住宅環境に左右されやすく，療養中の本人の転倒予防・リハビリテーションに対する意識も重要となってくる.

認知機能低下に伴うセルフケア不足については，Bさんは初回入院時に認知機能低下が認められなかったため，初期介入が遅れてしまったことが，予防のタイミングを遅らせてしまっていた．また回復期も含め，臥床時間の長期化が誤嚥性肺炎の要因となるため，嚥下体操などの介入が必要となる．認知機能低下が回復・療養に多大な影響を及ぼしているため，入院中から退院後まで，治療段階や時期に応じた介入を行っていくことが重要となる.

在宅療養では，患者と家族の意思が非常に重要になってくる．患者と家族の希望や意思が明確でなければ，望む在宅生活を送ることができず，患者・家族のモチベーションにも大きく影響してくる．できる限り療養者の意思に添った介入が，ケアマネジャーを中心にさまざまな職種に求められるため，多職種連携を行っていく.

7 事例を振り返って

本事例では，老老介護ということを念頭に置かなければならない．これは，退院時の生活環境によっては指導・支援内容が大きく変わってくるためである．医療・介護・福祉の提供者には，高齢者のライフステージに合わせたQOLの維持・向上への介入が求められる．また，Bさんと夫の希望として自宅での生活を望んでいるため，安全を確保したうえで希望に沿うよう介入していかなければならない．

骨折というアクシデントが引き金となって，運動器障害以外にも大きく影響を及ぼしてしまう．さまざまな制限下に置かれた状況では，認知機能の低下を誘発し，セルフケア能力の低下をより進行させることとなる．そのため，MCIが出現した時点での早期発見や初期介入が大きな節目となっていたのではないかと考えられる．そうすることで，介護量を増大させずに済み，健康寿命を長く保てたのではないだろうか．シームレスで安全な療養生活を送るためにも，回復期病棟と外来，訪問の各看護師が状況や今後の予測を立てながら連携することが重要となっていく．

疾患と看護⑦ 運動器
看護師国家試験出題基準（令和５年版）対照表

※以下に掲載のない出題基準項目は，他巻にて対応しています．

必修問題

目標Ⅲ．看護に必要な人体の構造と機能および健康障害と回復について基本的な知識を問う．

大項目	中項目（出題基準）	小項目（キーワード）	本書該当ページ
10. 人体の構造と機能	A. 人体の基本的な構造と正常な機能	運動系	p.16
11. 徴候と疾患	A. 主要な症状と徴候	運動麻痺	p.32

人体の構造と機能

目標Ⅰ．正常な人体の構造と機能について基本的な理解を問う．

大項目	中項目（出題基準）	小項目（キーワード）	本書該当ページ
4. 運動器系	A. 骨と骨格	骨の構造と機能	p.16
		全身の骨	p.16
	B. 関節の構造と機能	関節の構造と動き	p.19
		全身の関節	p.19
	C. 骨格筋の構造と機能	骨格筋の構造	p.20
		筋収縮の機構	p.20

疾病の成り立ちと回復の促進

目標Ⅱ．疾病の要因と生体反応について基本的な理解を問う．

大項目	中項目（出題基準）	小項目（キーワード）	本書該当ページ
3. 基本的な病因とその成り立ち	B. 生体の障害	廃用症候群	p.303

目標Ⅳ．各疾患の病態と診断・治療について基本的な理解を問う．

大項目	中項目（出題基準）	小項目（キーワード）	本書該当ページ
4. 疾病に対する医療	C. 治療方法	リハビリテーション，運動療法	p.98

目標Ⅳ．各疾患の病態と診断・治療について基本的な理解を問う．

大項目	中項目（出題基準）	小項目（キーワード）	本書該当ページ
11. 免疫機能	A. 自己免疫疾患の病態と診断・治療	関節リウマチ	p.201
12. 神経機能	A. 中枢神経系の疾患の病態と診断・治療	脊髄損傷	p.172
14. 運動機能	A. 運動器系の疾患の病態と診断・治療	骨折，脱臼，捻挫	p.106，148，158
		骨粗鬆症	p.188
		腫瘍（骨肉腫，軟部組織腫瘍）	p.261
		変形性関節症	p.214
		腰痛症（椎間板ヘルニア，腰部脊柱管狭窄症）	p.234，249
		炎症性疾患（骨炎，骨髄炎，関節炎）	p.196
		筋ジストロフィー	p.280
		重症筋無力症	p.284

成人看護学

目標Ⅳ．リハビリテーションの特徴を理解し看護を展開するための基本的な理解を問う．

大項目	中項目（出題基準）	小項目（キーワード）	本書該当ページ
7．リハビリテーションの特徴と看護	A．リハビリテーションの特徴	リハビリテーションの定義	p.98
		リハビリテーションにおける看護の役割	p.102
		機能障害と分類	p.98
	B．機能障害のアセスメント	生活機能障害と日常生活動作＜ADL＞	p.25，40，47，51
	C．障害に対する受容と適応への看護	廃用症候群の予防	p.303
		日常生活動作＜ADL＞・活動範囲の拡大に向けた援助	p.98，306
		補助具・自助具の活用	p.82
		心理的葛藤への援助	p.306
17．脳・神経機能障害のある患者の看護	B．検査・処置を受ける患者への看護	腰椎穿刺	p.73
	D．病期や機能障害に応じた看護	脊髄損傷	p.172
19．運動機能障害のある患者の看護	A．原因と障害の程度のアセスメントと看護	姿勢機能障害	p.25
		移動機能障害	p.25
		作業機能障害	p.25
		生命・生活への影響	p.25
	B．検査・処置を受ける患者への看護	関節可動域＜ROM＞検査	p.41
		徒手筋力テスト＜MMT＞	p.41，53
		脊髄造影，椎間板造影	p.60
		筋生検	p.75
	C．治療を受ける患者への看護	ギプス固定	p.90
		牽引法	p.87
		人工関節置換術	p.93
	D．病期や機能障害に応じた看護	関節リウマチ	p.201
		椎間板ヘルニア	p.234
		四肢切断後	p.178

老年看護学

目標Ⅱ．さまざまな健康状態にある高齢者と家族の生活および健康を支える看護についての基本的な理解を問う．

大項目	中項目（出題基準）	小項目（キーワード）	本書該当ページ
5．高齢者の生活を支える看護	B．高齢者の安全な活動への援助	活動の縮小の影響（廃用症候群，フレイル，閉じこもり）	p.300
7．高齢者に特有な症候・疾患・障害と看護	A．高齢者に特有な疾患・障害の病態と要因	骨粗鬆症	p.188
		変形性関節症	p.221
		骨折	p.128，142
	B．高齢者に特有な疾患・障害のアセスメント	骨粗鬆症	p.188
		骨折	p.129，142
	C．高齢者に特有な疾患・障害の治療	骨粗鬆症	p.191
		変形性関節症	p.222
		骨折	p.129，143
	D．高齢者に特有な疾患・障害の予防と看護	骨粗鬆症	p.193
		変形性関節症	p.224
		骨折	p.132，144

INDEX

く

け

こ

さ

し

す

せ

な

に

ね

の

は

ひ

れ

ろ

わ

表紙・本文デザイン：株式会社ひでみ企画

図版・イラスト：K'sデザイン，清水みどり
スタジオ・エイト，有限会社デザインスタジオEX
中村恵子，福井典子

ナーシング・グラフィカの内容に関する「更新情報・正誤表」「看護師国家試験出題基準対照表」は下記のウェブページでご覧いただくことができます.

更新情報・正誤表
https://store.medica.co.jp/n-graphicus.html
教科書のタイトルをクリックするとご覧いただけます.

看護師国家試験出題基準対照表
https://ml.medica.co.jp/rapport/#tests

ナーシング・グラフィカ EX（イーエックス） 疾患と看護（しっかんとかんご）⑦
運動器（うんどうき）

2020年1月15日発行　第1版第1刷©
2024年7月20日発行　第1版第4刷

編　者　萩野 浩（はぎの ひろし）　山本 恵子（やまもと けいこ）
発行者　長谷川 翔
発行所　株式会社メディカ出版
〒532-8588
大阪市淀川区宮原3－4－30
ニッセイ新大阪ビル16F
電話　06-6398-5045（編集）
0120-276-115（お客様センター）
https://store.medica.co.jp/n-graphicus.html
印刷・製本　株式会社広済堂ネクスト

落丁・乱丁はお取り替えいたします.　Printed and bound in Japan
ISBN978-4-8404-6903-6